山东省中医院名中医学术经验集

岐黄厚德

主编 庄 严 赵升田 李 伟

第一辑

山东科学技术出版社

图书在版编目（CIP）数据

岐黄厚德：山东省中医院名中医学术经验集. 第一辑 / 庄严，赵升田，李伟主编. —济南：山东科学技术出版社，2018.10（2021.1 重印）

ISBN 978-7-5331-9678-3

Ⅰ. ①岐…　Ⅱ. ①庄…　②赵…　③李…　Ⅲ. ①中医临床—经验—汇编—山东　Ⅳ. ①R249.1

中国版本图书馆CIP数据核字（2018）第228002号

责任编辑：徐日强
特邀编辑：丁兆平
装帧设计：魏　然

主管单位：山东出版传媒股份有限公司
出 版 者：山东科学技术出版社
地址：济南市市中区英雄山路189号
邮编：250002　电话：(0531) 82098088
网址：www. lkj. com. cn
电子邮件：sdkj@sdpress.com.cn
发 行 者：山东科学技术出版社
地址：济南市市中区英雄山路189号
邮编：250002　电话：(0531) 82098071
印 刷 者：北京时尚印佳彩色印刷有限公司
地址：北京市丰台区杨树庄103号乙
邮编：100070　电话：(010) 68812775

开本： 787mm × 1092mm　1/16
印张： 42.25
字数： 692千
版次： 2021 年 1 月第 1 版 第 2 次印刷
定价： 420.00元

编委会

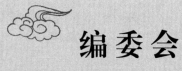

序1

山东省中医院（山东中医药大学附属医院）创建于1955年7月5日，走过了六十多年的路程。

这所著名的中医院，临床科室齐全，名医荟萃，在全国医疗界占有重要地位并享有很高的声誉。医院在提高医疗水平、加强人才队伍建设的同时，还注重吸收容纳儒家文化精华增强底蕴，来增加医院凝聚力，并为不断发展注入活力，以更好地为人民群众健康保驾护航。

临床实践，是发展我国中医药学的基础，是形成中西医结合研究思路的源泉。在临床实践中，我们要虚心学习和继承著名中医专家的宝贵治疗经验，不断地学习，不断地积累经验，不断地进步，逐渐地成长起来。同时，还要广泛阅读历代医学名著和现代医学文献，积累宝贵资料，这就为将来著书立说打下良好的基础。

《岐黄厚德——山东省中医院名中医学术经验集（第一辑）》收录我院建院以来81位名中医的学术思想、临证经验、典型医案及处方真迹等内容。著名中医专家的学术思想和临床经验，是我国中医药学伟大的宝库，应当很好地继承和发扬光大，并进行深入研究。

《岐黄厚德——山东省中医院名中医学术经验集（第一辑）》一书收录的文稿，为著名中医专家亲自撰写，或为师承徒弟和硕士、博士研究生，长期跟师学习，对其学术思想和临证经验有较为深刻的领悟，认真总结而撰成。

尹常健教授、邵念方教授等，在日常诊务繁重的情况下，对本书的编撰给予大力支持和帮助，付出了辛勤的劳动，在此表示真诚的感谢。

中国新时代，使人振奋。我们相信《岐黄厚德——山东省中医院名中医学术经验集（第一辑）》的撰写出版，必能启迪后学，促进我国中医药学的发展。

国医大师
山东省中医院外科教授 尚德俊

2018年4月20日

序2

岐黄厚德

山东省中医院成立于1955年，当下正值六十余芳华。六十多年来，医院始终恪守“乐群敬业，厚德怀仁”院训，励精图治，砥砺前行，从一所只有几间平房、几十位工作人员的“小院”，发展到今天拥有2600张床位，职工2700多名，集医疗、教学、科研、预防、保健、康复于一体，中医氛围浓厚、专科特色鲜明、保障能力完善、文化内涵丰富的现代化综合性中医医院。

六十余载风雨兼程，六十余载成就斐然，这与医院始终坚持“人才强院战略，择天下英才而用之”密不可分。建院初期，便群贤毕至，从两剂“大青龙汤”治愈毛泽东主席感冒的首任院长刘惠民，到首提“中风病”病名并得到邓小平接见的陆永昌；从享有“活字典”美誉的叶执中、主张“调胃重在养阴”的韦继贤，到衷中参西、辨人识体的周次清……一代代中医名家荟萃云集、交映成辉，为医院临床各科的创立与发展奠定了坚实基础。进入新世纪以来，医院更加重视人才队伍建设，一批批医术精湛、医德高尚的国医大师、全国名中医、国家及省级名老中医药专家传承工作室指导老师、山东省名中医，在这片沃土上薪火相传、成长成才，形成了齐鲁中医的人才高地，共同谱写出山东省中医院的华丽乐章，绘就起山东省中医院的壮美画卷，也将“省中医”打造成为家喻户晓的品牌。

不忘初心，方得始终。在医院改革发展进入新时代的关键时期，医院组织编撰名中医成果概览丛书，记录宣传建院以来名中医的建设成果，传承发展中医药特色优势，推广运用名中医学术经验。这既是对历史发展的尊重，也是对事业传承的初心，更是对后世业者的指引，实乃医院发展历程之大事、齐鲁杏林医者之幸事。衷心希望本书能深入挖掘、总结提炼各位名中医的学术经验，形成有山东特色的中医药学术思想集群，更好地指导临床、服务群众，更好地为齐鲁医学流派的发扬光大贡献力量。衷心希望广大中医药工作者能从本书中汲取养分、学有所获、继承创新、不离大宗，不断提升临床水平，共同推动事业发展！

一个爱才惜才、懂才用才的单位，一定是充满希望而富有活力的，其成就的事业也一定是行稳致远而前途光明的。

应医院之邀，乐嘉善之举，欣然为之序。

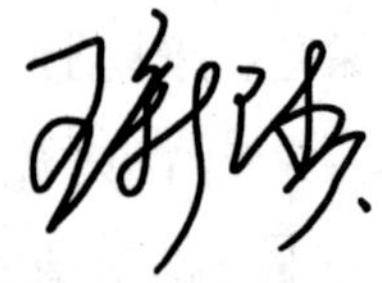

2018年4月24日

序3

中医药学是中华民族的优秀文化瑰宝，是我国劳动人民长期与自然灾害和疾病斗争中反复实践、总结而逐步形成的一套防病治病、养生保健的理论体系和方法，历经千年而不衰。近几十年来，在党和政府的重视、关怀和领导下，中医药学更是焕发出了前所未有的生命力，诞生了大批名医大家。他们治病救人、著书立说，极大地推动了中医药学的繁荣和发展，整理和继承他们的学术思想和临床经验，是我们面临的艰巨任务。

山东中医药大学附属医院历经六十余年的发展，人才荟萃，硕果累累，涌现出了大批学有建树的名老中医，他们中的多数人在全省乃至全国均具有重要的学术地位和影响力。其中有毛泽东的保健医生、医院第一任院长刘惠民先生，也有国医大师尚德俊教授及全国名中医张鸣鹤、王新陆教授等。这些名老中医大多有四五十年甚至更长时间的行医经历及临床经验，他们医术高超，各有专长，学验俱丰，德医双馨，为医院发展做出了重要的贡献，实为后辈楷模。

为宣传展示医院建院以来名中医成果，传承发展中医药特色优势，推广运用名中医学术经验，加强医院中医药人才队伍建设，我们收集了医院建院以来81位名中医的学术思想、临证经验、典型医案及处方真迹等内容，掘土寻金，甄别取舍，集成一册。全书内容涉及内、外、妇、儿、五官、皮肤、骨伤、针灸、推拿等各个专业，各家论述，见仁见智，是对医院六十多年学术发展的一次全面总结。书中所述多为名老中医的真知灼见，其理论见解和理法方药历经数十年的临床验证，弥足珍贵。

由于年代久远加之社会、个人种种原因，本书仅收集到名老中医们的部分临床资料，未能将他们的全部学术财富完整地予以整理和保留以造福后世，实为美中不足，但目前所收录的内容也足可以窥见名老中医的治学之路以及他们的学术思想和良好学风，亦足可以反映医院六十多年发展历程所取得的巨大成就。

希望本书的付梓能为医学界同仁提供治学借鉴和临床参考，开慧迪智，予人以钥，对全面提高医院中医队伍的临床水平及医院中医学术发展起到巨大的推动作用。

武继彪

2018年4月20日

序4

中国医药学是一个伟大的宝库，而且是一个取之不尽用之不竭的源泉。

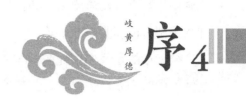

鲁迅先生在《南腔北调集·经验》一文中曾经对中医的起源这样描述："大约古人一有病，最初只好这样尝一点，那样尝一点，吃了毒的就死，吃了不相干的就无效，有的竟吃到了对症的就好起来，于是知道这是对于某一种病痛的药。这样地累积下去，乃有草创的纪录，后来渐成为庞大的书，如《本草纲目》就是。"随着朝代的更迭，中医药理论学说的发展沿革也总与不同历史时期的各位医家的不同经验观点的相互碰撞相随相伴。金元医学四大家，刘完素号称"寒凉派"，张从正号称"攻下派"，李杲号称"补土派"，朱震亨号称"滋阴派"，以及清代的温病四大家叶、薛、吴、王都是根据当时的地域环境、疾病流行的情况，在临床实践中出现的杰出医家。所谓"名医"，他们就是脚踏实地，一步一个脚印那样走过来的。古代医著，浩如烟海，然各有所长，亦各有创新之处。创新绝不是想当然空想而来，必须有扎实的理论基础、丰富的临床经验，才会萌生新意，推陈出新。只有不断地创新才能推动医学不断地向前发展。青蒿素的问世，不仅有理论上的创新，更有剂型上的改革，疗效上的突破。复旦大学附属华山医院沈自尹教授对于中医藏象的研究采用24小时尿17-羟皮质类固醇含量测定及促肾上腺皮质激素（ACTH）试验、Su-4885试验以及血11-羟皮质类固醇昼夜节律的测定发现肾阳虚病人有下丘脑-垂体-肾上腺皮质系统功能低下的表现，从而提出阴阳常阈调节论，这对临床如何正确使用肾上腺皮质激素，减少激素的不良反应以及纠正潜在的病理状态都有很高的指导意义。

很幸运的是我们正处在科学高度发展的新时代，现代医学必然会融入中医的发展进程中去，各种先进的检测仪器设备和设施的运用与发展，使得医者能够直接了解到病原所在，以及病情的深浅。这使传统的望、闻、问、切如虎添翼，中西医结合会在很大程度上拓宽我们辨证论治的思路，祖国医学将朝着现代化阔步前进。

更值得欣喜的是，如今在党的英明领导下，有了规范的中医政策，使我们能够看到光明的前景。国医大师、全国名中医的评选，以及各个省、市、县、区名中医的评选，更使我们学有榜样，志有所向。

这次《岐黄厚德——山东省中医院名中医学术经验集（第一辑）》的编纂也是我院党政领导的睿智决策，它和院史一样，能够展示我院过去的光辉历史和现在的崭新面貌，更能彰显诸多医家的特长与风采，使我们每一个医护人员能够从中汲取有益的东西，也愿各位同仁能够以此为荣，更加热爱我们这所医院和本职工作，激励我们满怀信心地勤奋工作，勇攀高峰。

山东省中医院

2018年4月16日

序5

习近平总书记指出："中医药学是中国古代科学的瑰宝，也是打开中华文明宝库的钥匙。……要切实把中医药这一祖先留给我们的宝贵财富继承好、发展好、利用好。"国务院《"健康中国2030"规划纲要》将弘扬当代名老中医药专家学术思想和临床诊疗经验作为推进中医药继承创新的重要内容，党和国家领导人的指示给中医药发展指明了方向，中医药发展迎来了天时、地利、人和的大好机遇。

山东地处齐鲁大地，气候温和，资源富饶，南倚泰沂山脉，北处黄河之滨，华夏民族自古居住之地，华夏文化和儒学文化发源地，扁鹊、王叔和等历代名医辈出。山东省中医院建于1955年，在全国是建院较早的省级中医院。半个多世纪以来，已发展成集医疗、教学、科研、预防、保健于一体、中西医结合的一所大型中医院，走在全国中医队伍的前列。山东中医药大学附属医院（山东省中医院）是人才聚集高地，以第一任院长刘惠民为代表的一代代的山东省中医人勤求古训，继承发展，开拓创新，积淀了丰厚的齐鲁中医文化，形成了独特的齐鲁中医学派。

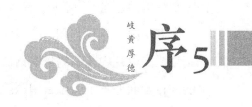

我院组织编写《岐黄厚德——山东省中医院名中医学术经验集（第一辑）》，收录了自建院以来81位名中医专家的学术思想、临证经验、典型医案及处方真迹的精华，其中不乏建院元老，也有大批后起之秀；既有国医大师、全国名中医、泰山学者、二级教授、博士生导师，山东省名中医、名老中医，也有国家重点学科、重点专科学术带头人，更有中西医结合的资深专家，呈现了半个多世纪

的时空跨越，感到历历在目，感想万千，受益匪浅。

名老中医学术思想和诊疗经验是经过长期实践积累、提炼而成的精华，是蕴藏中医药精华的富矿，是中医药发展的源头活水。此书的问世全面展示了山东省中医院的学术发展水平和成就，必将对建设社会主义新时代山东中医的发展发挥重要积极推动作用。同时作为山东中医药大学建校六十周年校庆的祝贺和崇敬。

书将付印，作序为贺。

丁书文

2018年4月16日

岐黄厚德

目录

刘惠民

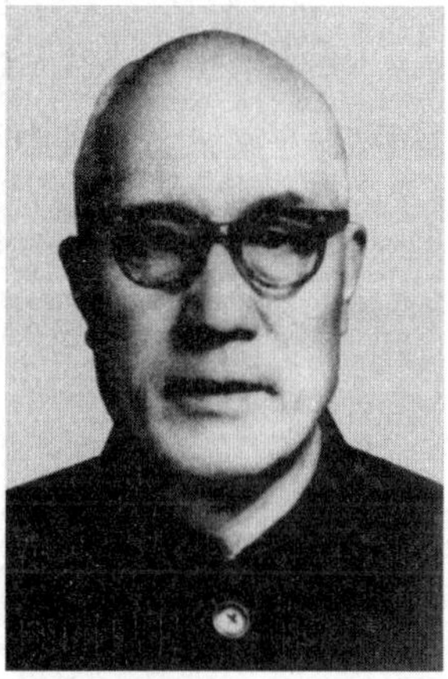

刘惠民（1898—1977年），男，汉族，名承恩，字德惠，号惠民，山东临沂沂水人，著名中医学家。山东省中医院首届院长、主任医师。幼承庭训，熟读经典，曾就学于当地中医李步鳌，青年时代在沈阳奉天张锡纯先生创办的立达中医医院工作，后考入上海中西医药专门学校，博学强志，孜孜不倦，师而不腻，终成大器。1931年“九·一八”事变之后，先生投身国家、民族解放，创办“沂水县乡村医药研究所”与“中国医药研究社”，自编教材，亲自上课，以“培植专业人才，供国家急需”为己任，开启“革命的一生”。1938年参加八路军，任山东人民抗日游击队第二支队医务处主任，创办山东大药房，先后制疟疾灵、金黄散、救急散、牛黄丸等成药品近百种，每以奇方愈顽疾沉疴。1948年倡建济南市中医院，1955年经省委批准，倡建山东省立中医院并任院长。1958年倡建山东中医学院并兼任院长，同年倡建山东省中医药研究所兼任所长。1961年倡建山东省中医文献馆并担任馆长。此后历任山东省卫生厅副厅长兼山东中医学院院长、山东省中医院院长、山东省中医药研究所所长、山东省中医学会理事长、中国医学科学院特约研究员等职。曾连续当选为全国人民代表大会第二、三届代表，山东省第三届人大代表，济南市第一届人大代表。于1957年随毛泽东主席出访苏联，负责保健工作，此后多次为毛主席、周总理及其他中央领导同志诊疗，晚年悬壶山东，办学讲课，凡拜附门墙、坛下授业者，多已成为中医院或中医科骨干力量。

主要编著有《与张锡纯先生的通信》（1957年）、《伤科学读本》《中西医混合解剖生理学概要》《中西药物学概要》《中西诊断学概要》《麻疹和肺炎的防治》（1959年）、《草稿之“小言”》《钱乙仲阳医学史迹考倓正》《黄元御医学史迹考倓正》（1962年），体现他的医疗特点和风格的《刘惠民医案》（1976年）一书由他的门人参加的医案小组根据病历修改整理而成。

刘惠民先生从医近六十载，精于内、外、妇、儿各科疾病，特别是在治疗感冒、流感等外感热病中，在辨证、立法、处方、用药等方面，确有独创见解，主张外感病早期要解表清里两施，善用重用生石膏，同时重视顾护脾胃。

学术继承人：（1）顾振东，山东中医药大学，教授，主任医师，山东省名中医药专家，山东省中医院第一批名中医，历任山东中医学院附属医院内科副主任、肿瘤科主任、副院长；（2）陆永昌，山东中医药大学，教授，主任医师，历任山东中医学院附属医院内科副主任、保健科主任、副院长和名誉院长。

学术思想

一、勤思敏求，师而不泥

中医经典著作是中医理论的源头活水，是确保疗效的基础。刘老强调研究经典医著是学好中医的基础和关键。然而，他又反对对经典的生搬硬套，提倡应用要有创造性，应师古不泥古。例如，刘老在神经系统疾病中对酸枣仁的运用，就颇有见地。酸枣仁为养心安神要药，常用治心悸不寐。其剂量古今医家多用10～30 g，“十三五”规划教材《中药学》中载其用量仅为10～15 g。《神农本草经》载酸枣仁可“久服安五脏，轻身延年”，《名医别录》中亦有“补中，益肝气，坚筋骨，助阴气，能令人肥健”的记载。刘老认为酸枣仁不仅能养心安神，久服还可养心健脑、滋补强壮。因此，临证成人每次用量为30 g以上，最多可达75 g，小儿用量一般为6～15 g。刘老指出，临床上酸枣仁用量的酌定，应根据患者的体质强弱以及病情的轻重缓急，只要配伍得当，大多可应手取效且无不良反应。《本草纲目》中曾载酸枣仁“熟用疗胆虚不得眠……生用疗胆热好眠”，为后世医家所熟知。刘老亦认为，酸枣仁生用可醒神，炒用能安神，其生熟之别，主要是兴奋或抑制的不同。因此，刘老临证中每遇精神思维活动失常为主的患者，对于酸枣仁常生熟并用，尤其是体质虚弱者更为适宜。

刘老曾经诊治一位神经衰弱的患者，头痛、头昏、失眠多年，劳累后加重，伴心烦、消瘦、便干，舌苔微黄稍厚，脉虚弱。刘老认为患者是因心肾两虚、脾胃不和、痰火内阻所致，治宜滋肾养心，健脾调胃，清热豁痰。方用酸枣仁（生熟各半）36 g，养心安神，用为君药；配伍菟丝子、枸杞子、黄精、天冬、柏子仁滋补心肾；栀子、淡豆豉清心除烦；白术、鸡内金健脾和胃。服用20余剂后，患者饮食、睡眠均有好转，舌苔、脉象已正常。遂嘱患者原方继服，以巩固疗效。

二、注重整体，辨证精准

刘老临证探讨病因病机时，非常重视整体观念，认为脏腑之病并非孤立存在，而是相互关联、相互影响的。以其治疗胃痛为例，刘老认为胃痛的发生常因情志不畅、饮食失调所致，其病机多为“不通则痛”，病位虽在胃，但与肝、脾、肾、心密切相关，主张以“通”为治疗原则，并结合疏肝解郁、理气健脾、滋肾养肝、养心安神治法，充分体现了其重视脏腑、整体调理的学术思想。

刘老在临证中不但重视整体观念，而且审证精准，胆识过人。1957年夏天，毛泽东主席在青岛开会期间，患了感冒，恶寒发热，无汗咳嗽，几经诊治未见好转。与会的山东省委书记舒同推荐刘惠民赴诊。刘老考虑毛主席发病虽在盛夏，但由于青岛昼夜温差较大，仍是因外感风寒日久，表未解而里热盛所致，于是处以大青龙汤重剂加减，以表里双解。服药1剂后，毛主席热退病消，又服1剂而痊愈。

三、用药精准，医护并举

传统的中药理论既包括药物的性味归经、升降浮沉、功效主治，又包含品种辨析、炮制方法、煎服方法等内容。前者往往备受医者的重视，而后者常常被忽视。刘老精通药理，熟谙药性，认为药物的品种是否道地、炮制是否规范、煎法是否适宜，都是影响药效的重要因素，同时还强调在处方中应对这些内容仔细注明。

在用药方面，如台党参、川黄连、杭菊花等，均写明其品种产地。在炮制方面，如枳壳（麸炒）、酸枣仁（炒捣）、白术（土炒）、厚朴（姜汁炒）、生石膏等，都明确其炮制方法。尤其对有毒中药的炮制，刘老尤为重视。如治疗痿证，刘老善用马钱子，然其功效峻烈且有大毒，内服不宜生用，需经砂烫后方可降低毒性，且便于粉碎，因此刘老处方中皆写明使用精制马钱子粉。刘老还重视药物的煎煮方法，特别是煎法比较特殊的，处方中均加以注明，如阿胶（烊化）、琥珀（研粉冲服）、冰片（后入）等。由此可见，刘老处方用药十分精准。

除此之外，剂型的合理选用同样重要，亦应引起医者的重视。早在《神农本草经》中就有关于剂型选用标准的记载："药性有宜丸者，宜散者，宜水煮者，宜酒渍者，宜膏煎者，亦有一物兼宜者，亦有不可入汤酒者，并随药性，不可违越。"刘老十分重视对剂型的选用，根据药物的药性及患者的证候，对证选用合适的剂型。在《刘惠民医案》中载附方32首，从剂型来看，汤、丸、散、膏、酒、汁、片等剂型俱全，如感冒清热汤、清肺利咽丸、润肠导滞散、十珍益母膏、冠心活络酒、首乌桑椹补脑汁、降压片等。

刘老临证中不拘泥于一两种剂型的选用，特别是治疗病情较复杂或疑难病症时，常以汤剂为主，以药引、药粉、药酒或丸药为辅。如刘老曾诊治一位2岁的脑炎后遗症患儿，症见左半身瘫痪，肌肉萎缩，不能行走，伸舌障碍，两眼球固定，食欲差，睡眠不宁，易惊，舌苔根部白厚，脉虚数，指纹青紫，达风关。辨证为脾气不足，肺气失宣，风痰阻络。治宜健脾益气，息风活血，通经活络，清热化痰。刘老先治用葛根、生石膏、钩藤、天麻、千年健、桔梗、天竺黄、白术、麦芽等煎汤服用，以清热生津，息风化痰，健脾助运。同时又予以药粉方，天麻、全蝎、僵蚕、蜈蚣以息风止痉，白术、人参补气健脾，乳香、没药、当归、红花活血化瘀。汤剂和药粉同时服用了2个多月，患儿症状大有改善，肢体肌力增强，自主运动显著进步，眼球活动恢复正常，食欲良好。

临证中，刘老还强调对患者要护理得法。例如感冒、流感等外感热病，刘老每用发汗方药即嘱患者入晚服药，避免外出，以防外邪复感。并效仿仲景《伤寒论》中桂枝汤的用法，药后啜粥以助汗出。刘老对患者有无汗出、汗出多少甚为关注，常因时而异。如冬季，嘱患者盖厚被以取大汗；若在春季，则盖薄被以取小汗；而至秋季则盖薄被以取中汗。

临床经验

一、神经精神系统疾病，重视脏腑辨证

刘老认为，该系统疾病从临床症状、体征上看，可以分两大类，一类是主观症状突出，多为神经功能失常性疾病，可归属于中医学的“不寐”“健忘”“眩晕”“头痛”“阳痿”“癫狂”范畴；另一类是客观体征表现为局部或全身的异常，多为中枢或周围性神经元变性所致，可归属于“痿证”“痉证”或温病范畴。在治疗中，刘老突出脏腑辨证，认为肝、肾、脾、胃功能与现代医学的神经精神系统有密切关系，治疗本病关键在于调理内脏，重视滋肝补肾、养心健脾，具体应用时分阴阳、虚实两端，有所侧重。刘老辨证治疗技巧，还表现在对药物剂型运用上，急重病例，汤药频服，汤、散并进，每每切中肯綮，屡起沉疴。

二、妇人病重视明冲任，调肝气

刘老认为妇科病主因乃肾气不足或情志不遂，以致冲任不固，或气血失调。治遵“治妇人病，当先明冲任”原则，辨其寒热虚实，以定温清补消，且据“调经肝为先，疏肝经自调”理论，常以疏肝解郁、理气和血等法结合应用，多获良效；不孕症，以调理脏腑冲任为中心，以见证不同，选用滋肾养肝、补气养血、疏肝解郁、温肾暖宫、健脾化痰等法，方用毓麟珠、泰山磐石散、开郁种玉汤、紫石英丸、五子衍宗丸等加减运用，疗效显著，他创制的十珍益母膏、保母荣、保胎丸等也都是颇受病家欢迎的有效中成药，种种传奇般的事迹和真实不虚的疗效被群众誉为“送子爷爷”。

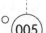

三、治外感如将，贵在猛峻；治内伤如相，贵在圆通

刘老认为一般外感病，病邪侵入不久，正气多不虚，治时应以药性偏于猛峻的药物祛邪为主，才能使邪祛病愈，否则易致邪气滞留，遗留变证。而内伤病多系慢性病，正气不足，虚证较多，或虚实接杂、寒热并见，因此，必须以药性和缓的药物扶正调理为主，考虑周密，照顾全面，才能收效。

擅治病种

刘老从事中医临床工作六十余年，对内科杂症、外感疾病、妇科疾病、儿科疾病等均有很深的造诣。

一、外感伤寒

刘老对感冒、流感的辨证治疗，多遵循《黄帝内经》《难经》，取法《伤寒论》，按六经病证进行辨证，并根据《黄帝内经》“伤于风者，阳先受之”的论述，采用治三阳经病的方法，以麻黄汤、桂枝汤、大青龙汤、小青龙汤、麻杏石甘汤、葛根汤、小柴胡汤等方剂为主方，提出治外感贵在祛邪迅速彻底，邪祛则体自安，如将军之挥戈退敌，贵在迅猛。同时重视表里双解，认为此类疾病早期不仅限于表证，而且多数病例常兼见不同程度的里热。处方用药除麻黄、桂枝等解表药外，多喜用石膏、知母等清里之药，由刘老验方加工制成中成药“感冒解热冲剂（颗粒剂）”，主要成分即麻黄、菊花、白术、羌活、防风、生石膏、生姜、钩藤、葛根等九味药物组，在临床有广泛应用。

刘老在用解表清里重剂的同时，也非常重视脾胃之气，强调脾胃乃后天之本，为汗液滋生之源。故在应用麻黄、石膏等解表清里药的同时，常配伍应用怀山药。麻黄、石膏、淮山药为刘老治疗外感类疾病常用对药。

重视整体治疗：在治疗外感病的过程中，刘老重视自然气候变化对疾病的影响，体现在其处方用药上，如春季多用小剂量葛根、薄荷，夏季多用香薷、滑石，秋季多用麦冬、沙参，冬季多用干姜、桂枝等。小儿为纯阳之体，药以

钩藤、薄荷清热平肝。

二、神经系统疾病

1. 神经衰弱

刘老认为神经衰弱多发于肝脾心肾功能的失调。思虑劳神，肾阴耗伤，心火独亢，使心肾不交，水火失济，而致失眠健忘。因此宜滋肾养心，以济水火，结合临床辨证施治。刘老喜重用酸枣仁，为治疗神经衰弱必用之品，多能取得良效。一般成人一次剂量多在 30 g 以上，甚有多达75～90 g，用量五六倍于他人，从而完全突破古今本草方书对本药用量的记载。另外，在酸枣仁的用法上，刘老喜欢生熟并用。刘老在对神经衰弱的治疗中，也十分强调调理脾胃。脾胃乃后天之本，“五脏六腑皆禀气于胃”，脾胃功能健全，受纳输布正常，才能将药力送达病所。因此，刘老多喜用白术、山药、砂仁等健脾调胃。他所创制的保健丹、首乌补脑汁、益智丹、肺得宁、降压膏和他常用的验方在临床上均有很好疗效。

2. 痫证

癫痫，中医称“痫证”，又有“羊痫风”等名称。刘老认为本病病机可概括为脏腑功能失调，阴阳升降失职，以致风、痰、火、气四者交杂，但总以脏腑病变为主，其中与肝、脾、心、肾关系密切。治疗上刘老主张采用滋肾平肝、健脾养心、清热化痰、息风定惊、调理气机等法，用药时注意标本兼顾、攻补兼施。临床多用僵蚕、羚羊角、蜈蚣、钩藤清热平肝，酸枣仁、当归补肾养心。

三、消化系统疾病

1. 胃脘痛

刘老在胃痛的辨证治疗中重视整体联系，以脏腑为本。刘老认为胃痛的病位虽在胃，但与肝、脾、心、肾的关系至为密切。刘老在临床诊疗中既重先天之本肾命，又重后天之本脾胃，虽脾肾并重，但以脾胃为主。另外，刘老认为胃痛的基本病机缘于脏腑经络气血“不通”，遣方运药活用通法，治疗时灵活运用疏肝理气、扶土抑木、健脾益气、理气和胃、升降脾胃等法则。遣用药物亦以此为中心，如以柴胡、白芍、香附、青皮、郁金等疏肝解郁，气郁则通；厚朴、木香、陈皮、白术、鸡内金、枳壳、山药、神曲等理气健脾，气顺则通；金银花、黄连、黄柏、栀子、牡丹皮等清热，使热清而不郁；丁香、炮姜、吴茱萸等温中，阳旺则运，气血得通；半夏、胆南星、天竺黄等豁痰，痰去则通；人参、党参、黄芪、冬虫夏草等培补元气，气足则助运，气运则通；代赭石、灶心土、竹茹、半夏、生姜等降逆止呕，胃气降则通；菟丝子、覆盆子、何首乌、枸杞子滋肾养肝，使精血旺盛，肝调气通；酸枣仁、柏子仁、珍珠母、茯神、远志、百合等养心安神，神安气宁则通，总以“通”字统之，所以治病多应手而起。

2. 泄泻

腹泻又称“泄泻”，刘老在前人经验的基础上，结合自己临床体会，对慢性腹泻治疗主要归纳为四个方面。（1）温肾健脾：根据张景岳“久泻无火，多因脾肾虚弱也”的观点，常以白术、山药等健脾，补骨脂、菟丝子、枸杞子、鹿茸、附子等补肾助阳；（2）淡渗利湿、分利清浊：遵照张景岳“凡泄泻之病多由于水谷不分，故以利为策”和“治泻不利水非其治也”的治泄泻经验，常用茯苓、泽泻等以分利清浊、健脾利湿；（3）理气和胃行滞：《景岳全书》有“脾胃受伤则水反为湿，谷反为滞，精华之气不能输化，致合污下降而泻利作矣”等论述，故刘老在诊治腹泻时不仅应用温肾健脾利湿药，还常配以厚朴、草果、砂仁、神曲、鸡内金等理气行滞和胃之品。如在方中加补肾药补骨脂和消食药神曲，认为两药配用一补一消，真正做到补而不滞，消而不伤，可达滞化胃和泻止之功效；（4）益气固肠：刘老认为，“若久泻元气下陷，大肠虚滑不收者，须于补剂中加乌梅、五味子之属以固之”，常用诃子、肉豆蔻、罂粟壳等以固肠止泻，人参、党参、黄芪、冬虫夏草等以补气培元。此外，对于腹泻的治疗，刘先生最喜用的一味药就是白头翁，他认为重在取其坚肾涩肠固脱之性，而非用其凉血之功。

三、心系病症

刘老对于冠心病的论治多从痰瘀入手，认为冠心病“属本虚标实的病证，气滞血瘀、痰浊内阻、经络闭塞等皆为病之标，而其本则为心、肾、脾等脏的虚弱”，故刘老针对现证及病程进行全面分析，审察虚实微甚及痰瘀之孰轻孰重，痰多瘀少则以化痰为主佐以活血，瘀多痰少则以祛瘀为主佐以化痰，并结合患者体质以朱砂、当归、冬虫夏草滋补心肾，以黄精、枸杞子、白芍、枸杞子、菊花、珍珠母滋肾平肝，以白术、黄芪、枸杞子、百合、炒酸枣仁、柏子仁补气养阴，待正气恢复，痰化瘀散，气血畅通，心脏得养，冠心病方可取得满意疗效。

四、儿科疾病

小儿脏腑娇嫩，形气未充。早在《灵枢·逆顺肥瘦》中就有记录："婴儿者，其肉脆，血少，气弱"；而《育婴家秘》中说：小儿"气血未充""肠胃脆弱"。刘老对于小儿疾病的辨治主要从脾胃入手。

1. 健脾消积疗疳积

《医宗金鉴》言"大人为痨，小儿为疳"。刘老认为导致疳证的原因种种，或因实致虚，或因虚致实，虚实兼见，证候繁杂，然而主要病机总是脾胃损伤，运化功能迟滞，水谷精微不能充养，津液匮乏，气血不荣，五脏六腑四肢百骸失却滋煦而现面色萎黄、骨瘦如柴之象。因而刘老主张疳证根本在脾，临证首务是顾及脾土的强健，多采用健脾和胃、化食消积之法，认为"虚为积之本，积反为虚之标"，标本兼顾，攻补同施，并强调适当注意饮食和护理。常以党参、茯苓、鸡内金等益气健脾，槟榔等化积。

2. 补益中气透麻疹

刘老主张治麻疹以气血为主，清透肺胃，透发托疹同时，注意培土生金法则，气血旺，元气盛，"脾土一温，胃气随畅，土可胜水，决无陷伏之患。"多用薄荷、桑叶、淡竹叶、连翘、牛蒡子、蝉蜕、桔梗、葛根透疹。至于出疹期间，重冒风寒，疹毒难以宣透，疹骤收没，出现变证，"系在太阴脾经"，宜补中益气，并用升发透疹，使阳气升发，疹毒宣透，病愈儿安，自创福幼丹用于麻疹变证收效甚好。

3. 调胃醒脾定癫痫

刘老认为癫痫是一种常见的神经症状，病机为脏腑机能失调，阴阳升降乖逆，以致风、痰、气、火四者交杂，但以脏腑病变为主，与脾、肝、心、肾关系密切。脾虚失运，津液水湿积聚成痰，痰迷心窍则神不守舍，意识丧失；肝肾阴亏，水不涵木，肝风内动，则肢抽反张。因而他主张，临证之时，遣用钩藤、天麻、全蝎平肝潜阳，镇痉息风；选用胆南星、青黛、天竺黄、牛黄清热化痰、开窍，投大黄、枳实、芦荟清热涤痰，设酸枣仁、柏子仁守心神，诸法相合定惊安神，控制发作治标，重用人参、党参、白术、砂仁、鸡内金、陈皮和胃醒脾健中，断其酿痰之源，复其营血滋养肝肾之职，并酌用女贞子、枸杞子、何首乌、麦冬濡润肝肾，审因论证，治病求本。

典型医案

医案一

患者，男，30岁，1954年1月18日初诊。自述感冒一天，头晕，头痛，恶寒，无汗，身热，周身酸楚，胸闷，咳嗽，气短，食欲不振，心烦，失眠。舌苔薄白，脉浮紧。

辨证：外感风寒。

治法：发汗解表，润肺止咳。

处方：麻黄6 g，羌活9 g，麦芽9 g，炒苦杏仁9 g，神曲12 g，五味子9 g，石膏15 g，山药12 g，百合12 g，薄荷9 g，炒酸枣仁18 g，陈皮9 g，炙甘草6 g。水煎两遍，于睡前分两次温服，服第一次药后，喝热米汤一碗，半小时后，再服第二次药，取汗。

二诊1954年1月19日。服药一剂，已汗出，身痛、心烦、失眠均轻。仍头痛，咳嗽，食欲差，咽痛，时有恶心。舌苔稍黄，脉已不紧。表证已轻，改方，加清热和胃之品治之。

处方：麻黄3 g，藿香6 g，陈皮9 g，炒苦杏仁9 g，麦芽9 g，桔梗9 g，知母9 g，五味子9 g，半夏9 g，白芷9 g，干姜6 g，金银花9 g，生甘草6 g。水煎服。煎服法同前。

三诊1954年1月20日。服药一剂，感冒已愈，头痛、身痛已除，食欲好转。

仍轻微咳嗽。舌苔、脉象如常。原方略行加减，以巩固疗效。

医案二

患者，男，16岁，1957年1月3日初诊。自述头晕，头部胀痛，健忘，多梦。时有梦游已两年，加剧半年。精神不振，性情孤僻，时而失眠，时而嗜睡，睡中时有呓语，惊悸，有时梦游，模拟过去看过电影人物进行表演，醒后不自知。智力较前减退，曾经多方治疗，仍日渐加剧，食欲不振，食量减少。检查：发育尚可，精神萎靡，面色晦暗，发枯，两眼周围黯青，唇干，语声低微，舌质红，舌苔薄白，脉沉细而弱。

辨证：心肾不足，肝虚火盛，脾胃失和，痰热内阻。

治法：养心补肾，清热豁痰，健脾益气，平肝。

处方：酸枣仁（生熟各半捣）24 g，炒柏子仁9 g，茯神9 g，钩藤9 g，生龙骨9 g，天竺黄9 g，菟丝子12 g，胆南星3 g，白术9 g，白豆蔻6 g，橘络9 g，人参6 g，淡豆豉9 g，鸡内金12 g，山栀子4.5 g，灯心草1.5 g。水煎两遍分2次温服，服药3天，休药1天。

猴枣0.75 g、玳瑁1.2 g、羚羊角粉0.9 g。共为细粉，分两次冲服。

二诊1957年1月15日。服药6剂，头痛已轻，精神好转，睡眠转佳，饮食增进，面色较前好转，舌质略红，舌苔薄白，脉象同前。嘱其继服原汤药，并就原方加重补肾益气之品，配丸药一料服用。

处方：何首乌90 g，人参60 g，柏子仁45 g，茯神45 g，生龙齿45 g，天竺黄45 g，天冬36 g，菟丝子45 g，覆盆子45 g，胆南星18 g，冬虫夏草45 g，银耳15 g，橘络45 g，红豆蔻45 g，淡豆豉45 g，鸡内金30 g，山栀子30 g，白术54 g，鹿茸12 g，胎盘粉60 g，猴枣12 g，玳瑁30 g，羚羊角粉15 g，牛黄4.5 g。上药共为极细粉，以酸枣仁310 g、枸杞子180 g，水煎二到三遍，滤取浓汁，以文武火熬成流膏，拌入药粉中，干燥，水泛为小丸。每服6 g，每日3次，饭后服。服药1周，休药1天。

三诊1957年3月29日。其父来述，服药后，诸症均大见好转，头脑较前明显清晰，记忆力大有改善，睡眠已近正常，梦明显减少，梦游、呓语、嗜睡等现象已基本消除，饮食、消化已正常。体重较前增加3 kg，已于月前复学。

病已基本痊愈。嘱其注意劳逸结合，避免过劳，并继服丸药以资巩固。

医案三

秦某，男，44岁，1957年2月3日初诊。患者4个多月前因疲劳及饮食不当，引起腹泻，大便每天六七次，呈水样，便前伴有肠鸣，轻微腹痛。经检查诊断为急性肠炎。治疗后病情有所好转，但一直未愈，大便每日少则二三次，多则四五次，不成形，便前时有腹痛。病后饮食一般，但自觉体力日渐衰弱。检查：面黄体瘦；舌质淡红，苔薄白而润，脉濡细而弱。

证属脾肾虚弱；治以补肾健脾、利湿涩肠。

处方：山药31 g，补骨脂9 g，白头翁6 g，罂粟壳9 g，白术9 g，鸡内金12 g，草果9 g，泽泻12 g，神曲12 g，菟丝子15 g，何首乌9 g，五味子6 g，茯苓12 g，橘络12 g。每日一剂，水煎2次，分2次温服。

二诊2月20日：服药9剂，大便已恢复正常，偶有腹胀，乏力。舌苔薄白，脉细。汤剂维持原方，另用黄精12 g、豆蔻12 g（2倍量），共研细粉。每次服9 g，每日3次，饭后服。

三诊9月4日：服散剂方两料后，即饮食增加，腹痛、腹胀除。2个月前又因疲劳受凉，饮食不当，旧病复发，每日大便二三次，不成形，时觉腹鸣、腹痛，食量减少，疲乏无力，气短，喜暖恶寒，心悸不宁，舌苔薄白，脉沉细而弱。刘老认为此乃久泻导致脾肾两虚之证，宜健脾补肾固肠，重加助阳补气养心之品治之。

处方：炒酸枣仁31 g，神曲24 g，山药24 g，白芍9 g，诃子肉9 g，补骨脂9 g，人参6 g，泽泻9 g，白术9 g，鸡内金12 g，豆蔻9 g，茯神9 g，白头翁15 g，草果6 g，石菖蒲9 g，橘络6 g。水煎2次，分2次服。

药粉方：鸡胚粉62 g，胎盘粉62 g，人参45 g，鹿衔草12 g，银耳24 g，何首乌62 g。上药共研细粉。每次服3 g，每日2次。

四诊12月15日：服汤药20余剂，粉剂两料，饮食增进，大便正常，体力较前增强，但仍有疲劳感。舌苔白，脉沉细。刘老认为该患者是因久泻而导致脾肾两虚，故在原方基础上增加健脾补肾固肠之药，尤其是要重用助阳补气养心之品，故加覆盆子12 g、黄芪12 g，并配服原药粉方，以资巩固。

处方手迹

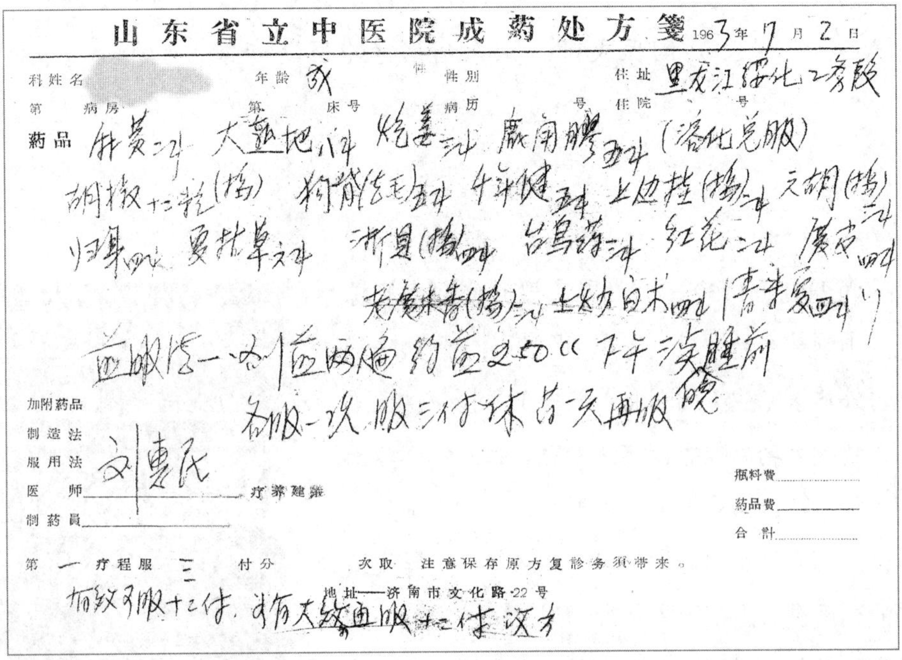

山东省立中医院成药处方笺 1963年7月2日

科 姓名 [redacted] 年龄 成 性别 住址 黑龙江绥化[illegible]

第 病房 第 床号 病历 号 住院 号

药品 麻黄二斤 大熟地八斤 炮姜二斤 鹿角胶五斤（溶化兑服）
胡椒十二粒（捣） 狗脊（去毛）五斤 千年健五斤 上肉桂（捣）二斤 元胡（捣）二斤
归尾四斤 透骨草六斤 浙贝（捣）四斤 台乌药三斤 红花二斤 广皮四斤
~~木香（捣）~~二斤 土炒白术四斤 青半夏四斤
[illegible] 2.50cc 下午[illegible]睡前
各服一次 服三付休息一天再服

加附药品

制造法

服用法

医师 刘惠民 疗养建议

制药员

瓶料费

药品费

合计

第 一 疗程服 三 付分 次取 注意保存原方复诊务须带来。

地址——济南市文化路22号

[illegible]服十二付 [illegible]服十二付改方

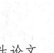

（徐瑞荣、董学燕　整理，部分摘自2018年1月26日于鹰、刘更生论文《刘惠民学术思想及辨治外感热病方药经验》）

尚德俊

国医大师、山东省名老中医药专家

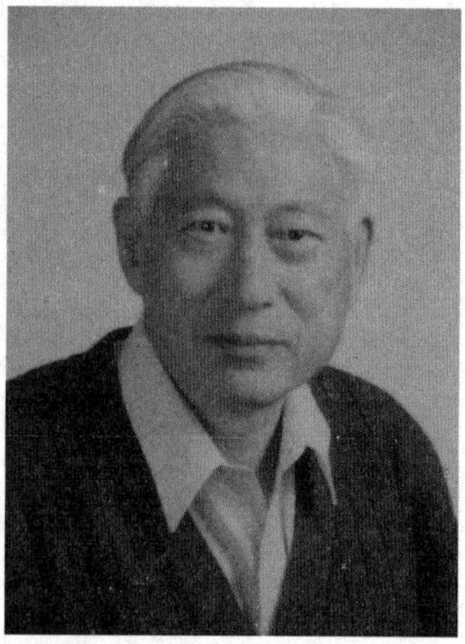

尚德俊（1932—），男，汉族，河南济源人，中国共产党党员。山东中医药大学附属医院中医外科学专业（周围血管病科）教授、主任医师，我国著名周围血管疾病专家。1955年毕业于山东医学院，1956年选调去天津市参加全国第一批西医离职系统学习中医班，1959年以优异成绩毕业，后进入山东中医药大学附属医院中医外科工作，并创建了周围血管病科。尚教授是全国政协第五、第六、第七、第八届委员，曾先后担任中国中医学会（现为“中国中医药学会”，下同）山东省外科学会主任委员、山东中医学会常务理事、中国中西医结合学会周围血管疾病专业委员会主任委员、《中国中西医结合外科杂志》编委会副主任等职。

1959年获卫生部奖状和金质奖章；1978年被授予全国医学科研先进工作者；1988年被授予山东省优秀科技工作者；1988年获中国中西医结合研究会荣誉证书；1989年获中国中西医结合研究会山东分会荣誉证书；1992年获得国务院政府特殊津贴专家称号；2003年获山东中医药学会荣誉奖，被授予山东省有突出贡献的名老中医药专家；2014年被授予第二届“国医大师”称号。

主要出版《外科外治疗法》《外科血瘀症学》《中西医结合周围血管疾病学》等15部学术专著，并发表“中西医结合治疗血栓闭塞性脉管炎387例临床分析”“周围血管疾病治疗八法”“周围血管疾病诊断和治疗的几个问题”等学术论文近80篇。

1978年全国科学大会，尚德俊教授主持研究的“中西医结合治疗血栓闭塞性脉管炎”荣获国家一级成果奖。20世纪60年代，探索中医治疗血栓闭塞性脉管炎等疾病，并首先研制创用四虫片（虫类药物）于临床，并相继创用活血通脉片、通脉安等系列药品，治疗外科疾病和周围血管疾病，在提高疗效和降低截肢方面均取得显著成效。

1997年担任第二批全国老中医药专家学术经验继承指导老师。学术经验继承人：（1）陈柏楠，山东中医药大学附属医院中医外科专业，主任医师；（2）秦红松，山东中医药大学附属医院中医外科专业，主任医师。

学术思想

一、创立外科血瘀证学

尚德俊教授创立外科血瘀证学，首先是总结外科血瘀证的独特理论、外科血瘀证疾病及其活血化瘀治疗的丰富经验。尚教授认为凡是血脉瘀滞，气滞血瘀，气血运行失调而引起的各种病症，即为血瘀证，提出外科血瘀证的病理学概念主要包括：（1）外科急性化脓性感染；（2）急性腹腔感染和炎症；（3）腹部肿块：瘀血癥积；（4）肢体动脉缺血以及血管舒缩功能障碍性疾病；（5）静脉循环障碍，如下肢静脉曲张、静脉血栓栓塞性疾病等；（6）软组织损伤和骨与关节损伤；（7）出血后瘀血，以及外科手术后出血、血液留积或凝结；（8）肢体溃疡或坏疽；（9）组织增生及变性，如外伤性瘢痕、肠粘连等；（10）组织粗肿、水肿，如淋巴水肿、象皮肿等。这些概念突破了传统医学的概念，丰富了中医学的理论。

在总结中国传统医学外科血瘀证的理论及其活血化瘀治疗经验的基础上，结合临床实践，尚教授提出外科血瘀证的主要治疗经验是：（1）调和气血是治疗血瘀证的理论基础。（2）消除瘀血是治疗血瘀证的基本原则。（3）温通活血法是治疗血瘀证的主要治则。（4）排除脓血是治疗血瘀证的重要原则。尚教授在长期的临床实践中，根据外科血瘀证的表现，总结活血化瘀疗法，并在具体应用中强调辨证论治，整体辨证与局部辨证相结合，灵活应用，才能提高疗效，由此提出活血十法，成为治疗外科血瘀证的主要治则，同时创用临床疗效显著的系列活血化瘀方药。

二、建立周围血管疾病中西医结合辨证论治整体疗法体系

尚教授从中医中药治疗血栓闭塞性脉管炎为开端，发展到中西医结合治疗研究周围血管疾病，总结周围血管疾病治疗原则、辨证论治规律，提出中西医结合辨证论治整体疗法。既对周围血管疾病做出明确的现代医学诊断，也同时结合辨证论治进行研究，辨病与辨证相结合，宏观辨证与微观辨证相结合，以病为纲，病证合参，以揭示病证变化规律。中西医结合辨证论治整体疗法，具有疗效显著、多方面治疗作用和调整机体功能的特点，主要包括以下几方面内容。

1. 辨病与辨证相结合，就是既明确现代医学的诊断，又不忽视中国传统医学的辨证，以病为纲，病证合参。

2. 宏观辨证与微观辨证相结合，就是中国传统医学宏观整体辨证，与现代科学有关检查相结合，充分应用现代科学新知识、新技术，多学科、多指标揭示“证”的实质；深入了解疾病的微观变化，进行微观辨证，使疾病的各种证现代化、客观化，掌握病证变化规律，使疾病的辨证更深入、更准确、更具体，有利于疾病的早期诊断，更能发挥辨证论治的优势和疗效，进一步提高认识疾病、防治疾病的水平。

3. 内治疗法与外治疗法相结合，是在辨证论治内服中药的同时，结合应用外治疗法。外治疗法是在辨证论治的原则下，针对不同疾病的具体病情，应用熏洗疗法、贴敷疗法、掺药疗法等。

4. 临床辨证论治与药物静脉滴注、药物动脉注射相结合，是在辨证论治内服中药，结合应用外治疗法的同时，静脉应用抗栓药物，必要时采取经动脉灌注药物的方法，这样可明显改善血液流变学异常，降低血小板聚集性和纤维蛋

白原含量，扩张血管，促进侧支循环建立，使病情得到迅速缓解，预防和减少并发症或后遗症。

5. 活血化瘀法与莨菪药物疗法相结合，具有明显的扩张周围血管作用，改善肢体血液循环和微循环，促进侧支循环建立；降低血液黏滞性，改变血液流变学性质，能够提高活血化瘀疗效。

6. 临床辨证论治与手术治疗相结合，可以取长补短，控制病情发展，改善患者全身情况，巩固疗效，预防或减少复发，防治手术并发症，缩短疗程，提高疗效。尚教授认为，手术治疗与中医辨证论治相结合，才是周围血管疾病治疗学的完整概念，手术治疗也是中西医结合治疗学的重要内容。中西药结合和药物与手术（主要指血管重建术）结合，才是发展具有我国特色的中西医结合治疗学的道路。

临床经验

一、“治疗八法”

尚德俊教授反复强调，周围血管疾病虽然其发病原因、病理变化和临床表现特点有所不同，但都存在血瘀共性——发生血液循环障碍和微循环障碍，表现为瘀血、缺血、瘀斑、肿胀、粥样斑块、血栓形成、血管狭窄或闭塞，甚至出现溃疡或坏疽。尚教授通过长期临床实践，对周围血管疾病的治疗法则进行总结，概括为治疗八法：活血化瘀法、清热解毒法、温经散寒法、温肾健脾法、利水渗湿法、补气养血法、软坚散结法和镇痉通络法。

二、“活血十法”

尚德俊教授在治疗八法的基础上，认为周围血管疾病是血瘀证疾病，有明显的血瘀表现，强调活血化瘀法应贯穿治疗始终。但是，由于病因和病理变化不同，以及疾病发展过程中的不同阶段有其不同的变化和特殊性，所以不能单纯以活血化瘀法应用于疾病的全过程，必须对具体病人作具体分析。针对每种疾病各个阶段的特殊性，尚老提出治疗周围血管疾病的活血十法。具体包括：益气活血法、温通活血法、清热活血法、活血利湿法、滋阴活血法、行气活血法、通下活血法、养血活血法、活血破瘀法、补肾活血法。尚教授常用经验方剂有丹参通脉汤、阳和汤加味、四妙勇安汤加味、丹参活血汤、养阴活血汤、活血通脉饮Ⅱ号、活血通脉饮、顾步汤加减、四虫片、补肾活血汤等。

三、外治疗法

尚教授根据外科疾病的临床特点和各种外治方药的治疗作用特点，结合现代医学理论，将外治疗法的作用原理归纳为：解毒消肿、促进内消，收束肿毒、促使成脓，开结拔毒、促溃排脓，消毒杀菌、祛腐生肌，生肌收口、促进愈合，活血通络、行气止痛，祛风燥湿，杀虫止痒。常用外治方剂有解毒洗药、燥湿洗药、解毒散瘀洗药、硝矾洗药、冰硝散、黄马酊等。尚教授临床应用外治疗法时，很重视周围血管疾病的特殊性，注重中西医结合辨证论治整体疗法，强调内治法与外治法相结合。

四、主要经验方

1. 四虫片

处方：蜈蚣、全蝎、土鳖虫、地龙各等份。

制法：将上药共研为细末，水泛为丸，如绿豆大，晾干，备用（四虫丸）。或压制成 0.3 g的片剂。

用法：每次服1.5～3 g，或每次服5～10片，每日服2~3次。

功用：解毒镇痉、活血化瘀、通络止痛。

主治：血栓闭塞性脉管炎、闭塞性动脉粥样硬化、大动脉炎、血栓性静脉炎、增生性骨关节炎、淋巴结结核、骨与关节结核、肠粘连，以及各种慢性瘀血炎症、癌症等。

注：此方为尚教授根据我国传统医学理论和现代医学的见解于1964年所创用，为虫类药物重要代表方剂，广泛应用于临床治疗外科疾病，疗效显著，与清热解毒法、温经散寒法、软坚散结法等结合应用，可以增强其解毒镇痉、活血化瘀、通络止痛作用。如用黄酒、舒脉酒送服四虫片，具有良好的活血止痛作用。

2. 补肾活血汤

处方：熟地黄30 g，川断、怀牛膝、桑寄生、鸡血藤、山药、淫羊藿、补肾脂、云苓各15 g，当归、川芎、威灵仙、丹参、赤芍各12 g，白术10 g。

用法：水煎服。

功用：补肾活血、通络止痛。

主治：颈椎病、增生性脊椎炎、增生性关节炎、肩关节周围炎，以及脑动脉硬化、闭塞性动脉粥样硬化等。

注：此方剂是尚教授根据我国传统医学肾主骨和瘀血证的理论，于1965年所创用，由补肾药物和活血化瘀药物组成，主要用于治疗增生性骨关节炎，以及闭塞性动脉粥样硬化、脑动脉硬化等。具有强壮身体、补肾健脾、活血止痛作用。经治疗，骨关节疼痛明显减轻或消失，恢复活动功能。补肾活血汤与四虫片结合应用，能增强活血止痛作用。

3. 舒脉汤

处方：黄芪、夏枯草、生牡蛎各20 g，赤芍、丹参、玄参、当归、皂角刺、海藻各15 g，地龙、土鳖虫、水蛭各10 g。

用法：水煎服。

功用：活血通脉、软坚散结。

主治：闭塞性动脉硬化症、大动脉炎、下肢深静脉血栓形成、血栓性浅静脉炎、下肢结节性红斑症、象皮肿等。

注：此方剂是根据中医药学理论和现代医学见解所创用，具有活血通脉、软坚散结作用，临床应用于：（1）闭塞性动脉粥样硬化症、糖尿病肢体动脉闭塞症等；（2）下肢静脉曲张、下肢深静脉血栓形成、瘀血综合征、皮肤色素沉着和纤维性硬化等；（3）下肢结节性红斑症、脂膜炎等；（4）淋巴水肿（象皮肿）等。现代研究证明，软坚散结药物能降低血脂，抑制血小板功能，改善血液循环，防止动脉粥样斑块形成和促使消退。同时，活血化瘀药物能促进增生病变的软化和消退，如粘连、瘢痕等。

4. 燥湿洗药

处方：白鲜皮、马齿苋、苦参各30 g，黄柏、苍术各15 g。

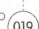

用法：加水煎汤，过滤去渣，趁热熏洗或溻渍患处，每日1~2次。

功用：清热燥湿。

主治：下肢静脉曲张并发湿疹样皮炎，湿疹、皮脂溢性皮炎、神经性皮炎、足癣等。

注：此方剂临床上很常用，具有清热解毒、消肿敛疮、燥湿止痒功效。临床适用于：（1）下肢静脉曲张、下肢深静脉血栓形成并发瘀血性（湿疹样）皮炎或慢性溃疡，瘙痒，瘀肿，皮肤湿烂、渗液；（2）瘙痒性皮肤病，如湿疹、脂溢性皮炎等；（3）皮肤癣病，如手足癣、股癣等。临床治疗可以取得良好的效果。

5. 解毒散瘀洗药

处方：大黄50 g，芒硝、紫花地丁、芙蓉叶各30 g，川芎、红花、白芷、苏木、皂角刺各15 g。

用法：加水煎汤，趁热熏洗患处或坐浴，每日2次。

功用：清热解毒、消肿止痛。

主治：急性化脓性感染疾病、丹毒等局部红肿热痛，下肢静脉瘀血炎症，外伤瘀血肿痛，以及痔疮肿痛等。

擅治病种

一、血栓闭塞性脉管炎

根据血栓闭塞性脉管炎的发病过程、证候变化，结合患者的体质强弱、气血虚实，将临床各期分为阴寒、血瘀、湿热下注、热毒炽盛和气血两虚等五个证型进行辨证论治。常用方剂：四妙勇安汤加味、活血通脉饮、丹参通脉汤、顾步汤加减等。

二、闭塞性动脉硬化症和糖尿病肢体动脉闭塞症

患者多是中老年人，为全身性动脉粥样硬化在肢体局部的表现，多为四

肢发病，两下肢为重。尚老认为其病理过程和病理生理特点符合中医学“血瘀”“痰结”的理论，所以瘀血阻络、血脉闭阻是主要的病机。由于疾病的演变过程不同，证也不同，可以出现阴寒证、血瘀证、湿热证、热毒证和脾肾阳虚证等，因此治疗原则和方药也就不同。治疗既要重视改善肢体血液循环障碍致病的血瘀共性，又要注意解决证的个性。常用方剂：补肾活血汤、阳和汤加味、丹参通脉汤、四虫片等。

三、多发性大动脉炎

多发生于青少年女性，主要的病理过程有血管炎症急性活动期和稳定期两个阶段。尚老根据临床表现结合病理分期进行辨证论治，急性活动期多见阴虚内热证，治以养阴清热、活血通络；稳定期常以脾肾阳虚证和气血两虚证为主，治以温肾健脾、散寒活血，或补气养血、活血通络。伴有关节痛、脑缺血、高血压等病变者，应随症加减，兼顾治疗。常用方剂：补肾活血汤、养阴活血汤、黄芪桂枝五物汤、四虫片、八珍汤等。

四、下肢静脉曲张

下肢静脉曲张的主要病机是气滞血瘀，治宜行气活血；并发淤积性皮炎，局部红肿热痛者，辨证为湿热下注型；并发瘀血性溃疡者，根据局部疮面情况辨证分为阴虚内热型和气血两虚型。对出现血栓性浅静脉炎者，尚教授还注意发病部位与辨证分型的关系。肢体血栓性浅静脉炎多为湿热蕴结，胸腹壁血栓性浅静脉炎多为肝郁内热、气滞血瘀。这种辨证分型方法能反映疾病的发病过程和临床分期，符合临床治疗需要。常用方剂：血府逐瘀汤、舒脉汤、桃红四物汤等。

五、下肢深静脉血栓形成

对下肢深静脉血栓形成者，尚老采用期型结合的辨证论治方法，急性期辨证为湿热下注型，慢性恢复期辨证为血瘀湿重型，后遗症期辨证为脾肾阳虚型。常用方剂：茵陈赤小豆汤加味、丹参通脉汤等。

典型医案

刘某，男，28岁。因左足发凉、麻木、胀痛、间歇性跛行，伴左小指发凉、麻木1年，以血栓闭塞性脉管炎于1980年2月7日住院治疗。

初诊：1977年5月右小腿发生红斑硬结，压痛，遂后两小腿反复出现红斑硬结，红斑消退后，留有色素沉着。1年前冬季左足发凉、怕冷、麻木、疼痛，行走数千米则有间歇性跛行，并伴有左手小指发凉、麻木，病情逐渐加重。半个月前左足背红肿，足趾紫黑，夜间痛剧，夜不得寐。

刻下证见左足背潮红肿胀，汗毛脱落，趾甲干厚，足趾紫黑，欲溃，左足皮温低。肢体位置试验阳性，泛红试验阳性。左足背动脉、胫后动脉搏动消失。舌质红，苔白厚，脉细数。

此为湿热下注、经脉瘀阻所致。治以清热利湿，活血化瘀。应用四妙勇安汤加味治之：金银花、元参各30 g，当归、赤芍、牛膝各15 g，黄柏、黄芩、栀子、连翘、苍术、防己、紫草、生甘草各10 g，红花、木通各6 g。18剂。水煎服，日一剂。

同时服用通脉安片、活血通脉片，活血止痛。并以白花丹参注射液静滴，疏通血脉；抗生素静滴，控制感染。疼痛严重影响睡眠时，可应用东莨菪碱中麻Ⅱ号治疗。

复诊1980年2月26日。左足红热肿胀减轻，1～3趾变黑，坏死组织分界尚不清楚，脓液较少。静脉推注中麻Ⅱ号治疗后，患足疼痛明显减轻。舌质红，苔白，脉弦。诸症仍为湿热之象，应用四妙勇安汤加味继服。创面以大黄油纱布敷盖包扎，清热解毒、消炎止痛。

三诊1980年3月20日。经上治疗后足部红热肿胀消退，坏死组织逐渐干瘪停止发展，分界仍不清楚。舌质红，苔白，脉弦。诸证仍为湿热之象，方用四妙勇安汤加味继服。创面以大黄油纱布换药。

四诊1980年4月14日。患者足部红肿消退，坏死组织分界清楚，少许血性渗出物，患足已不疼痛，夜间可以睡眠。舌质淡红，苔白，脉弦。诸证为湿热已除，脉络瘀阻之象，内服活血通脉饮Ⅱ号加味，活血化瘀佐以益气扶正。药用：黄芪60 g，丹参30 g，赤芍60 g，当归、川芎、鸡血藤、川牛膝各15 g。水煎服，日一剂。

尽早施行坏死组织切除清创术，减少异物刺激，缓解疼痛。

五诊1980年5月14日。在全麻下行左足趾坏死组织切除缝合术，术中可见创面渗血，手术顺利，患者情况良好，术后继用活血通脉之法，应用活血通脉饮Ⅱ号加金银花15 g、蒲公英15 g。水煎内服，日1剂。并配合抗生素静滴，控制感染。

六诊1980年5月24日。手术创面愈合，患足皮肤干燥，汗毛、趾甲生长。患肢发凉、怕冷、疼痛等症缓解，缺血明显改善。舌质淡，苔白，脉缓。此乃气血双虚、经脉瘀阻之象，法当调补气血、活血通络，应用顾步汤加减：黄芪、党参、鸡血藤、石斛各30 g，当归、丹参、赤芍、牛膝、白术各15 g，甘草 10 g。水煎服，日一剂。

近期可出院。继服中药顾步汤加减，调补气血、活血通络，巩固疗效。绝对戒烟。

［**按语**］脱疽病为寒湿之邪客于经脉，气血凝滞，营卫失和，脉络痹阻，郁久化热，下注肢端，热盛肉腐，骨枯髓涸，终成阴疽毒疮之证。该案初见患肢发凉、怕冷、疼痛等寒证，但结合坏疽局部及舌象、脉象，辨证实属瘀热证，湿热下注。治以清热利湿、活血化瘀，应用经典名方四妙勇安汤加味治之，并结合应用莨菪药物疗法，改善肢体血液循环和微循环，促进侧支循环建立。当湿热已清，经脉瘀阻未除，改用活血化瘀通脉之剂，并及时施以手术及外治疗法，促进疾病向愈。当邪去而正虚，则改用内服顾步汤加减调补气血、活血通络，而使病愈。体现尚老辨病与辨证相结合，活血化瘀法与莨菪药物疗法相结合，临床辨证论治与手术治疗相结合的临床思辨特点。

处方手迹

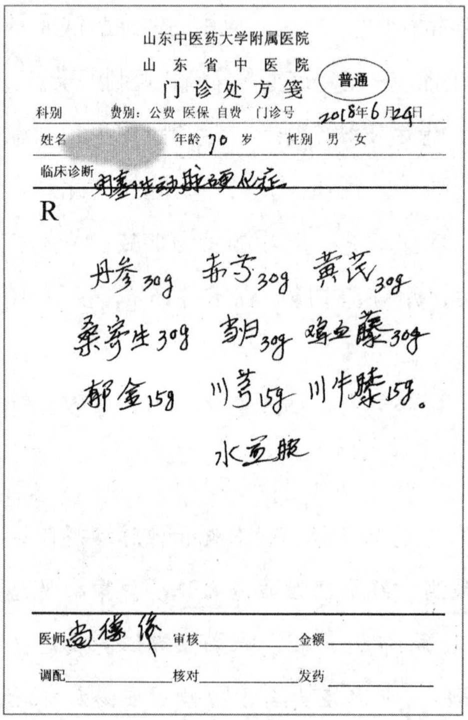
山东中医药大学附属医院
山东省中医院
门诊处方笺
普通
科别 费别：公费 医保 自费 门诊号 2018年6月24日
姓名 年龄 70 岁 性别 男 女
临床诊断 闭塞性动脉硬化症
R
丹参 30g 赤芍 30g 黄芪 30g
桑寄生 30g 当归 30g 鸡血藤 30g
郁金 15g 川芎 15g 川牛膝 15g。
水煎服
医师 尚德俊 审核 金额
调配 核对 发药

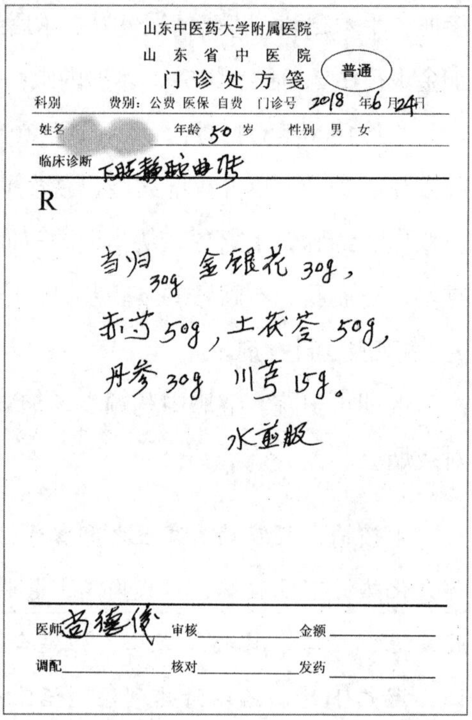
山东中医药大学附属医院
山东省中医院
门诊处方笺
普通
科别 费别：公费 医保 自费 门诊号 2018年6月24日
姓名 年龄 50 岁 性别 男 女
临床诊断 下肢静脉曲张
R
当归 30g 金银花 30g，
赤芍 50g，土茯苓 50g，
丹参 30g 川芎 15g。
水煎服
医师 尚德俊 审核 金额
调配 核对 发药

（秦红松　整理）

王新陆

全国名中医

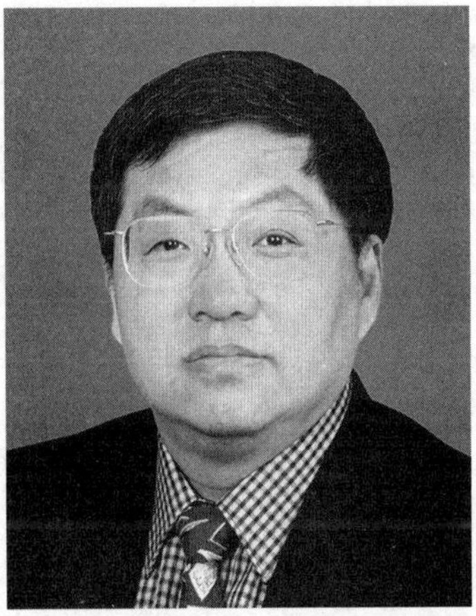

王新陆（1949—），男，汉族，湖南人；中医内科教授，主任医师。1981年毕业于山东中医学院首届伤寒专业硕士研究生，师从徐国仟教授。1976～1978年就职于烟台山医院，1981～1990年就职于烟台市中医院，1990～1998年就职于烟台市卫生局，1998年后就职于山东中医药大学，曾任山东省政协副主席、农工党山东省委主委、山东中医药大学校长；兼任中华中医药学会副会长，世界中医药联合会特色诊疗专业委员会会长，世界中医药联合会教育指导委员会副主席，全国易经学会常务理事，山东中西医结合学会会长，山东中医药大学名誉校长，973计划中医理论专项第二届专家组成员，中华中医药学会首席健康科普专家，第十届全国政协委员，十一届、十二届全国政协常委。

学术著作：《王新陆医论医案集》《血浊论》《脑血辨证》《中医理论发展的探索》《王新陆文集》《王新陆中医内科治疗经纬》等。

发表的主要论文包括："中西医结合治疗SARS杂谈""同病异治、异病同治及其运用""中医基础理论概念界定及其发展态势思考""再论中医学的双重属性""论'血浊'与'治未病'"等。

主持的主要课题包括：中药对星形细胞活性及下调脑区机能活动的影响、

中药解除MCAO大鼠中枢神经再生抑制的作用研究、山东省自然科学基金课题建立轻度认知障碍中医疗效评价体系的方法学研究、国家自然科学基金课题复健片在激活下调脑区机制中拮抗中枢神经再生抑制的研究、齐鲁内科时病流派传承工作室建设项目由国家中医药管理局资助。

多次获得山东省科技进步奖、优秀科研成果奖；山东省教育厅科技进步奖、优秀科研成果奖；2003年12月被山东省卫生厅、人事厅评为山东省名中医药专家称号。

担任第五批次全国老中医药专家学术经验继承工作指导老师，学术继承人：（1）张风霞，山东中医药大学附属医院，副主任医师；（2）于丽红，山东中医药大学第二附属医院，副主任医师。

学术思想

王新陆教授在长期的临床实践及理论研究中，以“继承不泥古，创新不离宗”为旨，屡立新论。如谓天变地变，人变病变，证变法变，应“时病”而创立“脑血辨证”；倡导现代药理研究成果当为中医所用，宗中参西，创立“援药”理论，创立“古药新理，妙用援药”的学术思想；提出中医学具有自然科学和社会科学的双重内涵，强调中医学的人文属性；阐述 “血浊”作为一种全新的病理概念与诸多疾病关系密切，明确“血浊证”的辨证论治，丰富了中医辨治体系；认为肝肾阴虚作为中风病发生的肇病之基，贯穿了本病的整个病程，并与本病的复发及病后脑髓功能的迁延难复等均有着密切关系，因此，应重视加强对肝肾阴亏的中医药干预研究，进而提出“滋补肝肾、论治中风”的学术思想；总结中医发展的规律，指出中医可持续发展的空间及中药学发展态势。

临床经验

从医四十年，勤于临证，精于思辨，长期从事中医学的理论研究和临床医疗工作，同时多次赴北京协和医院、山东大学齐鲁医院进修西医，现代医学功底深厚，具有坚实的理论基础、深厚的专业知识和丰富的临床经验。临证善思辨，求实效，处方灵活多变，既讲究组方原则又选用剂型灵活，常以验方、偏方愈重疾；既注重于细微处辨药性，强调药物的特殊作用，又常以粥疗、食养却百病；主张辩证地对待中药毒副作用，对中药的真伪鉴别独具慧眼；对大方剂丸药治疗现代复杂病经验独特。曾在中央电视台《百家讲坛》栏目系统讲解中医，山东及全国各地的患者纷纷慕名就诊，临床所治病症涉及内、外、妇、儿多个学科，尤其擅长内科杂病的治疗，临床效果良好。

擅治病种

一、颈椎病

王教授认为颈椎病是经典的时代病，现在此症明显增加，是由于生活习惯改变使然也，比如长期伏案工作或者低头操作电脑、痴迷手机游戏都会引起疾病的低龄化。该病的病机是由于表上风寒不解，津血凝滞，筋脉失于濡润，治疗以发表散寒，养营生津。

条文出处：太阳病，项背强几几，反汗出恶风者，桂枝加葛根汤主之。

经验方：桂枝加葛根汤。桂枝18 g，芍药18 g，炙甘草12 g，生姜18 g，大枣24 g，葛根24 g。

二、中风后遗症

王教授认为中风后遗症属于“血痹”范畴，病机是表上风寒不解，津血不能濡润，肢体失养。以芍药甘草汤为方干，滋养津液，津液得以濡养，肢体挛急可以缓解。

条文出处："伤寒，脉浮，自汗出，小便数，心烦，微恶寒，脚挛急，反与桂枝汤欲攻其表，此误也。得之便厥，咽中干，烦躁吐逆者，作甘草干姜汤与之以复其阳。若厥愈足温者，更作芍药甘草汤与之，其脚即伸。"

经验方：芍药甘草汤加味。芍药24 g，炙甘草24 g，豨莶草30 g，木瓜12 g，僵蚕12 g，制附片6 g，木防己12 g，鸡血藤30 g。

并嘱将药渣再加水煮后泡洗患肢。

三、荨麻疹

条文：病人脏无他病，时发热，自汗出而不愈者，此卫气不和也，先其时发汗则愈，宜桂枝汤。

按：桂枝汤虽为解表剂，能调和营卫，不但能解表，而且能和里。但桂枝汤虽好，治疗荨麻疹却不完全适合，故加白鲜皮、牡丹皮。

经验方：桂枝6 g，赤芍6 g，甘草3 g，生姜3片，大枣6 g，白鲜皮15 g，牡丹皮6 g。

四、月经不调

案例：患者，体形较瘦，因2年前生育后，月经逾期而至。后服中药稍稍改善，仍量少，痛经，疼痛日见加重，舌红有瘀斑，整舌体有紫气，双脉弦细。抵当汤加红花黄酒方。

水蛭粉3 g，䗪虫9 g，桃仁15 g，酒大黄9 g，红花9 g，黄酒150 mL。

条文：妇人六十二种痛风及腹中血气刺痛，红蓝花酒主之。

五、失眠症

案例：患者患失眠症多年，常辗转反侧，难以入眠或眠后易醒，甚则彻夜难眠，伴有头昏、心烦，躁扰不宁，口舌生疮，舌尖红，苔薄黄，脉细数。酸枣汤合朱砂安神丸。

酸枣仁30 g，川芎6 g，知母6 g，甘草6 g，茯神15 g，黄连3 g，生地黄10 g，朱砂1.5 g（分冲），当归10 g。

条文：虚劳，虚烦不得眠，酸枣汤主之。（《金匮要略》）

按：酸枣汤养血清热除烦，为治疗虚烦失眠之良方，但用于本案心火炽盛之症不能去之，力量稍嫌不足，故合用朱砂安神丸。朱砂安神丸是李杲的方子，现代有人提出朱砂含汞的问题，但水飞朱砂、不加热的应该不含游离汞，很安全，可以运用。

典型医案

王某某，男，52岁。

初诊主诉：胃痛9个月。空腹时胃部疼痛，纳可，饮可，大便日一次，不干不稀，无尿急、尿频、尿痛，不怕风怕冷，手脚不凉不麻，无心慌胸闷，睡眠早醒。下睑红鲜，面有热色，腹满，下肢轻度袜痕，血络，手凉有汗。舌淡紫软嫩质厚，苔白腻满布裂痕，脉浮缓滑。胃镜检查：糜烂性胃炎伴十二指肠球炎。

处方：桂枝加芍药汤。

患者从太阴中风去延伸，它是血痹在里，血不能去濡润，津血在表上变成废水，津液外泄不能濡润，阴阳不能充分交合，就会失眠；胃失濡养则胃痛，得到食物滋养则胃痛消失。下睑红鲜，是热处在虚实之间，没有完全转实，虽然有下睑红鲜，腹满，但是没有大便燥，没有燥烦满实大便难。表上这些手脚凉、失眠、出汗、脚肿，它没有解，整体来看，虽然有一些实证，还是以不能温煦、不能濡润为主，所以说太阴为杂病之薮，从太阴上看，更精准一些。

二诊：患者空腹时胃痛减轻，口苦，饮水一般，纳食可，腹不痛不胀，大便偏稀，一天两次，肠鸣，无尿频、尿急、尿痛，不起夜，小便不灼热，不怕风冷，手脚不凉，小腹不凉，出汗不多，容易早醒。下睑淡白边红鲜，腹满，下肢袜痕，血络，轻度甲错，手凉有汗。舌淡紫红嫩，苔白腻微厚裂痕，脉浮缓。

处方：新加汤。桂枝9 g，白芍12 g，炙甘草6 g，人参9 g，大枣12 g，生姜12 g。

这个口苦不是热引起的，不能用清热法，它是胃津虚引起的痰饮和津液不化，产生了津亏水盛，水饮增多，阻碍了好的津血上行产生的口苦，用新加汤有桂枝汤解表，同时用生姜甘草汤补胃气、化饮、补津血而治水饮。新加汤可以看成桂枝汤加大了治水的比例，原方用生姜4两不但解表，化饮力度也是很大的。

三诊：胃偶有疼痛，无胃中嘈杂、泛酸，口不干，口苦减轻，肚子不痛不胀，大便不稀，一天一次，肚子不响，不怕风冷，手脚不凉，不麻，小腹不凉，眠差。下睑淡白边红鲜，腹满，中度袜痕，甲错，血络，手凉有汗。舌淡红紫嫩质厚，苔白腻水滑，中干微黄，有裂痕，脉浮弦缓。

处方：桂枝加黄芪汤。桂枝9 g，白芍9 g，炙甘草6 g，生姜9 g，大枣12 g，黄芪15 g。

该患者偶有疼痛，显示已经临床治愈，可病根还在。第二诊胃不痛，出现口苦症状，按理讲吃桂枝加芍药汤不会口苦，芍药本身苦泄，不会口苦。就是因为桂枝加芍药汤虽然治疗腹中疼痛，但增加了水饮，因为这个患者内有水饮，用桂枝加芍药汤，津液更多了，津液多了能濡润，因此胃不痛了。但是它阻碍了好的津血上承，本来内有水饮，但所急所苦是津液不能濡润造成的，给以濡润的话，所急所苦就解决了，解决了所急所苦，又出现了水饮增多，阻碍了好的津血上承，就会出现口苦。所以这个口苦不是热，用新加汤治疗，对整个打通伤寒、金匮知识点都有意义，用了新加汤以后，桂枝芍药汤的基础上又加了生姜甘草汤，它在桂枝加芍药汤的基础上增加了化饮的比例，水饮化去后口不苦了，大便不稀了，现症是袜痕，睡眠障碍，这是表上卫气不和，用该方使里邪出表，把里邪出到表上去了，如果继续治里，又使表邪入里，使病情缠绵难愈，无法根治。想根治就需发表，把里面的水湿发散出去。但是用完桂枝加黄芪汤后患者会不舒服，备用建中法，或黄芪桂枝五物汤，用在有表邪的身上发散，用在里虚的身上就可以濡润，黄芪配生姜通治表里湿滞，里面的水饮能不能治，单纯在表一定不会用生姜的，比如麻黄汤证，只有气血亏虚的时候才用生姜。

第四诊：胃部偶有不适感，不疼痛，口苦消失，口不干，饮食一般，肠鸣，大便每天一二次，小便正常，睡眠梦多。下睑暗红，腹满，下肢甲错，袜痕，手微凉有汗。舌淡紫红嫩，苔薄白润，中有裂痕，脉缓微滑。

黄芪桂枝五物汤。黄芪18 g，桂枝18 g，芍药18 g，生姜36 g，大枣24 g。

患者胃病已愈，现调和营卫，解表上风水。

处方手迹

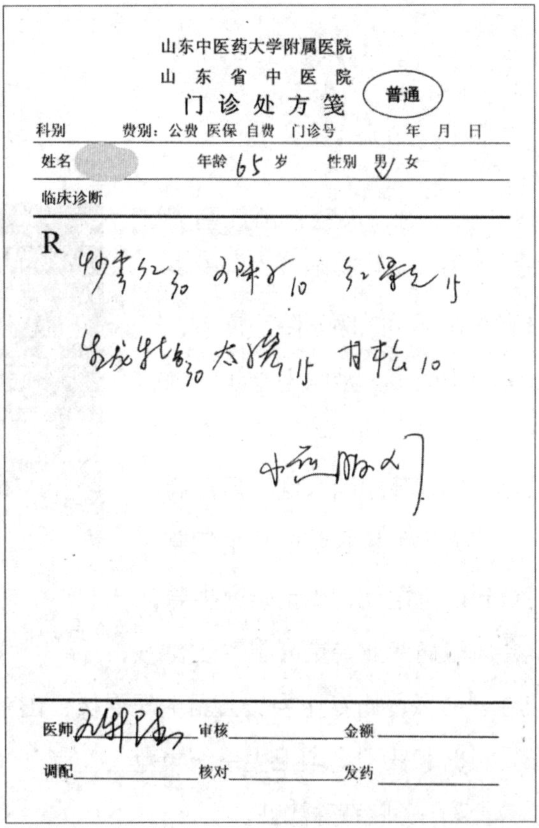
山东中医药大学附属医院
山 东 省 中 医 院
门 诊 处 方 笺 普通
科别 费别：公费 医保 自费 门诊号 年 月 日
姓名 年龄 65 岁 性别 男 女
临床诊断
R
炒枣仁30 五味子10 红景天15
生龙牡各30 太子参15 甘松10
水煎服
医师 王新陆 审核 金额
调配 核对 发药

（张风霞　整理）

张鸣鹤

全国名中医、山东省名老中医药专家、山东省名中医药专家

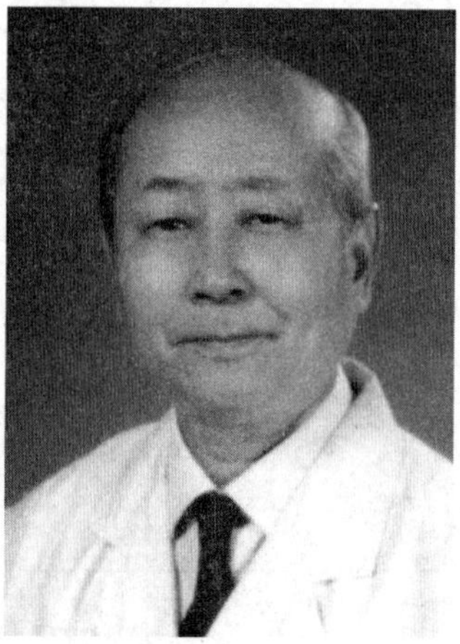

张鸣鹤（1928—），男，汉族，浙江嘉善人。山东中医药大学教授、主任医师，全国名老中医药专家。1955年毕业于山东医学院医疗系，后参加山东省西医学习中医班。从医七十年，创立风湿免疫性疾病热痹学说，独创中西医结合关节矫形技术，1964年最早创建中西医结合风湿病学科。曾任山东中医药大学附属医院内科主任兼山东中医药大学内科教研室主任，硕士研究生导师，中华中医药学会风湿病专业委员会副主任委员，中华中西医结合学会风湿病专业委员会副主任委员，山东中医药学会风湿病专业委员会主任委员，荣获“全国卫生系统模范工作者”“山东省职业道德标兵”等荣誉称号，享受国务院特殊津贴。

张老主要编著有《中医内科学（第七版）》《中国风湿病学》《清热解毒法治疗风湿病》等著作；主要论文“论痿痹”“成人黏多糖病（Ⅳ型）临床分析和中药治疗”“清热解毒法治疗活动性类风湿性关节炎163例疗效总结”“清肺补肾汤抗过敏性哮喘研究”“强直性脊柱炎358例临床疗效分析”“关节疾病牵拉矫形54例分析”等。

主持的重要课题：张鸣鹤学术思想及临证经验研究、金蚣浸膏片治疗系统性红斑狼疮的临床及基础研究、关节疾病牵拉矫形研究、风湿如意片治疗

类风湿关节炎的研究、复方牵正散、金蚣浸膏治疗系统性红斑狼疮的临床及实验研究。

担任全国老中医药专家学术经验继承工作指导老师。学术继承人主要有付新利主任医师、张立亭教授、宋绍亮教授，现均工作于山东中医药大学附属医院。

学术思想

张鸣鹤教授毕生致力于中医临床、教学和科研工作，精通中西医理论，崇尚“热毒致痹”学说，倡导中西医结合，衷中参西，把现代医学的研究成果融入中医辨证论治中去，提出“清热解毒法可作为一切风湿性疾病治疗的基础”的观点，不仅在理论上完善创新，而且在实践中得到广泛验证和推广。

张老在长期的临床实践中对风湿免疫疾病的临证思辨逐渐形成其独到的见解和观点。针对类风湿关节炎、强直性脊柱炎、白塞病、骨关节炎等常见和难治性疾病的共性和各自的临床特点，应用中西医结合辨证论治整体治疗，这些观点和见解主要体现在以下几个方面。

1. 辨证与辨病相结合。先从西医的角度最大限度明确诊断，然后分层分类，按中医理论进行辨证，以西医诊断病名为纲，中医证候要素为目，把中医的证隶属于西医的病之内。

2. 针对病因和发病机制进行治疗。针对风湿免疫性疾病“因炎致病”“因炎致痛”“炎热灼痛”的致病机制，在清热解毒的基础上根据疾病所处不同阶段的不同证候，进行辨证论治。

3. 遵循中医学整体观念辨证论治，对风湿病多种矛盾证候和现象进行思辨，进而处理各种矛盾。

4. 临床诊治中做到辨证与辨病、内治和外治、内科和多临床学科的综合思辨，然后权衡利弊进行取舍治疗。

5. 临证病因证候的思辨归纳决定临床选方用药，选方用药常针对多个病因病机和证候要素，既注重清热解毒药物的搭配，又注重清热解毒药与祛风、散寒、利湿等十八种治法药物间的配伍，还要根据病人体质和旧病宿疾的整体情况，予以兼顾用药。

临床经验

一、注重清热解毒并巧妙配伍

认为炎即有热，热与毒相伴，因此提出“因炎致痹”“因炎致痛”的观点，临床上注重运用清热解毒法，形成了治疗风湿病之十八法，分别为：清热祛风解毒法、清热散寒解毒法、清热利咽解毒法、清热利湿解毒法、清热养阴解毒法、清热凉血解毒法、清热益气解毒法、清热养血解毒法、清热化痰解毒法、清热软坚解毒法、清热活血解毒法、清热通腑解毒法、清热补肾解毒法、清热固涩解毒法、清热明目解毒法、清热养肝解毒法、清热通淋解毒法、清热除疹解毒法。清热解毒十八法可单独或交互联合，灵活配伍，方能显效。常用的清热解毒药：金银花、红藤、板蓝根、连翘、田基黄、半枝莲、蒲公英、虎杖、紫花地丁等药物。由于此类药物大多味苦性寒，且风湿病大多病程长缠绵难愈，长期服用此类药物易败胃伤脾，因此，在药物的选择上尽量选用甘寒不伤胃或味苦而微寒之品，并特别注意药物之间的配伍，常加荜澄茄、吴茱萸、小茴香、干姜等温中散寒之品，一为反佐药物苦寒之性，二为顾护脾胃不受伤害，且能调和药物口味利于病人长期口服。

张鸣鹤教授常用清热解毒药物的叠加配伍：金银花加大血藤，贯众与大青叶，白花蛇舌草、半枝莲、连翘与牡丹皮，黄芩、黄连、黄柏与熟大黄，苦参、龙胆草与金钱草，玄参、胖大海与知母，蒲公英、夏枯草、野菊花与千里光，白头翁、败酱草与马齿苋。

二、力求明确诊断，中西医并重

张鸣鹤教授在临床过程中充分发挥中医药的优势，但不拘泥于纯中医。多年来张鸣鹤教授坚持走中西医结合治疗风湿病之路，临床上对于系统性红斑狼疮、皮肌炎、血管炎、斯蒂尔病等系统性内脏损伤的患者，常根据病情轻重的不同使用大、中、小不等剂量的激素，控制急性病情，同时服用中药协同控制病情，并减少激素等西药所带来的不良反应，待急性期得以控制，中药发挥作用后，逐渐撤减激素，直至最小剂量维持，甚至停用激素。对于顽固性类风湿关节炎、干燥综合征，张鸣鹤教授提倡亦可酌情使用小剂量激素，而以中药治疗为主。对于疼痛明显者，则认为不可刻意检验中医药止痛效果，完全可以适量使用非甾体类抗炎药抗炎止痛，以缓解病人痛苦。

三、分期治疗，辨病与辨证相结合

风湿病属于系统性疾病，临床表现复杂，病程缠绵，病机多变，诊治颇为棘手。张鸣鹤教授临证始终把辨证论治作为指导诊治风湿病的基本法则，又因每一种疾病在病程不同阶段有不同的病理变化特点，且常常有相同的病机转变趋势，张教授非常强调辨病与辨证有机结合，始终抓住每一种疾病的病机本质，尽量做到“同病异治”“异病同治”，准确选方，灵活配伍。且要针对“因炎致病”的特点，使清热解毒法贯穿治疗始终，方能控制全身炎症，防病传变。

擅治病种

擅于治疗多种风湿免疫疾病，如类风湿关节炎、系统性红斑狼疮、强直性脊柱炎、白塞病、骨关节炎、皮肌炎、干燥综合征等多种常见及难治性疾病。

一、类风湿关节炎

类风湿关节炎属中医“尪痹”“顽痹”“历节”范畴。张鸣鹤教授认为湿热瘀毒是类风湿关节炎的基本病机，清热解毒法为类风湿关节炎的基本治法。故张教授在临床上始终以清热解毒法为核心，结合其他治则合用。张老用药特色如下。（1）妙用引经药：如当颞颌关节疼痛张口困难时，用细辛、白芷；肩关节疼痛抬举困难时，用羌活、桑枝等。（2）善用温中药物：对脾胃虚弱者，应用金银花、蒲公英等药而非黄柏、苦参等苦寒直折之品，若仍不耐受者，可加健脾益气之品，如党参、白术等。（3）注意虫类药物：张老认为痹证日久，痰瘀阻络，应适当选用虫类药物，如全蝎、蜈蚣、水蛭、土鳖虫等。（4）讲究止痛药物：疼痛是本科室就诊患者亟待解决的主症之一，温经散寒止痛常用附子、乌头、细辛等；清热解毒止痛常用青风藤、雷公藤、忍冬藤；活血祛瘀止痛选用穿山甲、乳香、没药等；祛风止痛药常用马钱子、全蝎、蜈蚣等。

二、白塞病

白塞病，中医称为狐惑病。张教授认为湿热蕴结为狐惑病的基本病机，清热解毒、燥湿活血为本病的基本治疗原则。临床常以甘草泻心汤加减：黄芪20 g，黄芩15 g，黄柏12 g，黄连10 g，酒大黄10 g，丹参20 g，吴茱萸6 g，干姜6 g，甘草15 g。对外阴部溃疡者，给予苦参60 g、黄柏20 g浓煎熏洗。对以结节红斑为代表的皮肤改变的白塞病，治以清热解毒、凉血活血散结，方选清瘟败毒饮合桃红四物汤加减。对于肠病型白塞病，以清热解毒为主要治法，辅以芍药甘草汤加延胡索缓急止痛；加白及、浙贝母促使溃疡愈合，诸药合用促使肠道溃疡的愈合。

三、干燥综合征

干燥综合征属“燥痹”“燥证”范畴。此病主要病因病机为：素体阳盛，内有蕴热；过食辛辣，滋生内热；外感风热之邪，内外合邪劫夺阴津而为病。故首重清热解毒，次重滋养胃阴，三重调理脏腑，四重兼证处理，五重涤痰化瘀。清热解毒药多选用金银花、连翘、蒲公英、白花蛇舌草、玄参、重楼、半枝莲等属甘寒凉润之品。滋养胃阴药常选用乌梅、山楂、五味子、白芍等酸性之品。滋养肝肾之阴常用枸杞子、山茱萸、熟地黄、龟甲胶、鹿角胶、鳖甲等。涤痰化瘀药常选用桃仁、红花、土鳖虫、白芥子、山慈菇、赤芍、王不留行、穿山甲、熟大黄、莪术等以改善机体微循环。此病临床最主要症状为口干眼干同存，故张老常以下方加减：贯众15 g，大青叶20 g，沙参20 g，麦冬10 g，玉竹15 g，乌梅10 g，石斛12 g，五味子10 g，野菊花10 g，山茱萸12 g。热盛者加知母15 g、生石膏30 g；目赤肿痛者，加龙胆草12 g、熟大黄10 g。

四、强直性脊柱炎

一般认为强直性脊柱炎属中医学“脊痹”范畴。此病的主要病因病机为肾虚督空、先天不足，早期活动期外感风寒之邪，入里化热，热聚成毒，因毒致痹，后期瘀血阻络、痰浊胶固，湿邪贯穿始终，故治以补肾壮督、清热解毒为大法，辅以祛风散寒、活血化瘀、祛痰利湿通络。自拟脊痹汤：杜仲12 g，鹿角胶9 g，川牛膝20 g，狗脊20 g，葛根20 g，金银花20 g，板蓝根20 g，大血藤20 g。热毒较盛者加田基黄、雷公藤等；风寒明显者加独活、羌活、桂枝等；痰瘀明显者加土鳖虫、赤芍、白芍、白芥子、红花等；湿盛肿甚者加土茯苓、薏苡仁等。选药注意配伍，使补肾而不助热，清热而不伤胃。

五、系统性红斑狼疮

中医学文献中无系统性红斑狼疮病名，但其临床表现在文献有类似描述，如“蝴蝶丹”“阴阳毒”等。近代医家普遍认为，本病因先天禀赋不足，感受外邪热毒，或内有蕴热，化生热毒，攻注肌肤，或损伤脏腑所致。在治疗法则上以益气阴，调气血，活血化瘀通络，治其本；清热解毒，补肝肾，养心安神，治其标。张老治疗此病的经验简要概述如下：（1）滋阴清热，补肾固精。方选六味地黄丸补肾滋阴，水陆二仙丹、五子衍宗丸补肾固精。（2）健脾补肾，利水消肿。此病病情错综复杂，常伴有五脏病症。在各种损害中，以肾脏损害最为常见。在治疗上方选济生肾气丸、参苓白术散合真武汤加减。（3）活血化瘀，凉血止血。在急性活动期，常因热毒炽盛，迫血妄行，血溢脉外而致皮肤瘀斑、瘀点；或热伤营阴以致血液黏稠，运行不畅导致血脉瘀阻。此时治疗应选桃红四物汤，常加减如下：醋三棱、醋莪术、大蓟、小蓟、仙鹤草、紫草、槐米等凉血止血药物。（4）治疗宜早，疗程宜长。系统性红斑狼疮是一种慢性疾病，其治疗也是一个漫长的过程，不可急于求成，即使患者症状缓解也不可立即停药。对于稳定控制病情的患者可采取间断服药的方法，巩固疗效、防止复发、长期缓解。（5）中西结合，各取其长。现代医学主要采用激素、免疫抑制剂等治疗系统性红斑狼疮，但其毒副作用较多，可导致消化道、肝肾功能、血液系统等多方面不良反应。而中医治疗照顾面广，灵活性大，又有求因治疗的特点，具有其独特优势。通过中西医疗法的优势互补，极大地提高了临床疗效，减轻西药的毒副作用，具有极强的临床价值。

典型医案

孙某，女，30岁。全身多关节游走性疼痛1年，双腕、双肘、双膝关节疼痛，有轻微的红肿发热，活动度良好，于当地医院化验RF（+）、ASO（+）、红细胞沉降率（ESR）48 mm/h。

初诊2013年10月22日。患者1年前因生产后受凉，出现全身多关节的游走性疼痛，现双手指关节肿胀疼痛、双手腕弯曲时疼痛，双膝关节下蹲尚可。其他关节轻痛。纳眠可，二便调。舌淡红，苔白厚，脉弦。实验室检查：ESR 39 mm/h。

此乃素体阴虚、湿热邪毒痹阻经络引发痹症，治以清热解毒，祛风除湿。方药如下：金银花20 g，大血藤20 g，雷公藤10 g，虎杖20 g，羌活15 g，独活20 g，川断15 g，川牛膝15 g，鬼箭羽15 g，红花10 g，制川乌6 g，桂枝10 g。18剂，水煎服，日一剂。

二诊2013年11月19日。手、腕等多关节已经不痛。腰背部疼痛感明显，其他关节仅在阴雨天或受凉时有轻微的不适感。舌淡红，苔白，脉弦细。处方如下：葛根20 g，金银花20 g，大血藤20 g，虎杖20 g，羌活15 g，独活20 g，川芎12 g，川断15 g，川牛膝15 g，鬼箭羽15 g，红花10 g，荜澄茄12 g。24剂，水煎服，日一剂。

三诊2013年12月20日。腰背部轻痛，两手发酸，两肩作痛，其余关节已不痛，实验室检查：ESR 21 mm/h，舌淡红，苔黄，脉弦细。接11月19日方去川断，加白芍20 g、白术20 g。24剂，水煎服，日一剂。嘱咐患者坚持服药直至痊愈。

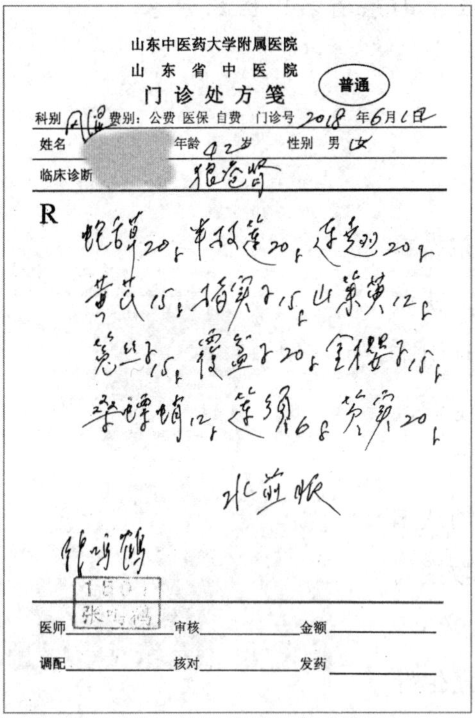
山东中医药大学附属医院
山 东 省 中 医 院
门诊处方笺
普通
科别　费别：公费 医保 自费　门诊号　2018 年6月1日
姓名　年龄 42 岁　性别 男 女
临床诊断
R
医师　审核　金额
调配　核对　发药

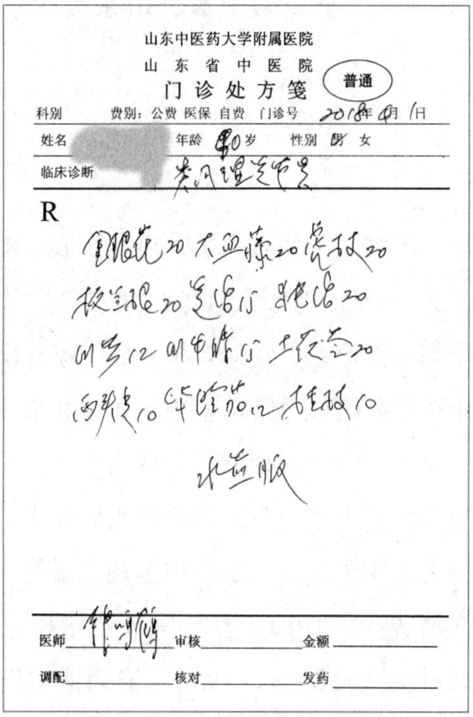
山东中医药大学附属医院
山 东 省 中 医 院
门诊处方笺
普通
科别　费别：公费 医保 自费　门诊号　2018 年 月 1 日
姓名　年龄 岁　性别 男 女
临床诊断
R
医师　审核　金额
调配　核对　发药

（付新利　整理）

丁书文

全国名中医、山东名老中医、山东省名中医药专家

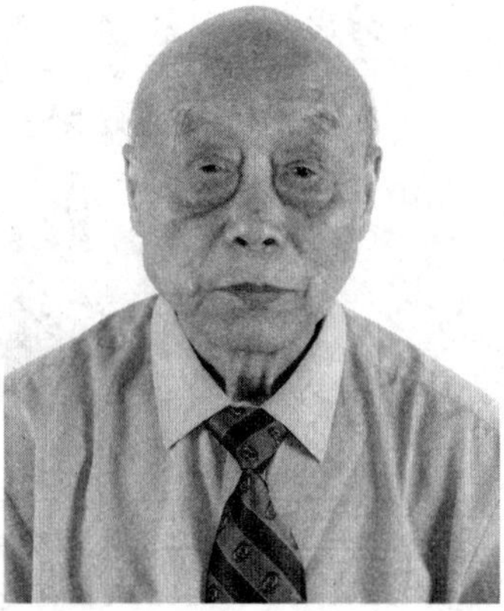

丁书文（1941—），男，汉族，山东省单县人。1960年考入菏泽医学专科学校，就读于临床医疗系，1964年毕业后国家分配至山东中医学院附属医院从事中医教学和临床工作，开始研习中医。1978年考取山东中医学院（山东中医药大学前身）内科硕士研究生，师从国内著名中医学家，山东中医药大学终身教授周次清先生，1981年获中医硕士学位。1993年晋升为主任医师，1996年成为博士研究生导师。为山东中医药大学附属医院教授、主任医师、博士研究生导师，首届全国名中医，山东省名中医药专家，山东省名老中医药专家，享受国务院政府津贴，全国第三批、第四批名老中医学术经验继承导师，山东省中医药学会心脏病专业委员会主任委员，国家中医药管理局“十五”老年病重点专科负责人，“十一五”全国老年病重点专科协作组负责人。历任国家新药评审专家，国家药品监督管理局药物评价专家，国家自然基金委员会生命科学部项目评审专家等。

丁书文教授从事中医临床、教学和科研工作五十余年，曾主持国家自然基金课题两项、国家中医药管理局课题一项。研制开发“正心泰胶囊”“正心泰片”“参龙宁心胶囊”“心速宁胶囊”等多种新药。获山东省自然科学奖三等奖、山东省科技进步奖三等奖等各级奖项6项，发表论文90余篇，主编参编著作《心系疾病热毒论》等9部。在学术上以“注重疗效，力主创新，发展才有生命力”的主导思想，中西医兼收并蓄，注重探索。创立和构建了心系疾病的热毒学说，建立了热毒学说的理论及临床诊疗框架。对冠心病提出了气虚血瘀热毒论，提出益气活血解毒是治疗冠心病的大法。将抗疟疾中药青蒿、常山引入抗心律失常的治疗，为心律失常开拓了新的治疗药物。培养硕士研究生、博士研究生、博士后、名师带徒总计57名，名师带徒6人。

担任全国第三批、第四批全国名老中医学术经验继承导师。学术继承人：（1）李晓，山东中医药大学附属医院心内科专业，主任医师；（2）卢笑晖，山东中医药大学附属医院急症科，主任医师；（3）孔祥英，山东中医药大学附属医院急症科，主任医师；（4）中国中医科学院，博士后师带徒：焦华琛，山东中医药大学附属医院心内科专业，副主任医师。

学术思想

一、心系疾病的热毒学说，建立了热毒学说的理论框架

经过十余年的探索，进行了临床和实验系统深入研究，并在国内较早地将清热解毒治法及方药引入心血管系统疾病的治疗。基于现代自然环境、社会环境、生活工作、饮食结构及疾病谱的变化，丁老认为热毒成为冠心病、高血压、高脂血症的主要病机，创新性提出心系疾病的热毒论新观点，对急性心肌梗死、不稳定心绞痛、介入治疗后再狭窄、心肌病等创意应用补气、化瘀、解毒三联疗法，将李东垣“火与元气不两立，一胜则一负”理论，创新性地用于现代心血管疾病的临床诊治。

二、将抗疟中药引入心律失常治疗

通过大量临床及实验研究，首创将抗疟疾中药青蒿、常山引入心律失常

的治疗，提高了临床疗效，开拓了抗心律失常药物新的研究领域，开发研制了“心速宁胶囊”一种新的安全有效的抗期前收缩的新药。

三、在养生保健方面，根据现代人的体质特点提出以清为补、以通为补、以调为补的保健新理念

丁老认为，当代人的体质及病机多以湿热内盛、气血不畅为特点，虚证少，实证多。因此，传统的保健理念、进补的方法应针对现代人的体质特点而发展，保健预防的理念应与时俱进，切不可滥用，不对路，补药可能是“毒药”，有害于身体健康。针对现代体质及病机特点，应采取以清为补、以通为补、以调为补才是上策。以清为补是针对湿热内盛体质的人，采取清热解毒、利湿化湿的方药、食疗。以通为补是针对中老年人脏腑气血瘀滞体质特点，采取理气化瘀、通腑泻浊调治方法及药物食疗。以调为补是针对现代人脏腑功能失调、气血阴阳失衡的体质特点，调理脏腑阴阳气血，以平为期，在中老年人特别注意调理肝肾及脾胃功能。

通常情况下，一般人只要饮食正常、营养充足，应用食补，即饮食调补；神补，即心胸开阔，精神愉快，睡眠充足；动补，即适当运动健体，尽量不用少用所谓保健品。丁老认为，现在许多保健滋补品宣传过于偏颇盲目和不实。

四、饮酒给人体健康的影响

我国酒文化历史悠久，饮酒对健康的影响是全社会关注的问题。1999年，丁老承担了国家自然科学基金课题——饮酒与血栓形成的研究，临床调查1013例心脑血栓疾病患者的饮酒情况，显示饮酒是心脑血栓疾病的主要因素之一，大量饮酒能增加其危险度。基础实验研究表明，长期摄入白酒能造成血液高凝状态，增加血栓形成的危险性，并且对动物主要脏器有不同程度的损害，尤其对雄性生殖系统损伤较大。大量饮酒增加血栓危险，并且少量饮酒无防止血栓作用。通过临床流行病学调查和动物实验多方面研究，对饮酒给人体健康的影响提出了新的科学论点。

临床经验

一、益气活血解毒是治疗冠心病的大法

丁老认为，气虚是冠心病发生、发展变化的根本，血瘀是发病的病理因素，热毒是导致冠心病病情复杂、凶险易变、顽固难愈的关键原因，同时也是其凶险难愈的发病基础，因而提出益气活血解毒是治疗冠心病的大法，调补正气是胸痹心痛治疗的根本和关键，是从源头上治本之上策，活血化瘀是治疗常规，清热排毒是重要治法，是冠心病既病防变的重要原则。

1. 气虚血瘀是冠心病发生发展的根本

冠心病标实证中最主要的是心脉瘀阻，造成心脉瘀阻的主要病机是气虚。气虚不仅导致血虚、阴虚、阳虚等本虚，还可以导致寒凝、气滞、痰浊等标实，所以气虚血瘀是冠心病发生发病的根本和病理基础。

2. 热毒是冠心病凶险难愈的关键病机

对冠心病（胸痹）从气血阴阳亏虚，血瘀、气滞、寒凝、痰阻治疗后，或者合并现代医学治疗，仍然有部分心绞痛因为病变复杂而顽固难愈，并且由于频发缺血事件而导致病情凶险多变，或者走向心力衰竭的终末期。这部分冠心病多表现为不稳定心绞痛、急性心肌梗死、严重动脉硬化不能实施血管重置术，因此对这部分难治性冠心病，从理论和临床治疗都需要新的探索和理法方药的突破。《金匮要略·心典》载："毒，邪气蕴结不解之谓。"反映了毒邪"其性暴烈，蕴结不解而来，胶结难愈"的致病特点，毒是指性质险恶、胶结难愈、危害较大的病邪。外感毒邪包括直接感受的外界毒邪，亦有六淫过甚转化为毒或外邪内侵，蕴久成毒。又有内生毒邪，由脏腑功能失调，气血运行紊乱导致机体生理或病理代谢产物不能及时排除，蕴积体内，以致邪气亢盛，败坏形体而化生。根据上述毒邪致病特点，难治性冠心病具有热毒的特点和病理机制。因此，冠心病的这种"热毒病机"已经与一般概念的"毒"有了本质的区别。热毒既是冠心病（胸痹心痛）的发病特

征，又是冠心病凶险难愈的关键病机。从热毒论治冠心病，是中医药理论和实践新的探索和理法方药的突破。

3. 益气活血解毒是治疗冠心病的大法

综合以上论述，益气活血解毒是冠心病治疗大法。补气是治本之法，活血化瘀是治疗常规，清热排毒是重要治法。

二、抗疟中药引入治疗心律失常

辨治心律失常时常以气虚痰火立论。在心悸的发病过程中气虚是根本因素。心主血脉，心气不足，血行无力，留而成瘀……即“血不利则为水”，血行不畅，变生水饮。此外，外感六淫、内伤七情、饮食劳倦、烟酒过度导致脏腑功能、气血津液代谢失调也易使体内水饮积聚，饮停于内，日久炼液成痰，日久化热化火，痰火内炽，煎灼营阴，发为心悸之证。心悸的病理性质属虚实夹杂，缓解期以正虚为主，发作期以标实为急。痰随火生，火随痰行，上干心神，变生诸症。痰火扰心，神无所舍，心神不宁，则心悸心烦，失眠多梦；痰热蕴阻胸中，气机不利，故胸闷；痰热内阻，清气不升，浊气不降，可见口干口苦，头晕，舌红苔黄腻；痰热阻滞，经脉不利，脉气不相接续，则脉促、结、代。

在心脏期前收缩发作期提出了痰热扰心为其主要病机，因此确立清热化痰法。以清热化痰为法，清热以宁心，化痰以行气通脉，热祛痰消，脉气通畅，脉气得续，则心动有节，心安而神明，另一方面，清热化痰药物性味多辛苦，辛开苦降，有利于全身气机的升降，清者得升，浊者得降，气血顺畅，阴阳调和，有利于脉律转复。基于此研制出了治疗快速型心律失常的新药——心速宁胶囊，主要针对痰火扰心型心悸，清热化痰止悸。

在进行心律失常治疗药物的筛选过程中，受奎尼丁由抗疟疾药植物金鸡纳提取的启发，在心速宁方的基础上进行拆方，选取其中的青蒿、常山两药进行研究。在国家中医药管理局课题、国家自然科学基金项目支持下，从临床和实验研究证明了传统抗疟疾中药青蒿、常山制成的青山健心片抗心脏期前收缩的疗效及有关机制。

擅治病种

一、从热毒论治高血压（眩晕、头痛）

高血压多归为“眩晕”“头痛”，其病因病机概括为“风、火、痰、瘀、虚”。在老年高血压或伴随并发症时易出现头痛头胀、面红目赤、口干口苦、舌红苔黄腻等热象，在辨证论治基础上配伍清热解毒药，往往收到较好效果。考其病因病机演变，与热毒之邪等关系密切。

高血压初期多因将息失宜，心肝火旺，热极生风，冲逆巅顶，上蒙清窍，而发眩晕头痛，随着病情发展，风、火、痰、瘀、虚诸证蜂起，虚实夹杂，火热痰瘀胶结难解，久则生毒，浸淫血脉，损及脏腑及脉络，造成多种并发症，体现了热毒之邪的致病特点。以清热解毒为基础配伍补肾滋阴活血等常规方法组成钩藤方（钩藤、黄连、黄芩、泽泻、生地黄、女贞子、川芎、牛膝、车前草等）治疗高血压病取得良好效果。

二、心房纤颤、房性期前收缩症候群

近年来，临床发现以心房纤颤、房性期前收缩为主的心律失常病人临床表现较多，除心慌、心跳、胸闷、气短症状外，大多伴有全身症状如失眠多梦、出汗、心烦焦虑、头晕乏力、背胀、肢体麻木酸疼，或有胃胀嗳气　大便秘结或不爽等，年龄在60岁左右。为了提高对这一病证的认识，特提出房性期前收缩症候群名称并对其辨证论治加以讨论。

该病证虽然症状表现较多而复杂，但最能反映机体阴阳失调病机的为出汗，阵阵大汗不论是自汗盗汗，都是阴虚火旺、营卫失调的突出表现。结合60岁左右的女性基本生理特点为肾阴亏虚阴精不足，因此，该病症核心病机应为阴虚火旺、病位在肾。其复杂的全身症状表现均为虚火内扰营卫失调所致。治疗应首先针对整体调理，滋阴降火止汗，滋肾宁心安神。处方：当归六黄汤合二仙汤加减。经过2周左右整体调理，心悸、出汗、失眠、胃肠等全身症状明显改善好转后，阵发性心房纤颤有效率可达90%以上。

心房纤颤、房性期前收缩属气血不足者用炙甘草汤，根据当代人的体质特点及病机病证表现规律，对炙甘草汤处方做如下调整：其一，减去桂枝加黄芪。桂枝虽然能温阳祛寒调营卫，但能提高心率，对消除心脏期前收缩不利。其二，减去阿胶加黄连。阿胶易上火，不适合现代人湿热内盛的体质。炙甘草汤和黄芪生脉散合方应用，效果更佳。心律失常基本消失，然后用中药丸散巩固治疗。

三、心肌病，责之心气不足

缺血性心肌病和扩张性心肌病在中医病机上以心气虚为主要特征，主要病机为心气不足失于固摄。心气心阳虚衰，失于固摄，导致心体扩大，此为缺血性心肌病特征性及关键病机转变。心体扩大，是心脏阴阳两虚基础上建立的暂时的阴阳平衡状态，绝不是阴平阳秘。心体扩大受损，会进一步导致心气心阳受损。心气心阳虚衰，不能行血而致血瘀，久病及肾，心肾阳虚，无力蒸腾，酿痰化浊，痰瘀水湿交阻，痹阻胸阳。若水邪泛滥，凌心犯肺，可见肢肿、咳喘、憋闷诸症。此为缺血性心肌病导致心功能不全的中医理论病机阐述。

因此，对缺血性心肌病心体虚大，重点从补气收敛为主治疗，常用黄芪、人参、炙甘草、云茯苓以补心气，可宗保元汤加减；麦冬、五味子、生地黄滋心阴，敛心气，可宗生脉散加减。对心阳着眼于温通，如桂枝、附子、细辛、薤白等。肾阳为一身阳气之根本，补肾阳可鼓舞心阳，久病及肾则更须温补肾阳，常用淫羊藿、菟丝子、附子、肉桂等；阳从阴生，以熟地黄、山萸肉以滋补肾阴。

对痰浊血瘀水湿，可用丹参、当归、红花、茯苓、泽泻、葶苈子、益母草等；勿忘理气，酌选厚朴、枳实、砂仁、木香等，并注意健脾利湿。

四、治疗冠心病的常法和变法

中医药治疗冠心病的研究，一般认为实者有气滞、血瘀、痰阻、寒凝，痹阻胸阳，阻滞心脉；虚为心脾肝肾亏虚，心脉失养。据此本虚标实辨治常用如补气、理气、活血化瘀、温通阳气、祛寒、化痰泄浊、滋阴等法。另外，还要注意以下方法的运用：益气养阴、活血通络，阴阳并重、重在通阳，清热解毒，调和营卫，安神定志，息风通络。

典型医案

医案：冠心病PCI术后

王某，男，51岁，冠心病PCI术后。胸闷2个月。患者2003年6月因胸痛胸闷，冠状动脉造影示冠心病，给予介入治疗，stent置入3支，2004年置入1支，2个月前，又感胸闷胸痛，憋气，冠状动脉造影示冠脉弥漫狭窄，失去介入机会。现感乏力，心烦，纳眠可，为求进一步治疗而服中药。舌红苔黄厚，脉弦。既往史：高血压病7年，现服降压药至130/85 mmHg，无高脂血症。查体：体温36.5℃，脉搏65次/分，呼吸18次/分，血压100/85 mmHg，心音尚可，A2>P2 未闻及瓣膜杂音，两肺未闻及啰音，冠脉造影示：LAD，RCA全程弥漫性狭窄，回旋支缺如。心电图示ST-T异常。

处方：生黄芪45 g，麦冬15 g，川芎15 g，当归15 g，野葛根30 g，黄连9 g，重楼15 g，延胡索30 g，三七粉3 g（冲服），冰片0.3 g（冲服），水蛭6 g，地龙9 g，莪术9 g。12剂，水煎服，日一剂。阿司匹林75 mg，日1次；倍他乐克12.5 mg，日3次；洛汀新10 mg，日1次；鲁南欣康20 mg，日2次。

二诊：上方服用24剂，乏力、胸闷憋气等明显减轻，舌暗苔薄白，脉弦。处方：上方去冰片继服。14剂，水煎服，日一剂。

三诊：诸症基本消失。处方：上方加五味子9 g。28剂，水煎服，日一剂。

四诊：无明显不适。舌红暗，苔薄白，脉缓。处方：停鲁南欣康，中药为丸常服善后。

［**按语**］本例病人造影显示冠脉弥漫性狭窄，失去介入和搭桥机会，以益气养阴为大法，加重活血通络、清热解毒之力，服用3个月取得明显效果。本案冠脉造影显示弥漫性病变，因此用药加重了活血通络之力，重用水蛭等虫类药物。冠心病PCI术后病人，气短乏力、倦怠非常常见，此乃元气大伤之故。气虚失运，心脉瘀阻，可致胸闷胸痛。丁老治疗这类病人，基本上是从气虚血瘀着手进行。但本例病人表现畏寒肢冷，冷汗自出，身痛，此乃卫阳不布、营卫不

和之象。故丁老以此为契机，辨证为气阳不足，营卫失调，心脉瘀阻。治疗以益气温阳、调和营卫、活血化瘀为主。拟方以生脉散合桂枝汤加减化裁。生脉散出自《医学启源》，由人参、麦冬、五味子组成，原为暑伤气阴，乏力汗出所制，方中人参、麦冬补心气，益心液，五味子敛气生津，故为补益心脏气液之方。丁老常以此方伍大剂量黄芪，用治气虚自汗证，收益气固表、敛阴止汗之效。本案气阴不足，营卫失调，故以生脉散合并调和营卫之名方桂枝汤加减化裁。本案在汗证的治疗方面，收瘥愈之效，同时其他症状也得到显著改善，提示了复杂病情的辨证论证，可以从某一症状、某一方面展开进行。

处方手迹

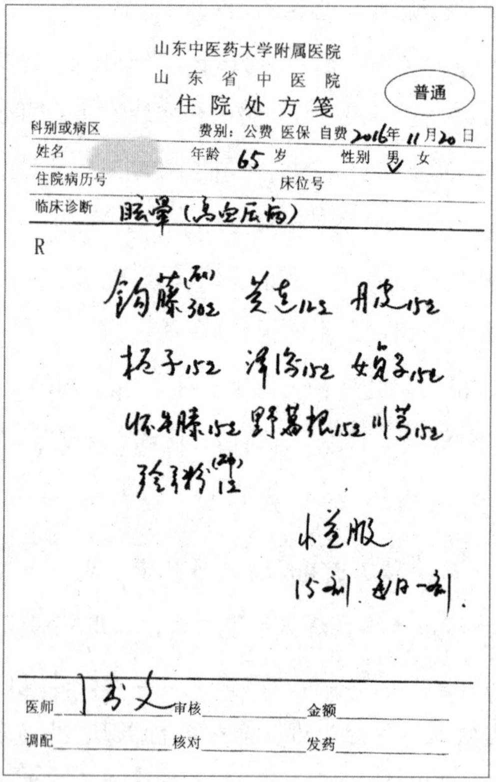
山东中医药大学附属医院
山东省中医院
住院处方笺
普通
科别或病区　费别：公费 医保 自费 2016年 11月 20日
姓名　年龄 65 岁　性别 男 女
住院病历号　床位号
临床诊断 眩晕（高血压病）
R
钩藤(后下)30g 黄连12g 丹皮15g
栀子15g 泽泻15g 女贞子15g
怀牛膝15g 野葛根15g 川芎15g
珍珠粉(冲)1g
水煎服
15剂，每日一剂.
医师 丁书文　审核　金额
调配　核对　发药

（李晓　整理）

韦继贤

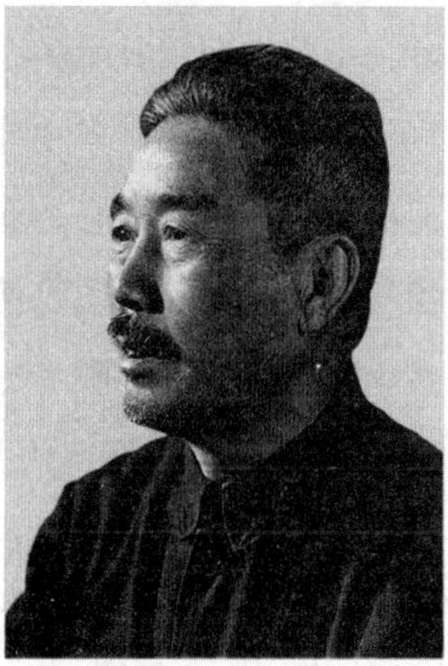

韦继贤（1899—1976年），字起孟，籍贯北京郊区郭家村。民国时期，韦继贤以精湛医术享誉泉城，得“济南四大名医”之一美誉；近年仍有人追忆其神奇药方，在媒体上撰文称其“药方堪称艺术品”；其弟子忆师傅妙术，慨叹不已，称其奇思妙手，如若神助。韦老先后任济南市第三联合诊所所长，山东医学院附属医院副院长、院长，山东省政协第一届委员会委员，济南市第一至四届人民代表大会代表，山东中医学会副理事长，济南军区总医院中医顾问等职。

发表了“中医中药治疗肠伤寒的经验介绍”“四物汤加减治疗妇科疾病”“参苓白术散治疗顽固性腹泻”“临床常用方剂的心得体会”等论文，流传下来的韦老著述至今为后学称道，为百姓造福。

全国老中医药专家学术经验继承人：（1）吕同杰，山东中医学院附属医院院长，主任医师；（2）邵念方，山东中医药大学附属医院急诊科主任，主任医师。

学术思想

在长期实践之中，遵循古人经验，结合个人心得，凝成“治虚善于补肾，调胃重在养阴”之学术观点。以“胃阴是本，不得有亏，亏则百病丛生；胃属阳明燥土，喜润而恶燥，故得阴则安，得润则下，得柔则和。”“肾为先天之本，主藏精而主骨生髓，脑为髓海，又为元神之府，阴精充盛，则动作矫健而精神聪明”，调胃多用叶氏养胃汤，补肾惯用六味地黄丸。但其加减用药，圆机活法，则别具匠心，非一般人所能及。喜用黄精、何首乌、桑叶、麦冬、沙参一派阴柔之品，还以何首乌、黑豆代熟地黄；五味子、女贞子代山萸肉；芡实、莲子肉代山药等。

临床经验

一、重视柔润胃阴

韦老重视益阴养血润燥。受李东垣和叶天士的影响，对脾胃学说颇有研究。他常说脾胃是后天之本，人体气血来源于脾胃，治病不要忘记调理脾胃。他以柔润胃阴为主调理脾胃，提出“胃阴是本，不得有亏，亏则生百病；胃属阳明燥土，胃阴易损，故胃喜润恶燥，得阴则安，得润则下，得柔则和。”“胃阴亏久，必伤肾阴，故治时应从胃阴着手，待脾胃功能恢复后，稍补以益肾之味，病自渐愈”。他常用莲子肉健脾和胃，用沙参、玉竹、麦冬、石斛润胃生津，用甜杏仁、桃仁泥、降香降胃润下，用藿香、佩兰、荷叶等醒胃化浊，用小谷芽、生麦芽、生稻芽生胃气助消化。

二、治虚善于补肾

肾为先天之本，通过后天水谷精微的滋养而发挥作用，故补肾时需先健脾养胃，对于其他久病及肾的病证，韦老用补法时，均离不开补肾。宋代钱乙之后的医家补肾多在六味地黄丸的基础上进行加减，而韦老补肾则善用黄精、何首乌、黑豆代熟地黄；用五味子代山萸肉，用芡实、莲子肉代山药；巴戟天代附子等，均取得较好的临床疗效。

三、处方精巧，用药独到

中医治病的特点是辨证施治，辨证准确，用药恰当，方能药到病除。韦老处方有四大特点：（1）遵古而不泥古，有时仅取古方中的主药，如凉血止血的四生丸，常用其生侧柏叶、生荷叶；行气降气、化痰散结的半夏厚朴汤，多取其半夏、厚朴。有时对古方取其意而不取其药，如活血调经的桃红四物汤，他常用丹参加泽兰代之等。（2）组方药物少而精，除做膏、丹、丸、散的处方外，一般是6～12味药。（3）处方君、臣、佐、使分明，善用反佐。如对肺肾阴虚所致的咳喘症，他常以何首乌、五味子为君，知母、川贝母为臣，细辛为佐，海浮石为使。由此看出，韦老处方主次分明、重点突出、效法古方。（4）复诊时一般不变君药，仅改臣药，或反佐药。如根据病情可不用知母、川贝母而用麦冬、沙参、款冬花，或不用细辛用麻黄。

四、主要经验方

1. 治胃阴不足型十二指肠球部溃疡方：沙参、玉竹、麦冬、生首乌、生枇杷叶、桃仁、佛手、降香等。

2. 治胃窦炎方：沙参、玉竹、生杷叶、黑芝麻、桃仁、白薇、龙胆草、降香等。

3. 治慢性结肠炎（五更泻）方：生何首乌、生黄芪、淡附子、姜川黄连、莲子肉、炒杭白芍、小谷芽等。

4. 治再生障碍性贫血方：生何首乌、黄精、炙龟甲、生牡蛎、沙参、丹参、杭白芍、小谷芽、莲须等。

5. 治哮喘方：生何首乌、五味子、天冬、知母、川贝母、桃仁、细辛、款冬花等。又方：冬瓜仁、桃仁、薏苡仁、生桑白皮、生地骨皮、海浮石、海蛤粉、青黛、细辛、芦根等。

6. 治慢性支气管炎方：桑白皮、地骨皮、桔梗、炒薏苡仁、冬瓜仁、桃仁、浙贝母、牛蒡子、芦根等。

7. 治胆囊炎方：青蒿、郁金、杭白芍、竹茹、地骨皮、栀子、龙胆草、白薇、延胡索、炒枳壳等。

8. 治阳痿方：炙龟甲、生首乌、枸杞子、炒芡实、莲须、石菖蒲、远志肉等。

擅治病种

在临床工作中，擅长内、儿、妇科，尤对温热病的诊治，辨证精细，用药灵活，从理论到实践，皆有独到的见解。

典型医案

医案一

患者，男，28岁，1972年11月8日就诊。素有胃溃疡，11月2日突然胃脘剧痛，大便如柏油样，在某医院诊为“胃溃疡，上消化道出血”。经数种西药治疗7天，大便潜血（+++），胃脘仍疼痛，伴口渴，两胁隐痛。舌质红绛苔少，脉弦数。韦老辨证为肝胃气郁，郁久化热，热邪蕴积，灼津伤络，血溢脉外，诸症丛生。治以养胃敛肝、降逆止血。方药：生地黄30 g，沙参15 g，杭白芍12 g，莲子肉24 g，茜草、侧柏叶各9 g，荷叶30 g，降香4.5 g。水煎服。3剂后大便即成黄色，潜血阴性，胃痛消失。改为隔日一剂，共服10余剂，诸症消失，恢复工作。

医案二

患者，男，51岁，1963年6月6日初诊。右胁痛，腰部发热5年，加剧半个月，伴食后腹胀、口苦咽干、咳嗽少痰、心烦不寐、大便干结、溲赤。某医院诊为“浸润型肺结核，十二指肠球部溃疡，肥厚性胃炎，神经官能症”，经用多种中西药治疗效果不佳。舌质红，苔薄黄而干裂，脉沉细数。韦老辨证为久病阴虚，先是肺胃阴虚，久则导致脾肾阴虚。治法当以先养胃柔肝、滋养肺阴；继则滋阴降火、培补脾肾。方药：沙参、麦冬各12 g，丹参15 g，杭白芍12 g，炒酸枣仁21 g，生白术12 g，生薏苡仁15 g，生稻芽15 g，甘草3 g。水煎服，日一剂。

二诊6月15日，服药5剂，胁痛减轻，食欲、腰部发热和睡眠均有明显好转，仍咳嗽少痰、大便干。舌象同前，脉象较前有力，两尺弱。方药：沙参15 g，麦冬12 g，玉竹12 g，何首乌12 g，枸杞子12 g，冬虫夏草9 g，杭白芍12 g，炒酸枣仁18 g，牡丹皮9 g，地骨皮12 g，百部12 g，川贝母9 g，生稻芽21 g。水煎服，日一剂。

三诊6月27日，继服10剂后，诸症基本消失。舌苔薄白，脉缓和有力。胸部X线检查示肺结核病灶区边缘清楚、密度增高。即以上方五倍量水煎服浓缩，加蜂蜜100 g成膏，每次服15 mL，日3次，以巩固疗效。

［**按语**］此案谓之肺痨、胃脘痛。虽病机复杂，但韦老谨守病机，处方用药恰当，开始投以养胃滋肺之方，待后天之本好转后，再投以滋肾清热、润肺养胃之剂，最后以膏剂巩固疗效，使多年痼疾逐渐好转。

医案三

患者，男，57岁，干部。1973年6月25日初诊。

患者自1963年起头晕、耳鸣，血压波动在（180～160）/（120～100）mmHg，不久又患慢性肠炎。1969年又因脑血栓形成而导致半身不遂，胆固醇高，经治疗而基本恢复。1972年10月开始有面部和四肢浮肿，1973年3月出现一次心绞痛。现头晕，耳鸣，睡眠鼾声较剧，便干溲赤，食欲尚可。舌质淡红、苔灰腻，脉沉缓而涩。胆固醇高。尿常规：蛋白（++），红细胞1～2个/HP，白细胞0～2个/HP，偶见透明管型。血压150/90 mmHg。

辨证：精血不足，肾阴亏虚，血流迟滞，心络瘀阻。

治法：养阴开窍，通利二便，佐以活血化瘀。

方药：生何首乌24 g，生地黄24 g，太子参18 g，丹参12 g，石菖蒲6 g，远志6 g，泽兰18 g，泽泻9 g，云茯苓18 g，佛手6 g，忍冬藤24 g，桃仁6 g，三七粉（冲）2 g。水煎服。另嘱每天服清宁丸3 g，午后3时服。

7月2日二诊：服药后，诸症好转，大便日3次。舌质淡红，苔滑，脉缓和。血压160/95 mmHg。继服上方。

7月6日三诊：共服药10剂，病情显著好转，浮肿消失，精神、胃纳转佳，大便通畅，夜寐鼾声减少。舌质淡红，苔厚腻，脉缓和。血压170/90 mmHg。胆固醇仍偏高。尿常规：蛋白（++），白细胞0～1个/HP。继服上方。

5个月后随访：患者服药20余剂，胆固醇降至正常，不头晕，自觉无任何不适。

医案四

患者，男，44岁，干部。1973年5月31日初诊。

患者头晕、头痛、全身浮肿年余，伴两眼视物疼痛流泪、颈项强直而痛、两腿酸软、胸闷憋气、小便黄。舌质淡红，苔薄白，脉滑数。血压 142/88 mmHg。胆固醇3 mmol/L。眼底检查：动脉反光增强，有交叉现象。

辨证：积劳伤脾，脾运失职，湿聚成痰，痰湿交阻，清阳不升，浊阴不降。

治法：化痰开窍，渗湿活络，兼顾肝肾。

方药：陈皮6 g，半夏9 g，茯苓18 g，佛手6 g，石菖蒲6 g，远志6 g，竹茹12 g，蚕砂9 g，泽兰12 g，忍冬藤30 g，生白首乌18 g。水煎服，日一剂。

6月14日二诊：服药6剂，诸症消失。舌质淡红、苔薄白，脉细缓。血压130/80 mmHg。继服上方3剂，以固疗效。

3个月后随访：健康无恙。

［**医案三、四按语**］韦老认为，眩晕多是虚证，多以肝肾阴虚为本。肾阴虚则肝风内动，肝血少则脑失濡养，精血亏则髓海不足，均可导致眩晕。但亦可兼见痰浊壅遏，化火上蒙，或瘀血阻滞，心失所养而致眩晕。临证时，他辨

标本虚实，滋肾填精、养血补脾以固其本；化痰开窍、活血化瘀、通利二便以治其标。以上2例眩晕，病机各异，故治法不同，但二者治法有一共同特点，即补肾填精、养肝健脾。案三用生地黄、何首乌、太子参、丹参滋肾养血，用石菖蒲、远志等化痰开窍，用桃仁、三七、泽兰、佛手、忍冬藤活血祛瘀、理气通络，佐以茯苓、泽泻、清宁丸通利二便，以泻其浊。十年沉疴，仅服30余剂而回春。案四虽以痰浊交阻为主，治疗时仍在化痰渗湿药中加入生白首乌以顾肝肾，服药6剂，诸症若失。用药方面，两案皆用生首乌滋肾养肝，配泽兰、茯苓活血利水泻浊，用石菖蒲、远志化痰开窍以安神，又用忍冬藤引诸药入络，清络中热风。韦老治疗眩晕循古而不泥古，谨守病机，同病异治，辨证确切，用药精当，故疗效卓著。

医案五

患者，男，70多岁，省级领导。初诊时间1937年冬。患者既往有高血压、冠心病、脑血管硬化、胃窦炎等多种慢性疾病病史，3年前因胃部大出血行胃大部分切除术，术后继发性贫血，每日除服用多种西药外，还要定期（一个半月1次）到省立二院（今齐鲁医院）保健科输血2袋，否则就会出现头晕、乏力、纳呆，难以行走。此外，患者同时还每天一剂服用一省级名医开的昂贵中药。在这种情形下，勉强维持生命，不能久坐久立。请韦老诊治。处方：沙参12 g，麦冬 12 g，玉竹12 g，石斛12 g，白扁豆15 g，砂仁5 g，炙甘草2 g，炒麦芽12 g。水煎服，日一剂。

患者家属取药后觉药费低廉（当时2角3分/付），自觉无用，遂置于家中未服用。无奈当时多日接连下雪，家中先前的昂贵中药喝尽，头晕、乏力、纳呆加重到急需输血，但因交通不便，不能前往医院输血，想到家中还有韦老的几付中药，遂取来煎药服用1付过渡。喝完后自述胃里很舒服，食欲变好，身上力气变大，精神状态变好，等服完7付后感觉比输两袋血身上还轻松。于是又去抓了7付，总共服用14付药后，再行化验，血常规示血红蛋白86 g/L，比输血还有效。并顺手把处方给医院主任看，主任看后十分不屑，在韦老处方上加上人参、鹿茸、阿胶、熟地黄、当归等药。他吃了主任改后的方子，胃肠不适，食欲下降，遂改服韦老原方，服了3个月再无头晕症状，也再未输过血，精力充沛，体力大增，半年后到青岛、烟台旅游半个月未感到不适。

［**按语**］上方是用叶氏养胃汤加减而成。患者年老，重病缠身，精血元气俱虚，加之进行了胃大部切除，用人参、鹿茸、当归、阿胶作为主药温补滋养元气精血恰合病机，为何久服无效？为什么用精妙的叶氏养胃汤加减，效如桴鼓？脾胃是后天之本，生气生血之源，胃已切除大半，胃体（胃阴）受到极大损伤，容量大减，生气生血的功能甚弱，此时用人参、鹿茸、阿胶、当归等药大补，残留的胃实难承受，故患者服后胃脘满闷，食欲下降，更加乏力，此为“太过则不及”。用量小味淡气清的叶氏养胃汤才是不二之良方，恰合病机，故疗效卓著，令人惊叹。

处方手迹

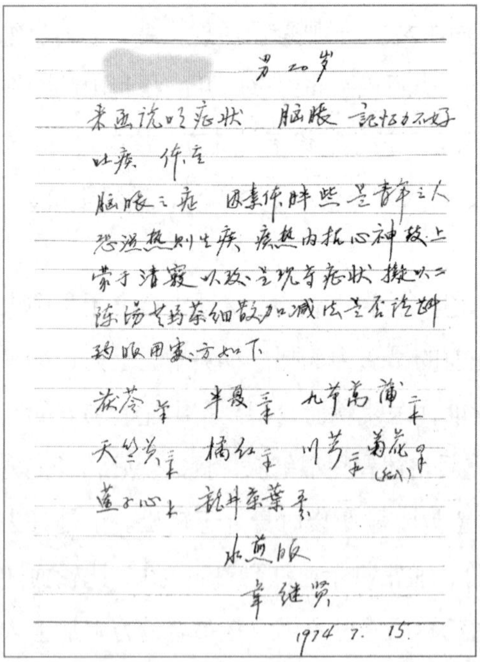
男 20岁
来函说明症状 脑胀 记忆力不好
吐痰
脑胀之症 因素体肥胖
茯苓 半夏 九节菖蒲
天竺黄 橘红 川芎 菊花
莲子心 龙井茶叶
水煎服
1974 7. 15.

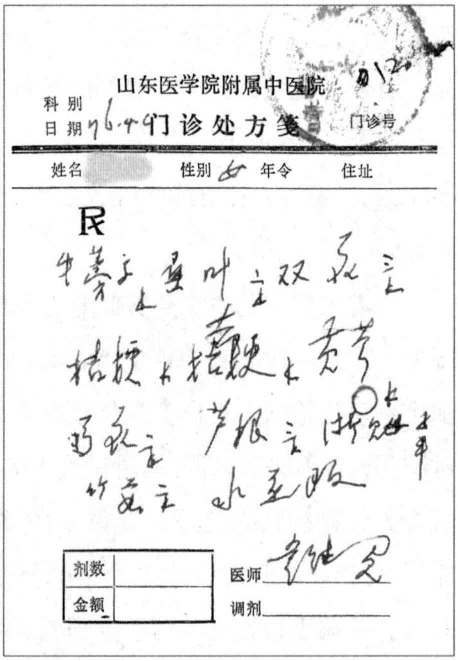
山东医学院附属中医院
科别
日期 76.4 门诊处方笺 门诊号
姓名 性别 女 年令 住址
R
牛蒡子 桑叶 双花
桔梗 黄芩
芦根
竹茹 水煎服
剂数 医师
金额 调剂

（邵念方、王华　整理）

王玉符

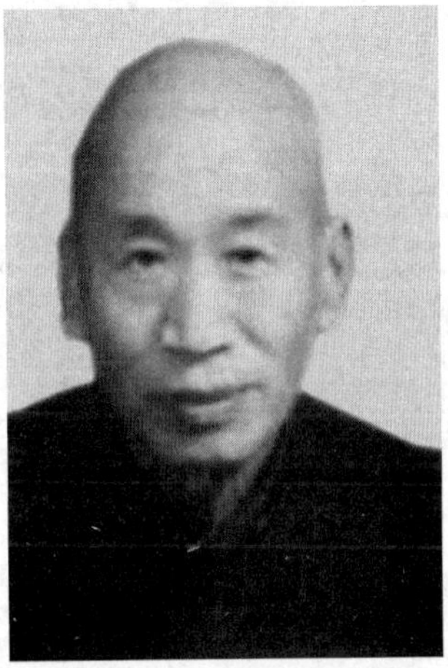

王玉符（1901—1966年），男，山东济南市历城县人。七岁入乡塾，1922年留任塾师，授课之余，博览中医典籍，在老中医李公田启迪下，自学造诣日深，暇时兼为乡邻治病。后至本乡董家庄任塾师，亦兼行医，屡起沉疴，声名鹊起。即辞教职，返乡专事医业。1931年，到济南剪子巷怀恩堂药店坐堂应诊，不索诊费，且详记患者居址，随访治疗，广受赞誉。翌年，被经四纬四路明德堂药店聘为坐堂先生，后举家迁居济南。在20世纪40年代即跻身济南“四大名医”（吴少怀、韦继贤、王玉符、王兰斋）之列。1942年，合股开设成德堂药店，以其高尚医德和精湛医术饮誉省城，慕名求诊者络绎于门。无论官民贫富，一律精心诊治，且不附权贵，尤恤贫病，常送诊于寒家，赠药于赤贫。1949年7月，王玉符加入济南中医学会。1950年任济南市第六区防疫站站长，团结同仁，倡议走合作道路，与刘英华老中医携手筹措，以个体诊所为基础，于1952年11月投资建立第六区联合诊所（今济南市槐荫区人民医院前身），担任副所长兼内科医师。其间，入中医进修班进修年余。1955年6月调任山东省立中医院妇科医师。1956年8月加入九三学社。1957年被评为济南市卫生先进工作者、山东省先进工作者。同年加入山东省中医学会，曾任常务理事。1958年被选为山东省第二届人民代表大会代表，后蝉联第三届代表。1960年3月升任内科主任。1962年1月升任副院长，主管业务。1965年10月调任山东医学院附属医院副院长。晚年不辞劳苦，收带徒弟众多。1966年1月27日因患急性心肌梗死去世。

业医近四十年，王老少有暇时，一生著述甚少。在山东省中医院党委支持下，由其学生刘龙秀将150例病历整理成《王玉符临床验案集》一书，将王老在应诊中如何依据中医四诊、八纲灵活而正确使用经方的实例记录下来加以体会。这150例病历按脏腑分类，分为杂病、心病、肝病、脾病、肺病、肾病、时令病、妇科病、神经系九大类。每一病历扼要地将病理、诊次先后、掌握关键、病理机制、方剂运用及有关舌色、脉象、形态等方面作了详载，并附以结语，写了体会。王老在自序中写道："病中闻讯，感愧并至，余来院工作，瞬已八载，近中任院内业务领导，在学术上提高不快，贡献不大，些许成就，系在党的培养和同志们的帮助下取得的，兹承党委这样推许，抱歉实甚。"足见王老品德谦虚恭让。后其学生又整理出"王玉符老中医医疗经验拾零"等文章，弥足珍贵。

学术思想

王老勤奋好学，青年时期就专攻《黄帝内经》《金匮要略》《伤寒论》《医宗金鉴》《傅青主男女科》等名著，学用结合，既遵古训，又采诸家之长，如遇奇方妙法，不论来自何方，无不虚心求教，为后来奠定了深厚的中医基础。

王老医德高尚，医术精湛，深愿将宝贵的经验传予后人，先后以各种形式收带众多徒弟，均给以精心指导。王老曾住山东省中医院围墙边平屋，房甚小，堆满医书，每到晚上，本院医生、外来徒弟及病家，集于斗室，谈话中论医理，诊断中剖病因，遇有难题，翻遍诸家论著，求个究竟，从不倦怠，徒弟们常在深夜离开，向泉城不同方向散去。后来，又搬到广智院街一间楼下，冬不见阳光，夏潮湿闷热，但从未影响到忙碌一天的王老在此逐字逐句教徒弟读《黄帝内经》。王老认为《黄帝内经》为中医的首要经典，熟读则一通百通。

王玉符治学严谨，术有专攻，尤精于内科、妇科。他常教导弟子：学不遵经，无以掌握中医体系；方不化裁，无以适应复杂病变。遵古而不泥古，灵活不离原则。执一不变，则失之于拘，多歧不专，必失之于泥。王老处方遣药主张“方内套方，法外有法”“一法未备可兼用一法，一方未周可兼并一方”。在日常诊疗中，力求诊断要精，组方要稳，用药要活。标本先后，正治反治，从阴从阳，勿伐天和。素以用药轻灵，药少量轻，方小效大而著称于世。其巧方妙医，多成杏林范例。

临床经验

一、片钥启闭，轻可去实

王老业医四十余载，至花甲之年，诊务之余，仍灯下读经，逐字推敲，只字不疏。临证时善用经方，力求诊断精当，主张用方宜稳，用药要活，善用小方，轻以去实，避免药过病所，诛伐无辜。王老虽善用经方，但不拘泥于经方，并非“非经方不用，非药少不遣”。王老临证用药，药专力宏，绝无“多发人马、空地遮围”之弊。

二、善用肉桂，益火消阴

王老认为肉桂与附子相比，作用更加和缓浑厚，故善用肉桂补下焦肾中不足之真元，以息无根之火，以生肾气，以助膀胱气化，尤其对若干“炎症”，在仔细辨证的基础上，遣肉桂，或用通关丸，每获效。

三、安奠二天，重补脾肾

王老熟读《傅青主女科》，诊治妇科疾病，习用《女科》方药，在保胎治疗中强调脾肾二脏，认为胎动下血当重补脾肾，脾为后天之本，肾为先天之本，脾肾受损则此脉无力，故胎动下血，他认为脾非先天之气不能以化，肾非后天之气不能以生，补肾而不补脾则肾之精无以逐生，故补后天之脾，之所以补先天之肾也，补先后二天之脾与肾，是为补固胞胎之气与血也。王老以药少量轻著称，但此时不惜将党参、熟地黄、白术用至30克之多。

擅治病种

从医四十余年，精于内科、妇科，以用药轻灵效显而著称。凛遵医德，急人病痛，医术精湛，被誉为济南名医。

胃脘腹痛。王老强调，一旦诊断确当，药物才能发挥疗效。一位老同志在战争年代风餐露宿，患胃脘痛，中华人民共和国成立后曾在上海、北京等地从西医给予多方治疗，均不见效，翻阅前诊病案均按炎症处理。王老详诊后，认定为寒凉伤及脾胃，故处以理中汤加减，药未进几付，数十年痼疾痊愈。

肝气郁结。王老熟知药性，处方遣药独具匠心，多收良效。一中年妇女曾因情志不畅，怒气上冲而患红眼，用西药治疗良久未效。求治于王老，王老详察病情后，处以疏肝理气的逍遥散，但独去当归，3剂后诸症大减。再诊时，另一医生不知其妙，仍用逍遥散，但未去当归。药后病人双目又赤，再经王老用去当归的逍遥散治疗，数剂而愈。二诊医生只知王老用方之理，未知用药之妙。原来当归辛温上窜，本已肝郁，肝火上炎，再用辛温药物必然加重，故当去除，足见王老用药至深。

镇惊定痫。1962年，有一8岁男孩，生性刚烈，挨打而又不服，常在家受惊，日久引发癫痫，曾多处医院治疗一年有余，病情如故。后来求治王老，王老诊为气郁痰火所致癫痫，治拟祛风化痰，清热镇惊定痫，仅服药15付即病愈。随访20年未复发。王老问病详慎，辨证精当，故能用药效如桴鼓。

王老以“药少量轻，轻可去实”盛名。在已整理成集的医案中，一般药量每付仅60 g~90 g，方小效大，药到病除。一男性患者患阴囊湿疹，曾在省内和外埠大医院诊治均无效，以致感染渗水红肿，难以步履。求治王老，王老详细诊察后，给予内服和外用药两种，总药量不过60 g，用药1周后治愈。1985年再次随访时，一直未复发，万分感激，竟将药方珍存二十余年。

妇科疾病。王老精于妇科，善用《傅青主妇科》的验方。在治疗先兆流产、习惯性流产时，一反药少量轻的惯例，重剂补脾胃，多收奇效。如曾有一婚后4年、怀孕3次自然流产的妇女，第4次妊娠后多方求医保胎，慕名求治于王老，经王老诊察，属脾肾双亏，便用安奠二天汤加减，补脾肾的药量用至30 g。该患者服中药治疗2个月，结果足月顺产一女婴。随访10年，女孩成长健康，发育良好。

外科炼丹术亦是王老之擅长，非但操作熟练，而且能深究其奥。在他主持下，炼制的复肝丸、清肝丸，对肝病疗效显著；研制的干漆丸、干漆二血丸、除丝丸对治疗血丝病都收到了明显效果。直到晚年仍与学生一齐炼制多种丹药，以求攻克疑难杂病。

典型医案

患儿，女，2岁，1961年12月初诊。家长代述，出生后1个月便见全身有小红点，作痒，面部尤重，经用中西药治疗一年半余未效。就诊时全身几无正常皮肤，下颌及耳前部已破溃，流清水，指纹无异常。

中医诊断：湿热证，内有湿热，外受风邪，风湿不解，蕴于皮肤之间而发。

治则：外散其风，内清其热、利其湿。

方药：内服麻黄连翘赤小豆汤。麻黄1.5 g，连翘3 g，赤小豆6 g，桑叶6 g，蛤粉4.5 g，生姜1片，炒杏仁3 g，大枣3个，生甘草3 g。水煎服，每日一剂，早晚分服。

配合外敷加味二妙散。炒苍术15 g，炒黄柏9 g，炒杏仁9 g，炉甘石9 g，梅片0.3 g，轻粉0.2 g。共研细粉，甘油调后外涂。

患儿服药3剂，面露正常皮肤，12剂后痊愈。

处方手迹

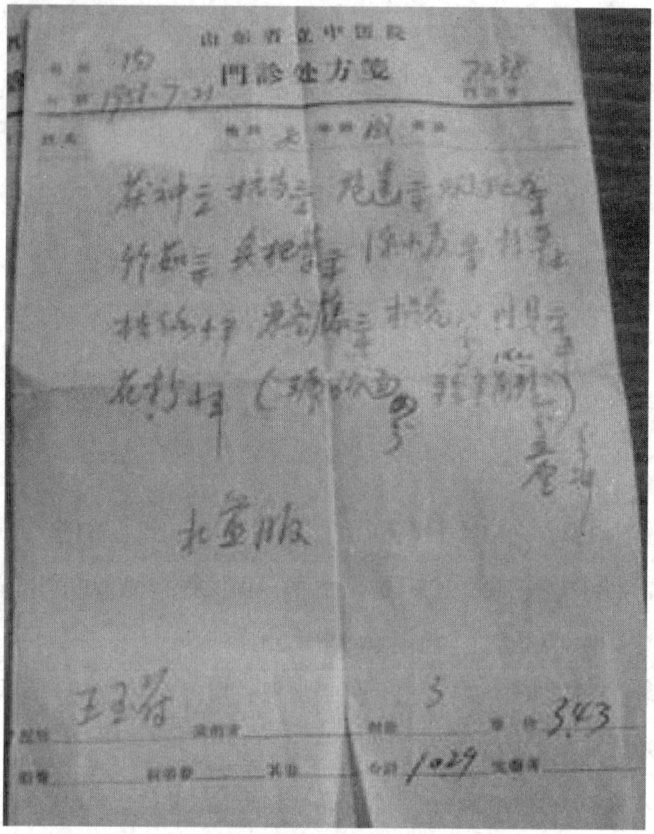
门诊处方笺

（张倩　整理）

冯鸣久

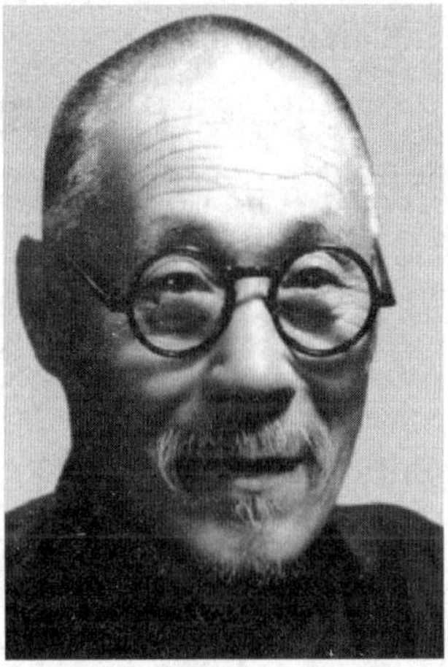

冯鸣九（1893—1974年），字鸣九，名鹤年，山东临朐县冶源镇泉庄村人，出生于世医之家。祖父冯谦，父冯清云，医术皆称誉乡里。鸣九5岁入私塾，13岁时，其祖父聘请邻村当地名中医秦宝泰为家庭教师，专教鸣九攻读医学。秦严督勤教5年，鸣九学完《黄帝内经》《伤寒论》《金匮要略》《神农本草经》《汤头歌诀》《医宗金鉴》等著作，且能熟读成诵，融会贯通，遂在父侧侍诊。18岁能处方遣药，每多能中。由是因医成趣，趣成动力，更加苦读深研，医术渐进。1948年南流民众药社成立，他应邀参加。因工作积极，医术高明，1954年他被推荐入省中医研究班学习，结业后被派到山东省立中医院任内科主任，1962年晋升副院长。曾被选为济南市人大代表、省政协委员、省中医协会理事等。

冯鸣九一生带徒传授技艺，为中医界培养了一批骨干。冯老医学知识和临床经验丰富，注重言教，更注重身教，从不保守；知识丰富，有问必答，并能指出来自何书。对学员要求严格，一言之差，一诊之误，一药之错无不严厉批评，必须至当而后已。

冯鸣九著作有《伤寒温病歌词》《四季病的辨证治疗》《流行性乙型脑炎的治疗》《中风探源》等。其弟子杨桂昌、王文忠收集整理而成的《冯鸣九中医师临床经验简编》一书，分内科、外科、妇科、儿科4部分，验案109则，验方131个，最后附有剧毒中药的常用量和中毒后的解毒方法。

学术思想

一、整体辨证

冯鸣九认为中医学亦为哲理医学，重视人与自然的和谐统一，形成了“燮调阴阳，以平为期”的生理观；遵循治病求本的思想，强调正气为本、扶正以祛邪的治疗观。

冯老临床辨证强调整体辨证，重视人体气血阴阳盛衰变化，全面分析，灵活运用，用药精当，故能切中病机。善于抓住病症之本质，往往达到奇效。

二、不拘古今

冯老治学严谨，穷究苦研，博览强记，终生手不释卷。医学根底扎实，知识丰富，对于内、妇、儿诸科无不擅长。对历代医学取其所长，且不墨守一隅，对经方、时方、验方，皆从实践中检验其实用价值，灵活运用，从不厚此薄彼，故在临床上能够左右逢源、效果显著，沉病不起者，一经其手，往往立即回春。

三、学兼中西

冯老不但善用古方，而对时方时法的运用也甚精妙，倡导利用现代多学科研究中医、发展中医，主张中西医结合，扬长避短，优势互补；辨病辨证合参，药性药理相融。

四、博采众方，兼收并蓄

冯老医学知识丰富，博采众方，临床治疗中遣方有道，用药精当，注重疗效。从他的医案中可以看出，和平如人参、黄芪；剧烈如砒霜、巴豆；贵重如犀角、羚羊角；卑贱如原野草芥，无不搜罗。但是必须切中病情，方始驱遣，绝不滥用。尤其是一些剧毒药品，他能熟悉其性情，随意拈来，得心应手，而且经过长期临床验证。

在治疗顽症恶疾时，他善用剧毒药品，明晰毒性药物用法用量。如芫花一次用量1～1.5 g，隔日一服；巴豆霜一次0.5 g，狂病可用至1.6 g，隔日一次；甘遂一次3～6 g，给后学者以规矩典范，不致产生意外事故。

临床经验

一、广泛学习，对证用药

偏方因其用药简单、价廉、疗效独特而受百姓的欢迎，但其疗效会因时令、地域和各人的身体状况不同而异。冯鸣九广泛学习，积极解决患者病情，广为吸集土方验方。很多草野之方，不被人重视，一入冯老之手，便付诸临床，得到更好的应用和推广。如静脉曲张采用常规方法颇为难治，且易复发。轻者下肢肿胀沉重，重者溃破难愈，需用手术处理，加重经济负担。冯鸣九采用民间验方，用山岩蝎虎7个刀锉如泥，香油炸熟，每服1 g，每日2次，一般2个月可愈。

二、制方遣药，因病制宜

冯鸣九遣方用药针对病情，随证化裁，对危重患者常用大剂、重剂，实乃为解燃眉，适合病情而设。他平时所喜用的却是轻巧灵活之方。冯老曾治一顽固性头痛，患者多次易医治疗，服用活血化瘀、平抑肝阳等类中药，花钱上千，收效甚微。经他诊后，认为该病人脉象弦滑而濡，舌苔白腻，是痰湿头痛。用荆芥穗10 g，水煎服，取汗，另用茶叶30 g，水煎浓，令其尽饮，直至呕吐带痰，一剂即愈。随访2年未复发。

三、熟谙药性，运用自如

《医学源流论·用药如用兵论》云："故病之为患也，小则耗精，大能伤命，隐然一敌国也。以草木偏性，攻脏腑之偏胜，必能知彼知己，多方以制之，而后无丧身殒命之忧。"临床中医师须熟知药物药性。

冯鸣九熟读本草，胆大心细，用药注重临床效果，对于那些不符合实际而又约定俗成的东西，他敢于大胆推翻。如药物中的“十八反”“十九畏”，医者都奉为金科玉律，不敢擅越雷池一步。他却将十八反、十九畏中的人参、五灵脂同用治疗顽疾。又如他自创的消瘿丸，就有海藻、甘草等同用，治疗甲状腺疾病效果显著。

擅治病种

冯鸣九中医功底深厚，辨证治疗精当，熟谙药性，胆大心细，擅治疑难病症，病种涵盖内、外、妇、儿科，以内科疾病见长，临证组方用药信手拈来，看似平淡无奇，多有化普通为神奇之效。

心系疾病。多见于中老年人，多与痰瘀相关，病情缠绵难愈。饮食不节，脾胃运化失调，痰浊内生，痰随气流行；无处不至，为症变化百端，错综复杂，可致心系各种病症。痹阻心脉则胸痹心痛，蒙蔽心窍则昏聩不知，饮停心下则悸怔不宁，痰气郁结、痰火扰心则多梦易惊而或癫狂。如仲景所言上焦阳虚，痰浊痹阻心脉，而且心病也可生痰而使心病加重。

冯鸣九针对心系疾病多采用益气活血、温阳化痰之法进行治疗，突出特点是打破中药“十九畏”的桎梏，大胆使用人参、五灵脂组合并用蒲黄，益气活血化瘀，效果颇著。

肺系疾病。中医辨证首分外感与内伤，外邪侵袭是本类疾病急性发作的重要因素。且七情、饮食亦可损伤五脏六腑功能，可影响脏腑和气血的生理及病理改变，致使肺气宣降功能失常而致病。肺气宣降失常则卫气之卫外功能下降，更易导致外邪侵袭。

慢性肺系疾病主要病理因素为痰浊与瘀血，两者相互影响，兼见同病，是疾病发生及发展的重要环节。早期以肺虚为主，病情进一步发展则伤及脾，以肺脾两虚为主，到疾病后期，“久病及肾”，肺脾肾均虚。还有外感六淫、饮食失宜、劳倦过度等均可诱发慢性肺疾病急性发作。如此反复，使病情继续进展，整个病程中痰浊、水饮、血瘀又夹杂其中。

冯鸣九治病善于整体辨证，从五行生克与气血阴阳的盛衰出发，遣方用药注意调节人体整体状态；善于使用黄芪与人参大补肺脾肾三脏，巩固先天之本与后天之本，提高人体正气，合用化痰活血之剂，既能愈病，还能顾护人体正气，使疾病不易复发。

典型医案

医案一

患者王某，女，38岁，持续高热41℃，连续四五日，曾经于多处医院诊治，尽用清解之法，热势有增无减，后请冯鸣九诊治。症见：发热，体温在39～41℃，其人面红如妆，精神萎靡倦怠，无咳嗽、咳痰，纳差，脉浮大无力，推筋着骨无根，且有凉感。

诊断：发热之阴盛格阳证。

病因病机：患者阴寒内盛，格阳于外，故见发热。

治法：回阳温中。

方药：四逆汤加减。吴茱萸24 g，熟附子12 g，炮姜9 g，白芍9 g。一剂体温降至35.5℃，又二剂下污血少许，体温即稳定在36.5℃，遂告愈。

［**按语**］《素问·至真要大论》云“热者寒之”乃为常规治疗发热大法之一，故不兼夹表证时，里热炽盛之时多用寒凉清解之药挫折热势，达到治疗目的。冯鸣九综合患者症状与舌脉表现，从人体气血阴阳的盛衰变化出发，全面分析，不被疾病的假象所迷惑，抓住病症之本质，故能切中病机，断此为阴盛格阳之发热。

《素问·至真要大论》云：“微者逆之，甚者从之”。本例之高热，必须用大辛大热之附子、干姜之辈急温回阳，直驱内盛阴寒乃可挽救病人于危重之中。此非寒凉之法所适用之证，若用寒凉清解之法，不仅热势不减，甚至会加重病情。故临证之时务必望闻问切四诊合参，不可孟浪。否则轻则疾病不愈，重者加重患者病情，为害不浅。故一反前医治法，急用附子、干姜、吴茱萸等辛热之药温阳驱阴。恐怕阴寒内盛拒热药不受，故用白芍为佐使，一则引药入里，二则反佐诸热药，防止燥热太过伤阴。

医案二

患者，男，39岁。患心绞痛3年，常有心慌、胸闷，劳累后加重伴有心前区、胸骨后疼痛。经多方治疗，服药无算，效果不著，痛苦不堪。症见：阵发性胸闷、心慌，劳累后加重，可伴有心前区、胸骨后疼痛，休息可缓解，无畏寒、发热，无咳嗽、咳痰，纳可，眠差，舌暗红，有瘀斑，舌下络脉充盈迂曲，舌苔白腻，脉细涩，重按无力。

诊断：胸痹之痰瘀互结证。

病因病机：患者平素饮食不节，损伤脾胃，脾胃运化失调，痰浊内生，痰浊阻于血脉，血行不利成瘀，痰瘀互结，气血不通，不通则通。劳累后气血不通加重，故胸闷、胸痛加重。

治法：益气活血，豁痰开痹。

方药：失笑散加味。人参6 g，五灵脂9 g，瓜蒌15 g，黄精10 g，葛根10 g，蒲黄6 g，炙甘草12 g，白酒2匙。连服10余剂而愈。随访2年未复发。

［**按语**］中医理论认为不通则痛，久病入络。综合该患者症状表现与舌脉，可诊为胸痹之痰瘀互结证。故用人参与五灵脂通用以益气活血。中药“十九畏”曰：“人参最怕五灵脂。”冯鸣九熟读本草素谙药性，临床经验丰富，敢于突破陈规，他指出：“余用人参、五灵脂，乃有神效，若去参则不能驾驭灵脂。”认为人参与五灵脂相配，一补一通，益气活血，启脾进食，化瘀定痛，化积消癥，功效显著。《张氏医通》曰：“古方疗月闭，四物汤加人参、五灵脂，畏而不畏也。人参与五灵脂同用，最能浚血，为血蛊之的方也。”

五灵脂合蒲黄又称为失笑散，方能通利血脉、散瘀止痛、推陈致新之功。《医宗金鉴·删补名医方论》卷五录吴于宣：“凡兹者，由寒凝不消散，气滞不流行，恶露停留，小腹结痛，迷闷欲绝，非纯用甘温破血行血之剂，不能攻逐荡平也。是方用灵脂之甘温走肝，生用则行血；蒲黄甘平入肝，生用则破血；佐酒煎以行其力，庶可直抉厥阴之滞，而有推陈致新之功。甘不伤脾，辛能散瘀，不觉诸症悉除，直可以一笑而置之矣。”

处方手迹

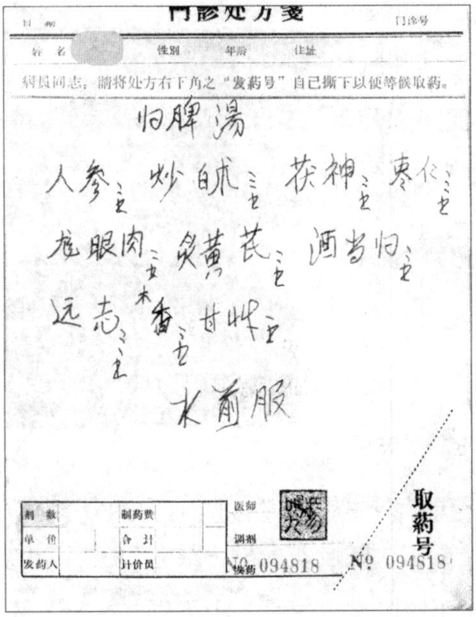

门诊处方笺

日期　门诊号

姓名　性别　年龄　住址

病员同志：请将处方右下角之“发药号”自己撕下以便等候取药。

归脾汤

人参　炒白术　茯神　枣仁

龙眼肉　炙黄芪　酒当归

远志　木香　甘草

水煎服

剂数　制药费　单价　合计　发药人　计价员　医师　调剂　发药 №094818

取药号 №094818

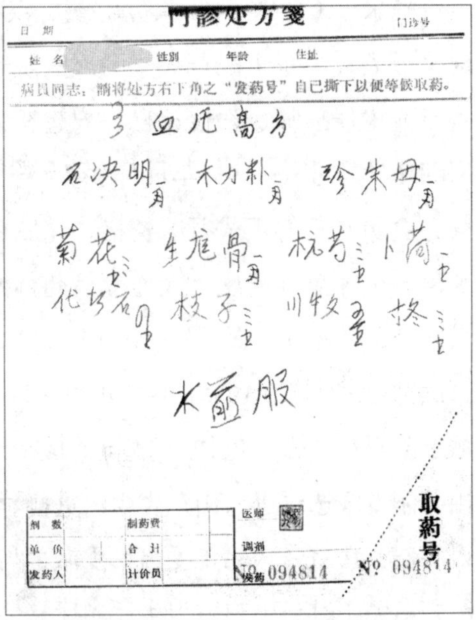

门诊处方笺

日期　门诊号

姓名　性别　年龄　住址

病员同志：请将处方右下角之“发药号”自己撕下以便等候取药。

[illegible]

石决明　[illegible]　珍珠母

菊花　生龙骨　杭芍　薄荷

代赭石　栀子　川牛膝　黄芩

水煎服

剂数　制药费　单价　合计　发药人　计价员　医师　调剂　发药 №094814

取药号 №094814

（魏思宁、袁杰　整理）

冯鸣久

陆永昌

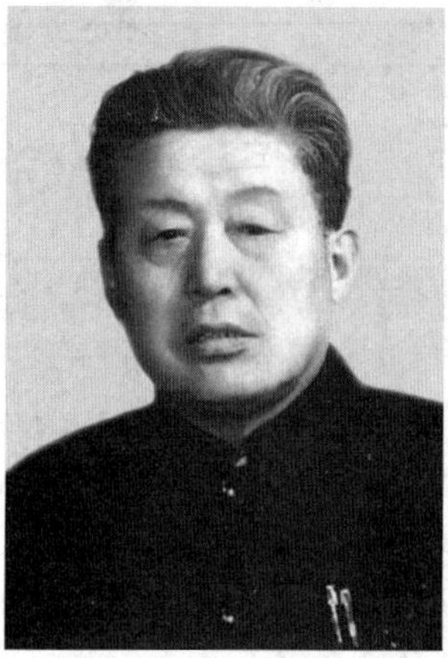

陆永昌（1917—1998年），男，汉族，山东威海文登人；山东中医药大学附属医院老年病和脑病专业主任医师、教授；自13岁起在大连同德药房随师学药习医；1938年11月考取大连西岗区汉医公会会员并获得正式行医资格，先后在大连同庆药房、天津泉祥药庄、大连隆昌药行做店员，在大连公合隆药行坐堂行医；1950年加入文登县松山区供销社医药部；1956～1957年由文登县卫生局选派至莱阳专区第一期中医进修班学习；1957～1958由莱阳专区选派进入山东省中医进修学校举办的山东省中医研究所第一期研究班深造；1961～1966年受组织委派，与顾振东、戴岐、俞昌正跟随全国名老中医刘惠民（时任山东省卫生厅副厅长、山东中医学院院长、山东省立中医院院长、山东省中医药研究所所长）接受师承授受式学习，后被山东省中医界称为刘老的“四大高徒”。

1958年1月起在山东省中医进修学校留校任教，1960年2月调任山东中医学院先后任助教、讲师，1966年5月分配到山东省中医药研究所并担任山东中医学院附属医院内科副主任、主治医师，1977年担任山东中医学院附属医院保健科首任科主任，1979年被任命为山东中医学院附属医院副院长，1985年1月担任山东中医学院附属医院首任名誉院长。1992年起享受国务院颁发的首批政府特殊津贴。

主编《儿科推拿疗法简编》《儿科推拿手册》《简易针灸学》《针灸手

册》《针灸经穴挂图》，参编《山东农村常见病手册》《山东中草药手册》等，并参加了卫生部指定古籍《灵枢经语释》《黄帝内经素问校释》《针灸甲乙经校释》等的审稿及定稿工作；发表了“试论张介宾的学术观点及其对中医补法的贡献”“活血化瘀法的源流简述”“慢性泄泻证治”及《中医杂志》专题日文笔谈“病毒性心肌炎证治”“老年便秘证治”等论文。

参与或主持的“中风病中医诊断疗效评定标准”“缺血性中风病辨治规律及运用通腑化痰法诊治的临床研究”获得卫生部重大科研成果乙等奖，“清开灵注射液治疗中风病的临床与实验研究”获得国家中医药管理局科技进步二等奖，“清开灵注射液治疗中风病痰热证的临床与实验研究”获得国家科委科技进步三等奖。

1990年被人事部、卫生部、国家中医药管理局确定为全国首批老中医药专家学术经验继承工作导师和全国首批500名老中医药专家。学术继承人：（1）曹晓岚，山东中医药大学附属医院脑病科，主任医师、博士研究生导师；（2）陆维娜，山东中医药大学附属医院内科，主任医师。

学术思想

一、重视“治病必求其本”，长于温补

临证素循“治外感如将，治内伤如相”之明训，强调“必先五胜，疏其血气，令其条达而致和平”，深受先贤张景岳和业师刘惠民学术思想之影响，论医首重辨别阴阳虚实，“胜者责之、虚者责之”，特别重视“肾为先天之本”，奉《景岳全书》“为人不可不知医，以命为重也；而命之所系，惟阴与阳，不识阴阳，焉知医理？”“阴阳之理，原自互根，彼此相须，缺一不可。无阳则阴无以生，无阴则阳无以化”之为圭臬。结合其丰富实践经验，认为杂病无论七情、六淫、饮食等病因，可起于心肺肝脾，但“及其甚也，则四脏相移，必归脾肾”“虚邪之至，害必归阴；五脏之伤，穷必及肾”，为此重视虚

损证，以“肾为五脏之本”为纲领，以治肾为“此源流之必然，即治疗之要着”，治法多从补肾入手调补阴阳，多以温补阳气为重，然并非仅执温补，不求辨证，其重在温补而不忘养阴，并擅长填补精血以治形，最为推崇“善补阳者，必欲阴中求阳，则阳得阴助而生化无穷；善补阴者，必欲阳中求阴，则阴得阳升而泉源不竭”和“善治精者，能使精中生气；善治气者，有使气中生精，此自有可分不可分之妙用”。

二、强调辨证论治，注重灵活变通

主张师学古方古法，重视诵习四大中医经典，教学和临证均做到“典有出处，方有溯源”，认为无继承则无以发展；又以“创新不离宗，求古不泥古”自勉，重视四诊合参，强调辨证论治，主张审证求因，“谨守病机、各司其属”。强调临证以理统法统方而后投药，并极力抨击“一方通治”之弊，力倡知常达变、防微杜渐和把握病机、不失其时，注重实践之中活用定规，“有是症，用是药”，疾病变化万千，当不具成见，不以个人所好而为温补寒凉。

如对中风病急性期之痰热腑实证，主张调气以先，从整体上纠正气血之逆乱，促进神明之复清，待风火痰瘀涤清之后始论其肝肾虚实，从“六腑”和“络脉”入手，既力倡“釜底抽薪”“以急应急”，注重通腑泻下，又谨防虚损，以祛邪为首务，中病即止，“以知为度，不必尽泻”，庶免伤已弱之正气。强调因人而异，明辨通腑：初期痰热腑实俱盛，多用生大黄、枳实通腑泄热，畅利中焦，调畅气机；若痰减热消、瘀血阻络为主，则改用酒大黄以助活血化瘀，缓缓通腑；如属气虚腑气不通，则以补阳还五汤加炒枳实、火麻仁等；阴虚腑气不通，用生地黄、当归、桃仁等；阳虚腑气不通，则选肉苁蓉、生黄芪等，总使正气得助，邪有出路，正所谓“气得上下，五脏安定”。

三、辨证用药，力倡医精必明药性

毕生践行“用药如用兵，处方如布阵”，强调精通药性，推崇选用道地药材，主张临证选择用药必须审清病情证候阴阳和把握中药药性，二者缺一不可。

如辨治久泻，肉豆蔻、诃子肉、木香当煨熟用更宜；白芍苦酸微寒，炒用略减其寒性，存其柔肝和脾、缓急止痛、止泻之效；泽泻味甘性寒，炒用去其寒凉之性，存其利水渗湿之用，与健脾和胃之炒神曲、补火生土之炒补骨脂并用，有开有合，既有止泻之功，又无碍中之弊；罂粟壳醋炒不仅能增固肠止泻之效，且能避其成瘾之弊；胡桃仁甘温入肾而质润，炒用去脂皮，为免涩肠之弊等等。

又如，他认为“清开灵”组方脱胎于安宫牛黄丸，尽管剂型改良为针剂，仍属于中药范畴，其功效取决于药性。清开灵注射液是中药复方针剂，相对于传统汤药剂型的突出优势是能方便和迅速应用于急危重症病人，如果脱离对疾病和证候演变规律的正确认识，一味地只抓“适应证”，盲目扩大应用指征，必然适得其反。为此，探究清开灵注射液的合理运用仍必须从安宫牛黄丸药性着手，体现辨证用药思路，先议病后议药，在扩大治疗范围的同时，严格掌握其证候，既要参考现代药理研究，更要遵循辨证施治原则，严防“中药西用”。他自入医门即下苦功夫辨清百草真伪，对性味归经、升降浮沉和配伍宜忌均了如指掌，多年来空暇常亲历药材加工炮制，对诸如熬制膏药、配制丸散等得心应手。著名的济南建联中药店即曾聘请他为开业技术顾问。

临床经验

一、谨遵古训，而不拘泥于古人之方

遣方用药自成一格，精于配伍。其审证精详，辨证细腻，处方多由数个古方化裁而成，时用原方，时采方意，立法严谨，主次分明，配合巧妙，浑然一体，药味繁多而不杂乱，药性搭配法度森严而无不相合，绝无堆砌，特别注重随症加减。例如他善用归脾汤治疗心脾两虚所致失眠症，若因肝郁化热、上扰胸胁，症见烦躁疑虑者，加柴胡、香附以疏肝除烦、清利胸胁，其意在取香附之性疏而消散；因肝阴亏虚，症见躁动心烦惊悸者，加柴胡、白芍以疏肝柔

肝、行气解郁，其意在取白芍之性疏而柔解。药虽一味之差，药性一散一柔，对促进病机之转化，实有不同效用。

二、执药平治，寓理法于深意

擅长以貌似平淡之品或有悖常理之味斩获佳效，调和寒热阴阳以药性中庸，习用不温不燥、性味平和之药。如长于温补而力忌峻补，制方用药重视精血与阴阳互根互用，补益精血除常用当归、枸杞子、山茱萸、山药等柔润养阴之品，认为鹿角胶、菟丝子、肉苁蓉、杜仲、巴戟天等甘温之品亦有柔润填精功效，然对所谓血肉有情、补肾填精之品仅常用龟甲胶、紫河车、阿胶、羊睾丸等。平素亦少用耗气破血、逐水峻下及大寒大热之品。

又如，对“十八反”主张更可能是有条件下的相对配伍禁忌，应当谨慎合用，合理利用配伍矛盾，借反药以相激，相反相成，增效减毒，或缓其药性，使其滞留病所，利于局部治疗等。在辨治瘿瘤瘰疬之时，主张“有斯症，用斯药”，当用则用，不受“十八反”成说之约束，同用海藻与甘草以协同调和药力，以治颈部淋巴结结核、甲状腺功能亢进症、甲状腺瘤、单纯性及地方性甲状腺肿大等，屡获良效而未见毒副作用。

三、临证无小事，医者当用心

他常以“心欲细而胆欲大，行欲圆而智欲方”言传身教，于门诊或查房时，对每名病人特别是首诊病人，查看询问详细，处方完成总要叮咛交代各种煎服忌口或调摄养生方法。他的毛笔和钢笔书法均出众，病历书写认真，特别是每味药品均尽可能书写三字或四字，如公丁香、青竹茹、粉葛根、嫩桑枝、子黄芩、台党参、川杜仲、淮山药、焦白术、姜半夏、炙紫菀、白扁豆花、九节菖蒲、绿芦黄连等，常谓如此则即便误笔，也能前后对照而不致错配误人，至今仍有病人保存他所写的病历和处方作为纪念。无论忙闲，有关诊病事宜他从不草率敷衍，甚至对来信问病求方者，总是亲笔回复，时有写至深夜。

擅治病种

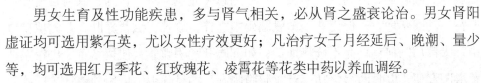

擅治疑难病症，尤为擅长辨治中风病、老年病、肾病以及胃肠病，对针灸、推拿、儿科及妇科病也颇有研究。

一、肾病

常以“肾为先天之本”理论指导临证，善于辨治肾藏精功能失调（不育与不孕）及肾主水功能失调（水液代谢障碍），进一步发展了“肾病多虚证”学说——所谓肾病多虚证，并非说肾病绝对没有实证。肾与膀胱相表里，肾为脏，膀胱为腑，凡是在腑之证，此时多为实证；如从腑及脏，病传入肾，又见虚证为主。在临床上虚实夹杂、阴阳兼病者亦有之，阴损及阳，阳损及阴，阴阳难辨者亦有之。如要辨证精当，一要脉证合参，二需缜密思考，三应切记辨证与辨病相结合。

男女生育及性功能疾患，多与肾气相关，必从肾之盛衰论治。男女肾阳虚证均可选用紫石英，尤以女性疗效更好；凡治疗女子月经延后、晚潮、量少等，均可选用红月季花、红玫瑰花、凌霄花等花类中药以养血调经。

水肿辨证则应紧抓补肾、健脾、利水三环节。“阳水”辨治需明成人和小儿之别：成人侧重滋肾行水，小儿偏于健脾行水，然均须合用清利凉血之品，谨记小儿酌情减量且不可过于寒凉；成人除合并发热、咽痛、全身瘙痒皮疹者加用祛风解毒之品收效较好，一般不宜从风论治，小儿不论是否合并皮疹等均宜佐以祛风解毒之品；常以六味地黄汤为主随症加减。“阴水”多病程绵长、证候复杂，多见阳虚，应根据“损者益之”“损其肾者，益其精”的理论，采用扶正为主、清利为辅之治则；盖因“津血同源”，水肿日久必致血瘀，若要利水勿忘活血，故治宜补肾健脾行水为主，佐以活血祛瘀，温肾又可活血之药是为上选，常用济生肾气丸合四君子汤化裁。

湿淋证（泌尿系统感染）属于急性感染者，多为湿热蕴积于肾或膀胱而致。气化功能失常的湿热证，急则治标，以祛除病邪为主，重在清热利湿；慢性感染急性发作者，则为急性患者迁延失治，或治未彻底，复感湿热之邪，使症状急剧发作，治疗方法与急性感染者相同；慢性感染者，多为久病不愈，下焦余热未尽，导致脾肾气虚，治宜补虚为主以治其本，兼顾清利以治其标。

二、老年病

老年消渴病的早期应以滋肾阴、生津液、清胃热为主，根据三消主次辨治：如口渴多饮为上消，治宜滋阴生津以润其肺，兼清其胃，以知柏合麦味地黄汤去泽泻，加石斛、天花粉、黄芩，随证化裁；多食易饥者为中消，治宜清其胃，兼滋其肾，以六味地黄汤去泽泻、茯苓，加石膏、知母、黄连、葛根等治之；多饮多尿者为下消，治宜滋其肾，兼补其肺，以大补元煎加黄芪、沙苑子、天花粉、当归，去炙甘草治之。消渴病至晚期，常兼有气虚血瘀，当加用益气活血之品，益气多用黄芪、党参、太子参，活血常选牡丹皮、赤芍、当归等。消渴兼治它病时，采用凉血活血解毒法常可增强疗效。

老年眩晕多从肝肾阴虚论治，肝肾阴虚证当以滋肾柔肝、清利头目，佐以镇潜浮阳为法；气血两虚证当以健脾益气、补血养心为法；痰浊中阻证当以祛痰浊、健脾运、清利头目为法。师承刘惠民先生经验，认为：制何首乌滋补肝肾，功同熟地黄，但无熟地黄腻膈碍中之弊，故凡在滋肾养肝、益髓填精方中，大都用制何首乌而不选熟地黄；如证属肝肾阴虚兼大便秘结者，仍用熟地黄滋阴润便，以收两得之功；若兼脘腹胀满，纳呆食少，可用砂熟地（即砂仁粉拌熟地黄）。

三、胃肠病

治疗胃脘痛常用疏肝理气、健脾和胃之法，以祛瘀止痛时用醋延胡索，以温中止痛时用醋香附，所用延胡索和香附强调醋炒明显优于生品；治疗呃逆，常用疏肝理气、降逆和胃之法；治疗顽固性呕吐以理气和胃、降逆止酸，兼清胃热之法治之，方用橘皮竹茹汤加乌贝散及大黄等；治疗湿热泄以解毒泄热健脾法。

善于对慢性胃肠病“从肾论治”，如治疗久泻以温肾健脾、固肠止泻法，善用炒泽泻去其寒凉之性而存其利水渗湿之用，与健脾和胃之炒神曲、补火生土之炒补骨脂并用，有开有合，既有止泻之功，又无碍中之弊。强调老年性便秘乃属“虚秘”范畴，其病机多为肾阴不足、气血两虚、津液枯少或相兼为病者，治疗应仿“增水行舟”之意；不提倡以硝黄之剂予之，虽得一时之快，却使津液愈亏，肠道更涩，此乃“欲速则不达”，主张遵古法而不泥古方，总以虚者补之，燥者润之，滋肾生津为法治之。

治疗内痔、外痔、混合痔疗效显著，常用自拟痔疮方：金银花、连翘、茯苓、漏芦、防风、郁金、当归、秦艽、地榆、大黄各9 g，甘草3 g，水煎服，日1剂。小儿酌减量，药渣煎水熏洗或坐浴。

四、中风病

陆老于1983年在烟台举办的全国中风病协作组会议上，首先倡议应将脑血管病导致中风定名为“中风病”，以区分于其他“中风”，列入了《中风病中医诊断、疗效评定标准》并于1988年6月在山东泰安通过专家鉴定。在潜心研究历代医家有关中风病的古籍文献之后，结合个人五十余年的临证体验，根据中风病病情演变的过程和特点，总结为四期诊察防治要法。

1. 先兆期应治“未中”之先，早察早防

陆老认为，中风病先兆期不可因虚而蛮补，亦可不因实而妄攻，补宜清轻而不宜重浊，通宜宣化而不宜攻伐，务使脏腑安和，升降通调。在辨证论治的指导原则下，对中风病先兆证分予“镇肝潜阳法”“豁痰开窍法”“益气活血法”“育阴熄风法”四法防治，并自拟中风病先兆证1～4号方嘱病人定期常服。

2. 急性期以调气为先，风痰瘀并治

中风病急性期中经络之实证，常用平肝泻火、祛痰息风、活血通络、通腑化痰等法以祛其邪；中风病中经络属虚证者相对较少见，常用益气活血、育阴熄风法以补其虚，使正复而不恋邪，正气得扶而邪气自去；中风病急性期中脏腑者强调辨证要及时分清闭证与脱证，抓紧施治。对急性中风病患者，无论所中经络或是中脏腑，凡有大便秘结、脘腹胀满、舌苔黄腻、脉弦滑等腑实证候时，必先予通腑泻下。一般轻症可选用通腑化痰汤加减，重症当投以瓜蒌大黄䗪虫汤之重剂，然须谨记以腑气畅通、黄腻苔渐化为度，不宜久服，庶免伤其正气。

3. 恢复期应标本兼治，多法活用

根据病情转归，首当拟用祛风化痰、活血通络之法，并时时调畅气机以

兼顾治标；继而依病机转化，或益气养阴，或开窍通络，或滋补肝肾，或活血熄风，标本兼治。为降低病人的致残率，陆老主张早期进行功能锻炼。一般病情稳定时，即可开始在专业神经康复医师指导下进行瘫痪肢体的床上被动锻炼和器械锻炼。陆老根据临证经验，拟定了中风病恢复期常用的“息风康”系列方药，临证效果满意。陆老早年曾专门从事针灸、推拿教学工作，并有专著刊行，对针灸推拿疗法亦有丰富的临证经验。他认为，中风病恢复期患者语言和肢体功能的尽快恢复，是减少致残率的关键。根据经络内联脏腑、外络肢节、“经络所通，主治所在”的理论和所属经穴（包括经外奇穴）的主治作用，创建了一组中风病恢复期和后遗症期针灸推拿康复方案。

4. 后遗症期应守方调理图治，重在益气养阴

治疗应以益气养阴为主，多采用健脾益气活血法、补肾养阴通络法，方选补阳还五汤和六味地黄汤为基础，药以黄芪、党参、白术、生地黄、知母、百合、当归、元参等为常用。临证宜分清气虚和阴虚的主次，把握组方用药的侧重，酌情配伍化痰祛瘀通络之品。在药物治疗的同时强调采用针灸、推拿、理疗、体育锻炼、心理调适和饮食养护等综合措施。临床证明，综合措施对于加快康复、降低中风致残率和减少复中率，均有积极作用。

典型医案

医案一：原发性血小板增多症

李某某，女，31岁，教师。1976年5月3日初诊。

因产后流血过多而贫血，头晕乏力，全身肌肉酸痛，曾突然晕厥数次，后逐渐发现双下肢皮下散在紫斑伴静脉曲张，月经量减少，时感手足心发热。在某省级医院检查：血小板（PLT）$794\times10^9/L$，出血时间1分钟，凝血时间6分钟，24小时血块退缩不良。骨髓片示：巨核系显著增生，血小板密集成堆，可见畸形血小板。诊断为“原发性血小板增多症”。曾拟应用马利兰治疗，因白细胞偏低（3×10^9/L）而未行，给予多种维生素等支持性治疗，无明显疗效，症状渐重，转来我院治疗。

入院检查：皮肤、口唇及睑结膜苍白，双下肢多片紫斑及毛细血管扩张，腹软，肝不大，脾侧位可触及、质软。舌淡红，苔薄白，脉细弱。PLT 1120×10^9/L，血红蛋白（HGB）110 g/L，白细胞（WBC）7.8×10^9/L。

诊断：虚劳，血极。

辨证：脾肾双亏，气血两虚。

治法：健脾补肾，益气养血，佐以活血化瘀。

处方：十全大补汤加减。药用：台党参30 g，焦白术12 g，云茯苓15 g，生黄芪24 g，当归12 g，赤、白芍各12 g，生地黄24 g，木香9 g，陈皮9 g，鸡血藤18 g，桑寄生18 g，玫瑰花9 g，红月季花9 g，生龟甲18 g，牡丹皮12 g，阿胶珠9 g，甘草6 g。水煎分两次服，每日一剂，每服6剂停药1天。

患者共住院192天，除感冒稍微调方外，基本按原方服用，PLT逐渐降至600×10^9/L，出院时PLT 318×10^9/L，疲劳、头晕、全身疼痛等症状显著改善，下肢紫斑及毛细血管扩张等消退，月经趋于正常。嘱患者继续服用原方。

1981年9月14日随访。患者自述出院后又间断服用原方数月，已自行停药年余，体力和精力充沛，已恢复正常的全日工作，无疲劳感，未再出现瘀血斑点，多次检查PLT均在300×10^9/L以下，最近检查PLT 180×10^9/L。

［**按语**］血小板增多症应为中医“虚劳”或“血证”范畴。盖因“肾藏精，主骨生髓”，精髓亏虚，源于肾气不足。脾为气血生化之源，气血俱虚，源于脾运不健。治则应以扶正祛邪为主。凡“离经之血均为瘀血”“瘀血不去，新血不生”，所以方中所用月季花、玫瑰花均可活血化瘀，使祛瘀血，生新血。牡丹皮可清热凉血活血。所以全方益肾健脾，化瘀生新。

该患者住院期间，恰逢美国友人到我院参观，他们对此纯用中药治疗的血小板增多症病例极感兴趣，对中医中药之奥妙，惊叹不已。

医案二：变应性亚败血症

张某某，女，12岁，东营市人，学生。因“反复高热2个月余”，于 1991年6月24日会诊。

患者平素性情急躁，2个月前因情志不遂，致目赤口干，身热体倦。次日又微受风寒，体温升至39.5℃，自服解热镇痛药两日无效。在当地某大型企业医院以“高热待查”收入院。查血WBC 3.6×10^{9}/L，中性粒细胞分类偏高（具体不详），经静脉滴注多种抗生素加糖皮质激素，体温暂降复升，常持续达39～40℃或以上，持续月余。因治疗无效转某省级综合性医院，诊断为“变应性亚败血症”，给予经静脉超广谱抗生素加糖皮质激素、免疫调节剂、对症支持疗法等，并由该院中医科会诊服用中药“清营汤”等治疗20余天，仍无效。转请陆老诊治。刻诊：精神萎靡，情绪烦躁，面红唇干，无汗，大便偏干，舌质红，苔薄黄少津，脉细数。体温39.0℃。

辨证：肝气郁结，外邪入里，邪热交蕴。

治法：滋阴凉血，清热解毒，佐以和解表里。

处方：生地黄18 g，元参18 g，金银花24 g，连翘12 g，大青叶15 g，银柴胡15 g，地骨皮12 g，重楼15 g，青蒿15 g，败酱草15 g，甘草6 g。水煎服，日一剂。

上药连服4剂，体温降至37.5℃以下，精神明显好转，再查舌质淡红、苔薄黄、脉细，胸前新发数个鲜红小丘疹。前方去地骨皮，加白薇15 g、红花9 g，又进3剂，体温降至36.5℃以下，停用中西药物观察1周，未再复发，出院。

［**按语**］陆老认为，此患者病程较长，究其病机，发热之初为肝气郁滞而致内热生，内热未除，又复受风寒，外邪入里化热，内外之热交错互蕴，表里俱实，热无去处。一诊处方以凉血解毒药为主，用之使热势顿挫，不日大减。二诊时加用白薇、红花，意在助其清解热毒之力，借以透营转气之品，使外邪得解，气机调达，方可热去有门。尤其红花一味既能活血化瘀、祛风退疹，又能减上药苦寒之弊，有时一味药即可使病情大有转机。

医案三：不明原因发热

姚某某，女，60岁，内科医师。因“反复高热3年余”，于1991年9月16日初诊。

1988年7月与家人至野外游玩，散步于松林时，因出汗脱掉上衣，不多时即发现全身起皮疹，色红并瘙痒难忍，必欲抓破而痒略解，皮疹破后有少量淡黄色渗液，约数小时回家后开始自觉发热，测体温 39.0℃。即到某省级综合性医院急诊。当时查血常规示：白细胞 $12.0\times10^9/L$，中性粒细胞0.79，淋巴细胞0.06，单核细胞0.05。经用糖皮质激素、钙剂、非那根及抗生素静脉滴注1周后体温降至正常。此后每隔1～2个月，必发高热1次，体温在38～41℃，并伴全身瘙痒难忍。患者自述，3年来发高热约20次以上，每次均须住院7～10天，静脉滴注抗生素和糖皮质激素方可退热。曾做过血液生化、血尿痰培养、免疫功能等多项检查均未见明显异常，未能确诊。某省级综合性医院疑诊为“变应性亚败血症”或“胶原性疾病”。半月前又发热40℃，住院8天热退，出院2天。患者亦为此痛苦不堪，为防止再发高热，转求中医诊治。刻诊：老年女性，神志清，面色潮红，体态略胖。舌质红，舌苔薄黄，脉沉细缓。

辨证：风挟邪毒，入里化热。

治法：清热解毒，凉血祛风。

处方：生地黄24 g，元参18 g，牡丹皮12 g，金银花24 g，连翘15 g，重楼24 g，红花12 g，防风12 g，白薇15 g，白蒺藜12 g，白鲜皮15 g，薄荷9 g，荆芥9 g，甘草6 g。水煎服，日一剂。

45天后二诊，共服上方20余剂，自觉精神好，体力增。期间感冒1次，亦未发热或发作肌肤瘙痒，每日自测体温均未超过36.9℃，纳寐及小便正常，大便偏干。患者欣喜若狂，要求继续服中药以资巩固。上方加肉苁蓉18 g、百部12 g，改白薇18 g，续服12剂。6个半月后随访，患者未再出现发热和瘙痒。

［**按语**］此患者病程逾三年，反复高热达40℃以上，究其病因为三年前感受风邪热毒，未及时清解，蕴入体内，蕴久生热，热助风邪，风乘热势，热邪交蕴，故反复高热瘙痒。陆老处方以清热解毒为主，加用凉血、活血、祛风之药，使风邪热毒俱行散解，且无耗伤气血之弊，故热痒悉退，并能久不复发，说明宿根得除。

医案四：原发性尿崩症

胡某，男，30岁，长清县乡村教师。因“口渴、暴饮、多尿约1年”，于1966年9月16日初诊后入院。

患者近1年来口渴难忍，家中需常备温凉开水解渴，如无温开水则需即刻饮用生水，估计每日尿量均10000 mL以上，夜尿较多。发病后逐渐出现失眠、乏力、眩晕、耳鸣、咽干、纳少、大便干。经多方求医并在当地住院两次，治疗效果不佳。曾在某省级综合性医院检查尿常规示低比重尿、肾功能正常，诊断为“原发性尿崩症”，曾应用垂体后叶素3天，因药物过敏被迫停用。否认既往有肾脏疾病、糖尿病、创伤或手术、神经系统疾病、精神疾病等病史。

刻诊：患者形体消瘦，舌质鲜红，少苔，脉弦细数。查体：体温36.5℃，血压114/70 mmHg。尿常规检查：尿比重1.009，上皮细胞0～1/HP，白细胞 0～3/HP，尿糖阴性。入院总入量11400 mL/24 h，总出量14350 mL/24 h。

诊断：消渴症（下消）；原发性尿崩症。

辨证：肺肾阴虚。

治法：滋肾固阴，清热润肺，生津止渴。

处方：生地黄24 g，牡丹皮9 g，茯苓9 g，山药15 g，知母12 g，天花粉24 g，天冬15 g，麦冬18 g，党参12 g，五味子12 g，黄芩9 g，生、熟枣仁各15 g，甘草3 g。水煎服，日一剂。

入院前数日，患者饮水量增大，每日专用两个暖水瓶供水不足，家属只好为他专备一个大桶饮水。入院第一周，为避免患者饮用生自来水，保证及时供给凉开水，需数名医护人员轮流用水杯兑制凉开水备用。服用上药一周后，方小见效果，其后症状逐渐减轻。

1966年10月7日，入院第三周。计算总入量7600 mL/24 h，总出量6700 mL/24 h。上方改山药24 g，加桑螵蛸9 g，每日含化乌梅3～5枚。

1966年12月19日，计算总入量3700 mL/24 h，总出量3600 mL/24 h。患者口渴、烦躁、乏力均明显减轻，自觉口黏、纳差、大便偏干，舌红苔黄厚腻，脉弦细稍数。治法改以滋阴清热为主，兼以理气和胃。处方：天冬、麦冬各18 g，沙参15 g，五味子9 g，生地黄18 g，山药24 g，知母18 g，黄柏9 g，天花粉12 g，覆盆子12 g，桑螵蛸9 g，白芍9 g，竹茹15 g，砂仁9 g，炒酸枣仁粉24 g（冲）。水煎服，日一剂。

1967年1月3日计算总入量3600 mL/24 h，总出量3450 mL/24 h。

1967年1月20日计算总入量和总出量均约3000 mL/24 h。

1967年1月30日痊愈出院。

［**按语**］陆老说，原发性中枢性尿崩症相对少见，以口渴、多饮、多尿、低比重尿和肾功能正常等为临床特征，故属于“消渴”范畴，虽与传统认识的“消渴病”貌似而实非，命名为“消渴症”或有合理性。临证时可借鉴和运用三消辨证法加以调治。其既以多尿为著，当归为三消之“下消”，究其病机则为肾阴亏耗，阴不敛阳，阳浮于外，化火伤津，失于濡养，即以阴虚为本，以燥热为标。本例尿崩症辨证为肾阴亏、肺津涸，总以滋肾阴而生肺津为治法，守方常服，以待阴津回复。辨治过程中注意兼顾脾胃，佐以理气和胃安神之品，使运化有源，利于后天之本，故收到预期之效。

处方手迹

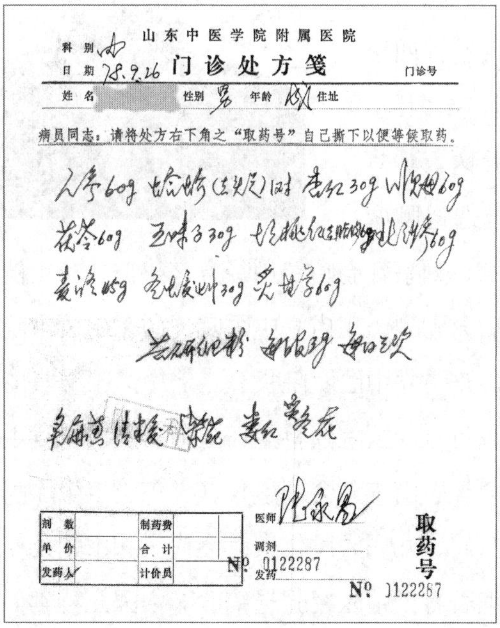

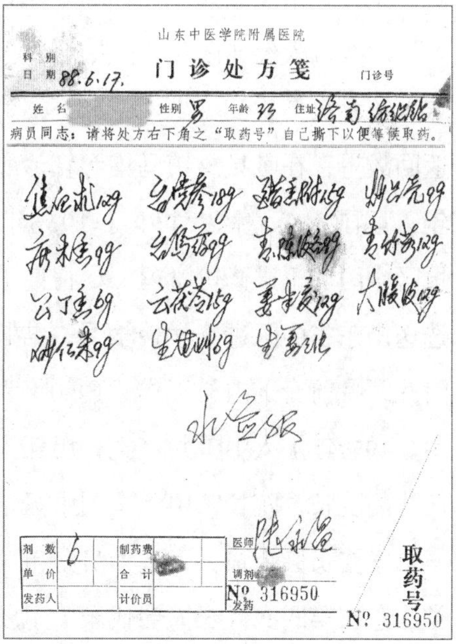

（陆峰　整理）

吕同杰

山东省名中医

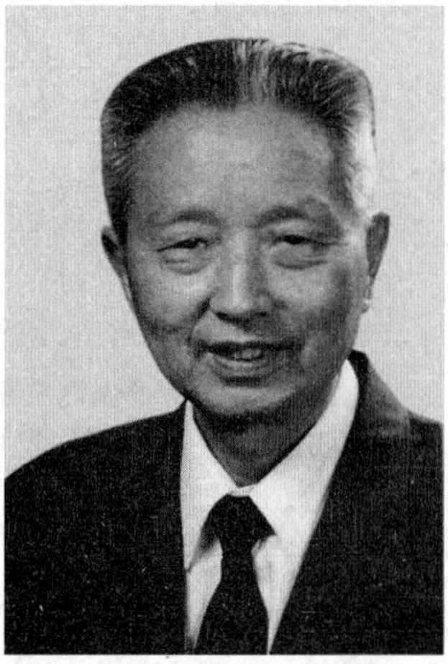

吕同杰（1929—2001年），字汉三，男，汉族，山东省临邑县后屯村人。自幼就学乡塾，其母收藏有其外祖父传给的验方一部，乡亲遘疾，所投輙验。因受其影响，自幼即酷爱医学。14岁就学于吉林市盖谦先生创办的平瑞医塾，系统学习了中医四大经典以及《医宗金鉴》《药性四百味》《温病条辨》《中西汇通医书》等。1948年返回故里，在陵县滋镇马集兰轩诊所行医。1951年入职国家公立医疗机构。1956年被选送聊城地区中医理论进修班学习，尽得谢玉牒、刘慕韩老师善用经方之秘。1958年被选送山东省中医进修学校学习，结业后分配到山东省立中医院（山东中医学院附属医院前身）内科工作，1960年为山东省立中医院院长、名老中医韦继贤助手，1959年加入中国共产党，历任山东省立中医院内科主任医师、教授、科主任、副院长、院长，中华全国中医学会理事山东分会理事长、山东省卫生厅医学科学委员会委员，当选为济南市第八届、九届人民代表大会代表和中国共产党山东省第四次代表大会代表。主要编著有《中医经验选编》《中医儿科学》等，发表有“汗、吐、下三法的临床应用”“增生性关节炎的中药治疗”“中医治疗再生障碍性贫血”等论文。

担任第一批全国老中医药专家学术经验继承工作指导老师。学术继承人：（1）相修平，山东中医药大学附属医院中医脑病科专业，主任医师、教授；（2）包培荣，山东中医药大学附属医院中医心病、重症病专业，主任医师、教授。

学术思想

一、统观全局，审证求因

临床诊治要以整体观念为指导，统观全局，审证求因，应因人、因时、因地制宜，谨守病机，各司其属，有者求之，无者求之，盛者责之，虚者责之。首要审察病机与症状之间的内在联系，明辨各种病症所归属的发病根源。外邪致病当分清何邪，内伤所病当辨析何因，以分虚实、定属性。据脏腑五行相生相克规律，循其发生、发展、变化过程，究其何脏、何腑病理生理改变并在其中所起到的主导作用，方可立方用药，以疏其血气，令其调达而致和平。

二、汗、吐、下三法的创新运用

中医诊病要点一是明确诊断，二是拟方用药。临床辨治切不可胶柱鼓瑟，唯有诊断明了，处方得当，才能获效。强调因势利导、机圆法活。善用汗、吐、下、和、温、清、补、消八法，辨证论治，灵活变通。尤其是运用汗、吐、下三法治疗疑难杂症，师古不泥，触类旁通，创新运用。

如欲利其内，必先宣其外。在肝硬化腹水辨治中，常以健脾利湿、活血化瘀之剂，辅以蝉蜕15 g，使肺气宣畅，三焦通调而水液畅行，对肝硬化腹水而有肝之郁热者，尤为适宜。

如其高者，因而越之。邪实郁塞胸、脘、喉间，无疏散下行可能者使用吐法，因势利导，逐邪排毒。曾治一妇人，年40岁余，平时纳少，消瘦，每闻及硫黄味，疲乏无力，时吐白黏痰，脉细而滑。脉证合参，系痰郁为患，法当吐之。以瓜蒂散以汤代散：取瓜蒂9 g，赤小豆60 g，水煎两大碗，先饮一半，得快吐，停后服。药后吐出黏痰大半痰盂，诸症悉除。以后随访身体健壮。

如其下者，引而竭之。亢则害，承乃制，亢盛之邪，须抵御之，气血方能得以生化。治一病人，寒积便秘，腹胀腹痛，反复发作，久治不效。遂以巴豆仁一粒，纸包，挤去油，分两次温开水冲服。药后肠鸣剧烈，泻出大量黏液粪便，多日阴寒积滞，一次廓清，腹胀腹痛、便秘顿时而解。大积大聚衰其半，后以饮食调养，以善其后。

三、善用经方治杂病

经方为众方之祖，临床应通读经典，熟悉经方组成，掌握方证对应原则，治病则可效如桴鼓。如小柴胡汤，“上焦得通，津液得下，胃气因和”，上焦得通，营卫气血得以敷布，肌表正气得固，表邪通过“身濈然汗出”而解，然后津液得下，布散于胃肠，使胃肠之气得以调和。故小柴胡汤既可解表，又可和里，是和解少阳枢机之方。用小柴胡汤加减治疗上呼吸道感染、支气管炎、慢性胃炎、肠炎、顽固性失眠等，收效颇丰。又灵活应用旋覆代赭石汤化痰降逆、和胃止呕；应用小半夏加茯苓汤治疗痰饮呕吐；桂枝加半夏茯苓汤治疗妊娠恶阻；脾虚便秘者常用生白术60 g，取其健脾通便双向作用等，尽收疗效。

四、壮水制火，热病首当救阴

缓起者非寒，骤起者非火，素体阴虚之人，往往阴液亏耗，多系水不制火所致，应刻刻不忘扶正。阴津竭绝与否至关疾病发展与预后，故治疗以救阴诸法为主要手段，“存得一分津液，即有一分生机”。临证常用生地黄、麦冬、元参等大剂救阴，辅以清热祛邪之药，使阴足则能制火，邪祛其热自退。又外感热病多起病急骤、传变迅速、病势危笃，故强调遣药宜精、剂量宜重、服药间隔时间宜短，以急挫其势，力挽危局。治热首当救阴治疗之法，临床应用效果极佳。

五、药专力宏，重视组方

既强调药专力宏，又重视组方配合。主张药不在多而在精。药物针对性强，药量充足，注重君臣佐使配合。强调对疑难病和危重症，要明确诊断，心细方可胆大，但切勿盲从。如对高热病证者主张药专量大，截断扭转。用药如生地黄60～90 g、玄参30～90 g、麦冬45 g、金银花30 g、连翘30 g、黄连15 g、黄芩24 g、板蓝根45 g、牡丹皮24 g、地骨皮30 g、生石膏60～120 g、知母30 g、柴胡30～60 g等。要明辨病情虚实，酌情佐以扶正，或反佐其寒凉。小儿和年老体弱者，酌减方药剂量，以防产生腹泻。体虚弱者常加用西洋参、生姜、大红枣，或反佐应用上肉桂、炮干姜等。若病重药轻，犹如杯水车薪，贻误病机。治沉疴危症，用量常二三倍于他人，均以剂重量大而收功。如有一发热病人，经多医治疗，均不效。遂以原药加重3倍剂量，药服1剂即愈。

六、杂症论治，注重“水、痰、瘀相关”

诸多疑难杂病，多与“水、痰、瘀相关”。水血同源，化生于后天。脾胃之气为其枢纽，水血并行而不悖，水血互用互化，相互依存。血不利则为水，水病及血，血病累水，相互交结为患。人体中水液、血液代谢和运行，如同自然界之江河湖海水渠沼泽之关系，有着相互调节和相互补充的作用。生理状态下二者具有动态平衡，一旦失衡，则百病丛生，或瘀血内阻而水液不行，或水湿泛滥而血行不畅，水湿不行为痰、血行不畅为瘀，痰瘀化热生毒，故怪病多为痰作祟，瘀血亦可生怪病。辨治疑难杂症，尤注重“水瘀相关”“痰瘀相关”之论。

七、治痹注重通络，祛邪方能养正

人体四肢百骸灵活自如，健壮有力，依赖于气、血、津、液循行于经络而生生不息。若机体正气虚弱，风、寒、湿、热等诸邪乘虚而入，杂致合而为痹，导致经络痹阻、气血凝滞，引起肢体、关节、肌肉经络等处疼痛、重着、麻木、屈伸不利、关节肿大或僵硬、畸形等症状。痹证虽有风、寒、湿、热之分，均因于脉络不通，直接影响气、血、津、液的运行，不论是局部或是多处关节肌肉疼痛，其病理机制均是相互影响的，都具有不通则痛的病理基础。临床应用化瘀通络、走窜搜剔之虫类药，对畅通经络，消除痹肿，通利关节，缓解疼痛有良好作用，并可携带祛风、散寒、化湿、清热、解毒及扶正之品，药达病所。

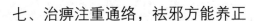

八、注重脾胃，斡旋升降

人体是一个有机整体，机体内经常处于一种动态平衡状态，一旦这种平衡遭到破坏，就会产生疾病，归纳起来不外风、痰、火、虚、瘀及脏腑虚损等病因。脾胃为后天之本，临床诸病当以顾护脾胃为要，制方遣药不忘促进脾胃升降之功能，治疗原则为气逆则降，气滞则通，气虚则补，气陷则升，使逆乱之气归复，至脾胃升降有序。健脾胃、升降传导功能得到调节和恢复，风、痰、火、虚、瘀等病理产物亦可化解。临证可通过抑盛扶衰，达到“调节阴阳，以平为期”，使机体达到正常动态平衡。

九、博采众长，诲人不倦

中医事业要发展，就要不断改变观念，要将现代先进科研手段融入古老的中医之中。治学要严谨，勤求古训，博采众长，学而不厌，为人师表。对学生要诲人不倦，身体力行，激励后学。

临床经验

一、吕氏清咽解毒汤（急性扁桃体炎方）

生地黄30 g，玄参24 g，麦冬15 g，板蓝根45～60 g，山豆根15 g，黄芩15 g，桔梗9 g，牡丹皮15 g，薄荷8 g，蝉蜕15 g，白芍15 g，牛蒡子15 g，浙贝母15 g，甘草6 g。水煎2次，共约300mL，分2次服，日一剂。

功效：清热解毒利咽。主治急性扁桃体炎、咽炎。

二、风湿痹证四方

1. 除痹逐瘀汤

黄芪30 g，葛根30 g，当归15 g，川芎12 g，红花9 g，姜黄12 g，威灵仙12 g，白芷9 g，甘草6 g，刘寄奴15 g，路路通15 g，白芷12 g，桑枝30 g，胆南星9 g，

羌活9 g，白芥子9 g。水煎两遍，兑匀，分2次服，日一剂。

功效：除痹逐瘀，化痰通络。

2. 通经逐瘀汤

黄芪30 g，桂枝15 g，川芎12 g，当归15 g，白芍30 g，丹参15 g，牛膝21 g，红花9 g，独活15 g，威灵仙12 g，刘寄奴15 g，穿山甲珠10 g，路路通15 g，甘草6 g。水煎两遍，兑匀，分2次服。日一剂。

功效：益气活血，通络止痛。

3. 益气逐瘀汤

黄芪60 g，制白术30 g，附子12 g，生地黄30 g，白芍30 g，生石膏30 g，制川乌、制草乌各9 g，忍冬藤30 g，防风12 g，路路通15 g，桂枝12 g，牛膝21 g，炙甘草15 g。水煎两遍，兑匀，分2次服，日一剂。

功效：益气养阴，温通血脉，清热通络。

4. 滋肾逐瘀汤

熟地黄24 g，何首乌24 g，附子12 g，桑寄生15 g，怀牛膝15 g，当归15 g，穿山甲珠10 g，威灵仙15 g，川芎15 g，白芍15 g，路路通12 g，甘草6 g，麻黄3 g。水煎两遍，兑匀，分2次服，日一剂。

功效：益肾、活血、通络。

三、定眩汤

党参30 g，白芍15 g，柴胡12 g，白术24 g，茯苓30 g，泽泻15～30 g，当归15 g，川芎12 g，代赭石15～30 g，荷叶15～30 g，半夏15 g，陈皮9 g，龙骨30 g，牡蛎30 g，甘草4.5 g，生姜3片，大枣6枚。水煎服，日一剂。

功效：效补益气血，健脾化痰，升清降浊。

四、顽固便秘方（加味小柴胡汤）

柴胡18 g，黄芩9 g，半夏12 g，党参30 g，生地黄30 g，玄参24 g，麦门冬24 g，生白术60 g，甘草6 g，苦杏仁9 g，桔梗4.5 g，生姜9片，大枣6枚。水煎服，日一剂。

功效：宣展枢机，通利三焦。

五、五虫四藤汤

蜈蚣3条，地龙15 g，乌梢蛇9 g，地鳖虫9 g，全蝎6 g，忍冬藤15 g，钩藤15 g，鸡血藤25 g，络石藤20 g，黄芪90 g，丹参30 g。水煎服，分2次服，日一剂。

功效：治疗脑血栓，血瘀阻络，活血化痰，通达脉络。

六、溃疡散胶囊

葛根15 g，白及15 g，儿茶6 g，砂仁6 g，延胡索10 g，白芍10 g，白芷10 g，甘草10 g，煅瓦楞子30 g，海螵蛸20 g，大黄3 g。将各药研末，过筛，装入药用胶囊，每粒约0.6 g，每次5粒，温水送服，日3次。

功效：治疗消化性溃疡，制酸止痛，祛瘀生新。

七、中脏厥脱

中风后目合口开、手撒遗尿，并见口干少津者，是阳气暴脱、津液失布所致，并非津枯。阴竭阳脱者，必见足冷、面赤、痰涌，急煎石菖蒲，送服猴枣散（猴枣、羚羊角粉、天竺黄、川贝母、沉香、代赭石、麝香、硼砂）以豁痰降逆，并投地黄饮子以壮水制火。若出现肢厥、面赤如妆、汗出如珠、脉来无根者，乃阴竭于下、阳孤于上的戴阳危症，急用姜盐汤送服黑锡丹40粒，以坠痰定逆，镇纳浮阳，温固下元。

八、内外并治相结合

人体五脏六腑、四肢百骸是由经络连接的有机整体。须内外并治有机结合，内治清泻三焦，外治药达病所，内外合治，收效殊异。曾治一青年女性喉痹（恶性肉芽肿）患者，咽喉肿痛、溃烂（悬雍垂已大部烂掉），声音嘶哑，张口吞咽不利，并伴高热、汗出，舌淡红，苔黄，脉细数。会诊后以病人素患喉痹，产后体虚，复感外邪，温热毒邪蕴结于喉，乃至正虚邪实之候。法当祛邪为主，兼以扶正。自拟清咽解毒汤加西洋参9 g、肉桂1 g，清咽解毒，益气养阴，引火归元。并自拟外用散剂：珍珠1 g，人工牛黄2 g，麝香0.3 g，雄黄3 g，冰片1 g，硇砂2 g，薄荷冰0.3 g。共研细末，吹其咽喉溃烂处。内外同治，以图速效。用药第二天，高热已退，诸症明显减轻，治疗十余天，病告痊愈。

擅治病种

擅治疑难病症，病种涵盖内、外、妇、儿科。

1. 心主神明、肝藏魂、肾藏精。失眠常与内伤七情所导致脏腑功能失调相关。脏腑所伤，阴阳不和，则夜寐不安，水火不相既济，心火内炽，扰乱心神，则心烦，失眠。针对顽固性失眠拟定辨治五法：补气养血、和营安寐之法，滋肾填精、益髓安神法，滋阴降火、清心安神之法，清热化痰、清宫安神之法，疏肝安魂、镇心宁神法。

2. 对难治性胃炎及溃疡病，以胃病屡发，必有痰气交阻，痰热郁结，病久必入胃络，拟定五法治之：建中通胃法，清热化湿法，舒肝和胃法，养阴安胃法，化瘀止痛法。

3. 哮证为内有宿根，外感六淫引动所致。肺为气之主，肾为气之根。哮喘病发作时多因风挟邪毒引动内里宿痰，搏结于气道，使肺气肃降失调，肾气摄纳失职，而气逆于上，发生哮喘。脾为生痰之源，肺为储痰之器，因此哮喘病是肾、肺、脾三脏亏损之症。辨治须明辨寒热，区分虚实，实则泻之，虚则补之。发作期急治其标息风定喘；缓解期缓治其本力拔宿根。治法：实痰冷哮证用青龙三石汤；实痰热哮证用养阴清肺汤；虚哮用固摄纳气汤；缓解期实哮用息风散，虚哮用化痰丸。

4. 周围血管病与气、血、五脏关系密切。气行血则行，气滞血则凝，五脏为气血生化之本，又为气血运行之动力。辨治常用以下五法：清热化瘀法，建中除痹法，扶阳通脉法，活血化瘀法，温通清痹法。

5. 粗守形，上守神。病人有神无神，是判断疾病轻重及预后的关键，“得神者昌，失神者亡”。心为君主之官，为五脏六腑之大主，心不明则十二官危，心动则五脏六腑皆摇，五脏六腑之病也可损及于心。临床辨证应循经求源、治病求本。常用清心复律法、清胆复律法、化气复律法、通降复律法、清咽复律法、化浊复律法、化瘀复律法、补气养血法等。

6. 阳化气阴成形，阴精所奉其人寿，阳精所奉其人夭，临床以保护阴津、协调脏腑阴阳为治疗基本大法，如解毒滋阴法、益气滋阴法、凉血滋阴法、活血滋阴法、散风滋阴法、祛湿滋阴法、软坚滋阴法、温阳滋阴法等。

典型医案

李某，男，13岁。1983年3月10日初诊。半年前，无明显诱因突然仆倒，昏不知人，两目上视，口吐白沫，四肢抽搐，牙关紧闭，尿失禁，发作约10分钟即过。醒后一如常人，但疲乏无力。当地某医院诊为癫病，用苯妥英钠等治疗，半年来仍发6次，并逐渐加重。3日前又发作一次持续约40分钟。

诊见神情呆滞，舌质淡红，苔薄白脉弦。脑电图异常（右侧大脑半球疑有病灶）。诊断：癫痫。

辨证：风痰蒙蔽清窍。

治法：开窍定痫，补益气血。

方药：定痫丸（自拟方）。茯苓60 g，半夏60 g，陈皮45 g，党参60，当归60 g，川芎45 g，胆南星80 g，白芥子45 g，明矾30 g，硼砂45 g，皂角炭30 g，全蝎60 g，蜈蚣50条，僵蚕60 g，琥珀45 g，朱砂15 g，天竺黄45 g。共为细末，炼蜜为丸，每丸9 g，日服两次，连服两料。

1984年8月27日复查，自服丸药后（西药停服），病未复发，亦无不适。复查脑电图，属正常范围。1987年5月随访，缓解4年未作。

［**按语**］癫痫病因虽多，但无不因风、痰而作，据多年临床经验自拟定痫丸，以涤痰息风，开窍定痫。方中胆南星、半夏、陈皮、白芥子、明矾、硼砂、皂角炭、天竺黄豁痰开窍，全蝎、蜈蚣、僵蚕平肝息风镇痉，茯苓、朱砂、琥珀镇心安神。该患者因反复发作，形体已虚，故方中复加党参、当归、川芎补气养血以祛邪。痫证发作控制后，为防复发，继服两料，巩固治疗，终获良效。

处方手迹

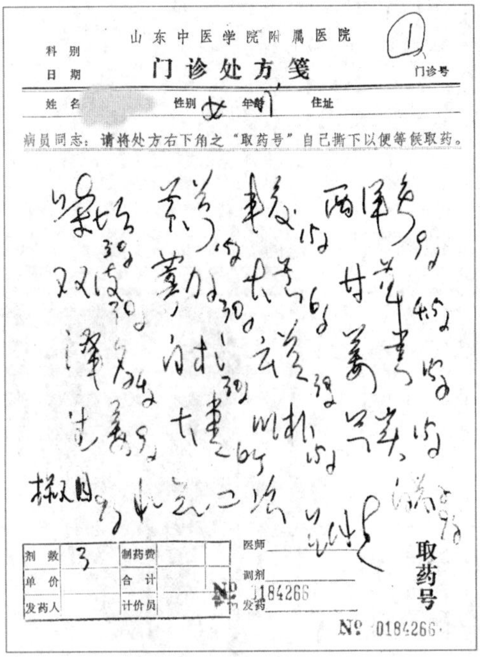
山东中医学院附属医院
门诊处方笺
科别
日期
门诊号
姓名　　性别 女　年龄　　住址
病员同志：请将处方右下角之“取药号”自己撕下以便等候取药。
剂数 3　制药费
单价　合计
发药人　计价员
医师
调剂
发药
№ 0184266
取药号
№ 0184266

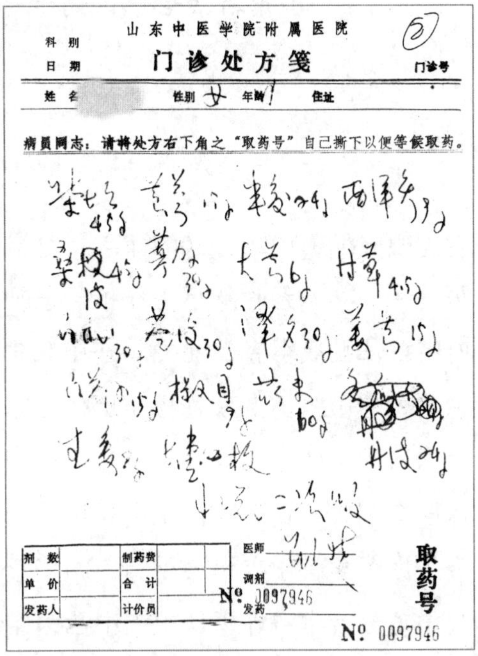
山东中医学院附属医院
门诊处方笺
科别
日期
门诊号
姓名　　性别 女　年龄　　住址
病员同志：请将处方右下角之“取药号”自己撕下以便等候取药。
剂数　制药费
单价　合计
发药人　计价员
医师
调剂
发药
№ 0097946
取药号
№ 0097946

（包培荣、高毅　整理）

顾振东

山东省名老中医药专家、山东省名中医药专家

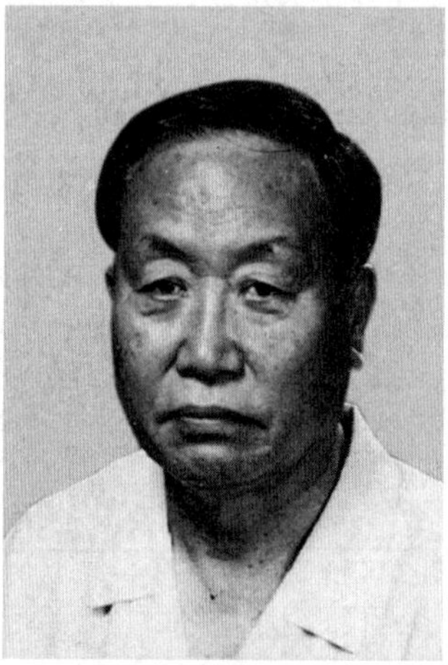

顾振东（1929—2004年），全国首批老中医药专家学术经验继承工作指导老师，首批政府特殊津贴获得者，2003年获山东省有突出贡献的名老中医药专家称号，历任山东省立中医院内科副主任、血液肿瘤科主任、副院长，第六届全国人大代表，山东省科协委员，山东省卫生厅医学科学委员会委员，中华全国中医学会山东分会常务理事，中国中西医结合研究会血液病分会委员、山东分会副秘书长等职。自1959年起，跟随刘惠民先生学习中医七年多，认真学习和研究刘老的学术思想、辨证规律、用药特点及临床心得，系统掌握了中医理论体系，并积累了丰富的临床经验。多年从事中医、中西医结合的肿瘤防治工作，他领导的血液肿瘤科成为山东省血液病科病床最多的基地之一，对白血病和再生障碍性贫血皆取得良好疗效。

发表“中西医结合治疗急性非淋巴细胞白血病55例疗效和预后因素分析”“慢粒白血病45例临床分析”“白血病证治”“阿胶补浆治疗白细胞减少症及缺铁性贫血415例临床总结”等论文。

“农吉利抗癌临床研究”获1978年全国医学科学大会奖。“莪术的抗癌临

床研究”获1978年省级成果奖。“中西医结合治疗急非淋白血病的临床和实验研究”通过省级鉴定。1978年参加了山东省白血病协作组，进行了“单纯化疗和中西医结合治疗急性白血病的对比研究”，获省卫生厅三等奖，“中医药加HOAP方案治疗急非淋白血病的临床与实验研究”通过省级鉴定，达到国内先进水平。1994年“中药治疗抗白血病小鼠实验研究”，获山东省科技进步三等奖。

担任第一批全国老中医药专家学术经验继承工作指导老师。学术继承人：（1）牛景月，石家庄平安医院血液病科，主任医师；（2）吴维海，石家庄平安医院血液病科，主任医师；（3）陈泽涛，山东中医药大学附属医院保健科，主任医师；（4）徐瑞荣，山东中医药大学附属医院血液病科，主任医师；（5）史大卓，中国中医科学院西苑医院心血管科，主任医师；（6）周晓园，山东中医药大学附属医院肿瘤科，主任医师；（7）郑翠娥，山东中医药大学第二附属医院肺病科，主任医师；（8）李振波，广州中医药大学第一附属医院血液科，主任医师，现居美国；（9）刘媛，山东中医药大学附属医院血液科，主任医师，现居澳大利亚；（10）孟祥涛，山东东阿阿胶厂，研究员；（11）刘宇龙，广东省中医院肿瘤科，主任医师，现居香港。

学术思想

深谙中医诸法，以传统的中医药学为根本，充分发挥中药的四性五味，在中医理论基础上，结合现代医学的认知，寻求探索了一条中西医结合诊疗血液病的道路。在不断的摸索中，创立了“益气养阴、益气养血补肾、清热解毒”治疗白血病的理论。注重基础研究，挖掘新药，如应用棉花根治疗血友病。继承发扬祖国医学，善于结合现代医学，开创中西医结合治疗血液病。

临床经验

一、治疗虚劳时，注重肾为先天之本，多用血肉有情之品

虚劳病中五脏相关，气血同源，阴阳互根，在虚劳的病变中常互相影响，气虚不能生血，血虚无以生气；气虚者，日久阳也渐衰；血虚者，日久阴也不足；阳损日久，累及于阴；阴虚日久，累及于阳。病损部位主要在五脏，尤以脾肾两脏更为重要。肾为先天之本，主骨，藏精，生髓，为精血生化之源，在治疗虚劳病人时，加用部分补肾类药物，如熟地黄、补骨脂、肉桂、骨碎补、枸杞子、桑椹等。血肉有情之品，如鹿角胶、阿胶、鳖甲、醋山甲等，以达到调整阴阳平衡、补益精血的作用。

二、创立益气养阴清热法治疗急髓劳

经过多年的临床经验，发现几乎所有患者都有气虚和阴虚的表现，而邪毒内蕴是急髓劳发病的基本因素。气虚表现为乏力、心悸、气短等，阴虚可生内热，出现发热，迫血妄行则出现出血症状。总之，气虚、阴虚及邪热为基本病理机制，故治疗以益气养阴清热为基本治法，结合兼证、变证之不同加味用药更符合临床实际。并自拟益气养阴方。常用药如黄芪、太子参、白术、茯苓、生地黄、白花蛇舌草、半枝莲、小蓟、蒲公英等。

三、紫癜宜治火治气治血

顾老认为紫癜病病机在气伤或火盛两个方面。气伤是主要病理。火为热之所极，是另一病理变化，火热均为阳性，最易灼伤络脉，使血流加速，迫血妄行，从而引起各种出血。火热有实火、虚火之别，实火多为外感风热燥火，烟酒过度，膏粱厚味，情志过极，肝郁化火，多见青壮年；虚火多为年老久病肾阴偏虚，水不制火。急性期多以火盛为主，外感诱发，故紫癜颜色鲜红，随着血液流失，气随血耗，或阴液受损，或因大量摄入强的松等导致气阴两虚。慢性期病机以气虚或阴虚为主，此时紫癜颜色淡红。恢复期由于

气虚行血无力，血少脉络空虚，病理以血瘀为主，故紫癜色暗。顾老按照紫癜病机的演变规律及临床症状特点，运用凉血止血、收敛止血、活血止血药物，如水牛角、生地黄、牡丹皮、赤芍、小蓟、侧柏叶、黄芩炭、仙鹤草、知母、黄柏等。

四、注重顾护老年患者的脾胃功能

注重顾护老年患者的脾胃功能，尤其是血液病人中应用化疗药物的。顾老认为高龄的老年患者大部分都存在脾胃虚弱，故在临床上治疗老年人的便秘时，一般不主张使用大黄一类的苦寒泻下药，而是善用厚朴、枳壳、木香等理气药，认为对于老年患者“理气即能通便”，以疏理气机的方式促进胃肠的蠕动，达到清理宿便的目的。

五、常用经验方

自拟益气养阴方基本方：黄芪24 g，太子参15 g，生白术15 g，茯苓15 g，生地黄24 g，炙黄精15 g，天冬15 g，麦冬15 g，白花蛇舌草30 g，半枝莲30 g，小蓟30 g，蒲公英30 g，甘草10 g。加减：贫血较重，乏力、心悸明显者，加当归10 g、阿胶10 g、枸杞子15 g、女贞子15 g；鼻衄、齿衄、皮肤瘀斑等出血明显者，加三七粉3 g、牡丹皮12 g、玄参15 g、紫草10 g；伴感染、热势较重者，加金银花30 g、连翘15 g、栀子12 g、黄芩12 g、板蓝根15 g；持续高热不退者，加安宫牛黄丸。

擅治病种

一、虚劳

再生障碍性贫血属于中医“虚劳”范畴，分为肾阴虚、肾阳虚、肾阴阳两虚。以填精生髓、补肾温阳、阴阳双补为原则，根据证候轻重及其演变可适当加减。如兼有气血双亏者，重用黄芪、党参；出血明显而属阴虚内热者，则重用生地黄、旱莲草、牡丹皮；血热妄行者除重用生地黄、紫草外，尚需加清热解毒药，如生栀子、板蓝根等。有高热者，一般按卫气营血辨证治疗，邪在卫分者，多用银翘散加柴葛解肌汤；在气分者，多用人参白虎汤及黄连解毒汤加减；热入营血，用清营汤、犀角地黄汤等。

二、急髓劳

急性白血病属于中医“急髓劳”范畴，病机有以下两个方面：一是机体阴精、气血素亏，温毒外发时很快出现元阴耗损、气血亏虚的征象；二是温热邪毒蕴结较重，易于传变。且温热邪毒较重者，多骤然起病，出现灼精动血的症状。将急髓劳分为气血亏虚、气阴两虚、热毒炽盛三型，治以扶养正气，清透邪热，益气养血，辅以滋阴；清热解毒，佐以滋阴托邪。自拟益气养阴方（黄芪24 g、太子参15 g、生白术15 g、茯苓15 g、生地黄24 g、炙黄精15 g、天冬15 g、麦冬15 g、白花蛇舌草30 g、半枝莲30 g、小蓟30 g、蒲公英30 g、甘草10 g）。加减：贫血较重，乏力、心悸明显者，加当归10 g、阿胶10 g、枸杞子15 g、女贞子15 g；鼻衄、齿衄、皮肤瘀斑等出血明显者，加三七粉3 g、牡丹皮12 g、玄参15 g、紫草10 g；伴感染、热势较重者，加金银花30 g、连翘15 g、栀子12 g、黄芩12 g、板蓝根15 g；持续高热不退者，加安宫牛黄丸。

三、肺癌

气阴两虚为本病根源，故以益气养阴为治本之要，益气以助肺脾之气，养阴以益肺肾之阴，自拟肺癌汤（黄芪、党参、白术、生地黄、麦冬、山茱萸、枸杞子、白花蛇舌草、半枝莲、全蝎、蜈蚣、砂仁、甘草）为基本方，化裁治之。刺激性干咳，重用止咳化痰药，如半夏、茯苓、瓜蒌、桔梗，并加用沙参、天花粉等；对于咳嗽频剧，伴有胸痛剧烈的患者，重用枇杷叶以镇咳止痛、抗肿瘤。若伴痰中带血甚或咯血，常加用牡丹皮、黄芩、小蓟等凉血止血；肺癌术后，元气大伤，阴血不足，常重用益气养阴之品，如党参、太子参、麦冬、石斛等；胸闷憋喘、痰湿积聚较重者，适当加用化痰利湿、补肾通利小便的药物，如半夏、芦根，并常配伍少量的桂枝，取其温阳通阳化气，或少量通草，以通为用；出现大便难下的症状，选用少量的桂枝、通草，取其通之用，以成调理下焦之功；胸痛、骨痛甚者，加用细辛，由小量开始逐渐增加。

四、肝癌

关键在疏肝理气、养血柔肝。肝藏血主疏泄，体阴而用阳，体阴者肝血易亏、肝阴易损，用阳者肝气易郁、易滞，故治当以柔肝养肝、疏肝理气为要，自拟肝癌汤（生地黄15 g、麦冬20 g、白芍药15 g、山茱萸15 g、枸杞子15 g、柴胡22 g、郁金25 g、砂仁20 g、白花蛇舌草40 g、半枝莲30 g、党参15 g、白术15 g、茯苓10 g、甘草5 g）。加减：若痛甚者，加细辛（最大量用至9 g）、全蝎、蜈蚣；黄疸者，加茵陈、黄柏；肿块坚硬者，加穿山甲、水蛭、浙贝母，无出血现象可加三棱、莪术以攻坚破积；腹水、浮肿者，加薏苡仁、泽泻，重用茯苓；腹胀者，加陈皮、大腹皮；五心烦热、口干甚者，加栀子、黄柏、鳖甲；大便干者，加肉苁蓉、柏子仁，重用当归。

五、胃癌

治疗胃癌以益气护胃为主。胃癌患者多有脾胃气虚、气滞之症，病理基础以气虚、气滞为特点，当以益气行气为治疗大法，自拟“胃癌基本方”（黄芪、党参、白术、茯苓、佛手、川楝子、延胡索、砂仁、白花蛇舌草、半枝莲、甘草）随症加减治之。疾病的阶段不同，气虚、气滞程度亦不同，如胃癌手术切除的患者气虚重于气滞，故宜重用补气药；失去手术机会的晚期患者，不仅气虚气滞并重，还有痰瘀、邪毒等互结之积聚，故治疗除益气行气外，宜再加入有攻坚化瘀解毒功能的穿山甲、鳖甲、水蛭、蜈蚣、全蝎之类；化疗中的患者，加入半夏、竹茹降逆止呕之同时，还需用白芍、甘草、女贞子、枸杞子等缓急养阴；伴呕血、黑便者，加白及、小蓟及大黄粉冲服，取清瘀止血之功。

典型医案

患者，女，8岁，1992年8月14日因皮肤散在瘀斑、瘀点，于济南市某医院就诊。查血常规：Hb 89 g/L，WBC 5.6×10^9/L，PLT 20×10^9/L。骨髓穿示：骨髓增生活跃，粒红两系增生良好，全片见巨核细胞17个，幼稚巨核偏多。确诊为免疫性血小板减少症。给予强的松、维生素C、达那唑等药物治疗，效果不明显，3个月自行停用激素。1992年11月24日来我院就诊。当时双下肢皮肤散在瘀斑、瘀点，色淡红，压之不褪色，无皮肤瘆痒，时有鼻齿衄血，下午低热，盗汗，手足心热，尿黄，大便干，舌红少苔，脉细数。血常规：Hb 84 g/L，WBC 6.4×10^9/L，PLT 24×10^9/L，出血时间2分钟，凝血时间3分钟。辨证为阴虚火旺型，给予知柏地黄汤加减：知母10 g，黄柏10 g，生地黄15 g，牡丹皮15 g，山茱萸12 g，泽泻9 g，茯苓12 g，小蓟20 g，仙鹤草18 g，地骨皮20 g，侧柏叶10 g，甘草6 g。

二诊：服用1个月后，自觉症状明显减轻，去泽泻，加女贞子20 g。1993年1月18日血常规：Hb 89 g/L，WBC 5.4×10^9/L，PLT 37×10^9/L。双下肢瘀斑、瘀点明显减少，色暗，伴周身疲乏无力，气短懒言，纳差，嗜睡，便溏，易感冒，多汗，舌淡苔薄白，脉细弱。顾老辨证为久病伤气或寒凉药物损伤脾胃致脾气虚，气不统血。治则为益气摄血佐以滋阴凉血。改用归脾汤加减：黄芪20 g，党参15 g，白术10 g，茯苓12 g，当归10 g，远志9 g，黄精15 g，仙鹤草15 g，侧柏叶10 g，生地黄20 g，牡丹皮20 g，小蓟20 g，甘草6 g。30余剂后，患儿体力恢复，纳食增多，双下肢出血斑消退。

三诊1993年6月18日。查血常规Hb 105 g/L，WBC 5.9×10^9/L，PLT 69×10^9/L。上方加三七粉3 g冲服，日一次，服用年余。随访2年，血小板波动于（100~160）×10^9/L，无出血。

处方手迹

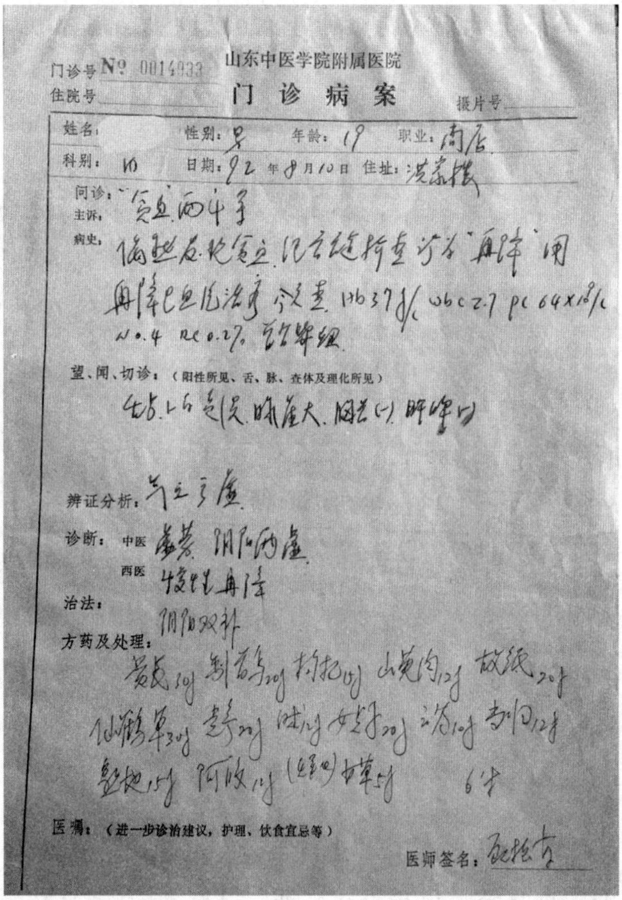

门诊号 No 0014933　山东中医学院附属医院
住院号　　门诊病案　　摄片号

姓名：　性别：男　年龄：19　职业：商店
科别：10　日期：92年8月10日　住址：洪家楼

问诊：
主诉：贫血两年
病史：[illegible]

望、闻、切诊：（阳性所见、舌、脉、查体及理化所见）
[illegible]

辨证分析：气血亏虚
诊断：中医　虚劳　阴阳两虚
　　　西医　慢性再障
治法：
阴阳双补
方药及处理：
[illegible]　6付

医嘱：（进一步诊治建议，护理、饮食宜忌等）

医师签名：顾振东

（徐瑞荣、刘奎　整理）

顾振东

衣元良

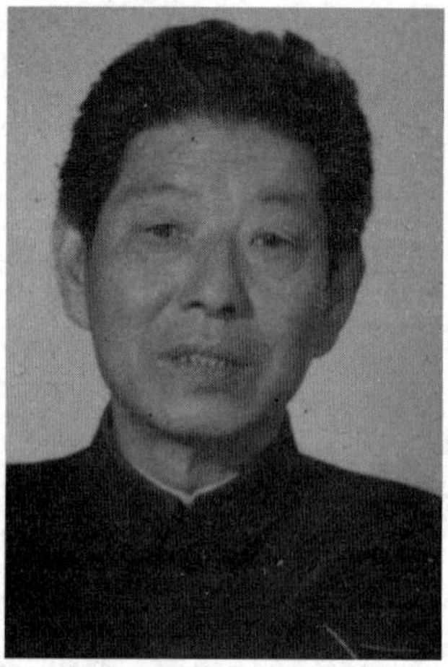

衣元良（1926—2001年），男，汉族，山东烟台市栖霞县人。1945年7月参加革命，1946年3月加入中国共产党。1948年进入中国人民解放军华东大学学习，1950年进入济南市任山东公安总队卫生所所长、济南市干部休养所副所长、济南公费医疗门诊所所长、主治医师，1954年任济南市卫生干部进修学校校长、党支部书记，1957年任济南市工人医院院长兼党支部书记，1960年任济南市卫生局副局长，1961年任山东省泰安专署卫生局副局长。1962年任山东省中医药研究所副所长，1977年调山东中医学院附属医院任副院长兼眼科主任、主任医师、教授，1990年离职退休。中医眼科教授、主任医师。1992年享受国务院政府特殊津贴。第一届山东省中医五官科专业委员会主任委员。

衣元良对治疗各种眼科常见病、疑难病进行了广泛深入的研究，尤其对中医治疗弱视、老年性白内障、视神经炎、视神经萎缩、眼内出血、视网膜病变等进行了细致的临床研究、积累了丰富的经验。先后在省级以上医学杂志发表学术论文50余篇，先后获省级自然科学优秀论文奖和科研成果奖多项。“中药治疗弱视的临床研究”“祛障明目片治疗白内障的临床及实验研究”获省科技进步二等奖。主要编著有《名医验方选集》《中药临床应用》等著作。

1991年担任首批全国老中医药专家学术经验继承工作指导老师。学术继承人：（1）王静波，山东中医药大学附属医院中医眼科专业，主任医师；（2）郑新青，山东中医药大学中西医结合专业眼科方向，教授。

学术思想

一、滋补肝肾，荣养精血为根本

小儿弱视在中医眼科无相应的病名，从外无翳障、视物模糊的主要症状辨证，认为多由先天肾气不充而致肾精亏损，肾精虚少引起脏腑上注于目中的精气不足，精气不能上承濡养于目，目失所养，神光发生无源，发越无能，致视力欠缺，日久不愈则成弱视。从而提出滋补肝肾、荣养精血应是治疗小儿弱视的治则。

二、从肝肾入手，用药首重脾胃

老年内障眼病多病程冗长，治疗难见速效且疗效难以持久。任何引起肝血不足、肝气郁滞、肾阴亏损的原因均可造成内障眼病，而肝血的化生，肾精的补充，均赖脾胃的运化与吸收功能，老年人多中气虚弱，消化吸收功能日渐衰退，所以老年眼病如老年黄斑变性、老年性白内障等宜用补益肝肾、健脾和胃等法。

三、善调气血，补虚与祛瘀兼用

一些老年内障眼病在调理肝肾脾同时注重补益气血，并认为慢性病“久病必有瘀”，结合老年人皆阳虚少动多静之体，血行迟滞缓慢，易于成瘀，且易情志不舒，以致肝郁气滞，而气机不畅又是致瘀之源的特点，所以导致“虚”“瘀”并存。这是老年黄斑变性、老年性白内障及消渴目病等老年眼病的共同特点。

临床经验

一、中医药治疗小儿弱视

小儿弱视在中医眼科无相应的病名，从外无翳障、视物模糊的主要症状辨证，认为多由先天肾气不充而至肾精亏损，采用滋补肝肾、益气养血的基本治疗原则，经多年临床筛选出了对小儿弱视有效的视明饮。

二、中医药治疗老年性白内障

根据老年性白内障发病眼无红肿、疼痛，瞳神圆整无缺的临床特征，认为此病的发生与肝肾脾三脏关系密切，提出了老年性白内障发病主要是因老年体弱，肝肾不足，脾虚失运，以致气血两虚，气滞血瘀，精气不能上荣于目而致晶珠混浊的发病机理，确立了滋补肝肾、健脾和胃、活血明目为主的治疗原则，创立了治疗老年性白内障的有效方剂祛障明目片。

三、川白汤外熏洗治疗春季卡他性结膜炎

经多年临床发现祛风清热、止痒退赤的川白汤熏洗治疗春季卡他性结膜炎疗效短，效果好，减少了药物不良反应，病人应用方便。

擅治病种

擅治小儿弱视、老年性白内障及各种疑难眼底病。

一、小儿远视、弱视

在治疗弱视方面有丰富的经验，创制了视明饮，主要药物组成：熟地黄、白芍、山药、女贞子、葳蕤仁、桑椹、枸杞子、黄精、肉苁蓉、陈皮，治疗远

视弱视方面，效果显著。

二、早期老年性白内障

早期老年性白内障往往干扰患者视觉，许多病人求助于中医眼科，根据老年人的体质及往往伴有全身多发病的特点，创立了治疗老年性白内障的有效方剂祛障明目片。药物组成：熟地黄、当归、白芍、红花、川芎、党参、茯苓、山药、女贞子、肉苁蓉、潼蒺藜、菊花、车前子、陈皮。

三、外眼疾病

擅长应用外治法治疗外眼病，特别是时复证，小儿每年反复发作，缠绵难愈，患儿服药又比较困难，衣老长期临床应用川白汤熏洗治疗。药物组成主要有川芎、白芷、鹅不食草、金银花、花椒。

四、眼底疾病

对各种眼底疾病，特别是视神经、视网膜病变，眼底出血等病变的后期，认为常与气血、肝肾有关，常应用四物五子汤加减治疗多能收到奇效。

典型医案

医案一：屈光参差性弱视

张某某，男，7岁。发现患儿左眼视力欠佳两年余。两年前家长发现患儿左眼视力欠佳，在外院验光诊为“屈光不正、弱视”，矫正视力不佳，戴眼镜后视力进展缓慢，要求中药治疗。

眼科检查。视力：右眼0.8，左眼0.25；近视力：右眼1.2，左眼0.6；矫正视力：右+0.75+0.5×100=1.0，左−1.00+3.75×180=0.5。双眼正位，屈光间质清晰，眼底：右眼为中心注视，左眼为中心旁注视。立体视觉，颜氏图=60″，双眼中心抑制暗点均为10°。VEP：右眼P2、N2波潜伏期略延迟，左眼P2、N2

波潜伏期明显延迟。提示VEP右眼轻度异常，左眼中度异常。舌淡苔薄白，脉沉细。

中医诊断：能近怯远（右）；视瞻昏渺（左）。

证型：肾精虚少，气血亏虚。

治则：滋补肝肾，补益气血。

方药：视明饮加减。生地黄15 g，党参12 g，白芍6 g，山药15 g，女贞子12 g，桑椹10 g，枸杞子12 g，黄精12 g，肉苁蓉15 g，陈皮15 g，车前子15 g。水煎服，每日一剂。

配合遮盖右眼。

二诊：服上方1个月后，复诊食欲欠佳，余无何不适。检查视力：右眼1.5，左眼0.8，舌脉同前。上方加黄芪15 g、焦三仙各10 g、麦冬12 g继服。

三诊：又服上方1个月后，视力右眼1.5，左眼1.0，左眼为中心旁注视3°，余同前。又服上方2个月后，停药定期观察。

四诊：停药2年后复查，视力右眼1.2，左眼1.0，立体视觉，颜氏图=60″。中心抑制暗点右眼消失，左眼为5°，复查VEP：双眼P2、N2波潜伏期均正常，双侧各波幅对称，提示VEP双眼大致正常。

医案二：屈光不正性弱视

赵某，男，6岁。家长发现患儿低头视物10个月余。10个月前家长发现患儿低头视物，曾在外院诊为“屈光不正，弱视”，先后行后像加遮盖、戴镜治疗后视力稍有提高，要求配合中药治疗。

眼科检查：视力：右眼0.1，左眼0.1；矫正视力：右+5.00+1.25×90=0.5，左+5.75+1.00×90=0.4。左眼歪斜约5°，屈光间质清晰，眼底：双眼黄斑中央凹反射不见。立体视觉小于800″，双眼中心抑制暗点均为5°，VEP：双眼P2波潜伏期延迟，提示VEP双眼中度异常。舌赤，苔薄白，脉细数。

中医诊断：能远怯近（双）；视瞻昏渺（双）；目偏视（左）。

证型：肝肾亏虚，气血不足，目失濡养。

治则：滋补肝肾，补益气血。

方药：视明饮加减。生地黄15 g，党参12 g，白芍6 g，山药15 g，女贞子12 g，桑椹10 g，枸杞子12 g，黄精12 g，菊花10 g，陈皮15 g，石决明20 g。水煎服，每日一剂。

二诊：服上方1个月后，无任何不适，视力提高。检查视力：右眼0.4，左眼0.4，舌脉同前。上方去石决明，加黄芪15 g、山药15 g继服。

三诊：又服上方3个月后，视物明显清晰，近期感冒咳嗽，少量白痰，舌红苔白，脉沉细。视力右眼1.0，左眼0.8。更方：生地黄15 g，党参12 g，山药15 g，肉苁蓉10 g，沙苑子15 g，桔梗10 g，生黄芪20 g，远志6 g，益智仁10 g，陈皮6 g。水煎服，每日一剂。

四诊：又服上方月余，视力已达正常。检查视力右眼1.5，左眼1.2，双眼黄斑中央凹反射出现，立体视觉=800″，中心抑制暗点右眼1°，左眼为5°。停药观察。

医案三：年龄相关性黄斑变性

王某，男，76岁。主诉：双眼视物逐渐模糊年余，左眼视物变形1个月余。双眼视物逐渐模糊年余，左眼加重且视物变形1个月余，伴头晕乏力、食欲减退。在外院诊为“黄斑变性”，经用多种药物治疗而无显效。

眼科检查视力右眼0.6，左眼0.2。双眼晶状体皮质轻度混浊，眼底：双黄斑区色素紊乱，可见黄白色渗出斑，中心反光消失；左眼黄斑区渗出较多，反光略增强，并可见约1/5 PD大小暗红色出血斑。舌绛红，苔薄白，脉弦滑。

中医诊断：视瞻昏渺（双）。

证型：肝肾亏损，气血郁滞。

治则：滋补肝肾，补益气血。

方药：桃红四物汤加减。熟地黄15 g，白芍10 g，菊花10 g，黄精15 g，玄参15 g，麦冬15 g，昆布15 g，枸杞子15 g，菟丝子15 g，车前子15 g，当归12 g，红花12 g，制桃仁12 g，牡丹皮12 g，女贞子12 g，地龙15 g，陈皮6 g，川芎10 g，三七粉（冲）3 g。水煎服，每日一剂。

二诊，服药12剂后，全身症状改善，视力右眼达0.7，左眼0.3。双眼黄斑区渗出及左眼出血部分吸收。上方加覆盆子、桂圆肉各10 g继服。

三诊，再服12剂后，双眼原渗出、左眼出血已基本吸收。去三七粉，加石决明30 g，嘱再服30剂后复查，

四诊，1个月后视力右眼1.2，左眼1.0，原渗出、出血已全部吸收，仅遗留色素，改服杞菊地黄丸。1年后复诊，疗效巩固。

医案四：眼眶炎性假瘤

刘某，男，34岁。主诉：右眼球突出近1年，伴反复眼红、疼痛、怕光、流泪、视力下降。1年来右眼外突伴反复眼红、疼痛、怕光、流泪、视力下降。发病前有恼怒及劳累史。在外院诊为“眶内假瘤”，用激素、抗生素治疗有效，但停药后即复发。

眼科检查：视力右眼0.5，左眼1.0。眼突计检查：右眼球突出度24 mm，左眼为13 mm。右眼睑青紫、肿胀明显，睑裂闭合不全，睑裂距为5 mm，球结膜高度充血、水肿，角膜下方轻度混浊浸润，眼底无异常。眼球向正前方高度突出，眶内下方触及质地坚硬、边界不清的肿块，眶压高，眼球固定。舌红，苔白腻，脉滑数。

中医诊断：鹘眼凝睛（右眼特发性眶炎性假瘤）。

证型：肝经湿热，气郁痰结，脉络瘀阻。

治则：泻肝清热，利湿化痰，破瘀散结，佐以解郁行气。

方药：泻肝破瘀汤（自拟）。龙胆草15 g，柴胡10 g，黄芩15 g，金银花15 g，连翘12 g，紫花地丁15 g，半枝莲15 g，夏枯草15 g，露蜂房10 g，半夏6 g，橘红6 g，胆南星10 g，当归12 g，生地黄15 g，川芎10 g，赤芍15 g，白芍15 g，泽泻15 g，木通10 g，车前子15 g，猪苓15 g，陈皮6 g。水煎服，每日一剂。

二诊，服药2周，右眼突明显减轻，眼球已能转动，局部炎症基本消失，视力达0.7。因胃部不适，去龙胆草、木通，加延胡索15 g、茯苓15 g，继服。

三诊，又服药2周12剂，右眼视力0.8，眼球仅轻度外突，去黄芩、紫花地丁、猪苓，加丹参、红花。

四诊，又服药20天后，右眼视力达1.0，眼球突出度为16 mm，眼球运动灵活。去露蜂房、半夏、胆南星，加佩兰10 g、枸杞子12 g、菟丝子15 g，嘱再服12剂以资巩固。半年后复诊，病情未再复发。

医案五：老年性白内障

王某某，男，64岁，主诉双眼视物模糊两年余。两年前发现双眼视物模糊，眼前似有黑色条纹状阴影遮挡，伴眼干涩不适，头晕耳鸣，腰膝酸软，心烦易怒，食欲不佳。曾用白内停、障眼明等药治疗数月无显效。

眼科检查：视力右眼0.3，左眼0.4。眼压双眼指试正常。双外眼无异常，晶状体皮质呈灰白色混浊，右眼重。双眼底无明显异常。舌质暗红，苔薄白，脉沉迟。

中医诊断：圆翳内障。

证型：肝肾亏损，气血瘀滞，目失濡养。

治则：滋补肝肾，活血行气，益精明目。

方药：祛障明目汤加味。熟地黄15 g，当归12 g，白芍10 g，红花10 g，川芎10 g，党参15 g，茯苓15 g，山药15 g，女贞子15 g，潼蒺藜12 g，菊花10 g，车前子15 g，菟丝子15 g，郁金10 g，陈皮6 g。水煎服，每日一剂。

二诊，服药6剂，自觉症状明显减轻，视力提高到右眼0.6，左眼0.8。

三诊，继服原药12剂，双眼视力增至1.0，双眼晶状体混浊未见发展，后继服祛障明目片巩固疗效，观察5年视力稳定。

处方手迹

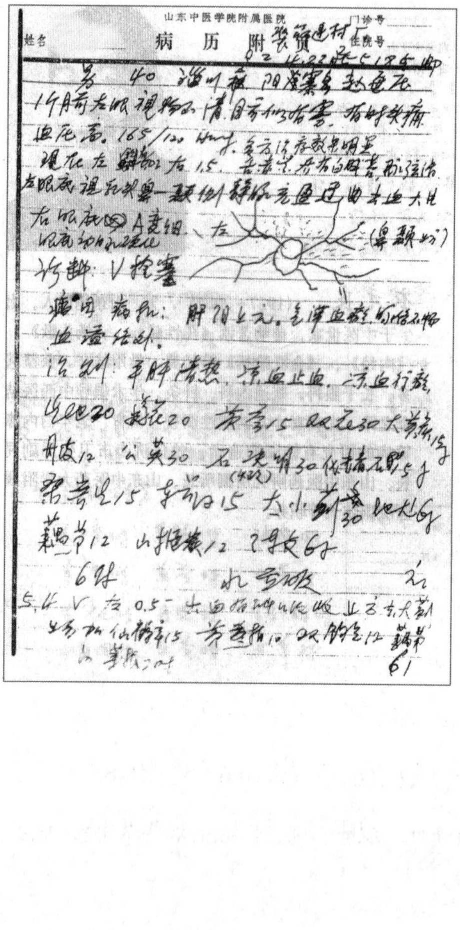
山东中医学院附属医院　门诊号
姓名　病　历　附　页　住院号

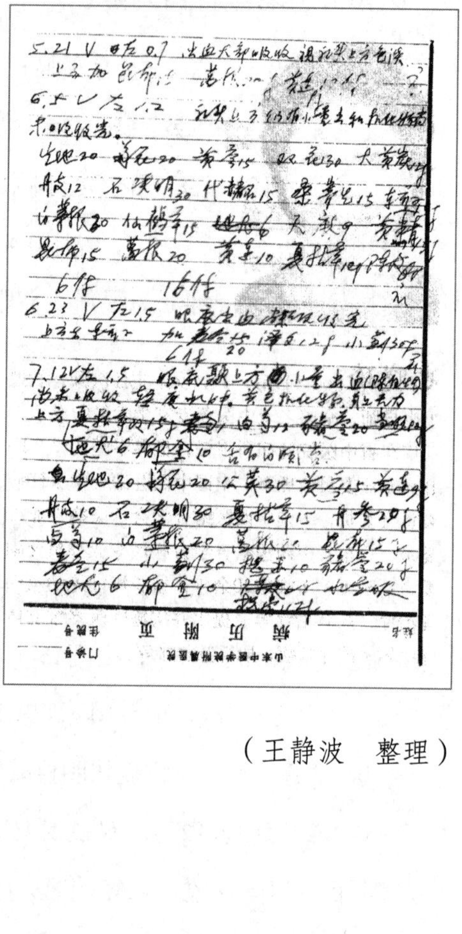
山东中医学院附属医院　门诊号
姓名　病　历　附　页　住院号

（王静波　整理）

周次清

山东省名老中医药专家

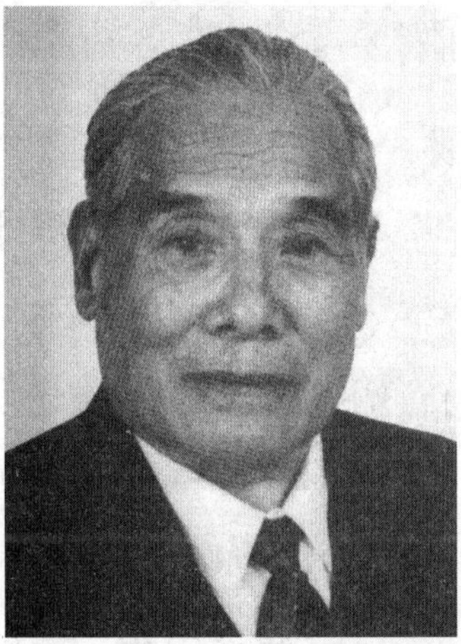

周次清（1925—2003年），男，汉族，山东省莱西县人。山东中医学院心病科专业教授、主任医师。曾先后师承周鸣歧、李月宾、王铭浩、王应五诸老先生。1957年4月经青岛市卫生局推荐参加山东省中医药研究班学习。结业后，留在山东省中医药研究所从事临床与研究工作。1958年山东中医学院成立，即被调至该院任教。并先后担任伤寒、温病教研室与内科教研室主任。晋升为教授、主任医师、博士研究生导师、山东省名中医药专家、全国名老中医学术继承人指导老师。1985年，山东中医学院授予他“从医四十周年荣誉证书”。2000年，山东中医药大学授予他“终身教授”荣誉称号。兼任《山东科技报》编委、山东省卫生厅医学科学委员会委员、中华全国中医学会山东分会理事、内科学会委员会副主任委员、中华医学会山东心血管病分会副主任委员、山东省政协第五届委员会委员。

主编和主审著作十余部，曾主持完成了卫生部下达的校勘《四明心法》的任务；在国家级和省级学术刊物上共发表论文50余篇，如“高血压病的辨证论治”“慢性肺心病的治疗体会”“心力衰竭的辨证论治”“从病证结合探讨心律失常的证治规律”“病毒性心肌炎的证治体会”等，其中“从病症结合探讨心律失常的证治规律”一文，获1983年山东省科协、中华中医学会山东分会优秀论文奖。支持研究的“益气活血通阳治疗冠心病研究”获山东中医学院科研成果奖；“益气活血治疗冠心病的研究”获山东省卫生厅科研成果奖。

担任首批全国老中医药专家学术经验继承工作指导老师。学术继承人：（1）高洪春，山东中医药大学附属医院中医心病科专业，主任医师；（2）路广晁，山东中医药大学附属医院中医脾胃病科专业，主任医师。

学术思想

一、医理娴熟，辨证精确

熟读精思《黄帝内经》《伤寒论》《金匮要略》等经典，博览历代各家著作。注重实践，鄙弃空谈，认为对古人之论述必须付诸实践才能得其要领。基于此，他注重理论联系实际，在临床中积累了丰富的经验。在临床辨证时最大特点是整体辨证，全面分析，尤其重视人体气血阴阳的盛衰变化。

二、贯通中西，扬长补短

周老不但精于中医，而且通晓西医，认为“他山之石，可以攻玉”，主张中西医结合，扬长补短，并极力倡导尽可能地利用多学科现代手段来研究中医、发展中医。在临床中将中医的辨证论治同西医的辨病求因和局部分析结合起来，既注意中医自身系统的辨证论治研究，又努力探索每种西医疾病的中医辨证论治规律，相互印证，取长补短，熔中西于一炉。

三、遣方有道，选药精当

周老临证治病，一丝不苟，制方严谨，用药精当。常见他因一味药的取舍或用量的增减而斟酌再三，其遣方用药，加减化裁，独具匠心。在中医理法方药的基础上，还注意参照现代药理研究。

四、治学严谨，提携后学

无论是课堂教学，还是临床带教，治学态度严谨，反对华而不实。乐于提携后学，毫无保留地把自己的宝贵经验倾囊相授。在学术上善于博采众家之长，无门户之见。特别可贵的是，他能结合现代医学，对中医的许多问题提出了新的见解。

临床经验

周次清教授从事中医事业五十余年，临床经验丰富，擅长内科杂病，对心血管疾病的治疗与研究造诣尤为精深。

在临床治疗中强调调理气血，认为疾病无论是整体损害局部，还是局部影响整体，归根到底是影响了周身阴阳气血，反对只顾局部、不顾整体、头痛医头、脚痛医脚的思维与处理方法，重视整体治疗。

在心血管疾病治疗中，突出辨证与辨病相结合，注重中西汇通，既反对以现代医学的病名套用中医治法，又反对墨守成规、抱守残缺的做法，倡导中西医理论应互相印证，互为弥补，并主张用现代医学科学的观点与方法阐明中医某些证的实质。

擅治病种

擅长内科杂病，特别是对心血管疾病的治疗与研究造诣较深。

一、冠状动脉粥样硬化性心脏病

在冠状动脉粥样硬化性心脏病的辨证论治中以辨证抓规律，论治分虚实，辨证结合辨病为指导思想，具体治疗中注意辨全身证候，辨局部症状以及分型论治。常用方剂有苏合香丸、柴胡疏肝散、枳壳煮散、木香调气散、瓜蒌薤白半夏汤、温胆汤、乌头赤石脂丸、血府逐瘀汤、保元汤、四逆加人参汤、生脉散、增液汤等。另外，针对气虚血瘀患者，自拟益心健脑汤（黄芪、葛根、桑寄生、丹参、川芎、山楂）。

二、高血压病

周教授从肝脾肾方面全面认识高血压病的病因病机，认为中医治疗高血压病，不能只着眼于降低血压上，其着重点应在于调整机体阴阳的平衡，即所谓“谨守病机，各司其属，疏其血气，令其条达，而致和平”，以期从根本上解除高血压病发生发展的内在原因。所以对本病的治疗必须从整体观念出发，具体治疗方法主要从调肝、益肾、理脾入手。常用自拟调肝降压汤（柴胡、佛手、炒栀子、牡丹皮、菊花、钩藤）、自拟益肾降压汤（桑寄生、女贞子、牛膝、淫羊藿、炒杜仲、泽泻），灵活运用龙胆泻肝汤、天麻钩藤饮、三甲复脉汤、镇肝息风汤、半夏白术天麻汤加减等。

针对老年人脏腑阴阳气血的衰退特点，提出老年高血压病治疗的有效方法，是补益气血、燮理阴阳的整体疗法。常用治疗老年高血压病的有效方法有两个：益气养血，升降阴阳——自制八物降压汤（黄芪、党参、黄精、葛根、五味子、当归、何首乌、玄参）；平补阴阳，化生肾气——济生肾气丸作汤剂。

三、心律失常

心律失常种类和病因复杂，周老运用中医中药治疗各类心律失常取得显著的疗效。其常用的治疗方法主要有以下11种。益气养血法——自拟益气养血通脉饮（黄芪、黄精、桑寄生、当归、葛根、丹参、生山楂、胆南星、石菖蒲）加减；益气活血法——自拟益心健脑汤加减；益气养阴法——五味子汤加减；滋阴降火法——二阴煎加减；育阴潜阳法——三甲复脉汤加减；温阳益气法——附姜归桂参甘汤加减；阴阳双补法——炙甘草汤加减；温中健脾法——黄芪建中汤加减；涤痰清热法——涤痰汤加减；疏肝理气法——柴胡疏肝散加减；活血化瘀法——血府逐瘀汤加减。

典型医案

医案一

患者马某，男，56岁，1999年9月10日初诊。自述胸闷胸痛、背痛6年。患者冠心病史6年，时感胸闷胸痛、背痛，劳累及饱食后发作或加重，疼痛一般持续5分钟左右，含化硝酸甘油或速效救心丸可缓解，伴有腹胀，食欲不振，大便不爽，时有头晕，肢麻，体胖。舌暗红，苔黄腻，脉弦滑。查心电图示电轴左偏、慢性冠状动脉供血不足。血压150/100 mmHg。血胆固醇9.2 mmol/L。

中医诊断：胸痹。本病例由痰热闭阻、心脉不通引起。

治则：清热化痰，宣痹通脉。

方药：瓜蒌薤白半夏汤合小陷胸汤加减。瓜蒌30 g，薤白10 g，半夏9 g，黄连12 g，枳实12 g，黄芩10 g，郁金12 g，丹参30 g。7剂，水煎服，每日一剂，早晚分服。

二诊1999年9月17日。服上方7剂，胸闷、背痛减轻，腹胀消失，仍胸痛阵作，大便不爽。舌暗红，苔厚腻微黄，脉弦滑。血压150/100 mmHg。上方加大黄9 g、延胡索12 g，水煎服7剂，每日一剂，早晚分服。

三诊1999年9月24日。药后诸症减轻，大便畅通，舌苔消退。血压140/90 mmHg，复查心电图较前明显好转。上方加生山楂15 g、泽泻15 g，水煎服7剂，每日一剂，早晚分服。

四诊1999年10月1日。服上方7剂，患者无明显不适而停药。

医案二

患者李某，女，43岁，1992年5月14日初诊。自述头痛头晕2年，加重5天。患者2年前出现头痛头晕，失眠多梦，烦躁易怒，劳累及情志刺激后头痛头晕加重，伴胸闷、腹胀、嗳气。平时血压一般在140/90 mmHg左右，间断服用复方罗布麻、复方降压片等药物，5天前因生气而致病情加重。舌尖红，苔薄黄，脉弦。

中医诊断：头痛。本病例由肝气郁滞、肝阳上亢引起。

治则：疏肝理气，平肝潜阳。

方药：自拟调肝降压汤加减。柴胡12 g，栀子12 g，牡丹皮12 g，佛手10 g，钩藤30 g，菊花10 g，炒酸枣仁30 g，黄芩10 g。7剂，水煎服，每日一剂，早晚分服。

二诊1992年5月21日。服上方7剂，头痛头晕明显减轻，睡眠好转，仍感胸闷、腹胀、嗳气。舌淡红苔薄白，脉弦，血压130/90 mmHg。上方加枳壳10 g、砂仁6 g，水煎服7剂，每日一剂，早晚分服。

三诊1992年5月28日。药后诸症减轻，感口渴，大便偏干，舌脉同前，血压130/85 mmHg。上方加麦冬15 g、生地黄20 g，水煎服7剂，每日一剂，早晚分服。

四诊1992年6月4日。服上方7剂，患者无明显不适而停药。

处方手迹

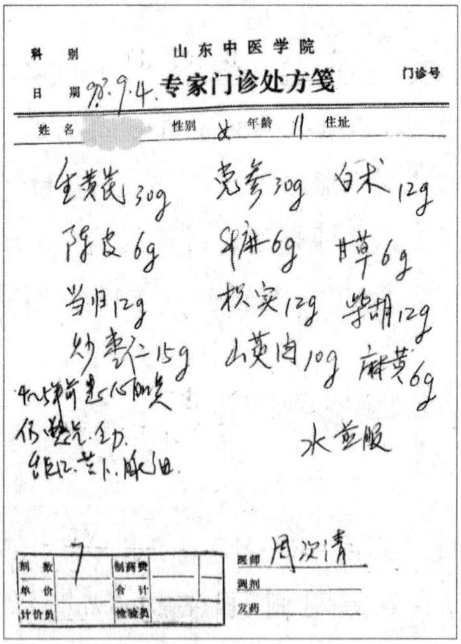
山东中医学院
科别
日期 93.9.4. 专家门诊处方笺 门诊号
姓名 性别 女 年龄 11 住址
生黄芪30g 党参30g 白术12g
陈皮6g 升麻6g 甘草6g
当归12g 枳实12g 柴胡12g
炒枣仁15g 山萸肉10g 麻黄6g
水煎服
剂数 7 制药费 医师 周次清
单价 合计 调剂
计价员 检验员 发药

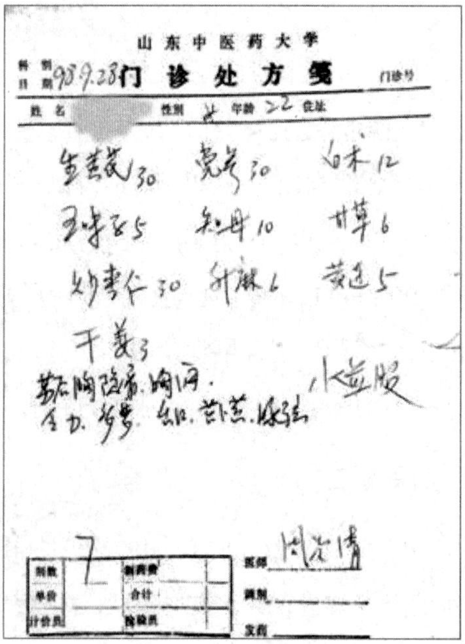
山东中医药大学
科别
日期 93.9.28 门诊处方笺 门诊号
姓名 性别 女 年龄 22 住址
生黄芪30 党参30 白术12
知母10 甘草6
炒枣仁30 升麻6 黄连5
干姜3
水煎服
剂数 7 制药费 医师 周次清
单价 合计 调剂
计价员 检验员 发药

（张蕴慧　整理）

李太民

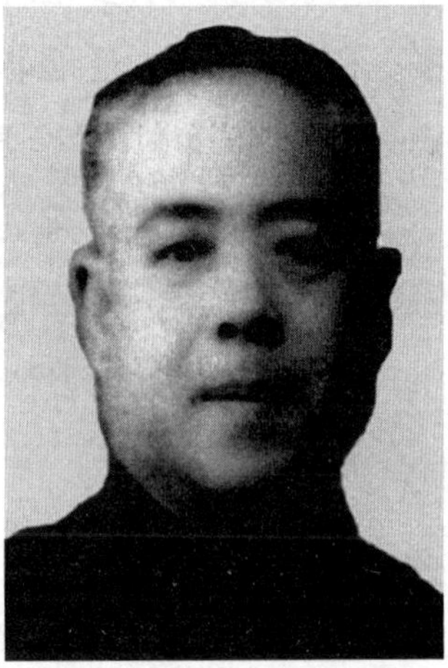

李太民（1904—1960年），山东省名中医，曾任山东省立中医院副院长，年轻时思想进步，关心国家民族命运。1927年参加开滦煤矿工人大罢工，后从事党的地下工作。由于工作需要，曾以行医、教书为名开展革命工作。1948年在莱芜主持建立了鲁中南行署医院，1955年任山东省立中医院（现山东中医药大学附属医院、山东省中医院）副院长。李太民擅长治疗眼病，以治本为主，标本兼治，临床经验丰富，但因诊务繁忙，著述甚少，医案也大多散失，故阐述其学术思想的书籍无从查证。

擅治病种

李太民中医功底深厚，对疾病认识细致入微，善治病种不拘于内外妇儿，尤以眼科见长，临证组方心中了了，信手拈来，方专力宏，其组方用药多为常见药物，全方看似平淡，但却处处体现功底，往往收获奇功。

一、眼科疾病

李老治疗眼病以治本为主，标本兼治。对眼底病变，既补肾阴，尤重温补肾阳，温补肾阳不用附子、肉桂等温热燥烈之品，常选用狗脊、枸杞子、覆盆子、金樱子等药，甘缓柔润中寓以温阳。对眼底出血，在滋补肝肾的同时配用养阴止血之品，使止血而不伤阴；云雾移睛则配用化瘀明目之品；对角膜溃疡常以滋补肝阴肝血为主，配伍清肝退翳之药而收功。李老认为目为清窍，治眼病常以轻剂而取显效，其用药特点为药性平和，补则清润，散则清轻，药量轻少，药味看似平淡无奇，因配伍精当，常收殊功。

二、内科疑难病

内科疑难病种多为西医难以根治，病情复杂，症状反复的疾病，此类疾病多存在病程长久、迁延难愈的情况，病人就诊时多已经过西医治疗，病情较起病时更为复杂，对中医医师诊疗水平有很高的要求。

李老治疗此类病症尤其是危急重症方面，其辨证之精确令人赞叹，其处方以五行生克、阴阳互根为理论根基，灵活进退加减，方剂平和，注重培补元气，多在方剂显效的基础上定方，长期服用以收全功。

典型医案

医案一：视瞻昏渺（中心性视网膜炎）

患者，男，44岁，于1956年1月17日入院治疗。右眼视物不清3个月。患者自1955年9月开始视物不清，眼前有黑色圆形暗影，远看暗影变大，闭目变为灰色，伴有头晕，目眩，口干。经浙江省立医院诊断为中心性视网膜炎，治疗效果不显著。查眼：视力右眼0.1（对数视力表4.0），左眼1.0（对数视力表5.0），外眼无异常。面色晦暗，舌红无苔，脉左寸关浮，右寸关稍濡数。中医诊断：视瞻昏渺。治则：补益肝肾，滋阴降火。处方：当归6 g，白芍6 g，生地黄6 g，熟地黄6 g，菟丝子10 g，楮实子6 g，枸杞子6 g，黄柏3 g，狗脊10 g，牡丹皮6 g，天花粉6 g，知母5 g，车前子（包）5 g，羚羊角粉（冲）1 g。水煎服，每日一剂。服21剂，患眼视力0.4，诸症减轻。原方加桑寄生6 g、炒槐花6 g、犀角粉（冲）1 g，继服57剂。视物黑影消失，患眼视力提高到1.0，配丸剂继服以防复发。

［**按语**］李老认为本病主要与肝肾两脏有关。肝开窍于目，故方用当归、白芍、熟地黄等以补肝血。肾司其明，阴虚则精不能上达，阳虚则神光不能发越，皆可致目暗不明。方中用生地黄、白芍、天花粉、知母、黄柏滋补肾阴以降火，枸杞子、狗脊、菟丝子、桑寄生以补益肾阳，待视力恢复则投以阴阳双补之丸剂，以巩固疗效。

医案二：暴盲（视网膜出血）

患者，男，27岁，于1956年12月19日就诊。右眼失明，左眼视物不清3年。患者自1953年两眼突然视物不清，经检查为视网膜出血，治疗3个月后出院。后多次复发，治疗无效，经介绍来诊。现右眼失明，左眼前视物有大片暗影，全身不定时发热，腰痛，失眠，遗精，口干，大便时溏，小便频数。查眼：右眼无光感，左眼0.1（对数视力表4.0），外眼无异常。舌淡红，无苔，脉沉细。中医诊断：暴盲。治则：滋阴止血，温补肾阳。处方：当归6 g，白芍6 g，菟丝子6 g，旱莲草10 g，阿胶6 g，覆盆子10 g，枸杞子6 g，茯苓10 g，金毛狗脊10 g，天花粉10 g，炒酸枣仁24 g，煅石决明10 g，夜明砂5 g，金樱子10 g，银耳粉（冲）5 g。水煎服。服40剂，视力提高到0.8，经复查，出血已吸收，有纤维组织形成。于1957年6月12日因视力下降又入院治疗，仍以原方为基础，加黄芪、煅牡蛎、人参粉等又服40余剂，经复查，左眼视力1.2，右眼玻璃体已纤维化，出院恢复正常工作。

［**按语**］李老治疗本病重在审证求因。患者症见低热、腰痛、口干、失眠、多梦、遗精，乃肾阴不足，又见大便时溏，小便频数，知肾阳亦虚。故方用当归、白芍、天花粉、银耳粉以滋阴，菟丝子、枸杞子、金毛狗脊以补肾阳，覆盆子、金樱子阴阳两补，并佐阿胶、女贞子、旱莲草等以止血，治本为主、标本兼治为本案特点。

医案三：云雾移睛（玻璃体炎症）

患者，男，44岁，于1957年4月17日就诊。双眼视物不清半年，双眼为先天性白内障，−8.0D，1955年曾做眼科手术，视力提高。到1956年9月视力又下降，眼前出现黑影、星点，经检查为玻璃体炎症。现视物仍有黑色星点，有丝状物连缀，随眼飘动，并伴有口苦，腰痛，小便频数。查眼：视力右眼0.06（对数视力表3.8），左眼0.2（对数视力表4.3），外眼见瞳孔散大。舌质淡红，苔薄白，脉左寸关沉大而滞，尺沉细而涩，右寸关大而滞，尺沉涩。中医诊断：云雾移睛。治则：补益肝肾，滋阴降火，化瘀复明。处方：当归10 g，赤芍6 g，白芍6 g，金毛狗脊10 g，桑寄生10 g，枸杞子10 g，菟丝子10 g，覆盆子10 g，金樱子10 g，牛膝10 g，麦冬10 g，楮实子10 g，夜明砂10 g，五灵脂5 g，知母5 g，天竺黄2 g，犀角粉（冲）1 g。水煎服，每日一剂。服60剂，眼前黑影消失，视力提高，但下午视物仍感疲劳，自觉症状除仍腰痛外，均已消除，经检查玻璃体炎症已吸收，原方加羚羊角粉（冲）1 g，金毛狗脊、桑寄生用量加至12 g，继服20剂，腰痛已好，经查玻璃体炎症全部吸收，病已基本痊愈。

［**按语**］李老认为云雾移睛为肾水枯竭、水不济火所致。治疗总以补肾为治本之法，桑寄生、枸杞子、菟丝子、金樱子、覆盆子、楮实子等皆为最常用之品。李老认为本病病因，不外“火”与“瘀”，故以犀角粉、知母、麦冬等清肝滋阴降火，用当归、赤芍、牛膝、五灵脂等品以化瘀，并佐以夜明砂、天竺黄等明目之品，汇补肾、降火、化瘀、明目为一方。

医案四：陷翳（角膜炎症）

患者，男，41岁，于1957年2月27日就诊。左眼黑珠生薄翳1个月。患者因睡眠不足，忽觉左眼疼痛，流泪，畏光，白睛充血。2天后黑睛上起白点，逐渐扩大，眼感胀痛发干，患侧头胀痛，全身感微恶风寒，当即赴本地医院治疗，效果不显著，遂来就诊。查眼：视力右眼1.2（对数视力表5.1），左眼0.3（对数视力表4.5），左眼黑睛上有白色片状混浊，中间凹陷，白睛充血。舌质淡红，苔白干有裂纹，脉左寸关细弱，尺浮，右寸关浮大，尺沉涩。中医诊断：陷翳。治则：活血、祛风、明目。处方：荆芥2 g，白芷2 g，赤芍6 g，白芍8 g，苏木2 g，炒乳香1.5 g，炒没药1.5 g，当归6 g，炒酸枣仁12 g，石决明12 g，草决明12 g，白蒺藜6 g，蝉蜕5 g，连翘6 g，薄荷3 g，枳壳3 g，菊花6 g，谷精草3 g，金银花6 g。水煎服，每日一剂。略增减出入，共服40剂，充血完全消退，炎症平复，薄翳消散，角膜透明。

[**按语**] 黑睛为风轮，风轮属肝，风热外袭，肺有伏火，灼伤肝阴，故发为溃陷之症。方中用当归、酸枣仁滋补肝阴，荆芥、薄荷、白芷疏散风邪，金银花、连翘清热解毒，草决明、菊花清肝明目，蝉蜕、白蒺藜、谷精草退薄翳。本例合养血、平肝、清热、疏风、退翳为一方，治法全面，故疗效显著。

医案五：鼻衄（再生障碍性贫血）

梁某某，男，18岁，济南市第一机床厂工作，山东肥城县人，于1957年3月15日由山东省立第一医院转山东省立中医院。

望诊：面色苍白，黄萎，精神不振，倦怠无力，舌苔白。

闻诊：气短音弱，说话无力。

问诊：患者于1956年8月24日曾以鼻出血不止而急症入山东省立第一医院治疗（据云：在未住该院前四个月当中，曾牙龈出血，鼻出血，反复发作数次，当时未引起注意），经检查显示骨髓再生不良，确诊为再生障碍性贫血，即采用肝精铁剂输血等方法进行治疗。在治疗过程中，血红蛋白及红细胞指标无明显增长，病情亦未见好转。9月25日开始服用中药，该院历次检查，血红蛋白及红细胞增长很快，月余时间血红蛋白由28 g/L升至110 g/L，红细胞3.37×10^{12}/L，骨髓之再生功能亦显示生长旺盛。在逐步好转的基础上为治疗便利，遂转入山东省立中医院。现每饭后腹胀满，时而微痛，睡时气闷心慌。惊悸不安，睡眠不稳，倦怠疲劳，四肢无力，鼻塞口干，呼吸不畅通，晚间有发热感，体温不高，手足多汗，每晨起咳嗽，吐白痰。

切诊：两脉滑微兼有数象。

西医诊断：再生不良性贫血。中医诊断：鼻衄。

治疗方法：拟以和肝、养心健胃、凉血消瘀、宜通经络、宁血益气的方法治疗。

处方：生地炭24 g，当归9 g，杭白芍9 g，桃仁9 g，西红花1.5 g，炒乳没各1.5 g，麦冬12 g，天花粉18 g，生石膏12 g，阿胶12 g，天冬12 g，栀子9 g，酒黄芩12 g，酒黄柏9 g，枳壳4.5 g，白茅根12 g，酒黄连4.5 g，砂仁4.5 g，川贝母9 g，炒酸枣仁18 g，三七1.5 g，犀角粉1.5 g，羚羊角粉（研细冲服）1.2 g。水煎服。

按以上方药加减进退，共服46付，症状逐渐消失，精神体力倍增。至6月2日，复经山东省立第一医院检查，患者血红蛋白为141 g/L，前出血点已消失。面色红润，精神活泼，体力正常，病已痊愈，于1957年6月7日恢复工作。

（杨洁　整理）

王文正

山东省名中医药专家

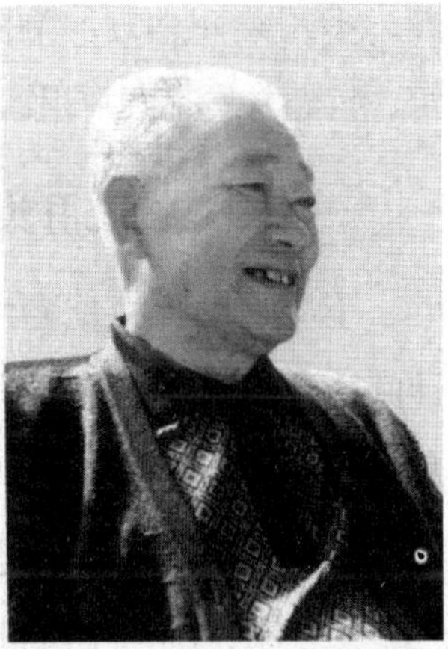

王文正（1932—2017年），男，汉族，山东肥城人。山东中医药大学附属医院内科主任医师，教授，硕士研究生导师。山东省名中医药专家，享受国务院政府特殊津贴。曾任山东中医药大学附属医院内科副主任、山东中医药大学内科教研室副主任兼消化内科主任。

王文正先生出生于五代世医之家，家学渊源深厚，其父王心铭先生为泰安地区四大名医之一。王文正先生幼承庭训，16岁即随父行医，名闻乡里。1958年参加山东省首届中医进修班，结业后分配至山东省立中医院内科从事临床医疗工作。1962年曾师从全国名老中医刘惠民先生，尽得其传。

先后主持省级科研课题6项，其中4项获省部级和厅局级科技进步奖，出版《中医内科学》《腹水与临床》等学术著作3部，发表“肝病用药琐谈”等学术论文20余篇。

学术思想

王文正先生自20世纪60年代初即致力于肝病中医临床研究，他提倡中西医汇通，反对厚古薄今，注重经典研读，追求临床实效。在长期的临床实践中积累了丰富的临床经验，提出了许多独特的学术见解，形成鲜明的诊疗特色，特别是在组方用药方面更显深厚功力。临床治疗肝病，强调“补肝体，调肝用”，他认为肝用为病，或疏或泻，多用木郁达之为法；肝体为病，或补或养，多用柔润之方。治脾胃之疾，多喜用辛开苦降之法，寒凉温热、开阖补泻，每经方与时方并用，多获良效。

一、创立慢性肝炎的五型辨证法

王文正先生根据慢性肝炎的发病规律，结合自己多年的临床经验，将慢性肝炎分为五大证型，即肝郁气滞型、肝郁脾虚型、肝胆湿热型、肝肾阴虚型和气滞血瘀型，分别施以疏肝行气法、疏肝健脾法、清肝利胆法、滋补肝肾法和活血化瘀法治之，这是国内最早关于慢性肝炎中医证型划分的标准。之后的三十多年来，国内中医肝病学界又进行过若干次讨论，所形成的共识虽有某些补充，但在总体框架上并无新的突破，充分反映了王文正先生对慢性肝炎五大证型的确立是符合临床实际和经得起时间考验的。这也是他对肝病中医研究的理论贡献之一。

二、确立肝硬化治法学范围

王文正先生在临床实践中对肝硬化的常用治法、适应证及方药选用等都进行了系统深入的研究和总结，建立了一个大致的肝硬化治法学范围，主要包括化瘀调中法、活血通络法、软坚消癥法、健脾利水法、健脾磨积法、养阴利水法、行气消胀法、培土扶正法、逐水法、外治法等十法，并详列各法的适应证型及具体方药和应用方法，这十法基本涵盖了肝硬化代偿期和失代偿期的不同阶段的治疗需要。这些治法涉及消胀、利水、化积、活血、止血、退黄、消食等众多功效，特别是王文正先生自拟的一些方药如化坚丸、灯草莱菔汤等都是每用每效的方剂。

三、建立肝病对症治疗框架

临床上肝病可有多种复杂的证候表现，患者深为其所苦。有效地改善和消除这些症状与体征，一方面可以减轻患者痛苦，增强患者信心，改善患者的生活质量；另一方面在减轻症状的同时也可使一些病变实质得到改善。王文正先生将辨证论治看作是肝病最好的对症治疗。为此他根据肝病主要症状的表现特征和个人的实践经验和体会，选取胁痛、腹胀、乏力、发热、食少、黄疸、脾大等七大症状和体征，对每一症状发生原因、主要病机、证候表现、相应治法、方药选用等都进行了详尽解析，建立起了一个系统完整的对症治疗框架。实践证明，这一框架符合临床实际，对丰富肝病的治法学内容发挥了重要作用。

四、创立溃疡病从“疽”论治的理论与方法

王文正先生在溃疡病诊治实践中发现，常规辨证治疗虽可改善溃疡病患者的症状，但内镜检查结果往往提示溃疡面愈合并不理想，溃疡病的复发率较高，他决定在治疗上另辟新路。他在《外科精义》中关于“痈疽之生，有内有外，内生胸膜脏腑之中，外生肌肉筋骨之表”论述的启发下，大胆地提出溃疡病从“疽”论治，他认为溃疡病即内生之“疽”，应整体治疗与局部治疗相结合，他在总结个人多年经验的基础上，以活血生肌、去腐收敛为治法，精选药物，以特定工艺制成消溃膏Ⅰ号、Ⅱ号两种剂型，对70例溃疡病进行了系统的临床观察，结果溃疡面愈合率达76.5%，明显优于辨证治疗组，为溃疡中医治疗开辟了新的途径。

临床经验

王文正先生在长期的肝病临床实践中，对肝病的立法与组方用药提出了独

特的理论见解，形成了鲜明的风格，主要有以下特点：第一是用药准确，他常说“有是证用是药”，只有用药准确才会收到理想的疗效，而用药准确的前提是辨证和立法准确；第二是平实规范，先生处方用药不求新奇，他常用的四逆散、五味异功散等皆平实规范，紧扣病情，药味十分精炼；第三是新颖灵活，他对药性十分熟悉，对很多中药的应用都有自己的经验和独特体会，如用蝉蜕、莱菔子利水，用寒水石止呕，用石花止痛等。他认为有些病症非量大力专不能奏效，如退高热用柴胡可用至90～150 g，利水灯心草用至30 g先煎代水等，都反映了他临床用药的深厚功力。

一、清利湿热法

肝病湿热证有四大表现特征，即发生频率高，滞留时间长，影响部位多，治疗难度大。王文正先生认为热当清之，湿当利之，湿热结合，清利并用之，同时热为阳邪易祛，湿为阴邪难除，因此，清热利湿法用药应以利湿为先，湿去则热无所伏。此外，还要辨湿热所在部位之不同而用药有别，肝胆湿热用龙胆泻肝汤清泻肝胆，中州湿热用藿朴夏苓汤清宣化湿，湿热充斥三焦用三仁汤宣化三焦。清热利湿药常用药为龙胆草、车前子、黄连、黄柏、栀子、茵陈、金钱草、白茅根、地锦草、胡黄连、连翘、败酱草等。

王文正先生对龙胆草一味应用最有心得，他认为在用量上要掌握轻、中、重之不同。他提出肝胆湿热重、转氨酶升高，龙胆草可用大量至15～24 g；湿热不甚可中量予之，用6～9 g；如仅表现为郁热、劳累纳少，可少量予之，用1.5～3 g。他认为转氨酶升高者，可用田基黄、鸡骨草、白花蛇舌草、半枝莲、豨莶草等。他认为旱莲草最值得推荐，此药除清利湿热之外，还有益阴凉血的作用，对降酶甚有助益。

二、疏肝解郁法

肝气郁滞在肝病中极易发生，有人统计临床上约有56%的肝病患者有肝气郁结证候，疏肝解郁的应用频率也最多。先生认为肝气郁结不行，治用“木郁达之”之法，以顺其疏达之性。他最喜用郁金、川朴花、素馨花、白芍、生麦芽、佛手片、柴胡、合欢花、丹参、香附、青皮及川木香等。他常说郁金为“郁中之金”，一药多用，具有辛开苦降、芳香宣达、性寒清热、入气分可行气解郁止痛，入血分又能解凉血散结以开窍，临床最为常用。因郁而生热者宜伍小量牡丹皮、栀子、黄芩，且忌苦寒直折；因郁而烦躁不宁者重用合欢花、莲子心、郁金、夜交藤，勿用炒酸枣仁、柏子仁等滋阴之品。王文正先生认为延胡索、姜黄、莪术等辛燥动血之品宜慎用。同时，疏达之药性多辛散，久用损伤阴气，常需配以当归、白芍、木瓜等酸敛护阴之品。

三、清营解毒法

湿热毒邪内陷营血多见重度黄疸、发斑衄血，甚至出现神昏谵妄，王文正先生每用清营凉血解毒法治之，最常用中药有白茅根、蒲公英、牡丹皮、水牛角、牛黄、连翘、生地黄、大黄等。他最推崇蒲公英一味，认为蒲公英不仅凉血解毒，亦能凉肝，不但不损于胃，反能和胃调中，确实不可多得。凉血发斑，王文正先生多用生地黄、牡丹皮，尤善用大、小蓟，他认为大、小蓟是凉血清营之佳品，对血热发斑者尤为相宜。齿衄鼻衄者，最宜用三七，三七甘苦，具有止血、化瘀、消肿、止痛四大功效，以冲服散剂收效最为快捷。营血毒盛者，他多用紫参、贯众、紫草、土茯苓、白花蛇舌草、升麻、甘草等。热毒扰乱神明者则可苦寒直折，用黄连解毒汤为主并加栀子仁、石菖蒲、郁金、天竺黄、风化硝、牛黄等，甚或加猴枣、南星、蜈蚣等化瘀开窍之品。

四、健脾益气法

脾气虚弱是临床上大多数慢性肝病共有的病理机转，王文正先生认为脾虚证有三大表现特征：第一，发生时间早，因“脾旺不受邪”，肝病多素有脾虚，肝病后首先伐脾，故脾虚在肝病中出现较早；第二，发生原因多。肝病中木郁乘脾、过用苦寒之剂伤脾、病久消耗脾气等均可致脾虚；第三，表现多样性。如腹水、水肿、食少、乏力、便溏等症多与脾虚有关。因此，健脾益气法最为常用，健脾益气在临床上又有健脾调中、健脾升陷、健脾和胃、健脾利水、健脾止泻、健脾消积等不同层面。党参、黄芪、白术、薏苡仁、茯苓、莲子、甘草、炒山药等为最常用之药；利水多用茯苓皮、扁豆皮；止泻多用白扁豆、芡实；升陷则加升麻、柴胡。王文正先生认为“土瘠则木萎”，健脾法应视为肝病最重要的治法。他对肝病日久体虚而又肝脾肿大者，根据古人“壮人无积，虚人则有之”的论述，提出健脾即可消积，“脾健积自消”。他特别提到楮实子，认为该药补脾肾而不温，利水而不伤正，又能软坚散瘀，《本草纲目》曾指出威灵仙与楮实子等份为丸，名“化铁丸”，能消腹内痞块。

五、滋补肝肾法

肝肾在生理上关系密切，精血同源，木赖水养；在病理上相互影响，子病及母，水不涵木，肝肾同病特别是肝肾阴虚是绝大多数慢性肝病重要的病理过程，肝肾同治特别是滋补肝肾就具有重要的临床意义。王文正先生认为滋补肝肾法补肝以养肝血为主，多用熟地黄、当归、杭白芍、阿胶、炒酸枣仁、黑芝麻、炙甘草、大枣等；滋肾以填肾精为主，多用熟地黄、山萸肉、炒山药、枸杞子、女贞子、旱莲草、黑豆、菟丝子、冬青子、楮实子等。临床上兼有肝热者，宜用滋肾清肝法，在滋肾基础上加用桑叶、栀子、龙胆草、连翘、青蒿、胡黄连、败酱草等。对腰酸头晕者，每用桑麻丸治之，用桑叶清上，用黑芝麻填下，多可获效。

六、活血化瘀法

有人统计慢性肝病血瘀者占10%～30%，发展至肝硬化阶段则几乎全部病例均有不同程度的血瘀征象。故活血化瘀法在肝病治疗中应用机会最多。王文正先生对肝郁兼血瘀者，用行气活血，多用柴胡、杭白芍、香附、枳壳、川芎、郁金等品。久病入络，症见血缕赤痕、肝脾肿大者，多用酒大黄、桃仁、土鳖虫、马鞭草、柴胡、牡蛎、山甲珠等。他认为柴胡一味，性升主畅气血，既可作为引经药，又有推陈出新之用；牡蛎主降，软坚散结，两药相合，一升一降，一散一收，为活血软坚之最佳对药。对气虚血瘀者，每用台参、黄芪、白术、茯苓、丹参、鸡内金、水红花子、泽兰、瓦楞子、山楂肉、凌霄花、甘草、土鳖虫等，他认为“脾健则积自消”“积去大半而止”，后续治疗宜用丸散，以求缓图。王文正先生常说，若用汤剂，如过路之水而已，徒损元气，于病无益。丸药虽缓，但攻积消坚之力不减，一日数服，药效持久，祛邪而不伤正，为治血瘀癥瘕之妙法，不可忽视。血瘀有热，症见舌赤口燥、甚至齿衄、肌衄、鼻衄者，多用大小蓟、墨旱莲、白茅根、赤芍、三七、茜草之类。肝肾阴虚兼见血瘀之象者，则用鳖甲、白芍、生地黄、当归、鸡血藤、川牛膝、牡丹皮等凉血活血之药。

七、肝病对症治疗用药经验

王文正先生认为肝病过程中出现某些症状和体征，有的在辨证治疗中即可减轻或消失，有的则需要单独针对，或在辨证复方中加入具有针对性的药物，当某一症状或体征成为主要矛盾时，就需将其作为主要治疗目标单独组方针对之。他在长期的临床实践中总结了许多成熟的经验。

1. 治黄疸

用沈氏黄疸丸：茵陈30 g，苍术24 g，大黄9 g，甘草6 g，龙胆草6 g。水煎服。

2. 治黄疸阳黄

用蒲石三草汤：蒲公英、石上柏、车前草、珍珠草、墨旱莲、白茅根。

3. 治急黄

用清心解毒汤：牛黄、生地黄、牡丹皮、青黛、栀子、水牛角、茜草、白茅根、川连、甘草。

4. 黄疸持续不退，舌苔黄厚而腻，脉滑者

自拟方：田基黄30 g，苍术9 g，茵陈9 g，黄柏9 g，胡连9 g，藿香梗9 g，云茯苓12 g，连翘12 g，车前草30 g，矾郁金9 g，川大黄9 g，薏苡仁30 g。水煎服。

5. 治特发性门脉高压、脾亢

脾大，血小板、白细胞减少，病人有皮下块状出血，或有鼻衄牙衄者，用自拟方：马鞭草30 g，生牡蛎30 g，炒水蛭9 g，鸡血藤30 g，路路通9 g，瓦楞子30 g，水红花子12 g，海蛤粉12 g，三七参（冲）1.5 g，泽兰30 g。水煎服。有腹水者加用水红花子15 g、泽兰15 g、楮实子15 g。

6. 治肝脾肿大、肝硬化

牛脾丸：牛脾一具（切片，烘干）、炒水蛭、丹参、三七粉、茜草、水红花子、泽兰、生瓦楞子、马鞭草、鸡内金、胡黄连、炒山药、柴胡根、赤芍、生甘草。共为细末，水泛为丸如绿豆大，每次10 g，每日3次。

7. 肝硬化腹水者

决水汤：王不留行、肉桂、车前子、茯苓、牛膝、赤小豆、泽兰，水煎服。腹水量大，利尿药不应，常加用蝉蜕、炒莱菔子、仙人头，或加用蝼蛄粉、蟋蟀粉、肾金子冲服；或用灯心草30 g，先煎代水，再煎利水汤剂。

8. 肝病胁痛

肝病胁痛止痛可加石花、玫瑰花、木蝴蝶、王不留行、威灵仙。

9. 其他

如肝病低热，可加白薇、十大功劳叶、嫩青蒿；肝病呕吐，加寒水石、竹茹、姜杷叶；肝病呃逆，加急性子、旋覆花；肝病衄血，加紫珠草、藕节炭，或用三七粉冲服等。

擅治病种

一、肝胆疾病

包括各型病毒性肝炎、脂肪肝、肝硬化、肝癌及胆囊炎、胆石症等病证。王文正先生认为肝用为病，或舒或泻，多用木郁达之为法；肝体为病，或补或养，多用柔润之方。常用方剂有四逆散、一贯煎等。常用药物如柴胡、香附、青皮、佛手、麦芽、枸杞子、白芍、沙参、黄精、马鞭草、楮实子、郁金、蔓荆子等。

二、脾胃疾病

治胃痛之疾，多喜用辛开苦降，寒凉温热、开阖补泻，每经方与时方并用。常用黄连苏叶汤、半夏泻心汤、沙参麦冬汤、五德汤、香连丸等治疗胃炎、功能性消化不良、便秘、溃疡性结肠炎等，临床效果显著。

典型医案

付某，男，49岁，教师，1987年12月10日初诊。

病史：患者曾于1969年患急性肝炎，经治疗恢复。后曾因劳累等原因反复数次。近1个月来时感上腹痞胀，肝区钝痛，气短乏力，纳呆，皮肤干燥，时有鼻衄牙衄。查肝功能锌浊度14单位，转氨酶62单位，转酞酶90单位，白蛋白/球蛋白为5.1/2.4，甲胎蛋白阴性，白细胞3.6×10^9/L，血小板68×10^9/L。B超示：肝体积增大，形态尚可，光点粗大有实感性，血管走行尚清晰，胆囊6.4 cm×2.3 cm，壁厚毛糙，脾厚5.7 cm。

诊查：一般情况差，形体消瘦。面色萎黄无华，胸部及左手背分别见一蜘蛛痣，双手见轻度肝掌。腹软，稍膨隆，肝上界于右第六肋间，肋下约3 cm，剑突下6 cm，质硬，压痛（-），莫菲征（+），脾于左肋下3.5 cm，腹水征（-），双下肢静脉曲张。舌淡、苔薄白，脉沉细涩。

诊断：癥积（气虚血瘀证）。

治法：健脾磨积法治之。

方药：生黄芪15 g，党参15 g，生白术15 g，茯苓15 g，薏苡仁30 g，怀山药15 g，白扁豆15 g，胡黄连9 g，煅瓦楞子30 g，海蛤粉15 g，鸡内金12 g，三七粉（冲）3 g。水煎服，每日一剂。

复诊：自述肝区痛减轻，纳食稍增，精神及体力较前为佳，余症同前。上方加炮山甲9 g（先煎），更入生姜6 g、大枣5枚为引，水煎继服。

再诊：患者前后共服用30余剂后，诸证悉减，上腹痞胀已消，鼻衄已止，面色转佳。查肝功能（-），转酞酶60单位，白细胞4.5×10^9/L，血小板96×10^9/L。查体见胸部蜘蛛痣已不明显，肝掌颜色亦变浅。腹软，肝于右肋下约1 cm，剑突下3.5 cm，质软，压痛（±），脾于肋下可及。舌淡红、苔薄白，脉沉弦细。效不更方，上方继服，并配以人参健脾丸、人参归脾丸间日交替服之。

患者如此汤丸并进治疗5个月余，自感除肝区时有隐痛、背胀外，已无明显不适，化验转酞酶60单位仍稍高于正常值，余均正常，B超示：肝大小形态尚可，光点粗大，血管走行清晰，胆囊6.3 cm×2.3 cm，壁厚毛糙，脾厚4.2 cm。查体除肝于肋下可及、剑突下2.5 cm、双下肢静脉曲张外，余无异常可见。以上方5倍量为末，米泔水泛丸，久久服之以善其后。

［**按语**］肝脾肿大是慢性肝病的重要体征之一，常多伴有肝掌、蜘蛛痣等血瘀证候。临床医生往往在治疗上总以活血破积、攻坚消积为治疗大法，多投祛瘀消积之药，而忽略了总体辨证。王老认为肝脾肿大作为腹中积块虽是瘀血

的主要标志，但就慢性肝病而言多呈虚实夹杂之候。除有瘀血表现外，多露正败之象，如四肢消瘦、气短乏力、纳呆便溏等。这其实是正败邪实、瘀在肝而虚在脾，脾气虚弱已成为主要矛盾。在治疗上如仍以行气破血，一味攻伐，非但积块难消，还会使脾胃更加虚弱，对疾病预后是极为不利的。王老十分推崇“健脾即可以磨积，脾健积自消”的古训，认为这类患者应仍从健脾立法，在益气健脾的基础上稍佐活血软坚之品，或进汤剂调补，或以丸散缓图，久必收效。王老常谓：肝为风木之脏，全赖肾水之涵养、脾土之栽培，健脾即养肝，肝体适其柔润之性，则瘀易去、积可消。同时，脾气健旺内可濡养五脏，外可营运四肢。这是久病治本的一个方面，临床用之，每可获效。

处方手迹

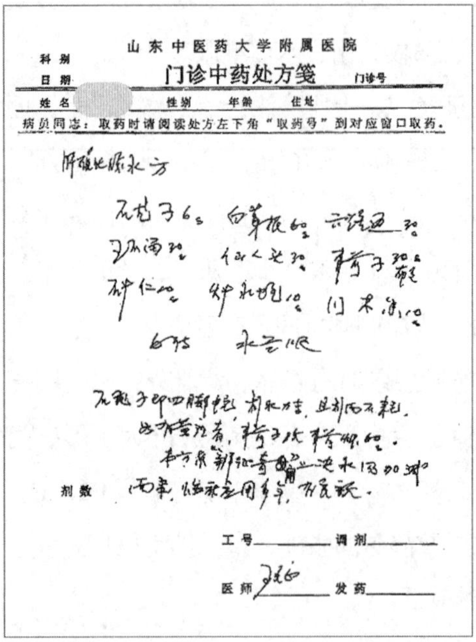
山东中医药大学附属医院

门诊中药处方笺

科别 日期 门诊号

姓名 性别 年龄 住址

病员同志：取药时请阅读处方左下角“取药号”到对应窗口取药。

剂数

工号 调剂

医师 发药

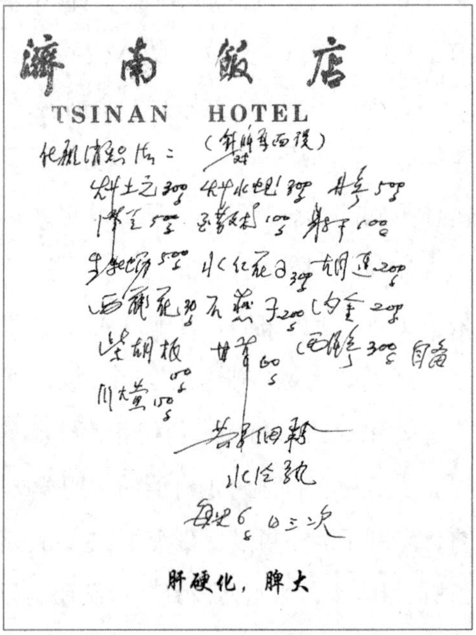
济南饭店

TSINAN HOTEL

肝硬化，脾大

（尹常健、孙建光、王伟芹　整理）

张登部

山东省名中医药专家

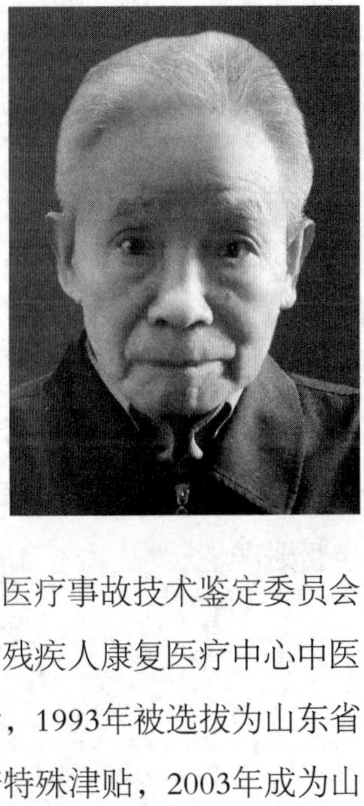

张登部（1942—），男，汉族，山东菏泽牡丹乡人，山东中医药大学附属医院针灸科教授、主任医师。张教授1964年毕业于山东菏泽医学专科学校。1965年被选送至山东中医学院（现山东中医药大学）针灸师资班及西医离职学习中医班深造两年，1966年结业后留任山东中医学院（现山东中医药大学）针灸教研室临床教师，后任针灸教研室主任，并在山东中医药大学附属医院针灸科工作四十余年，任主任医师、科主任。曾任山东省针灸学会经络专业委员会副主任委员、山东省医疗事故技术鉴定委员会专家、国家中医类别医师资格考试命题专家、山东省残疾人康复医疗中心中医针灸总顾问。1992年被评选为山东省优秀科技工作者，1993年被选拔为山东省专业技术拔尖人才，1994年起享受国务院颁发的政府特殊津贴，2003年成为山东省中医院第一批名中医，荣获山东省名中医药专家名誉称号。

主要编著有《内经针灸类方语释》《针灸甲乙经腧穴重辑》《针灸疑难奇症医案荟萃》《新编西方子名堂灸经》《针灸甲乙经校注》《针灸疗法》《新编针灸学》《常见病针灸治疗（英文版）》《常用针灸取穴汉英对照图解》《内经针灸知要浅解》等十余部著作；先后发表“经脉标本根结理论及其特征”“气街四海理论及临床应用”“跷脉理论及其临床应用”“合治内腑浅

析”“论内关”“王冰次注素问对针灸贡献”“任督冲一源而三岐初探”“从帛书经脉看是动、所生病”等论文70余篇。

主持“灸法治疗中风病临床研究”“灸法治疗冠心病临床研究”等十余项科研项目，获省级部、厅局级科技进步奖十余项。参与了全国21个单位协作《经络感传和可见的经络现象研究》项目，获得国家中医药管理局科技进步一等奖。

学术思想

一、注重研究传统针灸经典理论

在经脉根结标本、气街四海、奇经八脉、特定穴等经典理论研究方面均有较深造诣。

二、重视研究经络感传现象与实质

初步证实了阳明经与前侧头部、少阳经与侧上头部、太阳经与后头部的脑血管关系密切，为循经感传现象的研究提供有力凭证，是循经感传现象研究的宝贵财富。

临床经验

一、立足经典重传承，追踪溯源拓创新

张教授善于总结古贤经验，结合个人临床体会，对传统针灸经典理论进行了发扬与创新。在其著作中对奇经八脉、根结标本、气街四海、特定穴等理论的研究，依经据典，见解独到。最具代表性的是他对奇经八脉理论的深入研

究，主张将奇经八脉理论用于疑难病症的治疗中，应用照海穴与申脉穴治疗失眠、足内外翻、癫痫及各阳气不足等症；应用大杼、上下巨虚治疗冲脉气逆所致逆气冲巅、头目眩晕、逆气犯胃、腹急疼痛、胸闷气逆、喘咳等冲脉诸症；应用百会、风府、后溪治疗髓海空虚所致脑转耳鸣、胫酸眩冒、目无所见、懈怠安卧等督脉诸症，应用内关、公孙治疗气滞血瘀等各类痛症，收效甚著。

二、临证辨证与辨病，中医特色疗效佳

中医的诊疗特点之一就是辨证论治，但临床上从来就少不了辨病论治。从针灸临床而言，辨证与辨中医病及西医病尤为重要，尤其应紧密结合起来，方能临证处方用穴灵活全面。以面瘫为例，张教授中医辨证其应分为寒热虚实，其证不同，处方用药有异，手法操作有别。属风寒者当针灸并施；属风热者当只针不灸，且应加大椎点刺出血以泄血除热。然而对于西医辨病属周围型面神经麻痹的，需进一步确定其定位诊断，查其病损是在颅内还是颅外，因其病位不同处方用穴也有差异，更重要的是预后不同，张教授便会采取有效的对症治疗方案。作为一名优秀的针灸医师，临床诊治疾病，辨证和辨病必须结合起来，方能保持中医的特色。

三、针刺尤重针下感，手法补泻须相合

《灵枢·九针十二原》言："刺之要，气至而有效。"针刺得气与否直接影响针灸治疗效果。得气包括两个方面：一是患者的感受，患者自觉针下有酸、麻、胀、重等感觉，或出现循经感传等现象；二是医者的感受，医者手下出现沉、紧、涩等感觉。张教授将前者称为"患者针下感"，后者称为"术者针下感"。相对于"术者针下感"，他更注重"患者针下感"的出现。施针后患者针下感乃是患者神气活动的具体表现，因而他强调医者在施术中应更加重视患者的针下感。同时，在长期的临床实践中他也发现，多数患者当仅有"术者针下感"出现时，往往不如有"患者针下感"出现时效果好。"患者针下感"的有无与适量与否，直接影响疗效。因而张教授提出，针刺得气应以"患者针下感"为主要参考指标。

《素问·调经论》言："刺法言，有余泻之，不足补之。"针刺补泻是针刺手法的核心问题。张教授通过临床体会发现，针刺"得气"是补泻的前提，

适量引发患者针下感是产生补泻效果的重要因素。适量的针下感应保持在整个行针过程中，在针灸过程中应注意，在得气并保持适量针下感的前提下，施以恰当的补泻手法，方可达到补泻目的。

四、灸法疗疾创新穴，临床应用效显明

张教授工于临床，勤于钻研，在长期的医疗实践中积累了丰富的临床经验，对各类临床疾病的治疗都颇有心得。在传统治疗方法的基础上糅合个人思想，创制出新的治疗手段及方法，对于提高临床疗效大有裨益。

他独创艾灸温通法治疗心脑血管疾病，对“真心痛”“胸痹”与“中风偏瘫”的治疗颇有疗效。在治疗方法上以切中病机为原则，强调选穴以少而精。他认为“真心痛”“胸痹”与中风偏瘫患者，多为本虚标实之证，施灸时应采用艾条悬灸法中的温和灸，一般艾火距皮肤约二指高，患者感温热而不灼痛为原则，疗效显著。

张教授善治坐骨神经痛，在治疗过程中逐渐摸索出两个重要的经验效穴，即其独创的“四腰穴”与“五腰穴”。张教授指出此二穴针刺要领在于掌握适宜的施针角度，进针手法熟练，以患者突然感到麻胀感从腰部窜至足部为度。得气即可，不可过度捣刺，谨防损伤神经。该两穴皆针刺成功者效果更好，如有一穴针刺成功者也可。经过张教授对坐骨神经痛临床治疗的长期观察，发现此二穴具有镇痛效果好，针刺成功后患者立感“轻快”的作用。可在一定程度上缩短病程，巩固疗效，降低复发率。

擅治病种

一、坐骨神经痛

1. 以疼痛沿经分布情况可分为三组取穴

太阳经穴组：四腰穴、五腰穴、大肠俞、次髎、秩边、承扶、殷门、委中、承山、昆仑。

少阳经穴组：四腰穴、五腰穴、环跳、风市、阳陵泉、条口透承山（即条三穴）、绝骨。

阳明经穴组：髀关、伏兔、足三里、丰隆、条口。

2. 四腰穴、五腰穴、条口透承山穴的取穴及针刺法

四腰穴：患者俯卧位，于第4腰椎棘突水平旁开2寸处取之，以2.5～3寸28～30号毫针与皮肤呈60°～80°角捻转刺入，一般要求在进针2～2.5寸深时，患者自述麻胀感自腰部放射散至整个患肢。

五腰穴：患者取卧位或侧卧位，于第5腰椎棘突水平旁开2寸处取之，要求同上。

条口透承山：以2.5～3寸28～30号毫针自条口捻转进针，针尖朝向承山，患者诉有麻、胀、酸、沉等针感为度。

3. 其他特殊针刺点（区）

转子点：在股骨大转子与坐骨结节连线的内1/3处，刺入2～3寸深，针感可放射至足部。

臀压点：在股骨大转子内上缘与髂后上棘外下缘连线的中点，刺入2～2.5寸，针感可放射至足部。

臀部交叉三角区刺激区：从股骨大转子与坐骨结节尖端连线的中点向脊柱引一条平行线，此线与大转子上端和脊柱所成的垂直线的交点为A，从A点向上5 cm处为B点，从B点向脊柱5 cm处为C点，等边三角形“BCA”即是交叉三角区刺激区。在此三角区中任何一点针刺，深度在2.5～3寸，针感可自臀部放射至足部。

二、便秘

1. 胃肠积热型

清泄胃肠热邪，通利大肠。针刺支沟、上巨虚，施用泻法。

2. 气血亏虚型

补益气血，润肠通便。针刺气海、支沟、上巨虚，均施以补法。

3. 阴虚型

滋阴润肠通便。针刺照海、气海、支沟，均施补法。

4. 阳虚型

温阳通便。灸关元，针支沟、上巨虚。

三、腰椎增生所致坐骨神经痛

1. 阳虚寒盛型

针灸取穴：肾俞、命门、腰阳关、四腰穴、五腰穴、次髎、秩边、环跳、殷门、阳陵泉、条口透承山、绝骨、昆仑，均取患侧，每次取5～7穴施以补法，肾俞、次髎、秩边、环跳、阳陵泉穴可配合温针法，即剪取3 cm长药艾条，点燃后插于毫针针柄上，待燃至完全变成灰烬后即可去除。每次温针2～3穴，每天1次，6次后休息1天。

方药：自拟壮腰温经汤。熟附子12 g，桂枝9 g，白芍15 g，鸡血藤15 g，黄芪30 g，熟地黄15 g，牛膝12 g，地龙9 g，甘草6 g。水煎服。

2. 肝肾亏虚型

针灸取穴：肝俞、肾俞、四腰穴、五腰穴、次髎、秩边、环跳、殷门、条口透承山、丰隆、昆仑、太溪，取患侧，每次取5～7穴，施以补法。可加用电针，用连续波快频率（400次/分以上），每天1次，6天后休息1天。

方药：自拟补肾疏筋汤。熟地黄30 g，白芍15 g，川芎12 g，当归12 g，枸杞子12 g，怀牛膝12 g，山药12 g，威灵仙12 g，木瓜12 g，延胡索12 g，甘草6 g。水煎服。

3. 气滞血虚型

针灸取穴：肾俞、腰阳关、四腰穴、五腰穴、秩边、环跳、承扶、委中、阳陵泉、血海、承山、绝骨，均取患侧，每次取5～7穴，施以平补平泻法，每天治疗1次，6次后休息1天。

方药：自拟益肾活血汤。生、熟地黄各15 g，黄芪30 g，丹参15 g，当归13 g，赤、白芍各12 g，红花9 g，桃仁12 g，皂角刺12 g，秦艽12 g，延胡索12 g，土鳖虫9 g，甘草6 g。水煎服。

四、哮喘

1. 哮喘发作时

以温肺散寒平喘或清热肃肺平喘为主。

取穴：肺俞（双）、天突、膻中、鱼际（双）、内关（双）。寒者艾卷灸肺俞（双）、膻中，每穴灸10分钟；热者加大椎三棱针点刺出血，然后拔火罐。

2. 哮喘不发作时

以健脾益肾补肺为主。

取穴：大椎、肺俞（双）、膏肓（双）、脾俞（双）、肾俞（双）、命门、丰隆（双），施以补法，留针20～30分钟，并予大椎、肺俞（双）、肓俞（双）、命门，施以艾灸卷，每穴灸5～10分钟，每日1～2次。

五、头痛

1. 少阳型

以疏泄少阳为主。取穴：丝竹空、悬颅透悬厘、风池、外关，施以泻法。

2. 阳明型

以清泄阳明热邪为主。取穴：头维、印堂、太阳、合谷、内庭，施以泻法。

3. 太阳型

以疏泄太阳为主。取穴：玉枕、天柱、后溪、昆仑，施以泻法。

4. 厥阴型

以滋阴潜阳为主。取穴：百会、四神聪、太冲、太溪，施以补法。

5. 其他型

以活血祛瘀、疏通经络为主。取穴：百会、印堂、合谷、阿是穴，施以泻法。

典型医案

医案一

刘某，女，59岁，工人，1987年9月15日就诊。

病史：患者于月余前左腰部出现灼痛，继则起疱疹如串珠，并逐渐沿大腿外侧蔓延，1周后窜至左小腿外侧及外踝前。经某医院诊为带状疱疹，给予中西药物治疗，疱疹渐少，但近几天左下肢窜痛加剧，夜间痛甚，难以入眠，服止痛片罔效。腰部无外伤史。

检查：老年女性，体温、脉搏、血压均正常。舌质红苔黄，脉弦滑。心肺阴性，肝脾未扪及，脊柱阴性。左腰胁及左下肢外侧至外踝前，均有散在性疱疹及斑片状色素沉着，其分布与足少阳胆经循行路线基本相符合。左下肢直腿抬高试验30° 阳性，左足背屈试验阳性。右下肢阴性。左跟腱反射减弱。

诊断：循经带状疱疹并坐骨神经痛（循足少阳胆经分布）。

治则：清利肝胆湿热，活络止痛。

针刺处方：针取环跳、风市、阳陵泉、丰隆、绝骨、丘墟、侠溪，均左，施以泻法，留针20分钟，每隔5分钟行针1次。针刺1周后，疼痛明显减轻，疱疹基本消退，斑片状色素沉着仍存在。继按上方治疗，针治1个月后，疱疹完全消退，左下肢疼痛基本消失；左直腿抬高试验阴性，左足背试验阴性，巩固治疗2周，诸症悉平，痊愈出院。

医案二

王某，女，68岁，家庭妇女，1987年7月18日就诊。

病史：患者步态不稳、肢体活动不协调、言语不清4个多月。发病前有情绪激动史，继而出现头晕、恶心，测血压25.5/13.3kPa（190/100 mmHg），当地卫生所给予降压治疗，次日头晕减轻，但言语逐渐不清，发音困难，肢体活动不协调，恶心、呕吐，二便失禁，吞咽呛咳，遂往某医院就诊，以“颈椎病”治疗无效。5天后又到市级某医院就诊，做CT检查结果显示“小脑动脉梗死”，诊为“脑血栓形成”，给予低分子右旋糖酐、维脑路通等药物治疗，病情逐渐好转。现患者仍步态不稳，肢体活动不协调，言语不清，发音困难，吞咽困难，有时饮水呛咳，二便正常。

检查：血压21.3/10.7 kPa（160/80 mmHg），神志清醒，瞳孔等大，言语不清，发音困难，四肢肌力基本正常，腱反射活跃，病理反射未引出，指鼻试验阳性，跟膝胫试验阳性。舌红，苔薄白，中有剥脱，脉弦细。

诊断：中风（小脑动脉梗死）。

治则：治宜活血通络，开窍利机。

针刺处方：（1）廉泉、通里（双）、丰隆（双）、照海（双），平补平泻法，留针30分钟，每日1次，12次为一疗程。（2）头针取双侧平衡区，接G6805电疗机，每次通电40分钟，每日1次，12次为一疗程。上述两法同时进行，治疗半个月后，病情大有好转，已能自行行走，进食亦较前好转，但仍言语不清。依上法又继续治疗半个月，行走已自如，言语亦基本清晰，进食正常，指鼻试验阴性，跟膝胫试验阴性。后巩固治疗半个月，痊愈出院。

处方手迹

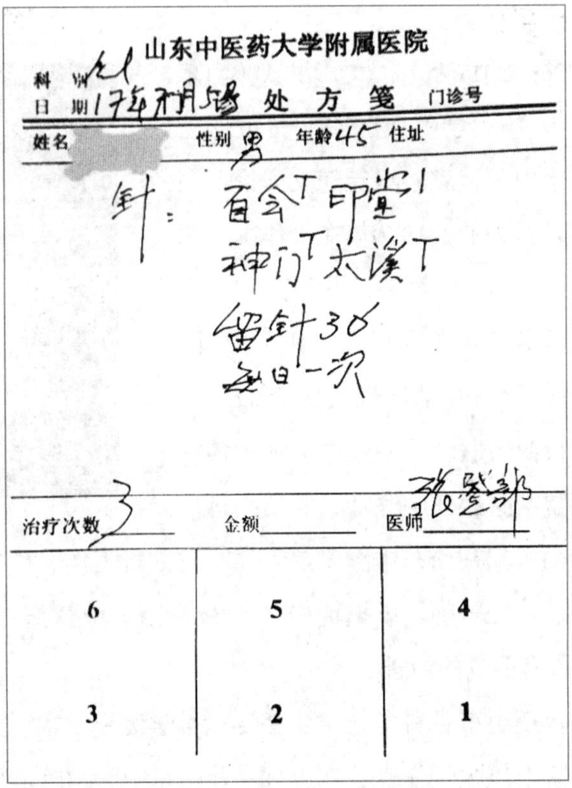
山东中医药大学附属医院

科 别

日 期　　处 方 笺　门诊号

姓名　　性别 男　年龄 45　住址

针：百会T 印堂1

神门T 太溪T

留针30

每日一次

治疗次数 3　金额　医师 张登部

6	5	4
3	2	1

（杜广中　整理）

郑惠芳

全国名老中医药专家

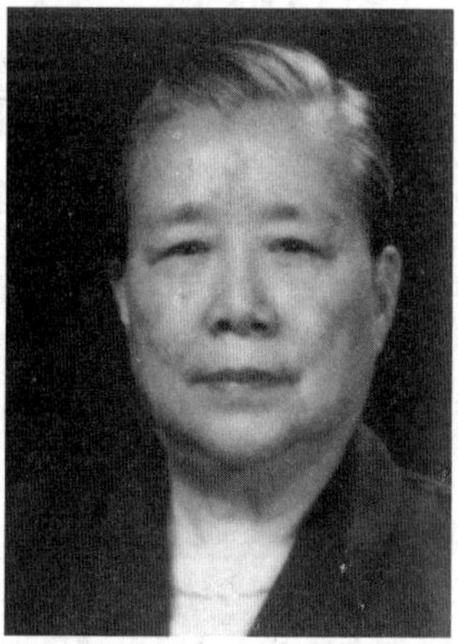

郑惠芳（1926—2017年），女，汉族，山东济南人。山东中医药大学附属医院妇科主任医师，教授。出身于中医世家，早年随父襄诊，深得其传，后承父以医为业。1950年在工作中又承蒙山东名医王玉符先生3年教诲，深得其益。于同年进入济南市医务进修学校学习（中医学习西医班）进修西医，学习并掌握现代医学知识。1952年于济南市槐荫区联合医院任中医师。1958年于山东省立医院中医部任中医师，兼妇产科长期会诊医师。1963年起在山东中医学院附属医院妇科工作，历任主治医师、讲师、副主任医师、主任医师。以擅治妇科各种疑难病症著称，医术精湛，医德高尚，在省内外享有很高的声誉。

郑老于1983年获山东省科学技术协会自然科学优秀学术论文三等奖。1985年获山东中医学院附属医院先进工作者称号及山东中医学院从事中医事业四十年贡献荣誉证书。1988年获山东省教育厅教学工作三十年荣誉证书。1991年被国家人事部、卫生部、国家中医药管理局授名为首批全国老中医药专家学术经验继承指导老师。1992年享受国务院政府特殊津贴。1994年获全国继承老中医药专家学术经验指导老师荣誉证书。1995年获老中医药专家学术经验继承工作优秀指导老师称号。2007年参加国家“十一五”科技支撑计划项目“郑惠芳临床经验学术思想传承研究”。2010年获国家中医药管理局批准成为第一批国家中医药管理局全国名中医药专家传承工作室带教老师，建立“郑惠芳名老中医药专家传承工作室”。

在六十余年的医疗、教学和科研活动中，郑老逐步形成了自己的学术思想和治疗方法，积累了丰富的临床经验。曾有多篇论文发表于国家级及省级杂志，如“中医中药治疗功能性出血305例疗效总结”“桂枝茯苓丸在妇科的临床应用”“止血方治疗崩漏的疗效观察”“中医中药催生胎下死胎的体会”“参芪龙牡汤治疗子宫肌瘤58例疗效总结”等。在20世纪70年代曾主持“功能性子宫出血”“不孕不育症”等科研攻关研究工作，为山东省开展功能性子宫出血及男女不孕不育症等研究做出了重要贡献。培养了一批省内外临床及学术骨干人才，对山东省中医妇科专业队伍业务水平的发展和提升起到了至关重要的作用，奠定了我省中医妇科学科在全国的学术地位。

1991年被国家确认为首批全国老中医药专家学术经验继承工作指导老师，学术继承人：（1）叶青，山东中医药大学附属医院妇科专业，主任医师；（2）李凤兰，山东中医药大学附属医院妇科专业，主任医师。

学术思想

郑老重视对中医基础理论的学习和研究，宗《内经》，法仲景，崇景岳。她认为中医乃古老学科，源远流长，学习中医必须溯本求源。历代医学家的学术思想都各有所长，又不可避免地存在着各种不同的局限性，作为现代医者应博采众长，无拘门户之见，师古不泥古，敢于创新。郑老勤于妇科医、教、研工作，形成了独特的学术思想。

一、治肾擅用温补，重视阴阳互根

肾为先天之本，藏精，主生殖，是人体生长发育生殖的根本，只有肾气盛，肾精充足，天癸才能发生，月经正常来潮。五脏之真，惟肾为根，素体肾虚，房事不节或久病，皆可伤肾，致使肾的功能失调，冲任损伤，发生诸疾。崩漏、闭经、痛经、胎孕产乳，无不以益肾为务，尤以温补肾阳为重。郑老崇尚景岳，重视阴阳互根，精气互生，阳虚者助阳，阴虚者滋阴，认为两法只是各有侧重，不可截然分开。

二、健脾扶正固本，旁涉心肾二脏

郑老推崇东垣“善治病者，惟在调和脾胃，滋其化源”的观点，认为脾与妇女的生理病理密切相关。脾运化功能强健，则水谷之精微源源不断化生为气血，方能月经如期，胎有所养，产后乳源充沛。若脾失健运，气血化源不足，则血海匮乏，月经不调，或久不受孕，或孕后胎元不固，胎萎不长，或产后缺乳。临证应时时注意健脾益气，扶正固本。郑老还重视脾与其他脏腑的关系。脾肾为后天与先天的关系，相互资助，相互促进；脾与心母子相生，互为影响。

三、调肝疏养并施，柔顺缓急为要

郑老重视脾肾，兼顾调肝。女子以肝为先天，肝体阴而用阳，肝体柔润，血海充盈，肝之阳气随性曲直。脾为气血化源，若化源不足，血海不荣，阴不制阳，则肝阳逆乱之证从生。故治肝需顺应肝性，柔疏相济，体用兼顾。

临床经验

一、重视益肾，调整肾之阴阳

郑老擅用补肾法治疗妇科疾病，调整肾之阴阳，重视恢复其平衡关系，注意阴阳的消长与转化，随时调整治疗法则，尤其注重温补肾阳。“善补阳者，必于阴中求阳，则阳得阴助而生化无穷；善补阴者，必于阳中求阴，则阴得阳升而泉源不竭。”“善治精者，能使精中生气；善补气者，能使气中生精。”郑老认为这些理论具有辩证思想，常用阴阳互根理论指导补肾法的应用，阴阳并补，各有侧重。

二、重视脾胃，培补后天之本

郑老认为恢复脾胃正常功能，是治疗妇科疾病的重要环节。郑老运用健脾法时主张“四有”：补中有行（健脾与行气和胃并举）、补中有升（健脾与升举清阳并举）、补中有温（益气与温阳化湿并举）、补中有清（益气与清热和胃并举）。根据脾与肾、心二脏的关系，临证重视温补先后二天及采用健脾益气、养心生血之法。

三、重视调肝，燮理女子先天

肝的疏泄功能正常有助于脾的运化和气血的化生，因此调肝法也是妇科疾病的重要治法之一。肝气急，顺应肝性，以赤芍、白芍柔肝之体以缓其急，而茯苓、白术之属亦为实脾而柔肝必用之品。

擅治病种

一、崩漏

治崩漏注重肾脾二脏，辨证灵活，用方精炼。常选用举元煎加减治之，根据辨证，脾虚肝郁者，既要健脾益气，又要疏肝解郁，方用举元煎合平肝开郁止血汤加减；心脾两虚者，用举元煎合归脾汤加减；瘀血内停者，方用举元煎合桂枝茯苓丸加减。崩漏日久，穷必及肾，导致脾肾两虚，治以健脾益肾，又当分清阴阳盛衰。若兼肾阴虚，用举元煎合左归饮；火旺者，加牡丹皮或合二至丸；若兼肾阳虚，用举元煎合右归饮；若肾精不固者，选加芡实、五味子、山茱萸、赤石脂、生龙牡、乌梅、海螵蛸等收敛固涩之品。

二、痛经

寒凝血瘀者，治宜温通经脉，活血化瘀，佐以健脾和胃。郑老多以桂枝茯苓丸合二陈汤加减。肾虚者，治宜温肾养血，滋养胞宫，佐以活血化瘀。常以过期饮加菟丝子、淫羊藿、紫石英、川牛膝治疗。肝郁者，治宜疏肝养血，解郁止痛。常以逍遥散合四物汤加减。气虚血瘀者，郑老常用益气化瘀法，用自拟方加减治疗，方中以黄芪为首，用量常为30～45 g，为助水行舟之意，配伍党参或童参助其益气之力，加桃仁、丹参、五灵脂、赤芍、三七、延胡索、茺蔚子之类活血通络、化瘀止痛。

三、闭经

郑老强调辨证求因，采用分期逐步调治的方法，补通兼施，先用八珍汤培补化源，益气养血，酌加益肾之品，以期气血充足，血海充盈之后，再予以活血温通之品，如鸡血藤、桂心、牛膝等，引经下行。

四、胎漏、胎动不安

郑老认为孕早期发病者，病机首推肾脾偏虚，以肾虚为主。确立固肾安胎、益气健脾之治法，从先天以固胎元，从后天以养胎体，自拟专方治疗：熟地黄15 g，山药30 g，山茱萸18 g，杜仲炭18 g，续断18 g，枸杞子15 g，菟丝子18 g，白术15 g，甘草6 g。治疗孕中、后期发病者，治以健脾和胃为主，常用胎元饮、泰山磐石散、圣愈汤、香砂六君子汤合八珍汤等方剂加减。

五、不孕症

郑老提出治疗不孕不育应辨证与辨病相结合，男女同治，调经种子。治疗女性不孕，重在调经，调经之时又分虚实，或补肾，或疏肝，或化瘀，结合病人体质，制订攻补之法，灵活化裁。其中补肾调经助孕是基本原则。肾阳不足者治以温肾助阳，调经种子，方用大营煎加减；肾阴不足者，郑老多用大营煎合四物汤加生枣仁、柏子仁、红花、淫羊藿、何首乌、鹿角胶等温补奇经，养血调经。

典型医案

医案一

李某，女，47岁，因“阴道流血2个月余”来诊。患者既往月经基本规律，月经50天未行，因搬家劳累经血来潮，开始量少，以后血量增多，1个月前在西医院行诊刮术，病理报告“子宫内膜增生过长”，口服止血及抗炎药，血量明显减少，持续半月后流血量又开始增多。近3天量多如注，色淡红，有少量血块，小腹隐痛，腰酸下坠，头晕心悸，纳食较少，大便偏稀，日1次。舌淡暗，边有齿痕，苔薄白，脉沉细。

查体：体温36.3℃，脉搏69次/分，呼吸18次/分，血压100/60 mmHg。妇科检查：外阴有血迹；阴道有多量淡红色血来自宫腔；宫颈Ⅰ度糜烂；宫体前位，稍大，光滑，无压痛；附件双侧均未触及异常。

血常规：血红蛋白90 g/L，白细胞7×10^9/L，中性粒细胞60%，血小板127×10^9/L，出凝血时间均在正常范围之内。B超显示：子宫及双侧附件未探及明显异常。

中医诊断：崩漏（气虚血瘀）。西医诊断：功能失调性子宫出血，继发性贫血。

治法：益气化瘀，固冲止血。

方药：举元煎加味。黄芪30 g，党参18 g，白术18 g，升麻6 g，炙甘草6 g，生龙牡各30 g，地榆30 g，益智仁9 g，棕榈炭15 g，生蒲黄（包）9 g，阿胶（烊化）11 g。水煎服，日1剂。

二诊：服上药2剂血量开始减少，色淡，诸症好转，感气短乏力。处方：上方去地榆、棕榈炭，加赤石脂9 g、覆盆子9 g。

三诊：服上方2剂血止。现身体较前有力，诸症明显减轻。处方：党参18 g，黄芪18 g，白术15 g，熟地黄18 g，生龙牡各30 g，芡实30 g，五味子12 g，阿胶（烊化）11 g，甘草6 g。

四诊：服上药加减15剂，感白带较多，色清稀，小腹隐痛，乳房胀痛，舌淡红，苔薄白，脉细稍滑。处方：当归12 g，香附9 g，益智仁12 g，炒川断18 g，川芎6 g，白芍12 g，白术15 g，制何首乌15 g，阿胶（烊化）11 g，甘草6 g。

五诊：服上药6剂，月经来潮，量稍多，色淡红，无块，小腹略胀，6日干净。处方：归脾汤加减以善后。

六诊：3个月后来述，月经来潮经期及量色质均正常，查血红蛋白115 g/L，诸症消失，告愈。

医案二

高某，女，26岁。结婚2年余未孕，月经停闭3个多月。初潮18岁，周期基本正常，量少，近2年月经时有停闭不行，开始注射黄体酮后月经可来潮，以后亦不显效。曾在某医院行诊刮术，病理报告：子宫内膜呈增殖期图像。测基础体温呈单相。就诊时面色少华，头昏乏力，少腹微胀，白带量少。舌紫暗，苔白，脉滑略数。

B超检查：子宫偏小，5.4 cm × 4.6 cm × 3.3 cm，右侧附件囊性包块。

中医诊断：不孕症（肾虚血瘀）、月经后期、癥瘕。西医诊断：原发性不孕、月经稀发、右附件包块。

治法：补肾活血，理气调经。

方药：大营煎化裁。熟地黄18 g，当归12 g，川芎9 g，白芍9 g，桃仁9 g，红花12 g，莪术9 g，川牛膝15 g，淫羊藿18 g，茯苓15 g，香附12 g，桂心6 g，甘草6 g，木香9 g，泽兰15 g。水煎服，日1剂。

二诊：服上方12剂，月经来潮，量少，无不适，两天干净。原方加菟丝子12 g、杜仲15 g。

三诊：服上方30剂，基础体温呈双相；现已近经期，乳房微胀，白带较少，舌苔薄腻，脉滑缓。处方：菟丝子18 g，杜仲12 g，生枣仁18 g，红花9 g，当归12 g，桂心9 g，川芎6 g，熟地黄18 g，淫羊藿18 g，茯苓15 g，泽兰15 g，川牛膝15 g，莪术9 g，香附12 g，陈皮12 g，桃仁9 g。

四诊：服上方6剂，月经来潮，量较多，3天干净。继用上方加减治疗7个月，复查B超：子宫7.0 cm × 5.0 cm × 4.5 cm，双侧附件未见异常。转用温养冲任、调经助孕之剂。处方：杜仲12 g，枸杞子15 g，当归12 g，甘草6 g，熟地黄18 g，肉桂6 g，生枣仁18 g，红花6 g，淫羊藿18 g，紫石英30 g，菟丝子15 g，肉苁蓉9 g，党参12 g。连服18剂。服药第2个月停经。基础体温高温相持续28天未降。查尿妊娠试验（+）。后足月顺产一男婴。

医案三

李某，36岁。痛经数年，进行性加重，月经量多，色暗有块，乏力，舌暗，苔薄白，脉细弦。

妇科检查：外阴已婚经产型；阴道通畅；宫颈光滑；子宫后位，大小正常，活动度差；附件：左侧可触及5 cm×4 cm×3 cm包块，质中，触痛明显，右侧未触及异常。B超示：子宫腺肌病，左侧巧克力囊肿。

中医诊断：痛经（气虚血瘀），癥瘕。西医诊断：子宫腺肌病，左侧卵巢巧克力囊肿。

治法：益气化瘀、软坚消癥止痛。

方药：黄芪30 g，鸡内金15 g，牡蛎45 g，香附9 g，延胡索12 g，姜黄6 g，当归9 g，川牛膝9 g，桃仁9 g，白芍20 g，甘草9 g，五灵脂9 g，川楝子9 g。水煎服，日1剂。

二诊：服上方十余剂，痛经消失。

三诊：服药四十余剂时妇科检查：双侧附件未触及异常。B超示：子宫附件未探及明显异常。

随访3个月，痛经未发，其他临床症状消失。

处方手迹

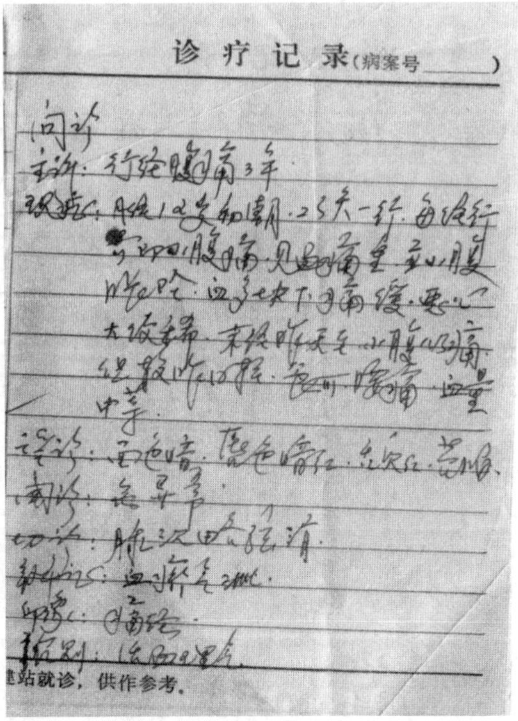
诊 疗 记 录（病案号______）

问诊

主诉：行经腹痛3年

闻诊：无异常

切诊：脉沉细弦涩

中医诊断：痛经

建站就诊，供作参考。

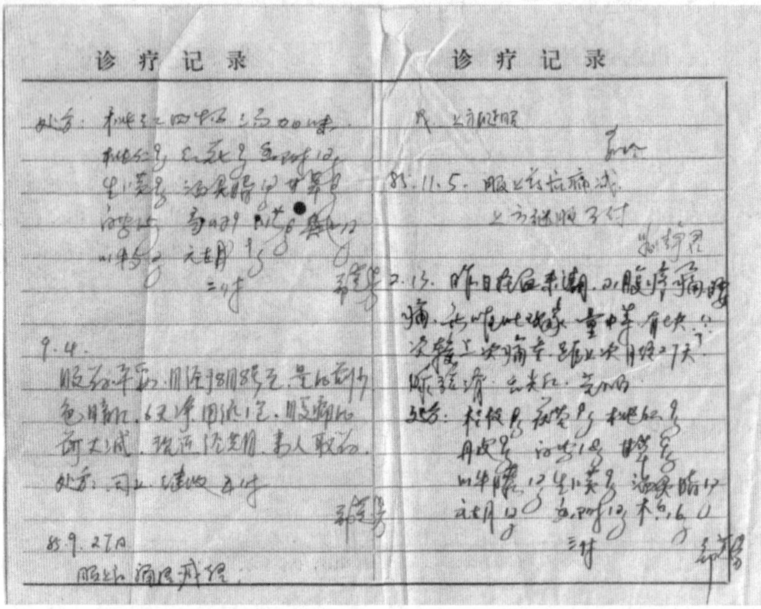
诊疗记录　诊疗记录

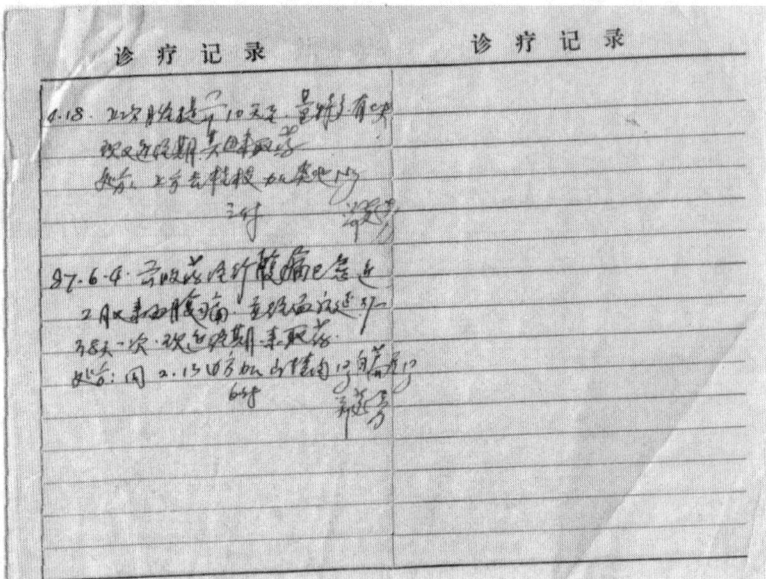
诊疗记录　诊疗记录

（叶青、刘卉　整理）

姜兆俊

全国名老中医药专家

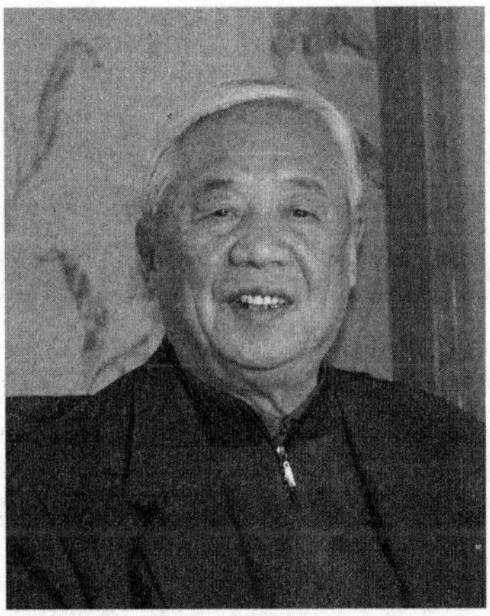

姜兆俊（1935—2016年），男，汉族，山东潍坊人。山东中医药大学附属医院中医外科主任医师、教授、硕士研究生导师。15岁起在伯父姜绍成创建的“滋生堂”学徒，20岁随伯父在潍坊市立中医院临证，23岁考入山东中医学院，1963年毕业后分配至山东中医学院附属医院中医外科。曾随全国名医李廷来主任医师学习，受益匪浅。1997年第二批全国老中医药专家学术经验继承工作指导老师，2011年第二批国家中医药管理局全国名中医药专家传承工作室带教老师。山东知名老中医专家，山东非物质文化遗产传统医药项目代表性传承人，山东中医学会外科专业委员会、中西医结合皮肤病性病专业委员会顾问。曾任原山东中医学院附属医院党委书记，原山东中医学院外科教研室、附属医院大外科副主任，国家自然科学基金委员会中医药评议专家，中国中医学会山东分会理事、外科委员会副主任委员，中华全国中医外科学会乳腺病专业委员会委员，中国中西医结合学会疡科专业委员会委员，中国中医学会外科学会外治法专业委员会委员，山东中医药高级职称评审委员会委员，国际交流系列特约顾问编委等职。1983年获山东省优秀教师和全国卫生先进工作者荣誉称号。

主要编著有《中医外科学》《中医外科经验集》《外科病中医外治法》

《英汉实用中医药大全·外科学》等著作；发表“对消、托、补治法的认识”“外科膏药疗法的发展与成就”“外科急性感染112例临床治疗的探讨”“消瘿汤为主治疗甲状腺瘤50例”等论文。1978年参与“中西医结合治疗血栓闭塞性脉管炎的临床研究”，获全国科学大会一级成果奖。1998年“温阳散结法治疗乳腺增生病的临床及实验研究”获山东省教委应用成果三等奖。2002年“理气散结法治疗甲状腺良性结节的临床及实验研究”获山东省高校自然科学二等奖。

全国老中医药专家学术经验继承人：杨毅，山东中医药大学附属医院中医外科专业，主任医师。

学术思想

擅长诊治外科疾病，尤其对疮疡、甲状腺疾病、乳房疾病、周围血管疾病、皮肤病、慢性溃疡及部分疑难病的诊治，具有丰富临床经验和独到见解。其学术思想基本特点：（1）辨证重视整体观念，强调诊断明确。（2）治疗主张辨病论治与辨证论治相结合。临证组方遣药尊古而不泥古，知常达变。（3）突出中医外科内、外结合治疗的特色。（4）结合现代医学理论和研究用药。（5）通过临床实践，不断丰富和发展中医外科学的内容。

临床经验

一、从整体观念出发，整体与局部辨证并重

中医外科辨证特点是既要全身辨证，又要局部辨证。中医外科学理论体系的特点就是强调用“有诸内必形诸外”“治外必本诸内”的人体内外统一

理论去认识疾病的发生和发展，从而指导临床辨证论治。在辨证时一直强调要从整体观念出发，整体与局部辨证并重，并把二者结合起来综合分析，既重视全身脏腑、经络、气血功能失调在外科疾病发病中的作用，又注意局部病变对全身脏腑、经络、气血影响，从而达到辨证的完整性，以此观念来指导临床实践才能提高临床疗效。例如，发生于体表的慢性皮肤溃疡特点为经久不愈，反复发作，病程较长。造成其疗效差原因之一就是往往以局部辨证代替了整体辨证，局部治疗取代了全身治疗，忽视了全身因素在本病发生发展中的重要作用。慢性溃疡的病理发展有其自身特点，姜兆俊主任医师认为"气虚"和"血瘀"为慢性溃疡基本病理特点。故临床治疗以益气活血为本，治疗中强调要采取以内治为主，配合外治的内外结合治疗方法以提高疗效。内治以益气活血为主，重在改善"虚"和"瘀"情况，通过改善机体营养状况和血液循环，使脓腐组织尽快脱落，肉芽组织尽早生长，加速疮面愈合。

二、治疗主张辨病论治与辨证论治相结合

中医外科历来强调自身的辨病与辨证相结合，二者相互联系，相互补充。诊断时，先辨病后辨证；治疗时以病为纲，据病立法，拟定专方专药，然后结合寒热虚实辨证加减用药，实现辨病论治与辨证论治的结合。姜兆俊主任医师在治疗学上的基本学术思想就是以辨病论治为主，辨病与辨证论治相结合，并根据二者的要求和中医外科疾病的特点，总结归纳出在临床实践中结合方式主要有两种。（1）分期论治：主要适用于各种感染性疾病。认为此种方式的关键是病机辨证，重在详察各阶段的病理变化，从而确定相应的治疗原则。如哺乳期急性乳腺炎根据郁乳期、成脓期、溃后期三期变化，以瓜蒌牛蒡汤为主方分别施以消、托、补三种治疗法则。（2）以固定方加减论治：就是针对某病的病因病机固定一方为基础，再根据具体病情辨证论治，通治一病。除感染性疾病，在治疗外科其他疾病时使用最多的就是这种方式，其核心和关键就是要谨守病机，详察变化，辨病与辨证相结合。如乳腺增生病治疗，在病因病机分析上以肝郁肾虚为本，气滞痰凝血瘀为标，治则为疏肝补肾，理气活血，化痰散结，方用乳块消汤或乳康系列方。

三、突出中医外科内外结合治疗的特色

中医外科的治疗特点在于整体与局部相结合的内外合治法，这是整体观念在外科治疗学上的具体体现，是提高临床疗效的关键。对慢性皮肤溃疡，除了全身以“气虚”“血瘀”为基本病因病机论治外，对其局部病理变化也做了详细分析，并确定了相应外治法则和方药。姜兆俊主任医师认为慢性溃疡由于溃破日久，脓水不断，疮面脓腐组织部分或大部分已脱落，同时又有部分新生肉芽组织存在，二者之间无明显界限。因此治疗时宜祛腐生肌并用，临床根据脓腐组织多少、腐脱难易、肉芽组织有无，辨证使用祛腐类药和生肌类药。临床上以明代陈实功《外科正宗·肿疡主治方》中的“生肌玉红膏”为基础进行了适当加减，组成了治疗慢性皮肤溃疡的祛腐生肌膏。若脓腐较多或患处红肿热痛甚至出血，证属余毒未清者，可用牛黄散，增强解毒化腐力量；疮面脓水淋漓不断，渗出明显者加用煅炉甘石、煅石膏以燥湿敛疮；后期可用生肌散以加速生肌收口。

四、结合现代医学理论和研究用药

在辨病和辨证论治前提下，结合现代药理研究成果，作为筛选有效方药的重要手段，是提高临床疗效的有效途径。如治疗乳腺增生病时，结合现代药理研究选药。（1）温阳药中的鹿茸、仙茅、淫羊藿、巴戟天、肉苁蓉等药物被证实可直接作用于下丘脑，对下丘脑—垂体—靶腺（肾上腺、甲状腺、性腺）轴各个环节都有明显的调整作用，通过对神经内分泌免疫网络进行整体的综合调节，使靶腺功能明显恢复，对乳腺增生病有直接防治作用。（2）海藻、昆布：内含丰富的碘可刺激垂体产生黄体生成素，使卵巢滤泡囊肿黄体化，雌激素降低，恢复卵巢功能，同时有消痰软坚散结作用。（3）麦芽、生山楂、鸡血藤：有调整黄体功能，拮抗雌激素和泌乳素的作用。（4）疏肝理气、活血化瘀药物可改善全身和乳房局部的血液循环，促进雌激素在肝脏的灭活和改善局部的充血水肿状况，并可抑制组织内单胺氧化酶活力，抑制胶原纤维合成，从而促使乳腺内肿块及纤维吸收，终止或逆转本病的病理变化。生何首乌也有类似作用。

五、通过临床实践，丰富和发展中医外科学

对临床中出现的新问题在实践中不断地进行探索、研究和总结，形成新理论、新方法和新技术，丰富和发展了中医外科学。如根据亚急性甲状腺炎的临

床表现特点，认为属于中医外科阴证或半阴半阳证，有阴虚火旺的病机存在，在治疗中使用应加入滋阴清热法，方用青蒿鳖甲汤；根据部分病人有明显畏寒怕冷等阳虚症状，认为肾阳虚是乳腺增生病一个重要的病理机制，在临床上提出用温阳散结法治疗乳腺增生病，方用阳和汤等，都取得了较好的临床疗效。

擅治病种

一、甲状腺瘤

治则：理气活血，化痰散结。方药：消瘿汤。海藻15～30 g，昆布30 g，生牡蛎30 g，夏枯草15 g，赤芍15 g，黄药子10～15 g，柴胡10 g，川芎10 g，三棱10 g，莪术10 g，香附10 g，浙贝母10 g，半夏10 g，山慈菇6 g。水煎两次，早晚温服，每日一剂。

二、急性乳腺炎

治则：疏肝解郁，通乳和营，解毒消肿。方药：乳腺炎汤。蒲公英、瓜蒌、赤芍各30 g，金银花15 g，柴胡、青陈皮、漏芦、广郁金、夏枯草各9 g，丝瓜络、生甘草各6 g。

三、乳腺增生病，乳康系列方

乳康1号：柴胡、郁金、青皮各9 g，香附、橘叶、白术各12 g，白芍、当归、夏枯草各15 g。功效：疏肝解郁，理气止痛。主治：乳腺增生病之肝郁气滞型。症见乳房月经前或动怒时胀痛，或腺体轻度增厚，伴情志郁闷、易怒，苔白，脉弦。

乳康2号：柴胡、浙贝母、山慈菇、僵蚕、法半夏、三棱、莪术各9 g，香附、白术各12 g，山甲珠6～9 g，昆布18 g，海藻15 g。功效：疏肝活血，化痰散结。主治：乳腺增生病之肝郁血瘀痰凝型。症见乳房结节或肿块，经前胀痛或刺痛伴情志郁闷，

乳康3号：柴胡、三棱、莪术、仙茅、僵蚕、山慈菇各9 g，鹿角霜、香附

各12 g，夏枯草、生牡蛎、淫羊藿、海藻各15 g，山甲珠6～9 g。功效：疏肝解郁，调理冲任，化痰散结。主治：乳腺增生病之肝郁冲任失调型。症见乳房结节或肿块，经前胀痛加重，伴月经周期紊乱，经血量少，苔白，脉沉细。

乳康4号：熟地黄30 g，麻黄、肉桂各3 g，白芥子、鹿角胶、僵蚕、白术、三棱、莪术、浙贝母、法半夏各9 g，夏枯草、淫羊藿各15 g，甘草6 g。功效：温阳散寒，化痰散结。主治：乳腺增生病之阳虚寒凝型。症见双乳经前疼痛，触及腺体增厚，有结节，肢体、乳房怕冷而凉，苔白，脉沉细。

上四方加减：痛剧加延胡索、川楝子；胀重加生麦芽、泽兰、橘叶；便干加元参、肉苁蓉、少量熟大黄；心烦易怒加栀子、青皮；失眠加炒酸枣仁、柏子仁；阵热汗出加鳖甲、地骨皮、浮小麦；月经量少加鹿角胶、阿胶；乳腺结节加蜈蚣、皂角刺；乳腺囊性增生加制南星、白芥子、法半夏（方药中有此药者勿再加）；溢液加生山楂、炒麦芽、川椒；兼患痤疮加蒲公英、丹参，去淫羊藿、鹿角霜。

四、乳头皲裂

治则：清热解毒，消肿止痛，燥湿收敛。方药：白芷15 g，蒲公英、苦参、硼砂、生甘草各9 g。上药加水煎汤，乘温热用无菌纱布蘸洗患部，每次15～20分钟，如药液变凉，可再加温，每日洗2次，每剂药用一天。

五、先天性耳前瘘

千捶膏：蓖麻子仁150 g，松香120 g，铜绿3 g，儿茶3 g，轻粉3 g，生杏仁3 g，乳香6 g，没药6 g，血竭6 g。制用法：先将蓖麻子仁、松香入石臼中捣烂，再入生杏仁、铜绿等药，捣数千捶成膏状备用。用时，取膏药适量，摊纱布上贴患处，每日或隔日换药1次。功用：消肿止痛，拔毒提脓，祛腐生肌。

典型医案

齐某，男，43岁，于1998年8月20日初诊。患者颈前疼痛2个月。患者无明显原因于2个月前出现颈前部剧烈疼痛，并灼热感，向耳枕部放射，病情严重时辗转不安，大汗淋漓。伴咽部不适、疼痛，发热38.2℃。在外院以“慢性侵袭性甲状腺炎”给予治疗未见好转，纳差，二便可。查体：颈前双侧甲状腺弥漫性肿大（Ⅲ度），以左侧明显，质硬韧，压痛明显，边界不清，随吞咽上下移动。咽部充血，颈部淋巴结（－）。苔白厚腻，脉细弦。血T_3、TSH正常，T_4升高。诊断：亚急性甲状腺炎（急性期）。证属肝郁胃热，外感风热。治宜疏肝清热，散风透邪。方药如下：柴胡9 g，夏枯草12 g，连翘15 g，蒲公英30 g，浙贝母9 g，金银花30 g，雷公藤9 g，赤芍、白芍各12 g，虎杖12 g，生牡蛎18 g，僵蚕9 g，全蝎6 g，生甘草6 g，板蓝根15 g，山慈菇6 g。水煎服，日一剂。强的松5 mg，一日1次。服药12 剂后病情减轻，因秋收劳累致病情复发，颈前疼痛加重，体温正常，伴头痛头晕，甲状腺肿大压痛，苔薄黄，脉弦。以上方去赤芍、白芍、生甘草，虎杖改为30 g，加黄连6 g、海藻15 g、昆布21 g、丹参15 g、威灵仙15 g，以加强清热活血、化痰散结作用，强的松改为5 mg，日2次。继服12剂后，颈前疼痛消失，双侧甲状腺逐渐缩小变软至恢复正常，无疼痛及压痛，停服中药及强的松，口服散结片维持1周，随访未见复发。

处方手迹

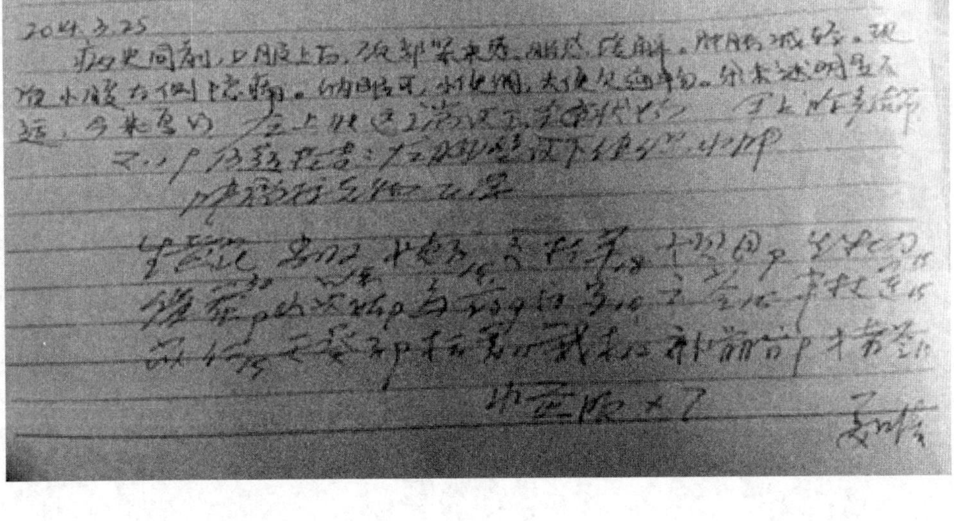

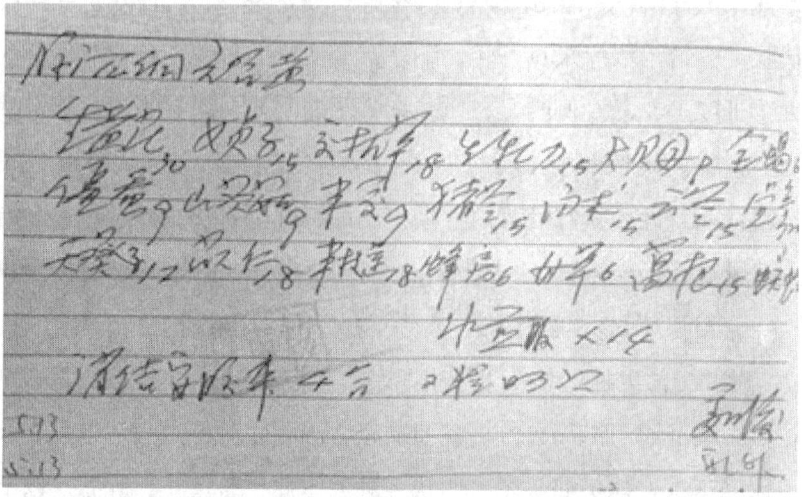

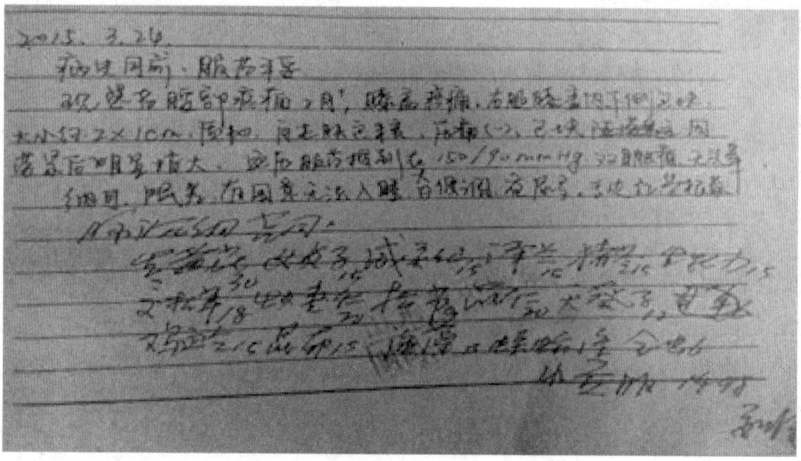

（杨毅　整理）

赵纯修

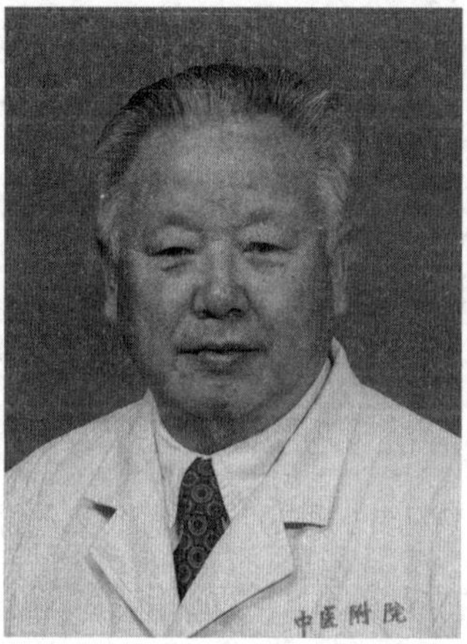

赵纯修（1936—2009年），男，汉族，山东省章丘人。1964年7月毕业于山东中医学院中医专业，1964～1985年在山东中医学院附属医院外科工作，从事中医外科（包括皮肤科、周围血管科、普外科）。1985～1998年在山东中医学院附属医院皮肤科任副主任医师、主任医师。1985～1991年任山东中医学院中医系主任，1991～1998年任山东中医学院附属医院院长。

主编《传统医学丛书·中医皮肤病学》《英汉实用中医药大全·皮肤科学》。参编《中医外科学》《实用中医外科学》《实用中医保健学》《中医临床各科》等，发表论文5篇。曾参与创办“中医专业少年班教学实践”，获得省教委教学成果一等奖。“寻常型银屑病中医治疗与实验研究”获省卫生厅科技进步三等奖。

1997年被遴选为第二批全国老中医药专家学术经验继承工作指导老师，学术继承人：（1）宋业强，山东中医药大学附属医院美容皮肤科主任，主任医师；（2）耿立东，山东中医药大学附属医院皮肤科专业主任医师。曾任中华中医药学会名医学术研究及外治法专业委员会副理事长，中国中西医结合学会皮肤性病专业委员会理事。

学术思想

赵纯修教授多年从事中医外科的临床与教学，对常见外科疾病、皮肤疾病、周围血管疾病、疮疡、乳腺、甲状腺等疾病的诊治颇有造诣，擅长治疗银屑病、湿疹、荨麻疹、药疹、过敏性皮炎、带状疱疹、痒疹、玫瑰糠疹、白癜风、黑变病、过敏性紫癜、硬皮病、痤疮、黄褐斑等。对各种皮炎性、色素性、过敏性等皮肤病有自己临床实践经验验证的系列处方。对银屑病、湿疹、过敏性紫癜、硬皮病、鱼鳞病、结节性红斑及肢痛症、环状肉芽肿、跖疣的治疗有个人见解及成熟的验方。其创立的治疗瘙痒性、过敏性皮肤病的经验方活血祛风汤、凉血祛风汤和治疗银屑病的经验方清热消银汤、化瘀消银汤，作为科室协定处方，制成医院制剂，长期应用于临床，取得较好的临床效果，取得较好的社会效益和经济效益。

擅治病种

一、 血管炎性皮肤病

赵老认为血管炎性皮肤病包括结节性红斑、结节性血管炎、变应性血管炎、多形性红斑、过敏性紫癜、色素性紫癜性皮病等多种皮肤病，强调血热是血管炎性皮肤病的基本病机。其发病多因血热蕴结，或风热外袭，或风湿入络，郁久化热，热伤血络，迫血妄行，或湿热蕴蒸，经络阻滞，气血不能达于肢末而发病。热和瘀是此类皮肤病的病理关键所在，热往往是血热，甚至蕴热成毒；瘀主要是指毒热瘀阻经络，气血不得通行。因此治疗当以清热解毒、活血化瘀为主，同时权衡血热、瘀阻和痰湿的轻重缓急，辨证用药。

赵老一般将血管炎性皮肤病辨证分为三型论治。

1. 血热蕴结型

以皮肤及皮下结节为主，结节鲜红，疼痛明显，甚至伴发热者。治宜解毒破瘀，祛风止痛。方用结节红斑汤：金银花、蒲公英、白花蛇舌草、黄芩、生地黄、玄参、丹参、赤芍、桃仁、川芎、乳香、皂角刺、山慈菇、延胡索、川牛膝、独活、白芷、甘草等。常用于结节性红斑、变应性血管炎等。

2. 血热妄行型

以紫癜、红斑为主。治宜解毒凉血，止血行血，益气养血。方用过敏紫癜汤：金银花、连翘、板蓝根、生地黄、牡丹皮、紫草、茜草、小蓟、仙鹤草、黄芩、牛膝、黄芪、当归、丹参、赤芍、白芍、浮萍、甘草。常用于过敏性紫癜等。

3. 血瘀风热型

为小的紫癜、红斑、丘疹，瘙痒明显。治宜解毒凉血，活血祛风。方用凉血消风汤：金银花、连翘、黄芩、生地黄、牡丹皮、赤芍、丹参、当归、川芎、苦参、白芷、白鲜皮、浮萍、荆芥、防风、白蒺藜、蝉蜕、甘草。常应用于色素性紫癜性皮病、湿疹样紫癜等。

二、湿疹

1. 继承发扬，阐述病因学说

赵老认为湿疹由内、外因相互作用而发。多素体禀赋不耐，不能耐受某些外界刺激而致病。究其成因系内蕴心火、脾湿。《诸病源候论》中记载：“浸淫疮是心家有风热，发于肌肤。”《素问·至真要大论》曰：“诸痛痒疮，皆属于气心。”心主火。心绪烦乱，精神紧张，必致心经生火，加之平素嗜食辛辣炙煿，膏粱厚味，均使脾胃失运，酿生湿热，蕴结于肌肤而致病。《医宗金鉴·外科心法要诀》概括湿疹成因：“浸淫疮由心火、脾湿受风而成。”赵老认为内蕴心火、脾湿，致禀赋不耐是湿疹发生的内因。外因是接触动风、助湿、生火热之品。

2. 归纳总结，明确病机演变

湿疹由内外因素作用，致风湿热蕴结于肌肤而致病。风善行而数变，故初期发病迅速，进展快；热为阳邪，易透发肌肤发为红斑、红丘疹；风盛则痒，故出现风热蕴结证；湿性黏滞，且易与风热结合，故以湿热蕴蒸为主证，是湿疹发展的极盛期，典型表现为皮损多样，红斑、丘疹、水疱、糜烂、渗液并见，剧痒，淋漓蔓延；久之湿热留恋，湿阻经络，血行不畅而成瘀；热灼阴津使血失津充亦成瘀，故成风湿热瘀并重之势，表现为亚急性湿疹。《外科正宗》也认为血风疮由“风热、湿热、血热三者交感而发，发则瘙痒无度、流脂水等，年久紫黑坚硬，乃气血不行”。湿疹病情缠绵不愈，日久必伤阴耗血，使肌肤失去濡养而成血虚风燥之证，是本病病机的最终转归，表现为病势缓，皮损淡红、肥厚、干燥、粗糙、角化甚至皲裂。

3. 衷中参西，提出治法方药

根据本病病因、病机演变特点，赵老认对风热蕴结证当解毒祛风透邪，使热从卫气分而解，配清热凉血药使热清血宁；对湿热蕴蒸证应用大剂清热利湿、淡渗利湿、祛风胜湿，使湿热分清；对风湿热瘀证应消热解毒利湿、祛风活血化瘀并重；对血虚风燥证应清余热兼以益气养血润燥。他认为湿疹病程中各阶段均存在风热湿毒的病理变化，只是轻重程度不同，故清热、利湿、祛风法是本病贯穿始终的三大治法，应侧重各期不同变化，灵活运用。赵老根据中药现代药理研究及古代文献资料，精确选药组方如下。

风热蕴结型治以清热疏风汤：金银花21 g，连翘、黄芩、生地黄、赤芍、牡丹皮、浮萍、白鲜皮、菊花各15 g，栀子、紫草各9 g，荆芥12 g，甘草6 g。风盛痒重加地肤子、蝉蜕、徐长卿；热甚皮疹灼热、鲜红加蒲公英、紫花地丁。

湿热蕴蒸型治以利湿消风汤：金银花、连翘、地肤子、白鲜皮各21 g，黄芩、茵陈、土茯苓各15 g，苦参9 g，木通、甘草各6 g，薏苡仁30 g，车前子、苍术、荆芥各12 g。湿热明显加黄柏、栀子；瘙痒无度，影响睡眠加夜交藤；发热者加生石膏、知母。

风湿热瘀型治以活血消风汤：金银花、连翘各21 g，生地黄、牡丹皮、赤芍、白鲜皮、土茯苓、茵陈各15 g，当归、苍术各12 g，苦参、荆芥、白芷、甘草各9 g。

血虚风燥型治以养血疏风汤：金银花、生地黄、牡丹皮、当归、丹参、黄芪、白芷、白鲜皮、地肤子各15 g，甘草6 g。

典型医案

医案一

患者，女，23岁。下肢结节、疼痛1周。查体：双下肢有散在结节性红斑，色鲜红，压痛明显，无发热，舌红，苔薄黄，脉弦。临床诊断为结节性红斑，辨证为血热蕴结型。中医称本病为“瓜藤缠”，《医宗金鉴·外科心法要诀》中曰：“此证生于腿胫，流行不定，或发一二处，疮顶形似牛眼，根脚慢肿……若绕胫而发即名瓜藤缠，结核数枚，日久肿痛……。”治以解毒破瘀，祛风止痛。方用结节红斑汤加减。药用：金银花21 g，蒲公英21 g，白花蛇舌草21 g，黄芩15 g，生地黄15 g，玄参15 g，赤芍18 g，川牛膝12 g，桃仁12 g，乳香10 g，皂角刺12 g，独活12 g，白芷6 g，甘草6 g，黄柏9 g。服7剂后，结节较前显软，压痛减轻。上方加山慈菇12 g、川芎12 g、丹参18 g，继服20剂后，结节基本消退。

医案二

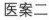

患者，男，14岁。双下肢反复紫癜1个月。查体：双下肢伸侧有散在的针尖至米粒大紫红色斑疹，压之不褪色，无关节疼痛及腹痛。舌质红，苔薄白，脉细。临床诊断为过敏性紫癜。中医称本病为“葡萄疫”，《外科证治全书·发无定处证》论述：“葡萄疫，此证多生于小儿。盖四时不正之气，郁于肌肤而发，发成大小青紫色斑点，色如葡萄，头面遍身随处可发，身热口渴者，羚羊角化斑汤主之；不渴倦怠者，补中益气汤加生地主之；有邪毒传胃、牙根腐烂出血者，内用羚羊角化斑汤去苍术加升麻、葛根服之，外搽珍珠散。”辨证为风热外袭，热伤血络，迫血妄行。治以解毒凉血止血，方用过敏紫癜汤加减。处方：金银花15 g，板蓝根21 g，连翘12 g，生地黄15 g，牡丹皮12 g，紫草9 g，茜草9 g，小蓟15 g，仙鹤草12 g，浮萍10 g，甘草6 g。服7剂后，紫癜部分消退，部分变淡。上方加黄芪15 g、当归12 g、白芍15 g，服药10剂，未再复发。

医案三

王某，男，37岁，1999年9月15日初诊。全身皮肤红斑、丘疹、瘙痒5天。平素嗜食辛辣，5天前进食海鱼、饮酒后即觉躯干皮肤瘙痒，散在红丘疹，渐加重泛发全身。查体：躯干、四肢皮肤潮红，密集红丘疹，下肢尤以小腿丘疹融合成片，有抓痕，轻度糜烂渗液。舌红、苔薄黄，脉浮数。中医诊断：湿疮；西医诊断：急性湿疹。《医宗金鉴·外科心法要诀》曰："遍身生疮，形如粟米，瘙痒无度，搔破时，津脂水，浸淫成片。"辨证为风热蕴结夹有湿邪。赵老认为禀赋不耐是湿疹发病的基本原因。饮食不节，过食辛辣、荤腥、酒类等饮食，风湿热邪内生，发于皮肤。风湿热邪外袭（如花粉、尘土等），通过呼吸而入，肺与皮毛相表里，病邪由内发于皮肤。治法：清热祛风，除湿止痒。处方：金银花、白鲜皮各21 g，黄芩、栀子各12 g，连翘、生地黄、牡丹皮、苦参、生薏苡仁、赤芍各15 g，紫草、浮萍、荆芥各9 g，甘草6 g。日一剂，水煎服。

二诊：治疗1周后复诊，红斑、丘疹、糜烂大部分消退，瘙痒仍较明显，上方加徐长卿15 g、蝉蜕12 g，服7剂。皮损、症状完全消退。嘱其忌食辛辣、腥发之品，忌热水烫洗等，病愈。

处方手迹

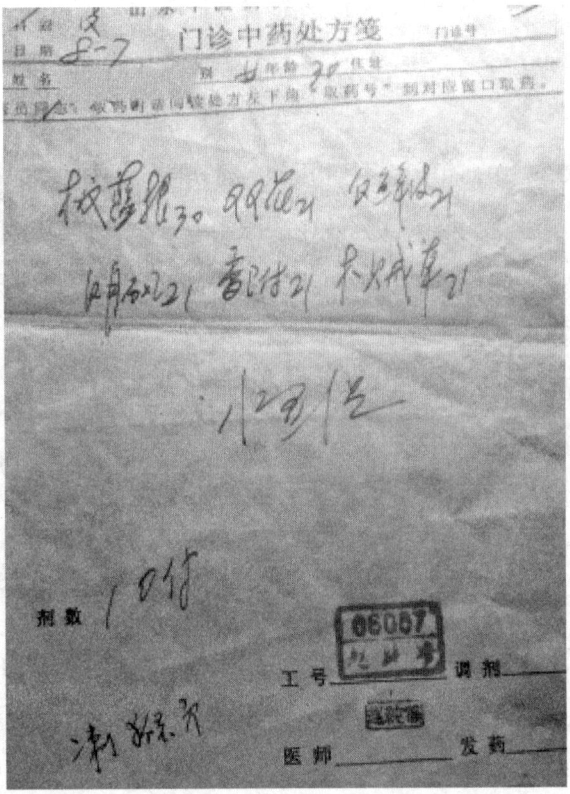
门诊中药处方笺

剂数

工号　　调剂

医师　　发药

（唐志坤　整理）

蔡华松

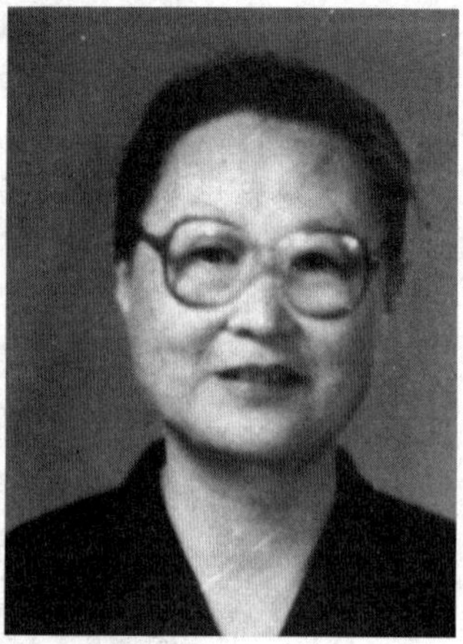

蔡华松（1932—2016年），女，汉族，江苏崇明岛人。山东中医药大学附属医院中医眼科专业（中医科）教授、主任医师。1961年毕业于山东医学院（现山东大学医学院），1971年山东省西医学习中医班脱产学习2年。山东省知名眼科中医专家，全国第二批名中医学术传承导师。

1961～1977年任山东省立医院住院医师、主治医师，1977～2000年任山东中医药大学眼科教研室副主任、主任，山东中医药大学附属医院眼科副主任、主任，山东中医药大学附属医院副主任医师、主任医师、教授。从事眼科工作50余年来，历任中国中西医结合学会眼科专业委员会委员、山东省中西医结合眼科专业委员会主任委员、山东省中医五官科学会副主任委员。

在多年临床工作中积累了丰富的经验，擅长运用中西医结合治疗眼科各种疑难疾病，特别是在治疗眼底病、色素膜炎、眶内假性肿瘤等方面取得了显著的疗效。多年来在国家级及省级杂志上发表论文50余篇，多篇获优秀论文奖。主编《英汉中医药大全眼科分册》，主审、参编《中医眼科学》，参编《新编中医五官科学》《今日中医眼科分册》等9部著作。任职期间，主持完成“泪液溶菌酶的研究”及“双冠眼药水的临床及实验研究”的科研项目获得山东省科技成果三等奖，带徒期间指导完成的“‘抗炎明目冲剂’治疗葡萄膜炎”“‘糖目清’治疗糖尿病视网膜病变的临床及实验研究”分获山东省科学技术厅科技进步二、三等奖，多次获得山东中医药大学附属医院先进工作者称号。

担任第二批全国老中医药专家学术经验继承工作指导老师。学术继承人：（1）郭霞，山东中医药大学附属医院中医眼科专业，主任医师；（2）刘玲，山东中医药大学附属医院中医眼科专业，主任医师。

学术思想

一、目为苗窍，脏腑为本

眼睛虽小，以经脉与五脏六腑相连，受真精、真血的濡养，眼的变化能够反映内在脏腑的状态，同样脏腑的盛衰必然影响到眼的正常代谢，而致眼病。准确分析脏腑的寒热虚实是治疗各种眼病的关键。由于目窍精细、敏感，许多眼病常缺乏明显的全身体征，成为眼科临床辨证的难点。对此，蔡教授认为，每个组织都具有自身的生理特点和病理变化规律，只有深入了解其中奥秘，形成自身的学科特点，才能在临床应诊中做到有的放矢，提高治疗有效率。作为眼科医师，就要做到全身辨证与局部辨证相结合，辨证与辨病相结合，才能克服无症可辨的难题，达到治疗目的。

眼底病严重影响视力，其病因及临床表现极其复杂，虽然目前诊断水平提高，但在治疗过程中难度仍很大，因此采用中西医结合治疗方式是有必要的，能提高疗效。

二、久病多瘀，扶正祛邪

疑难杂症多病因复杂、病程漫长，眼病也不例外。许多难治性眼病多是全身慢性疾病的眼部并发症。如糖尿病性视网膜病变就是糖尿病的眼部并发症，与糖尿病的病程长短、血糖控制好坏有密切关系。

久患糖尿病者，多津亏血虚，甚至气阴两虚，阴阳俱虚。血少脉络不充，津枯血液黏稠难行，气虚无力助血循络上行于目，阳虚生寒则脉络凝滞不畅，凡此种种，皆造成精亏血瘀，不能上承于目，目失濡养而致病。肝、脾、肾关系密切。三脏亏虚，气血津液不足，则会导致糖尿病性视网膜病变，肝、脾、肾三脏亏虚是病之根本。当脾虚失运，水湿内聚，上犯视网膜或血脉瘀阻，血溢络外，遮蔽黄斑，则属本虚标实之证。

慢性葡萄膜炎也是当前临床上难治的眼病之一，以反复发作、缠绵难愈为特点。蔡教授认为，此类患者前期多经过糖皮质激素的长期治疗，尤其是不规范地应用激素，造成患者痰热壅滞，反复发作。因此，在临床辨证时，不仅要重视眼病的变化规律，还要考虑到全身疾病、长期用药及久病造成的脏腑亏虚、痰血瘀滞等病理因素。在扶正祛邪的基础上，重视化痰散瘀，消除致病因素，才能达到根治的目的。

三、中西结合，扬长避短

中医治疗疾病的法则不外扶正与祛邪，“扶正”就是扶助机体的正气，包括抗病力与免疫功能，“祛邪”就是祛除导致疾病发生的因素，其中包括破坏免疫平衡的因素。如由于免疫功能失调造成的葡萄膜炎，其反复发作是临床主要难题。蔡教授从多年临床经验中体会到，葡萄膜炎早期多为热邪炽盛，免疫反应多呈亢进表现，此时可多用清热解毒类药，如黄芩、黄连、蒲公英、金银花、龙胆草、黄柏、防己、柴胡、白花蛇舌草等，这些药物都有免疫抑制作用，如可促进吞噬细胞消除抗原、抑制T细胞产生、抑制抗体产生等。活血化瘀类药如丹参、赤芍、桃仁、红花等亦有免疫抑制作用。葡萄膜炎的慢性期或后期多为肝肾阴虚，有的患者长期或大量应用激素，造成免疫功能低下。鉴于以上几方面，在本病的后期应多用补肝肾、益气血类药，如党参、生地黄、黄芪、熟地黄、女贞子、枸杞子、黄精、墨旱莲、山茱萸等。这些药物有增强细胞免疫功能的作用，如提高T细胞比例、提高淋巴细胞转化率、提高吞噬细胞功能、升高白细胞水平，提高IgG、IgA含量等。

中西医结合还可减轻激素的不良反应。蔡教授认为中药配合激素治疗可减少激素的用量，防止激素减量过程中发生反跳，通过调整机体免疫功能达到克服激素不良反应的目的。在用药时要注意选用生地黄、知母、甘草、防己、淫羊藿等有激素样作用但无激素不良反应的中药。生地黄、知母、甘草与皮质激素合用，可减少外源性肾上腺皮质激素类药的不良反应。

临床经验

一、葡萄膜炎

葡萄膜炎是指虹膜、睫状体、脉络膜部位的炎症。西药以激素治疗为主，虽然可控制病情，但需长期用药，且不良反应多，停药难，易复发。蔡教授以中药为主、中西医结合的方法治疗葡萄膜炎有独到之处，积累了丰富的经验。

葡萄膜炎病因复杂，外感六淫、内伤七情、劳欲过度等均可成为致病因素，不可不辨。但总的病机为热盛灼伤黄仁及瞳神而致病。可分虚、实二类，临床常见三种类型。

1. 肝胆热盛型

可见于葡萄膜炎的早期、急性期。其特点为发病迅速，眼部充血，色鲜红，角膜后沉着物较多，瞳孔小，房水混浊，虹膜纹理不清或见玻璃体混浊，眼底有水肿及渗出。患者畏光流泪，视物模糊，头眼剧痛，口苦咽干，便干溲赤。舌红苔黄，脉弦数。治以清肝泻火，方用清热眼明汤。

2. 湿热上攻型

此型在葡萄膜炎的急性期及慢性期均可以见到。特点是久病，病势较缓慢，反复发作，缠绵难愈。眼部充血，色暗红，角膜后沉着物为羊脂状，可出现前房积脓，头昏身重，肢节酸软或见口腔溃疡、前阴溃烂。舌苔黄腻，脉濡数。治以清热利湿。方用三仁汤加黄芩、龙胆草、白花蛇舌草、苦参、防已等。

3. 虚火上炎型

多见于葡萄膜炎中后期。特点为久病，眼内干涩不适，充血较轻，难以全消或红赤已退而有眼隐痛，视物昏蒙，角膜后沉着物不消，玻璃体混浊或眼底有渗出斑及陈旧性病灶，兼见心烦失眠、五心烦热、口干咽燥。舌红少苔，脉细数。治以滋阴降火。方用抗炎明目汤。

二、眶炎性假瘤

眶炎性假瘤是眶内组织的慢性非特异性增殖性病变。确切病因尚不明。可因眼球突出造成眼睑闭合不全，引起暴露性角膜炎或眶内肿块压迫视神经而失明。

蔡教授认为该病与七情、劳逸失调有关。证有虚实之分，实证多见于肝气郁结，日久化火，灼津生痰，致痰热内壅；虚证常因劳伤肝肾，阴虚火旺，挟痰上扰。由于痰热混结于眶内，致脉络滞涩，气血凝滞不能畅行，久而结聚成块，推压眼球外突。由于痰热内聚，气血不和，故病程缠绵难愈。临床主要有以下三种证型。

1. 肝火痰结型

为发病初期患者，眼球突出眼痛，白睛红赤，畏光，伴头晕、心烦，口苦咽干。舌红，苔黄腻，脉弦或弦滑。治以清肝泻火，化痰散结。方用：柴胡、半枝莲、白花蛇舌草各15 g，黄芩、茯苓、海浮石各12 g，夏枯草、半夏、防己、黄药子各9 g，龙胆草、生甘草各6 g。

2. 气血瘀滞型

发病半年以上，眼球突出，眶内肿块大，较硬，眼球运动障碍，眼睑水肿、色紫暗，白睛赤脉粗大瘀紫。舌质紫暗或有瘀斑，脉细涩。治以凉血清热，活血化瘀。方用桃红四物汤加味：制桃仁、红花、川芎、当归、夏枯草各9 g，生地黄、半枝莲、白花蛇舌草各15 g，赤芍、海藻、昆布、三棱、莪术各12 g，丹参30 g。

3. 阴虚火旺、挟痰上扰型

发病1年左右，反复发作。眼球突出，眶内隐痛，转动时疼痛明显，眼干涩昏花或视一为二，伴咽干少寐，腰膝酸软。舌红，少苔，脉细。治以滋阴降火，化痰散结。方用知柏地黄汤加味：知母（盐炒）、黄柏（盐炒）、苦参、防己、黄精各9 g，生地黄、熟地黄、茯苓、泽泻、山茱萸、枸杞子各15 g，女贞子、菟丝子、牡丹皮各12 g。

加减：结膜充血、痛重者加鱼腥草、重楼；经检测免疫功能低下者加生黄芪、淫羊藿。同时配合散瞳，激素点眼。当选药组方时，应注意痰瘀这一症结所在，在辨证用药的基础上，佐以化痰散结之品，如海藻、昆布、三棱、莪术、皂角刺、土茯苓、苦参、半夏、防己、夏枯草等。当肿块消散后，眼突随之改善，诸症消除。

用药中注重选择有免疫调节作用的药物。其中益气养阴药中黄芪、人参、党参、茯苓、当归、白芍、熟地黄、枸杞子、山茱萸、女贞子、黄精等有促进抗体生成、提高机体免疫力的作用；而黄芩、白花蛇舌草、鱼腥草、川芎、红花、丹参等则具有双向调节作用，可根据临床情况选用。淫羊藿也有提高免疫力的作用，虽为补阳药，但其热性在大量泻火、滋阴药中被抑制，临床应用效果良好。

三、主要经验方

1. 清热眼明汤

主要药物有黄芩12 g，知母15 g，紫草12 g，夏枯草12 g，生地黄15 g，柴胡15 g，龙胆草12 g，牡丹皮12 g，防己10 g，白花蛇舌草15 g，生甘草10 g等。水煎服，每日1剂，分2次服。主治因肝胆热盛引起的葡萄膜炎的早期、急性期。治以清肝泻火。该病特点为发病迅速，眼部充血，色鲜红，角膜后沉着物较多，瞳孔小，房水混浊，虹膜纹理不清或见玻璃体混浊，眼底有水肿及渗出。患者畏光流泪，视物模糊，头眼剧痛，口苦咽干，便干溲赤，舌红苔黄，脉弦数。

2. 抗炎明目汤

主要药物有生地黄15 g，知母15 g，黄柏12 g，当归12 g，女贞子12 g，茯苓12 g，黄芪30 g，甘草10 g等。水煎服，每日1剂，分2次服。主治因虚火上炎引起的葡萄膜炎中后期。治以滋阴降火。该病特点为久病，眼内干涩不适，充血较轻，难以全消或红赤已退而有眼隐痛，视物昏蒙，角膜后沉着物不消，玻璃体混浊或眼底有渗出斑及陈旧性病灶，兼见心烦失眠、五心烦热、口干咽燥，舌红少苔，脉细数。如果患者视力低下，可加枸杞子、菟丝子、桑椹等滋补肝肾，提高视功能。

3. 蔡华松经验方

柴胡15 g，夏枯草9 g，半枝莲15 g，龙胆草6 g，黄芩12 g，茯苓12 g，半夏9 g，防己9 g，黄药子9 g，白花蛇舌草15 g，生甘草6 g，海浮石12 g。汤剂，主治肝火痰结型眶炎性假瘤发病初期患者，眼球突出，眼痛，白睛红赤，畏光，伴头晕、心烦，口苦咽干。舌红，苔黄腻，脉弦或弦滑。治以清肝泻火，化痰散结。

典型医案

患者，女，54岁，1992年5月13日初诊。右眼突然向外突出8个月，加重2个月，伴眼痛、复视。有长期应用激素史。右眼视力0.3，左眼1.2。右眼外突，指测眶内饱满，眶缘下方可触及肿块，边界未触及，表面光滑，质硬。眼睑皮肤紫暗浮肿，外侧球结膜血管粗大瘀紫。眼底视乳头轻度充血，静脉充盈，黄斑区中心凹反光消失。眼球内斜约20°，向外下方运动受限。测眼突出度：右眼23 mm，左眼16 mm，眶距100 mm。CT示内直肌、下直肌肿大并推压视神经，眶骨未见异常。舌质紫暗，两侧有瘀斑，苔薄黄，脉弦涩。诊断：右侧眶假瘤。

此例证属痰郁气滞，血脉凝滞，气血瘀滞。治以凉血清热，活血化瘀。方用桃红四物汤加味：桃仁、红花、川芎、当归、夏枯草、鱼腥草各9 g，生地黄、白花蛇舌草、半枝莲各15 g，海藻、昆布各12 g，丹参30 g。服12剂后眼痛消失，右眼突出度为22 mm。用尿激酶5000U加强的松龙0.5 mL球周注射，分别在内眦及下方进针，每周1次，共4次。上方中药去鱼腥草，加三棱、莪术各12 g，服30剂。复查眼突出度及眼球运动均好转。眼底大致正常。眶下方仍浮肿，柔软，未触及肿块，右眼突出度20 mm。此后因故停药半个月，加之过劳，复诊时眼痛、干涩，复视加重，舌暗红、苔薄，脉弦细。继用球周注射，共3次，上方去夏枯草、半枝莲，加枸杞子、女贞子、防己各12 g，生黄芪30 g，大黄（后入）3 g。服30剂后眼痛消失，眼球运动障碍减轻，复视明显减轻。右眼突出度18 mm。CT示左眼眼外肌肥大明显好转。上方去大黄，共为细末，炼蜜为丸，每丸9 g，每日2次。

1年后复查：眼睑色暗，外侧球结膜血管粗大，眶内未触及肿块，眼球运动正常，轻度内斜。复视消失，右眼突出度17 mm。间断服用上方丸药，随访5年，情况稳定。

处方手迹

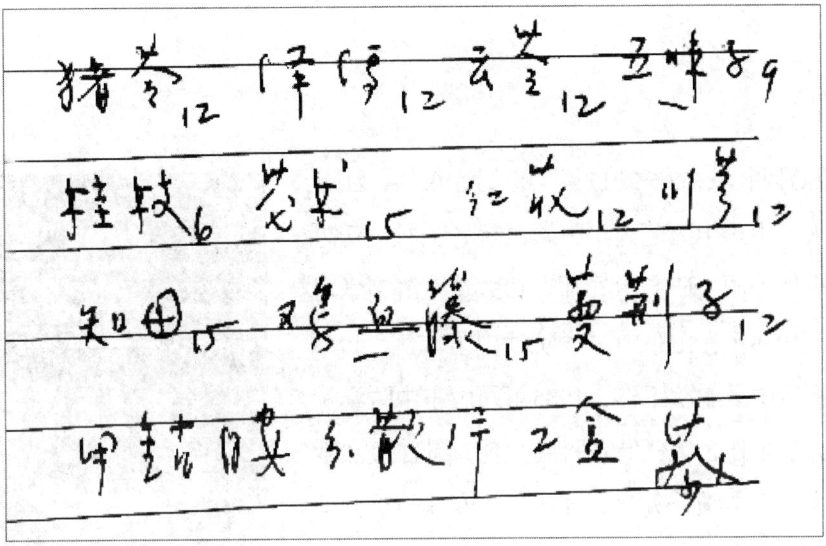
猪苓12 泽泻12 云苓12 五味子9
桂枝6 苍术15 红花12 川芎12
知母15 鸡血藤15 菟丝子12
[illegible]

（刘玲　整理）

陈乃明

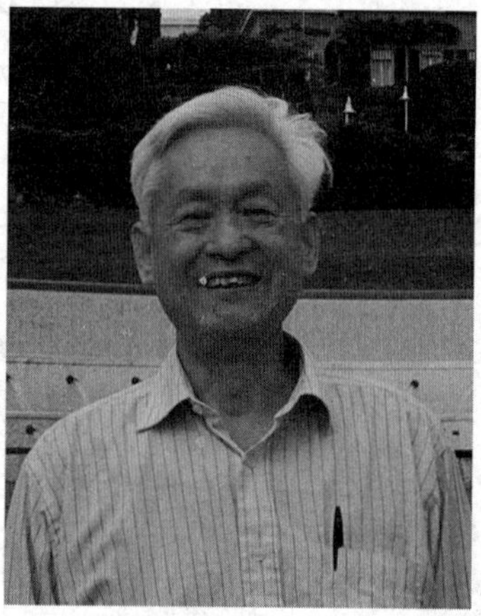

陈乃明（1938—2017年），男，汉族，江苏镇江人。山东中医药大学附属医院针灸科主任医师、教授、硕士研究生导师。1957年在济南学习中医，1958年在山东中医学院读中医本科，1964年赴广西中医学院工作，1985年回山东中医学院附属医院工作，曾任针灸科副主任、针法灸法教研室主任，中国针灸学会针法灸法专业委员会理事，山东针灸学会副秘书长，主要从事针法灸法及其临床研究。1991年作为国家科委派出的第一位中医针灸专家赴奥地利执行中奥A-17号科技协定进行科研工作，期间赴德国讲学。作为中国针灸代表团专家1993年赴韩国进行讲学和手法展示。1996年作为山东中医代表团专家赴美国讲学，以“烧山火”“透天凉”手法成功率高、温度变化大、持续时间长受到各国学者的青睐，为祖国赢得了荣誉。

发表“耳、体穴经络感传关系”“针刺补泻手法力学新析”“刺激经穴治疗家兔急性心肌梗死的研究”等论文。

担任第二批全国老中医药专家学术经验继承工作指导老师。学术经验继承人：（1）葛宝和，山东中医药大学附属医院针灸科，主任医师；（2）王锐，山东中医药大学附属医院针灸科，主任医师。

学术思想

认为人体是一个有机整体，治病应整体与局部结合，辨证论治，灵活运用补泻方法，阴阳并调，以平为期。尤其强调治神与调气在针灸治疗中的作用。

临床经验

一、注重治神

认为“治神”是针法之精髓，“治神”分针前、针中、针后三个阶段，又有以语言治神、以气治神和以意治神三个层次。

“针前治神”主要以语言为主，针刺之前通过语言安慰患者，以及恰如其分地说明针刺的疗效和针刺特点，取得患者对医生和针刺疗法的信赖，以达到放松情绪、安定精神的目的。

所谓“针中治神”，即是在针刺操作过程中的治神。“针中治神”的以语言治神可以认为是针中治神的初级层次，通过语言诱导使患者专心一意体会针感。“针中治神”的第二个层次是以气治神，医者通过针刺腧穴和巧妙的手法操作，激发经气，产生针刺感应，或针下酸、麻、胀、重，或经气感应上下传导，或热或寒，或无任何感觉而于病所产生效应变化以至影响全身，如此种种患者皆能全神贯注加以体会，达到气行则神行，气神合一的良好状态。“针中治神”的最高层次是以意治神，即以医者之意治患者之神。首先医者要注视患者面部，尤其要制其眼神，使之不妄动乱，精神安定，如《素问·针解》所云：“必正其神者，欲瞻病人目制其神，令气易行也”；其次是在针刺操作过程中，医者必须手法纯熟，以意引气，以气行针，使患者神不妄动，即医者根据病情确定针刺方法，然后施以得心应手的针法操作，患者在全神贯注中体会各种针感变化，心无他慕，神无营于众物，医患配合，达到意神统一，出神入化的境界。

“针后治神”则主要以语言为主。针刺之后告诉患者针刺的宜忌和调养方法，包括饮食、情志、起居等各个方面，使患者能够全神贯注地对待自己的病情，以利于疾病的早日康复。在对待病情的态度上，患者能够做到重视而不紧张，放松而不懈怠是不容易的，需要医者给予适当的指导。

针刺“治神”各个环节的偏重是不同的，但其目标具有一致性，即医患双方务求全神贯注，专意一神。

二、强调调气，尤擅热补凉泻和激发感传

针灸治病讲究补虚泻实，除了辨经选穴，补泻更多的是体现在针刺手法中。传统高级针刺补泻，其代表手法是“烧山火”与“透天凉”。将热补凉泻与循经感传相结合，大大提高了疗效。如治疗腰痛，用热补手法针刺睛明，热感循经传至腰部，可使腰痛迅速消失。

1.“烧山火”的针法操作及适应证

（1）根据病情选取适宜腧穴，常规消毒，无痛进针法将针插入天部；（2）在天部操作时，大指向前用力捻转，同时附加向下的分力，使二者形成合力，如此操作9次；（3）将针插入人部，如（2）所述方法操作9次；（4）将针插入地部，再如（2）所述方法操作9次，然后将针提至天部，以上操作为一度。如此操作一至数度，则易出现温热感。适用于一切虚寒证、风寒感冒初期、冠心病、震颤麻痹、肾功能低下、阳痿、脾胃虚寒等凡需要扩张血管、产生温热感兴奋机能的病症以及五行生克补泻中需要补的腧穴均可应用。

2.“透天凉”的针法操作及适应证

（1）根据病情选取适宜的腧穴，常规消毒，无痛进针法将针插入地部；（2）在地部操作时，大指向后用力捻转，同时附加向上的分力，使二者形成合力，如此操作6次；（3）将针提至人部，如②所述方法操作6次；（4）将针提至天部，再如（2）所述方法操作6次，然后将针插入地部，以上操作为一度。如此操作一至数度，则易出现凉感。适用于肌热骨蒸、感冒余热未清、甲状腺

功能亢进、多汗症等，以及五行补泻中需要泻的腧穴。

三、重用背俞穴，取穴少而精

在治疗内伤性疾病及慢性病时，重视脏腑功能的调理。注重背俞穴的应用，在用俞穴从阳引阴的同时，还注意取募穴从阴引阳，以调理脏腑阴阳平衡。根据脏腑经脉的气机升降规律选穴，在肢体取穴时常取单侧腧穴针刺。如《素问·禁刺论》言“肝生于左”，即肝气生发于左，故取肝经的腧穴时多取左侧。在其针刺研究中发现，当用热补凉泻手法针刺一侧肢体腧穴时，用红外热像仪观察到对侧的同名腧穴在一定的时间内也可出现相应的温度变化，说明了针刺一侧肢体穴位可使双侧的同名穴位发生同样的变化。

四、重视阿是穴，擅取反应点

重用阿是穴，常把阿是穴作为主穴。注意观察局部肤色改变，并沿经脉，特别是在腧穴附近轻触寻找反应点。一般高突、坚硬的皮下结节作为实性反应点，凹陷、松软的作为虚性反应点，以此作为辨证、选用补泻针法的参考。针刺时尽量选取反应点，当背俞穴附近的反应点明显时，宁舍其腧穴而取反应点。

五、强调无痛针刺，推崇弹针进针

针刺应以病人舒适为度，让病人在轻松中祛除病痛。进针方法常采用弹针进针法，该方法进针快而轻，患者基本无痛感。具体操作方法是，消毒后，以左手持棉球轻扶针身下部，以右手中指轻弹针尾（手指与针接触呈90°角）使针尖迅速刺入皮下。然后再将针身刺入既定的深度，行使补泻手法。起针时先以右手持针轻轻下按后迅速拔针。

六、穴有主次之分，施术有先后之别

处方选穴有主穴、配穴的区分，施术时也有先后针刺的不同。操作时应先针主穴，后刺配穴。背俞穴对于补虚强身有着重要作用，凡需要针刺背俞穴时，肾俞常常是针刺的第一个穴位。还要根据病情的轻重缓急，确立先补后泻或先泻后补。如在甲亢的治疗中，对肝郁火旺者，可先针太冲、曲泉等穴，以泻其火；对阴虚阳亢或气阴两虚的患者，则先针肾俞、太溪等穴，以补其阴。

擅治病种

一、甲状腺功能亢进症

临床主要分为三种证型，肝郁火旺型：常见于早期或年轻体壮者，属实热证；阴虚阳亢型：多为素体阴虚，虚火暗耗者，是最常见的证型；气阴两虚型：多为患病日久，耗气伤阴，气阴两虚和年老体弱者。采用自拟的“甲亢方”治疗，主穴：太冲、肾俞、肝俞、大椎、颈部夹脊穴、颈部阿是穴（肿大的甲状腺上）、合谷、内关、太溪、三阴交、足三里。配穴：肝郁火旺型加曲泉、期门；阴虚阳亢型加阴陵泉；气阴两虚型加气海；心悸加心俞、厥阴俞、心平（少海穴下1寸处）；多汗加复溜；失眠加心俞、神门；突眼加耳上阿是穴（耳尖直上约1寸处）、光明；月经不调加血海、阴陵泉。针刺方法：肾俞、肝俞、心俞、厥阴俞、神门、气海、三阴交、复溜用补法；太冲、大椎、合谷、颈部阿是穴、曲泉、期门、血海、光明、耳上阿是穴用泻法；内关、心平用平补平泻法。

二、冠心病

主要有三种证型。

1. 肾元亏损型

取穴A组：肾俞（双）、心俞（左）、厥阴俞（左）；B 组：关元、心平（左）、内关（左）。先俯卧位针 A 组穴，然后仰卧位针B组穴，每组穴均留针20分钟。其中肾俞、关元穴施烧山火手法或捻转补法，太溪穴施捻转补法，其余穴位皆施平补平泻法。

2. 脾胃虚弱型

取穴A 组：脾俞（双）、心俞（左）、厥阴俞（左）；B 组：气海、心平（左）、内关（左）、阴陵泉（右）、三阴交（右）、足三里（左）。先俯卧位针 A 组穴，然后仰卧位针B组穴，每组穴均留针 20分钟。其中脾俞、气海穴施烧山火手法或捻转补法，阴陵泉、足三里、三阴交穴施捻转补法，其余穴位皆施平补平泻法。

3. 肝郁气滞型

取穴A 组：肝俞（双）、心俞（左）、厥阴俞（左）；B 组：期门（左）、曲泉（左）、太冲（左）、心平（左）、内关（左）。先俯卧位针A 组穴，然后仰卧位针B组穴，每组穴均留针 20分钟。其中肝俞、期门、曲泉、太冲穴施捻转泻法，阴陵泉、足三里穴施捻转补法，其余穴位皆施平补平泻法。

三、单穴治杂病

1. 解溪治疗肩凝

取1寸毫针于患侧解溪穴进针0.3～0.5寸，捻转补法，留针30分钟，中间行针1～2次，留针期间嘱患者活动患肩，幅度由小到大。

2. 睛明治疗头痛

眩晕、腰腿痛。取1寸毫针于睛明穴浅刺0.3～0.5寸，偏头痛或者一侧腰腿痛者，取患侧睛明穴即可，行捻转补法或烧山火，留针30分钟，中间行针1~2次。腰腿痛者在留针期间要嘱其活动腰部及患腿，幅度由小到大。

3. 太渊治疗胃脘嘈杂、泛酸

取1寸毫针于右侧太渊穴进针向鱼际穴斜刺0.2～0.3寸，此为迎随补泻之补法，然后行捻转补法，留针30分钟。

4. 风府、三间相配治疗精神神志疾病

取1.5寸毫针，先于风府穴针刺0.5～1寸，再取左侧三间穴针刺0.3～0.5寸，然后接电针仪，疏密波，刺激强度不宜过大，以病人有感觉为宜，留针通电时间为20分钟。

5. 通里治疗耳鸣、耳聋

取1～1.5寸毫针于通里穴直刺0.3寸，平补平泻法。若同时配合针刺患侧翳风、听宫、听会等穴，疗效会进一步提高。

典型医案

病案一

王某，男，70岁。5年前无明显诱因出现头晕、记忆力减退，CT示脑萎缩。2年前头晕加重，伴口角歪斜，语言不利，右侧肢体无力，肌力减退，四肢震颤，CT 示脑栓塞。1991年11月病情加重入院治疗。入院诊断：（1）脑萎缩；（2）脑栓塞；（3）震颤麻痹（帕金森病）；（4）高血压、冠心病等。入院经中西药物治疗，效不佳，病情逐渐发展，病人丧失治疗信心。1992年4月在征得病人同意情况下，停止一切中西药物，而单纯用针灸治疗。根据病人年老体弱，脉沉细无力、尺脉尤甚，舌质淡等，中医辨证属肾气虚衰，治以补肾、健脑、强心、镇静，取穴百会、肾俞、筑宾、内关、太溪、足三里等，均施以“烧山火”手法，施针时病人头部及全身均有热感，每针后病人自感非常舒适，经一个半月治疗，病人可下床自行活动，且上下肢震颤消失。在此后住院期间病人感冒发热，但四肢震颤亦无复发，7月份病愈出院。1998年1月病人因其他病再入院，追访震颤麻痹一直未复发。

病案二

陈某，女，47 岁。习惯性便秘20余年，于1991年4月27日来诊。大便六七日一行，屡经治疗无明显教果。病人体型瘦，脉细略带数象，舌质红无苔。中医辨证属阴虚有热，治以滋阴降火通便，取穴丰隆、支沟、三阴交，用“透天凉”手法。施针时病人自觉先局部发凉，逐渐扩展。经上述治疗3次，病人痊愈，随访1年病情未复发。

（王锐、葛宝和　整理）

邵光湘

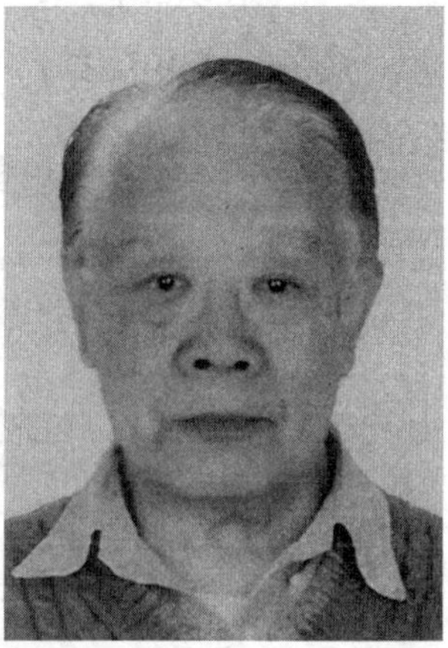

邵光湘（1935—），男，汉族，天津市人。山东中医药大学附属医院中医骨伤科专业（中医科）教授、硕士研究生导师、主任医师。1960年于山东医学院本科毕业，1960～1971年在山东省立医院骨外科为骨外科住院医师，1971～1976年曾任山东中医学院附属医院中医骨伤科副主任、主任共25年。另曾任山东省中医骨伤学会副主任委员，山东省中西医结合研究会理事，中国援坦桑尼亚医疗队队长兼总支书记，现任中国中西医结合学会骨伤分会骨缺血坏死病研究小组副组长，1995年被选为山东省首批名老中医、中西医结合专家，并进行了为期3年的学术带徒工作。1997年又被选为第二批国家级名老中医、中西医结合专家，继续进行为期3年的学术带徒工作。1998年批准为硕士研究生导师并承担研究生指导工作。

主要编著有《骨缺血与坏死病》《股骨头缺血性坏死》《临床正骨学》等著作；发表“激素药物性坏死30例”等40论文。

先后担任第二批全国老中医药专家学术经验继承工作指导老师。学术经验继承人：（1）李金松，山东中医药大学附属医院中医骨伤科专业，主任医师，硕士研究生导师；（2）韩铭，山东中医药大学附属医院中医骨伤科专业，主任医师，硕士研究生导师。

学术思想

邵光湘教授的学术思想主要体现在对股骨头缺血性坏死的辨证诊疗及对该领域的贡献上。

一、完成国内第一部骨坏死病专著——《骨缺血与坏死病》（青岛出版社，1988年）

邵光湘教授早在30多年前，开始着手骨坏死病特别是股骨头缺血性坏死临床研究，通过门诊应诊，目前治疗患者达十几万，积累了丰富的中医保守治疗经验，并结合国内外资料复习，主编并由国内多名骨科专家参编著作《股骨头缺血性坏死》（河北科学技术出版社，1999年）。这两本书的发行填补了国内骨科领域的一大空白。两本著作较为系统地阐述了骨缺血与坏死病的发病基础，详细地介绍了不同病因所致骨坏死的特点、病理认识及行之有效的治疗方法。随着该著作的问世，国内有关疾病的报道不断增多，国家已将股骨头缺血性坏死的研究列为国家级攻关课题。

二、对股骨头缺血性坏死病因、病理的认识

邵教授提出股骨头缺血性坏死发病因素及病因、病机除具备骨坏死的共性之外，还具备股骨头坏死的特殊性。除创伤性股骨头缺血性坏死的病因、病理已经明确外，其他病因也基本明确。病因明确，但病理尚未完全清楚的股骨头坏死包括：（1）长期大量使用皮质类固醇药物、放射疗法；（2）酒精中毒；（3）Perthes病；（4）脂肪代谢紊乱性疾病包括高脂血症、高黏血症、脂肪肝等。而在上述疾病中，争论最多是皮质类固醇引起的股骨头缺血性坏死。邵教授指出，自1948年皮质类固醇药物广泛使用以来，世界各地相继出现了因大量长期使用该药引起的股骨头坏死的病例报道，引起人们极大关注，各种学说应运而生，其中不乏令人信服的研究成果。包括骨质疏松学说和血运障碍学说。

邵光湘教授指出，支持血运障碍学术观点的占绝大多数，但其中又有其不同见解，包括脂肪栓塞观点以及小血管病变理论。

三、对股骨头缺血性坏死分型的认识

对股骨头缺血性坏死分期方法，邵教授认为各种方法均有特点及不足，从学术角度上讲，主张推荐骨循环研究协会推荐的国际分期法，该分期法将Ficat与Arlot及Steinberg等倡导的病灶定量化和日本提出的病灶化进行综合，主要依靠影像学检查，形成一种新的股骨头缺血性坏死分期方法。

0期，骨活检证实为骨细胞坏死，其他正常。

Ⅰ期，骨扫描及MRI阳性。依据病灶部位分为内侧、中心及外侧，依据MRI所见，股骨头受累<15%为Ⅰa、15%～30%为Ⅰb、>30%为Ⅰc。

Ⅱ期，X线片表现异常（股骨头斑点状改变、骨硬化、囊状改变、骨质稀少）在X线及CT上表现无塌陷症状，同位素扫描及MRI阳性，根据MRI表现，将股骨头受累<15%为Ⅱa、15%～30%为Ⅱb、>30%为Ⅱc。

Ⅲ期，X线表现为新月征，将病灶定为内侧、中心和外侧。根据正位X线片上新月征累及股骨头的范围，将少于15%或塌陷少于2 mm者定为Ⅲa，15%～30%的新月征或塌陷2～4 mm者为Ⅲb。

Ⅳ期：X线上表现为股骨头扁平、关节间隙变窄，髋臼也显示有骨硬化、囊性变及边缘骨赘等变化。

四、中医中药治疗股骨头缺血性坏死

邵教授认为，中医治疗股骨头坏死并不排除手术治疗手段，对股骨头缺血性坏死而言，保存自体股骨头最好的时机是Ficat Ⅱ期以内及Ⅲ期早，尤其50岁以下的中青年患者；而对Ⅲ期末至Ⅳ期，髋关节功能不良者，才能使用人工关节置换术。

Ficat Ⅰ期、Ⅱ期及早Ⅲ期股骨头缺血性坏死完全可以采用中医中药的治疗和功能锻炼，临床治愈的比例还是相当高的，正确的辨证才能制订出行之有效的治疗方案，为选方用药，局部与整体的有机结合，提供科学依据。

邵教授认为，采用中医中药辨证治疗成人股骨头缺血性坏死是可行的，说明股骨头缺血性坏死的病理过程是可以逆转的，这一观点打破了西医所谓病理过程不可逆转的束缚。采用中医中药治疗，不但能保留自体的股骨头，同时恢复良好的关节功能。

临床经验

一、对股骨头缺血性坏死病的早期诊断方法及重要性的认识

邵教授指出，能否使保存股骨头的治疗取得良好疗效的关键，在于早期诊断。仔细询问病史，并做出细致的体格检查，可早期发现可疑患者，有以下情况列为高危患者：（1）原因不明的髋痛，有偶发性跛行；（2）对侧髋关节已明确诊断为特发性骨坏死，患侧有轻度疼痛症状；（3）有明确诱因，如长期或短期大量使用皮质类固醇药物、过量饮酒、患镰状细胞贫血、高雪病及减压病史；（4）股骨颈骨折、髋关节脱位、髋臼骨折等。体检时仅见关节活动轻度受限，以内旋活动受限为最早表现，强力内旋时引起髋关节疼痛应高度重视，对以上高危患者应重点监视，及早采取有用的检查手段，如同位素扫描、MRI检查等，以便早期诊断、早期治疗。

同时，早期诊断是中医辨证论治的基础，是治疗成功的关键。治疗效果与准确的诊断有很大的关系。

1. 欲达早期诊断应当重视下列要点。（1）病史：追问饮酒史、餐饮习惯（是否经常外出就餐，肥腻食物喜爱）及吸烟等不良习惯，也可追问皮肤病、哮喘或不明药物的服用史以判识坏死类型（为激素药物型，酒精型或外物型）。（2）体征辨别真伪，患者步态不一定可靠，但髋关节“4”字试验有一定价值。（3）仔细辨别影像学特点，对辨别其他髋关节疾病十分重要，避免误诊，较为可靠的诊断方法为MRI。

2. 欲达准确诊断还应重视鉴别诊断，例如镰状细胞贫血症、血友病、髋关节结核、化脓性髋关节炎、骨软骨瘤病等及其混杂存在的髋关节疾病。

二、辨证论治是中医药治疗股骨头缺血性坏死的精华

邵教授根据多年的临床经验，将股骨头缺血性坏死分为：气滞血瘀型、气虚血瘀型、气血两虚型、肾阳虚型、肝肾两虚型。

邵教授在辨证基础上提出以下治疗原则：早期以活血化瘀、祛风散寒、通络止痛；中后期以培补肝肾，益气养血，散寒通络。二者虽有区别，各有侧重，但彼此相互关联，寓补于泻，祛邪而不伤正。动静结合，西医观点是制动，为避免塌陷，其实是非常错误的。中医从整体动态出发，主张在不负重状态下，髋关节要活动，避免髋关节粘连，肌肉萎缩。例如每天不负重骑自行车15千米，老年人可骑蹬空三轮自行车活动等，这是取得良好功能的一个必不可少的锻炼手段。

三、重视肝功能及血液黏稠度改变

邵教授认为，对病人要注意检查肝功能及血液黏稠度，因其与股骨头缺血性坏死的发生发展有直接关系。临床上根据血液黏稠度变化，及时调节处方中活血化瘀之品的轻重。

擅治病种

擅治骨科各种疑难病症。

一、股骨头缺血性坏死

擅长中西医结合治疗股骨头无菌性缺血坏死，早期诊断，深层剖析股骨头缺血性坏死分类、分型。针对股骨头缺血性坏死的不同病因、分期，使用不同的治疗方案。早期以活血化瘀、祛风散寒、通络止痛，代表方剂“强力活骨汤”1号方（羌活、独活、丹参、细辛、莪术、三棱、肉苁蓉等）。中后期以培补肝肾，益气养血，散寒通络。代表法“强力活骨汤”（红参、当归、黄芪、

丹参、水蛭、川芎、三棱）。

二、强直性脊柱炎

在病程早期，做到早发现，早诊断，早治疗。运用西药积极抗炎、消痛对症治疗。同时内服中药活脊汤（羌活、独活、杜仲、肉苁蓉、川芎、地龙、熟地黄、附子、细辛、肉桂等），活血化瘀，通络止痛。中西医结合控制病情，消除症状。

三、骨关节炎性疾病

内外兼治，通过内服药物治疗，消炎止痛，散风通络。外用关灵洗剂，温通经脉，通络止痛。

四、颈椎腰椎性疾病

运用现代化诊断技术确定病位、病性。针对不同病情程度，合理选用不同方案。不排斥手术治疗，不夸大病情，严格控制手术标准。通过内服药物，外敷膏药治疗非手术治疗疾病。

典型医案

医案一

高某，男，36岁，工程师，右髋部疼痛3个月。患者发病初期无明确诱因，从事野外施工多年，认为受凉所致。有吸烟、嗜酒史十余年，好饮白酒，每日250~500 mL，经常醉酒。查体见右下肢轻度跛行，腹股沟深压痛阳性，左髋屈曲及外旋受限，内旋受限明显，“4”字试验、Thomas征、滚动试验阳性，Trendelenburg征阳性。X线片示右股骨头负重区囊性变，轻度平直变形，呈FicatⅡb期改变。血液流变学检查示全血黏度16.16，血浆比黏度164，纤维蛋白原

5.1 g / L，血沉方程K139。肝胆B超检查示肝损害，重度脂肪肝。诊断为：酒精性股骨头缺血性坏死（右Ⅱb期，左Ⅰ期）；高黏血症。中医辨证为气滞血瘀，肝肾不足型。治则为活血化瘀、培补肝肾，佐以通络止痛，服用强力活骨汤1号加减，水煎服，每日一剂。3个月后复查，右髋痛症状明显改善，X线片示右股骨头内囊变已缩小，其间骨嵴形成，股骨头未见塌陷。血液流变学检查示血浆比黏度、纤维蛋白原、全血比高切黏度均恢复正常，三酰甘油降至1.9 mmol / L。遂将汤剂改恢复丸剂服用，渐恢复原工作。

医案二

储某，女，30岁。右髋部疼痛一年半，患者发病初期无明显诱因，感右髋部疼痛不适，劳累后加重，在当地医院诊断为类风湿关节炎，口服强的松治疗月余。查体：右下肢轻度跛行，右股三角区深压痛阳性，右髋部屈伸及内外旋受限，“4”字试验、Thomas征、滚动试验阳性，X线表现：右股骨头负重区轻度塌陷，全头密度不均匀，散在囊状改变；CT示右股骨头前2/3变形塌陷。血液流变学检查示红细胞压积45.5。诊断为右侧特发性股骨头缺血性坏死。中医辨证为气滞血瘀，肝肾阳虚。治疗以活血化瘀、温补肝肾为主，方用强力活骨汤2号方加减，水煎服，每日一剂，珍牡胶囊 2片日3次。3个月复查，右髋疼痛症状明显改善，X线片示右股骨头内囊变已缩小，其间骨嵴形成，囊内可见纤维组织致密物，复查血液流变学：各项指标均亦正常。原方加龟甲、鳖甲等，连服半年后，症状消失，X线片示股骨头缺血性坏死修复顺利，将汤剂改作丸剂，继续治疗一年半。复查自觉症状消失，髋关节功能恢复，X线片出现以下改变：右股骨头呈Ficat Ⅲa外形，股骨头内无死骨，囊状区有新生骨小梁通过，囊壁硬化。恢复正常的劳动及生活。

处方手迹

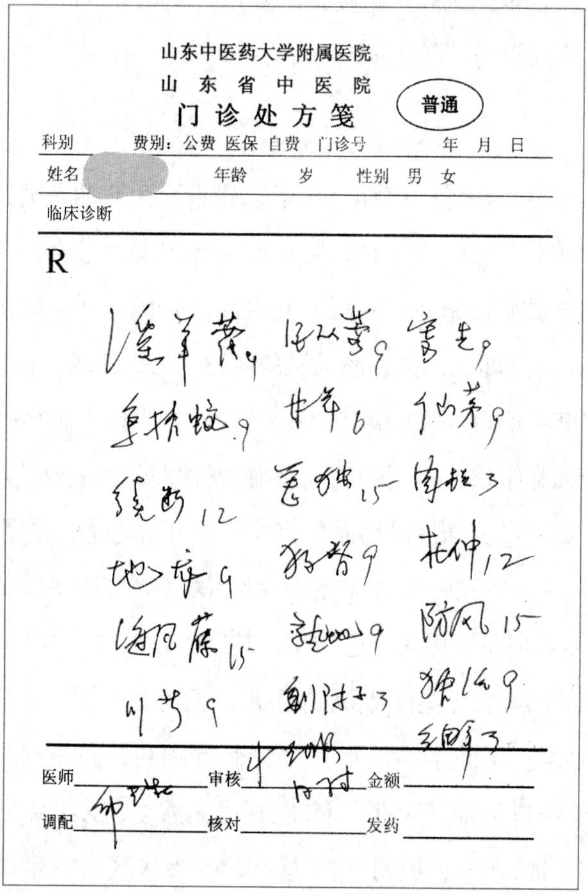

山东中医药大学附属医院
山 东 省 中 医 院
门 诊 处 方 笺 （普通）

科别　费别：公费 医保 自费 门诊号　年 月 日

姓名 [redacted]　年龄　岁　性别 男 女

临床诊断

R

淫羊藿9　肉苁蓉9　寄生9
乌梢蛇9　甘草6　仙茅9
续断12　菟丝15　肉桂3
地龙9　狗脊9　杜仲12
海风藤15　蜈蚣9　防风15
川芎9　制附子3　独活9
细辛3

医师　审核　金额
调配　核对　发药

林慧娟

山东省名中医药专家

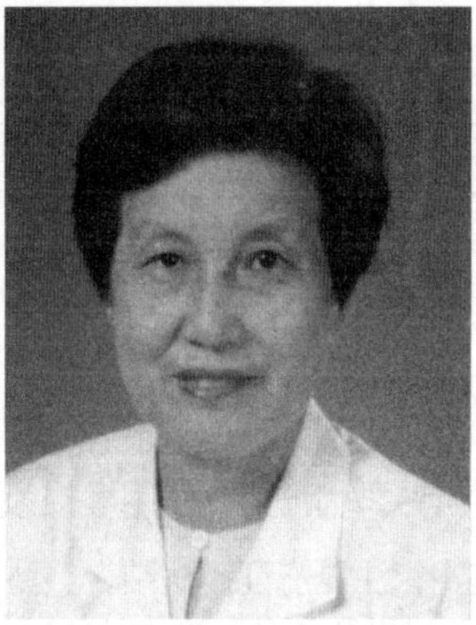

林慧娟（1941—），女，汉族，山东省青岛市人，山东中医药大学教授、博士研究生导师、附属医院心内科主任医师。1968年山东中医学院中医本科6年制毕业，历任山东省滕州市山亭医院医师、山东中医学院附属医院医师、主治医师、主任医师，山东中医药大学教授、硕士研究生与博士研究生导师，山东中医药大学附属医院业务副院长。曾任中国中医药学会中医内科专业委员会委员、中华中医药学会中药临床药理专业委员会委员、山东省中医药学会第四届理事会常务理事、山东省中医药学会活血化瘀专业委员会副主任委员、济南市第十届政协委员等职。

从事中医内科心血管专业临床五十余年，对治疗心律失常、冠心病、高血压病、心力衰竭、心肌炎等心血管病有着丰富的临床经验，尤其擅长治疗心血管疑难病症。出版著作6部，发表学术论文30余篇。培养博士研究生12名，硕士研究生20余名，全国名老中医学术经验继承人4名。

研制了心疾宁胶囊、桑仙降压颗粒、强心灵流膏等药物，临床疗效显著。科研成果获得山东省科技进步二等奖2项、三等奖1项、厅级一等奖1项、厅级三等奖1项。

山东省第一批（2003年）名中医药专家，国家中医药管理局（2011年）全国名老中医药专家传承工作室带教老师。全国第三、第四批名老中医药专家学术经验继承工作指导老师，学术继承人：第三批：（1）孟昭阳，山东省中医院，主任医师；（2）苏文革，山东省中医院，主任医师。第四批：（1）张世亮，山东省中医院，主任医师；（2）庄欣，山东省中医院，副主任医师。

学术思想

林慧娟教授在四十余年的临床实践基础上，逐渐形成了自己的学术特点和学术思想。她勤求古训，善用经方古方，但又师古而不泥古；她善于向现代医学学习，借助现代科技研究、发展中医。在不断的实践、学习和思考过程中，逐步形成了自己的学术见解、辨证规律和临证特色。发病重视心脏气血阴阳变化，尤其是心气心阴的失调。林教授认为心血管疾病多由脏腑功能失调，心之气血阴阳亏损，心神失养或气滞、血瘀、痰饮、火邪扰乱心神所致。病机演变过程有气（阴阳）虚、气滞、寒凝、痰饮、火旺不同，但最后大多是血脉瘀阻、心失所养，临证尤以气阴亏损为多，符合“阴常不足，阳常有余”的规律。辨证分虚实，注重辨证辨病结合。注意客观化验检查，知病识证、病证结合。治疗着眼整体，补虚祛实，尤善滋阴降火。在临床实践中，她注意天人相应理论，根据不同地区不同气候特点使用药物。用药轻灵有度，师古不泥，不断创新。林老师善用古方，但不受其拘泥，常效仿古人之法，结合自己经验创拟新方。

林慧娟教授临床审证求因，治病求本，燮理阴阳，调理脏腑，取得了满意的疗效，积累了丰富的经验，形成了独特的学术思想。

临床经验

在多年临床实践中，根据中医基础理论，结合个人临床经验，探索了快速性心律失常的主要病机为阴血亏虚、火旺扰心，研制出滋阴养血、降火安神为主要治则的心疾宁胶囊，临床试验疗效可靠，于1996年申报了国家新药，于1999年国家药品监督管理局批准进行临床研究。该研究1996年获山东省科委三等奖。

依据老年人高血压患者的发病年龄和临床表现，认为该病的主要病机为肾虚血瘀，故补肾活血法是治疗老年人高血压的基本大法。“补肾益气法治疗老年高血压的研究”和“桑仙降压颗粒的研究”分别于1995年、1997年列为山东省科委课题。“补肾益气法治疗老年高血压的研究”获省科委二等奖，桑仙降压颗粒通过专家鉴定，达国内领先水平，后申报国家新药，待批临床研究。

集四十年临床经验及有关资料的基础上，针对心力衰竭病理机制，抓住气阳亏虚、水瘀内阻的病机，精心筛选药物组方，制成强心灵流浸膏。于1995年被列为山东省中医药管理局课题，进行了深入研究。本课题丰富了中医治疗心衰的诊断学、治疗学及中西医结合应用的方法学，有重大的临床推广应用价值，达到同类研究的国内领先水平。本课题获1999年度山东省医药卫生科技进步一等奖。

提出“邪毒侵心、气虚血瘀”的病机学说，研制了以清热解毒利咽、益气活血养血为治则的解毒养心流浸膏，突出了总体治疗和辨证论治的原则，补泻同时，补而不滞，标本同治，表里兼顾，综合论治，兼顾全面。于1996年列为山东省卫生厅课题“解毒养心流浸膏治疗病毒性心肌炎的研究”，经鉴定达国内领先水平。

擅治病种

一、心悸怔忡　心得颇深

心律失常是一种心血管常见病，临床常分快速型与缓慢型，心律失常既可以单独发生，又可以出现在各种不同类型的心脏疾病中，还常作为许多其他系统疾病的并发症出现，种类繁多，病因各异，临床表现轻重悬殊。因此临床诊治心律失常，需要丰富的经验和清晰的思路。林慧娟教授通过几十年临床实践体会到，正确地认识病因病机、准确地辨证、合理地立法处方用药是中医药治疗心律失常的关键。她同时强调在临证时要做到“三明确”，即明确心律失常的性质、明确心律失常的种类、明确心律失常病人的基础心脏病情况，从中西医两方面把握心律失常的本质，分清轻重缓急，才能有的放矢，充分展现中医药的特色和疗效。

在辨证上，她强调首辨虚实、详辨脉象、明辨病情。治疗上心悸虚证治当补益心气心血，调理阴阳平衡，以求气血调畅，阴平阳秘，并配合应用养心安神之品，促进脏腑功能的恢复。心悸实证治当宽胸理气、化痰清热、活血化瘀，并配合应用重镇安神之品，以求邪去正安，心神得宁。虚实夹杂时，当根据虚实之多少，攻补兼施，或以攻邪为主，或以扶正为主。根据脉象分为快速性和缓慢性分型论治。

1. 快速型心悸

对于脉象为数脉、疾脉、促脉等的快速型心悸，林教授总体上分为虚实两类。她认为虚证为心虚失养作悸，实证为心被邪扰作悸。虚证治疗主要分型有心气不足（保元汤、生脉散）、心虚胆怯（安神定志丸、十味温胆汤）、心阳不振（桂甘龙牡汤、茯苓四逆汤）、心阴亏虚（补心汤、天王补心丹）、气血两虚（归脾汤、炙甘草汤）等；实证治疗主要有心肝火旺（泻心汤）、痰浊阻滞（温胆汤、小陷胸汤）、气滞心胸（心悸3号）、心血瘀阻（丹参饮、血府逐瘀汤）；虚实夹杂者有阴虚火旺（朱砂安神丸、二阴煎、心疾宁）、气虚血瘀（心痛宁方）。

2. 缓慢性心悸

对于脉象表现为缓脉、迟脉、结脉等属缓慢型的病人，林老师认为其病因病机为心肾阳虚或阴寒内盛，在临证时也要分清虚实。虚证有心阳虚弱（人参四逆汤合苓桂术甘汤）、脾肾阳虚（参附汤合右归九）；实证有痰湿阻络（六君子汤合瓜蒌薤白半夏汤）、心脉瘀阻（心痛宁合麻黄附子细辛汤）、胸阳痹阻（瓜蒌薤白半夏汤、瓜蒌薤白白酒汤）。

在临证时，林慧娟教授还善于结合引发心律失常的原发疾病进行综合分析，以提高辨证准确性和疗效。她体会到这样辨证与辨病相结合，有两方面的好处。第一，大多数伴发心律失常的疾病，都有其相应的发病特点和征候规律，明辨了心律失常的原发病情况，借助其辨治规律，可以大大提高对心律失常治疗的准确性，少走弯路，缩短疗程；第二，明确了原发病因，就能够有针对性地采取一些措施，或者加用消减病因的药物，以提高疗效。

二、胸痹心痛　攻补有方

本病的主要特征是胸部憋闷疼痛，甚则胸痛彻背，气短、心悸，不得安卧，其主要病位在心，但与肝脾肾有一定关系。一般说来属本虚标实之证，辨证首先应分辨标本虚实。标实应区别阴寒、痰浊、血瘀的差异；本虚应辨别脏腑阴阳气血亏虚的不同。

1. 擅长胸痹七法

活血化瘀法、温经散寒法、宣痹通阳法、理气解郁法、宽胸化痰法、祛风通络法、益气养阴法。

2. 注重脏腑辨证

中医学重视脏腑相关，胸痹病的发病不仅与心，而且与其他脏腑的虚损或功能失调有关，因而还有从脏腑相关关系上探讨胸痹病治疗方法的必要，《灵枢·厥病》提到了肝心痛、肾心痛、脾心痛、胃心痛、肺心痛五种厥心痛。林教授在临证时注重心胃同治、补肾固元、心肝同调。不可见心之痛，一味治心。既要重视心脏本脏气血阴阳的病理改变，注意其机体全身的症状特点，又应重视其他脏腑功能失调对心绞痛发病的影响，伏其所主，审因施治，才能提高临床疗效。

三、心肌炎注重清中寓补

病毒性心肌炎是嗜心性病毒感染引起的心肌非特异性间质性炎症为主要病变的心肌炎。林教授认为正虚邪侵为病毒性心肌炎的发病主因。对急性病毒性心肌炎常分为三期。一为热毒侵心期，见发热身痛，鼻塞流涕，咽痒喉痛，咳嗽咳痰或腹痛泄泻，肌痛肢楚，继之心悸惕动，胸闷气短，舌质红，舌苔薄黄或腻，脉弦细数或促。多见于急性病毒性心肌炎早期，治宜清热解毒，滋养心阴，用自拟清咽解毒方治疗。二为正邪交替期，症见心悸、胸闷、气短、发热、咽部不适，舌质红苔薄，脉细或结或促，多见于急性病毒性心肌炎中期，治宜清热解毒利咽、益气活血养血，用林教授经验方解毒养心饮。

慢性心肌炎心律失常本虚多为气虚、阴虚，部分可见阳虚，标实表现为“毒”和“瘀”。在治疗上，林教授认为关键在于益气养阴、清热化痰逐瘀。她特别注重清热养阴药的使用，认为一靠清热养阴药清除体内余邪，二靠在清热养阴基础上加用收敛镇悸的药物，如生龙骨、生牡蛎、磁石、紫石英以养阴安神。她还体会到慢性心肌炎病程较久，心血瘀阻是导致脉律紊乱的主要因素，所以只要有瘀血证象，林教授都加用活血化瘀药物，如赤芍、牡丹皮、延胡索、当归等。

四、高血压辨证辨病结合

林教授认为高血压的病理机制主要是由于机体阴阳失衡，气血逆乱所致，初期多实，中期虚实并见，后期多虚。她认为中医药治疗本病不在于单纯降低血压，重点在于调整机体阴阳的平衡，以期从根本上解除高血压病发生发展的内在原因，提高生存质量。因此提出青年高血压治以泻火清肝、凉血解毒法（降压2号方），中年高血压治以滋补肝肾、平肝潜阳法，老年高血压治以燮补阴阳、活血通络法（降压1号方）。更年期高血压治以调整阴阳。临证之时应该综合辨证治疗，并善于辨证辨病相结合。具体治疗时，林教授多在传统的中医辨证治疗的基础上选加其有降压作用的中药，以提高治疗效果。她总结出经药理证明具有降压作用的中药：（1）具有血管扩张作用的：防己、黄芩、钩藤、益母草、赤芍、罗布麻叶等；（2）具有利尿作用的：防己、杜仲、桑寄生、泽泻、茯苓、茵陈蒿、罗布麻等；（3）具有中枢性降压作用的：远志、酸枣仁；（4）具有钙离子阻滞作用的：防己、川芎、当归、赤芍、红花、三七、丹参、前胡、肉桂、五味子、羌活、独活、葶苈子、桑白皮、茵陈、海金沙等；（5）具有中枢神经节阻断作用的：全蝎、地龙、钩藤、桑寄生等；（6）β受体阻滞作用的：葛根、佛手、淫羊藿等；（7）具有影响血管紧张素Ⅱ形成的：山楂、何首乌、白芍、木贼、红花、板蓝根、清风藤、海风藤、牛膝、泽泻、海金沙、胆南星、法半夏、瓜蒌、青木香、降香等。

五、心力衰竭注意脾胃调理

林老师认为心力衰竭主要因循气阳亏虚、瘀血阻滞、水饮停蓄、气阴两虚的发展演变规律。其中心气心阳亏虚为本，是本病的病理基础；瘀血、水饮为标，是本病的主要病理因素。病位主要在心，但与肺、肾密切相关，并可涉及肝脾。治疗上，林老师遵循“开鬼门、洁净腑、去菀陈莝”的原则，针对心力衰竭病理机制，抓住气阳亏虚、水瘀内阻的病机，运用真武汤、济生肾气丸以及自拟的强心灵方（人参、黄芪、天冬、麦冬、茯苓、白术、制附子、桂枝、干姜、葶苈子、大腹皮、赤芍、川芎、泽泻、炒酸枣仁、柏子仁 、三七等）治疗。临证时她十分注意脾胃调理，常伍用健脾化湿之品，或健脾方和强心方交替服用。

典型医案

医案一

患者程某，男，63岁，因心慌、胸闷、气喘12年，加重2天。患者自述12年前活动后出现心慌、胸闷，伴有恶心，大汗淋漓，休息后缓解，曾去山东省齐鲁医院就诊。诊断扩张性心肌病。经治疗后症状略缓解，具体治疗不详，之后患者病情反复发作。为求中医治疗，于2016年11月4日来诊。现症见：心慌，胸闷，心烦，气短，乏力，自汗盗汗，面颊潮红，纳呆，眠差，小便少，大便干。舌暗红，薄苔，脉细数。

查体：心率72次/分，血压121/71 mmHg，慢性病容，面部浮肿，气喘貌，双肺呼吸音粗，双肺底闻及湿啰音，叩诊心脏浊音界向左侧扩大，A2>P2，心尖区可闻及2~3/6级收缩期杂音，双下肢中度水肿。

辅助检查：电图示左室肥厚，ST-T改变。心脏彩超示：LV 8.75 cm、LA 6.11 cm、IVS 0.8 cm、LVEF 19%，B型脑利钠肽前体12090 pg/mL。

中医诊断：心衰病，气阴两虚证。西医诊断：扩张性心肌病，心功能不全，心功能Ⅲ-Ⅳ级（NYHA分级）。

治则：益气滋阴、通阳复脉。

药用：人参9 g，黄芪30 g，麦冬30 g，五味子9 g，茯苓30 g，白术20 g，当归15 g，川芎12 g，赤芍15 g，桂枝12 g，丹参30 g，柏子仁15 g，葶苈子30 g。

水煎服，日一剂，早晚两次分服。

连续服药1周，患者心慌、胸闷症状减轻，自汗盗汗较重，上方加用附子10 g、山茱萸30 g，连续服用2周后，诸症能减，仍有口干、纳少、大便干、眠差，舌红少苔，上方加生地黄20 g、紫石英30 g、酸枣仁30 g。连续服用2个月后，上述症状明显减轻，心脏超声示：EF36%。

［**按语**］林慧娟教授认为心力衰竭常见的证候为心悸、气短、乏力，属于心气虚证，气虚日久，阳损及阴，导致阴虚，且贯穿于心衰的全过程，故补益是治疗心力衰竭的主要方法。张景岳谓："善补阳者当于阴中求阳，则阳得阴助而生化无穷"，故治本虽以益气温阳为主，亦每辅以滋阴之味。惟滋阴须分深浅，其气清味薄者多归肺胃，谓之浅补，其气浊味厚者多归下焦肝肾，谓之壅补。心力衰竭之病，脾胃健运不力，壅补之下每易碍胃滞运，因此应配以甘寒养阴生津之功的生脉散、养胃汤之类。本方采用生脉饮（人参、麦冬、五味子）作为组方基础，用以益气养阴，再以黄芪补中益气；丹参活血化瘀；生地黄清热凉血；赤芍清热活血；当归补血；川芎活血；茯苓利水渗湿；葶苈子利水消肿。本方有补有散，有行气有活血，因此对老年心力衰竭患者有良好的治疗效果。

医案二

患者国某，男，68岁，因"阵发性胸骨后热痛1个月，伴背痛"于2017年2月10日门诊就诊，现症见：胸骨及后背热痛，心悸气喘，时夜间端坐，胸闷憋气，畏寒肢冷，自汗，食欲下降。舌暗红，苔白滑，脉结代。

体格检查：血压86/57 mmHg，心率66次/分。慢性病容，颜面灰白，口唇青紫，律不齐，心尖部3级收缩期杂音，两肺可闻及湿啰音，双下肢中度水肿。

辅助检查：2017年1月11日，心脏彩超左房64，左室66，右房54，右室45、EF35%，全心大，左心功能下降，二尖瓣反流（轻到中度），三尖瓣反流（中度），肺动脉瓣反流（少量），肺动脉高压，心包积液（少量），左室心尖部异常回声，心肌致密化不全。

中医诊断：心力衰竭，阳虚水泛证。西医诊断：扩张性心肌病、心功能不全，心功能Ⅲ级（NYHA分级）。

药用：人参10 g，黄芪30 g，天冬30 g，五味子9 g，桂枝9 g，制附子12 g，葶苈子30 g，茯苓、茯苓皮各30 g，白术15 g，白芍20 g，大腹皮20 g，泽泻30 g，猪苓30 g，车前子30 g，淫羊藿20 g，延胡索30 g，蒲黄15 g，五灵脂12 g，当归15 g，炒酸枣仁30 g。水煎服，日一剂，分早晚两次分服。

服用药物后一周，家属代诉胸骨后热辣感消失，上腹不适。处方：上方加半夏12 g、陈皮12 g、柴胡15 g、枳壳12 g。

服用药物1周后。家属代述患者现憋气缓解，仍嗳气，恶心。

处方1：半夏12 g，黄连9 g，黄芩9 g，干姜9 g，人参9 g，丹参30 g，砂仁9 g，檀香9 g，柴胡15 g，白芍20 g，枳壳12 g，制附子12 g，桂枝15 g，淫羊藿30 g，葶苈子30 g，茯苓、茯苓皮各30 g，桑白皮15 g，大腹皮15。7剂，水煎服，隔日一剂，分早晚两次分服。

处方2：人参10 g，黄芪30 g，天冬30 g，五味子9 g，桂枝15 g，制附子12 g，葶苈子30 g，茯苓、茯苓皮各30 g，白术15 g，白芍20 g，大腹皮20 g，泽泻30 g，猪苓30 g，车前子30 g，淫羊藿20 g，延胡索3 g，蒲黄15 g，五灵脂12 g，当归15 g，炒酸枣仁30 g。7剂，水煎服，隔日一剂，早晚两次分服。

服用中药1个月后，上述症状明显减轻，继用。

［**按语**］林慧娟教授认为患者就诊时多处于慢性心力衰竭中后期，阳虚水泛证多见。故临床上常以温补脾阳以助心肺治本，攻逐水饮以治其标来治疗。林老师指出，治水方法很多，可以温阳、宣肺、泻肺、健脾、育阴，还可活血。由于水为阴邪，心力衰竭的水肿是由于阳气虚衰气化不利所致，故常用温阳健脾利水法。《黄帝内经》曰："血气者，喜温而恶寒，寒则泣而不能行，温则消而去之。"故气血以温而宣，气得温而行，血得温而活，水得温而化。林老师指出，心阳下通于肾，而本于肾，心阳久虚，必累及于肾阳，而见心肾阳虚，阳虚水泛而见水肿、喘促，故可选加温化药，如附子、肉桂、桂枝、淫羊藿等，但应注意不能温燥太过以防伤阴。林教授常以济生肾气丸与生脉散加减作为治阳虚水肿的基础方，温补肾阳，利尿消肿，虽为补阳之剂，但阴中求阳，阴阳双补，久服也无温燥之过。例如人参能增强心肌收缩力，增大心输出量，具有强心作用，可使冠脉血流量增加，心率减慢，而对血压影响不明显。黄芪有强心及利尿作用，同时减轻心脏前后负荷。附子具有强心作用，附子煎剂的强心作用不因

煎煮时间延长而减弱，其致心律失常作用却因久煎而减弱或消失。

活血化瘀类药物如蒲黄、五灵脂、川芎、赤芍等具有扩张冠状动脉血管、降低外周阻力、增加心肌供血和心排血量的作用。利水逐饮类药物如泽泻、茯苓等有利水消肿作用，并可增加钠盐、尿素的排出，其作用缓和而持久，对钾的丢失影响小，不易造成电解质紊乱。葶苈子也有强心作用，且可减缓心率。生脉散不仅对心脏有正性肌力作用，能增加心输出量，增加冠脉流量，降低心肌耗氧量，提高心肌耐缺氧能力，改善微循环，降低血管阻力，改善运动耐力；还是一种有效的氧自由基清除剂。林教授指出，结合现代药理研究，适当应用此类中药，其疗效是肯定的，但必须在中医药基本理论的指导下，根据辨证选方用药。

处方手迹

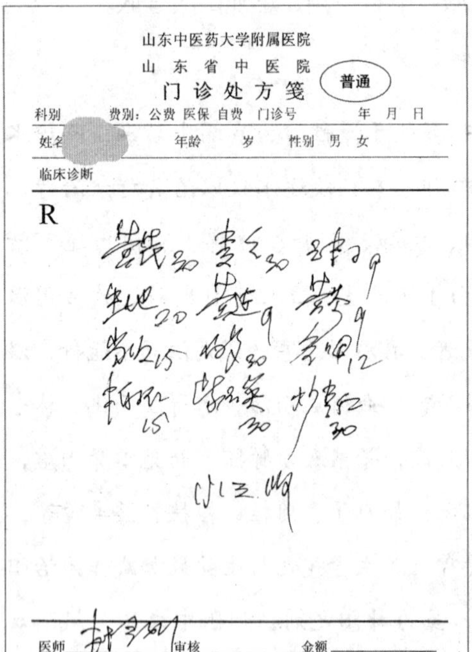
山东中医药大学附属医院
山东省中医院
门诊处方笺　普通
科别　费别：公费 医保 自费　门诊号　年 月 日
姓名 [redacted]　年龄　岁　性别 男 女
临床诊断
R
医师　审核　金额
调配　核对　发药

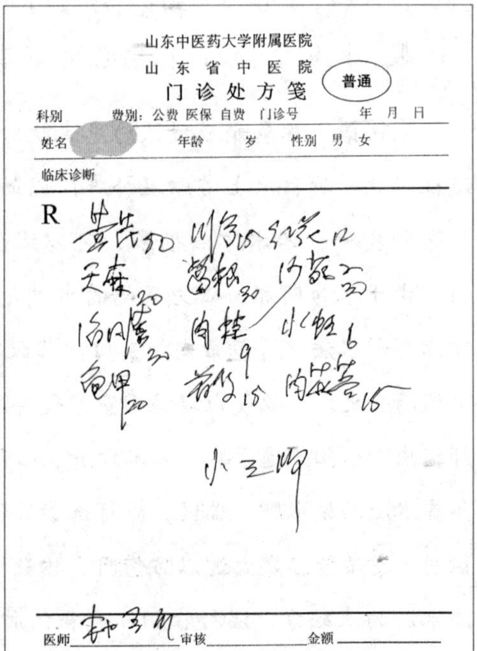
山东中医药大学附属医院
山东省中医院
门诊处方笺　普通
科别　费别：公费 医保 自费　门诊号　年 月 日
姓名 [redacted]　年龄　岁　性别 男 女
临床诊断
R
医师　审核　金额
调配　核对　发药

（苏文革　整理）

朱振铎

山东省名中医药专家

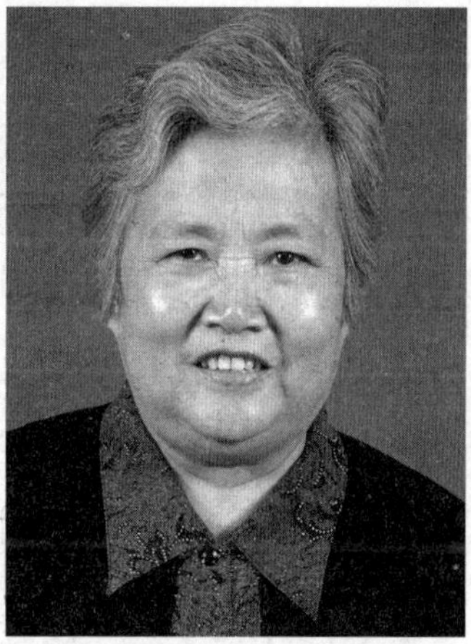

朱振铎（1944—），女，汉族，山东平原人，1969年毕业于山东中医学院中医系（学制六年），山东中医药大学附属医院主任医师、教授，硕士研究生导师，曾任山东中医药大学附属医院保健科主任。

1970～1975年在山东禹城安仁县分院中医科工作，曾为县卫生系统先进工作者。1975年4月至今一直在山东中医学院附属医院从事中医内科医疗、教学、科研工作。朱教授工作认真、负责，医德高尚，对医疗技术精益求精，先后被评为省卫生系统“三学三创”活动标兵，“职业道德建设”先进工作者，山东省“为老年干部服务先进个人”，山东中医药大学第二届十大优秀教师，山东省为老干部工作做出突出成绩荣立二等功。2003年3月被评为全省优秀保健专家，自1988年起，历任政协山东省济南市第八届、九届委员会委员，山东省政协第八届委员会委员、第九届委员会常务委员，2008年8月被聘为山东省文史研究馆馆员。

先后发表“老年性痴呆的中医药治疗进展”“胆石症从热瘀论治”“扶正固本法为主治疗肺心病发作期三法”等学术论文20余篇，主编《张志远医论探骊》《英汉实用中医药大全》著作2部。“疏肝解郁、滋肾养心法治疗老年性痴呆临床与实验研究”获山东省科技进步二等奖一项，“中药新药益智合剂治疗老年性痴呆的研究”获山东中医药科学技术三等奖一项。

2002年成为第三批全国老中医药专家学术经验指导教师，学术经验继承人：（1）张维福，山东中医药大学附属医院，中医内科专业，主任医师；（2）赵立群，山东中医药大学附属医院，中医内科专业，主任医师。2003年被确认为山东省名中医药专家。

学术思想

从医四十余年，根据长期从事临床干部保健工作接触老年人的特点，积极从事老年病的临床研究，对老年病的治疗有丰富的经验。认为老年病为病发老年，因衰致病、以虚为本或虚实夹杂，治疗原则及处方用药均不同于年轻人，时时应顾护正气。根据老年人阴阳渐衰而五脏日虚、易感外邪、易伤七情、易生积滞的生理特点和虚中夹实、多瘀多痰、易传易变、阴阳易竭等病理特点，应突出辨证论治，强调综合治疗，重视调护防治，在临床中取得良好效果。积极开展世界性难题“老年性痴呆”的科研工作，研制的“益智合剂”对脑萎缩、老年性痴呆病人有良好效果。多年来一直采用中医综合疗法治疗胆石症，病人痛苦少，排石率高，采用“宣”“降”等七法治疗呼吸系统疾病，效果显著，擅长治疗老年病、老年性痴呆、胆石症和呼吸系统疾病。

擅治病种

一、中医综合疗法治疗胆石症

胆石症是临床常见病、多发病，按其所在部位可分为胆囊结石、胆总管结石和肝内胆管结石。胆石症的临床表现在很大程度上取决于胆石的动态、所在的部位和并发症。以右上腹或右胁疼痛兼有放射痛、恶心、厌油腻、腹胀、纳差等为基本症状。腹痛、寒战高烧和黄疸是胆道系统急性感染和胆石症急性发作的三大症状。此病属中医的胁痛、结胸发黄、胆胀、黄疸、胃脘病等病范畴。自1985年开始涉及胆石症的系统治疗，采用中医综合疗法即中药、耳穴压豆、食疗三法配合治疗胆石症取得很好疗效。

1. 胆石症的病因、病机及治则

六腑之中，五腑皆浊，惟胆独清，又为“中精之府”，所藏“精汁”以“中清不浊”为正常。胆石的形成，首先责之于肝胆。肝为刚脏，主疏泄，性喜条达而恶抑郁。胆附于肝，内藏胆汁，其性刚直。在生理上肝胆互为表里，病理上两者关系密切，肝病及胆，胆病及肝，故肝胆常常同病。胆汁的化生和排泄都依赖于肝的疏泄，凡外感六淫、内伤七情、饮食劳倦、蛔虫上扰等因素均可导致气机升降失常，肝气郁结，肝胆湿热，虫卵留于胆道而致胆汁排泄障碍，使之积于胆腑，久而成石。亦有脾气虚或肝木横克脾土，使脾虚湿盛，加之肝火过盛化火，湿热与胆汁蕴结于胆腑，结而为石。

结石形成后，或充塞胆腑，或阻塞胆道，而致肝胆气机不畅。临床症见脘痛连胁，嗳气腹胀等，甚则可致胆腑气滞血瘀而发生绞痛。结石阻塞胆道，使胆汁淤积并泛滥不循常道，或因湿热交蒸于肝胆，以致胆汁外溢肌肤，则可形成黄疸。若又为热毒所侵，或因湿热化火，热毒内燔，则症见高热寒战，若热毒进而内陷心包，扰乱神明，临床可见谵语神昏等重症，故病理因素有气滞、血瘀、湿阻、热毒。

本病在急性期病程短者往往以邪实为主，在静止期或慢性结石（包括术后残余结石）者往往以正虚为主或虚实夹杂。

胆为六腑之一，六腑宜通宜降，故治疗胆病，宜于清、疏、通、降。清即清热解毒，清热泻火；疏即疏肝利胆；通即通里攻下；降即降气和胃。胆石症的治疗也不外以上四法。

2. 中药治疗胆石症的组方及分析、加减

二十余年来临床收治的胆石症病人往往未作任何选择，都是病人因各种原因治疗无奈而主动寻求中医中药治疗。最常见的为惧怕手术而求中医保守治疗，病人往往有反复发作的胆绞痛及急性胆石性胆囊炎的表现，经常使用各种抗生素。另外，多见于已做过胆囊切除术和胆总管切开取石术后病人的再发性结石，多为胆总管结石和肝内胆管结石。更有甚者，曾因肝内胆管结石做过肝叶部分切除，这些病人再也不能接受再次手术的风险，只有寻求中医治疗。在临床数百例病人的观察中，发现一般结石的发作性疼痛是自身排石反应，而自身排石率可达12%，故此时用中药因势利导，以加强排石。自拟山甲排石汤治疗胆石症，每获良效。方药如下：柴胡12 g，黄芩12 g，赤芍、白芍各15 g，半夏9 g，枳壳9 g，大黄6 g，郁金12 g，金钱草15 g，鸡内金12 g，穿山甲9 g，白术9 g，甘草3 g。

本方即大柴胡汤、四金排石汤合穿山甲而成。方中柴胡味苦微辛，气平微寒，入肝胆经，能疏达少阳，为邪在少阳、寒热往来之主药。柴胡配合黄芩以和解少阳，清肝胆之热；合白芍以疏肝止痛；合枳壳以行气破滞、消痞；合大黄以清热解毒，活血化瘀，利胆通腑。半夏和胃降逆止呕；赤芍凉血活血，祛瘀止痛；甘草调和诸药，并与白芍缓急止痛；白术健脾祛湿，以助脾之运化；金钱草甘咸微寒，入肝胆肾膀胱经，甘能利尿，咸能软坚，微寒清热，故有利尿、利胆排石、祛湿热、退黄疸和消炎解毒之功，为肝胆泌尿结石必用之品；郁金辛开苦降，行气解郁，凉血破瘀，利胆排石；鸡内金为一味强有力的消导之品，能消结石；穿山甲味咸，微寒，入肝胃经，咸能软坚，性善走窜，可透达经络，引导诸药直达病所，并可消肿排脓。诸药相伍，可起清热解毒、疏肝利胆、祛瘀排石之功，而加白术一味顾护脾胃之气，使其排石而不伤正。应用以上中药应守方治疗。

若湿热蕴结熏蒸肝胆，胁痛、黄疸较重，则加用茵陈、栀子，以清热除湿，利胆退黄；若热毒壅盛，可加用蒲公英、紫花地丁、败酱草，以加强清热解毒、散结消肿之力；若胁痛较重，加延胡索、川楝子，以疏肝行气，活血止痛；若见身倦乏力、食少便溏等脾虚征象，则加用四君子汤以健脾益气，以利排石；单纯肝郁脾虚证者，可用柴芍六君子汤加四金排石汤，以疏肝健脾，利胆排石；若脾胃虚寒，可加干姜以温中散寒。

胆石症急性发作期以肝胆湿热为主，此时治疗以通为用，但不应峻泻过猛，大便以日二三次为度，大便次数过多则伤津耗气。此时，因势利导，排石率最高。结石排出，则发冷发热、黄疸迅速消退。

胆石症反复发作的间歇期或静止期及术后残余结石，此时病人病久正虚，或因发作期攻伐太过损伤正气，苦寒之品而伤及脾胃，脾虚湿盛，反侮于肝，肝郁脾虚。治疗应重视人体正气，注意益气健脾，使中气足，以增强排石的推动之力。

3. 耳压食疗联用效佳

临床经验表明，单用中药可以排石，但排石反应较重，耳穴压豆和配合脂餐，可以促进排石，临床已得到有力证实。具体方法如下。把贴有生王不留行粒的小方形胶布贴敷在患者一侧耳穴上，每隔3天，两耳交换一次，饭前饭后分别压耳穴3~5分钟。常用耳穴为肝、胆、胰、十二指肠、交感、内分泌、皮质下、三焦、神门。同时配合食物疗法，中餐晚餐食用适量猪蹄或猪皮冻，也可间断食用，冲击治疗。

耳穴压豆以上穴位有消炎、利胆、排石的作用。过去的经验表明，单纯服用中药，虽能排出较小结石，但排石反应较为强烈，常常发生胆绞痛、发热发冷及黄疸出现。配合耳穴压豆，虽在排出较大结石时亦有反应，但较轻微，这与耳压的镇痛解痉作用及调节大脑皮层的功能是分不开的。另外，肝胆病患者素厌油腻，而在治疗中食用猪蹄却无不适，这亦与耳压的调节作用密切相关。

中医学在整体观念的原则指导下，阐明了耳与整体的关系，认为耳并非是一个单纯主听的器官，它同脏腑经络等方面有着密切关系。古人云："有诸内，必形诸外"，概括了机体内脏与体表相关联的规律。耳郭是体表的一部分，前人的实践证明，躯体内脏有病，可以在耳郭上有反应。临床治疗胆石症的过程也证实这一点，往往在肝胆区有压痛及皮肤颜色的改变。全息生物医学理论的问世，更进一步说明了这一点。耳郭作为一个特定的部分，分布有人体各器官系统的投影区，能够通过完整的耳郭来透视整体的变化，因此，也就可以利用耳郭治疗各种疾病，其中包括胆石症。

胆石症病人，同时配合食用猪蹄促进排石，其他高脂餐作用次之，这可能与猪蹄的气味药性是分不开的。《本草纲目·兽部》记载："蹄［气味］甘咸，小寒、无毒。［症治］煮汁服，下乳汁，解百药毒，洗伤挞诸败疮。煮羹，通乳脉，托痈疽，压丹石。煮清汁，洗痈疽，清热毒，清毒气，去恶肉，有效。"猪蹄的压丹石作用，可能与促进排石有关。上海杨浦区医院许平东主任曾描述："在电视屏幕上，利用有T型管的病人，打入造影剂，边压耳穴，发现胆总管蠕动，比原来蠕动数增加一倍以上，停15～30分钟后，再食用猪蹄，同样使胆总管蠕动亢进，并可见到胆道残余结石快速向奥狄括约肌开口处冲去，久久不能平静，甚至第二颗结石一同向开口处拥去，后因排不出去重新再弹回去。隔半小时，再注射阿托品及山莨菪碱各1支后，胆总管及奥狄括约肌则停止蠕动。”猪蹄系胶原蛋白，临床观察无升高血脂现象。

中药、耳压、食疗三法综合应用，排石率高，一般在85%～90%，不良反应少，2个月为一疗程。胆绞痛反复发作排石快。平静无发作排石慢，排石中一般无不良反应，少数病例在排石前有轻微右胁下胀痛，疲劳感，排石后消失，个别病例发生胆绞痛，但经处理很快缓解，排空率在25%左右。排空率受疗程限制，如果多疗程治疗，可增加排空率。

首次排石时间，多为治疗后2~5天，于治疗次日起，每天淘洗大便，观察排石情况。排石后均经定性化验，一般以胆红素结晶、黑色结晶为多，其次为碳酸盐、磷酸盐和盐类结晶，含有胆固醇的纯胆固醇石较少。结石颜色褐色、黄色、黑色较多。胆囊结石，最常见形状像山楂核样或扁豆粒样的胆红素钙石，质硬。胆总管结石一般为胆红素结石，褐色，未钙化，质松易碎。胆石症病例多转氨酶升高，通过治疗，化验数值均在短期内下降或转至正常范围。近年来，多用B超前后对比结石的大小，以观察疗效。

保守治疗要根据病情而论，若病情险峻，结石巨大，阻塞严重或嵌顿，就只能手术治疗。

二、益智合剂治疗老年性痴呆（阿尔茨海默病，AD）

1. 老年性痴呆是老年痴呆的一种类型

老年痴呆可分为老年性痴呆（AD）、血管性痴呆（VD）、混合性痴呆（即老年性痴呆和血管性痴呆同时存在）及其他类型的痴呆，如脑外伤、一氧化碳中毒、B族维生素缺失等引起的痴呆。

对于老年性痴呆的治疗翻阅了大量古今文献，认为清代名医陈士铎《辨证奇闻·健忘门》中的论述较符合此病的特点。一则原文：“人有老年而健忘者，近事多不记忆，虽人述其前事，犹若茫然，此真健忘之极也。人以为心血之涸，谁知是肾水之竭乎？肾属水，水火似乎相克，其实相克而妙在相生，心必借肾以相通，心必得水而相济。……治法必须补心，而兼补肾，使肾水不干，自然上通于心而生液。……方名生慧汤……此病亦可用强记汤。”二则原文：“人有对人说话随说随忘，人述其言杳不记忆，如从前并不道及，人以为有祟凭之也，谁知是心肾之两开乎。夫心肾交而智慧生，心肾离而智慧失，人之聪明非生于心肾。而生于心肾之交也。肾水资于心，则智慧生生不息；心火资于肾，则智慧亦生生无穷。……治法必须大补心肾，使其相离者重复相亲，自然相忘者复能相忆耳。方用神交汤。……此症可用天丝饮亦效。”此论述切中老年性痴呆病机，基于上述对老年性痴呆病因病机认识，根据“治病求本”“虚则补之，实则泻之”的基本治则，本研究确立了以滋肾养心、健脑益智、交通心肾为主，佐以疏肝活血化痰的治疗方法。肾精亏虚，心血不足，心肾不交，神机失用是老年性痴呆的主要病理变化，治病求本，虚则补之，因此滋肾养心、健脑益智、交通心肾具有重要的治疗意义。肾精充足，心血旺盛，上下相通，水火既济，肾水资于心，则智慧生生不息，心火资于肾，则智慧生生无穷，不但可以使髓海有余，神得其养，改善痴呆症状，而且可使其他脏腑功能恢复，气血调和，从而在根本上杜绝痰浊瘀血的生成，达到扶正以祛邪的效果。肝失疏泻，气机郁滞，痰浊瘀血，上蒙清窍，脑气与脏气不相连接，因此在扶正的同时，必须佐以疏肝活血化痰以祛邪，从而使周身气血流通，上荣于脑，以通为补。故本法是一心肾兼补、标本兼治、执简驭繁的有效治疗方法。

故在其生慧汤、强记汤、神交汤的基础上，结合现代医学研究，反复筛选，精巧组方，研制成益智合剂治疗老年性痴呆在临床中取得良好疗效。

2. 处方组成、方解、合剂特点、服用方法

处方：熟地黄30 g，巴戟天30 g，党参15 g，菟丝子30 g，麦冬15 g，炒酸枣仁30 g，远志9 g，柴胡9 g，白芍15 g，云苓15 g，丹参12 g，甘草3 g。

方解：方中熟地黄、巴戟天和党参共为君药。熟地黄甘温味厚，补血滋阴，填精益髓，为补益肝肾之要药；巴戟天温肾壮阳益精，配伍熟地黄，阴阳双补，精足髓生；党参性缓，补中益气，可培补后天之本，使气血充足，上荣于脑，且痰浊无以化生。菟丝子既补肾阴又补肾阳，另有固精缩尿之效，可助君药补肾填精；酸枣仁养心血，安心神；麦冬养阴生津，清心除烦，可使心火下降，肾水上升，心肾相和；茯苓既可助党参健脾利湿化痰，又可助酸枣仁、麦冬宁心安神，以上四味共为臣药。远志主入心肾，既能开心气而宁心安神，又能通肾气而强志不忘，交通心肾，安神定志，且可以祛痰浊，利心窍，对以上诸药均有辅佐之功；柴胡疏肝解郁，白芍养血柔肝，二者配伍，共奏调达肝气之效；丹参活血化瘀，凉血安神；甘草调和诸药。综观全方，补肾填精，养心益智治其本，疏肝活血、化痰开窍治其标，标本兼治，心肾兼补，上下相资。精足而心之液生，液生而心之窍启，窍启而神清，心肾交通，神明内守，记忆自强。

合剂特点：合剂具有汤剂的许多优点，如符合中医辨证论治、随症加减的原则。其制备简单，溶媒来源广，无刺激性，不良反应小，吸收快，能迅速发挥药效。便于痴呆患者服用。

服用方法：益智合剂每瓶250 mL（山东中医药大学附属医院制剂室提供），每次50～60 mL，每日2次。4周为一疗程。

典型医案

医案一

王某，男，62岁。发作性上腹部绞痛，伴发冷发热及黄疸8个月，于1990年11月23日就诊。患者1990年4月及6月均因上腹部胀痛、发热、黄疸，以黄疸型肝炎收入某院。8月28日又因吃猪肝而出现上腹部剧烈疼痛、恶心、呕吐、发冷发热及黄疸，体温高达40.3℃，住某医院查肝功能：GPT 187U，γ- GT 226U，VDB直快（+）。多次B超检查显示：肝左右叶大小形态正常，肝内胆管轻度扩张，右叶胆管内见一结石，约0.6 cm×0.3 cm，伴声影；胆囊壁厚约0.5 cm，毛糙，囊颈部见一结石约0.4 cm×0.3 cm，胆总管扩张约1.5 cm，中下段可见实性光团约1.2 cm×1.3 cm，无声影。胰、脾大小形态及回声均未见异常。经3个月的消炎、利胆、保肝治疗，症状有所缓解，黄疸消退，拟手术治疗，患者拒绝，求中医治疗。

西医诊断：（1）肝内胆管及胆囊内结石；（2）胆总管内实性占位性病变

（结石可能性大），伴胆系轻度扩张；（3）胆囊炎。

中医诊断：胁痛；黄疸。辨证：肝胆湿热。

治则：疏肝利胆，清热利湿。

方药：茵陈蒿汤、大柴胡汤、四金排石汤为主给中药内服，耳穴压豆、食用猪蹄综合治疗。

患者每天筛洗大便，开始仅淘洗出少量黑色泥砂样颗粒。12月7日，中药加入茯苓15 g、穿山甲12 g。12月8日晚感胸闷、右上腹胀痛，次日清晨出现恶寒、发热、体温37.5℃，小便如浓茶。12月10日大便时排出褐色结石一块，为1.6 cm×1.1 cm×0.9 cm大小，其余为泥砂样结石，随即胀痛胸闷消失，体温正常。12日晨起筛大便又发现一块算盘珠大黄褐色结石。13日晨又排出一块0.8 cm×0.3 cm×0.3 cm的结石，排时无不适感。继续以上治疗，21日晚饭后又感上腹部闷胀不适，右胁下胀痛，脊背酸胀，夜感发冷、发热，体温38℃，恶心、呕吐一次，均为胃内容物。22日、23日体温在37～37.8℃之间，右侧背痛，腹部胀痛。24日上午大便时排出一块圆锥形黄褐色结石，为1.9 cm×1.5 cm× 1.2 cm，结石排出后，诸症消失，体温正常，仅感倦怠乏力。29日又排出一块结石约1.0 cm×0.8 cm×0.5 cm。至此未再排出结石。巩固治疗15天，查B超示胆囊、胆总管未见明显光团，肝功能（－），γ- GT正常。排出结石化验检查均为胆红素结晶或黑色结晶。病人自11月23日～12月29日治疗月余，结石排空，症状消失，体重增加5 kg。成块结石累加为6.5 cm×4.9 cm ×3.2 cm，远远超过B超检查结果。

医案二

庄某，男，72岁，离休干部，2001年2月9日初诊。自诉记忆力明显减退5个月，经常忘记刚刚说过的话或做过的事，对于十分熟悉的人或物品，不能回忆起其名称，多次在买东西付账后，忘拿所买的东西，面对已相处十余年的同事，忘记对方的名字。语言不流畅，经常间断，自觉找词困难，词不达意，与人交流困难，不能理解报纸中文章的意思。计算力较前减退，有时出现时间倒错。头重昏沉，看报纸五六分钟即觉头晕耳鸣，常感腰膝酸软。睡眠欠佳，每晚最多睡4～5 h，多睡易醒。表情淡漠，反应迟钝，脾气较原先暴躁，有厌世感。舌红苔薄白，脉沉。头颅CT显示：双侧脑室扩张，脑沟裂增深加宽，为老年性脑萎缩。

长谷川痴呆量表（HDS）检查积分为16.5分（正常总分32.5分）。

西医诊断：老年性痴呆。

中医诊断：痴呆（心肾亏虚，髓海不足）。

治则：滋肾健脑，养心益智。

方药：益智合剂口服，每日2次，每次50 mL。

治疗2个月后，患者记忆力明显增强，对于日前看过的报纸杂志，次日可较为详细地复述出大部分内容。语言较前流畅，很少间断，能够在会议上发言，语句通顺，理解力、计算力亦明显改善。头晕耳鸣症状消失，每日坚持看报1～2小时。睡眠质量改善，每晚睡眠约7 h。心情开朗，主动参加一些社会活动。继续服药1个月后，自诉理解力、计算力基本恢复正常，未再出现时间倒错现象，长谷川痴呆量表（HDS）检查积分为27.5分，疗效判定为临床控制。之后间断服药，巩固疗效，随访至今，未再出现上述症状。

医案三

患者吴某，女，48岁，2013年11月23日初诊。胃脘痛反复发作7年余，加重1周就诊，自述每因情绪不畅、饮食不节或季节变化时胃痛发作，伴嗳气频作，胃中嘈杂泛酸，饥则痛甚，饱则胀满，口苦胸闷，心烦失眠，排便不爽。舌淡红，苔黄腻，脉细弦而滑。曾做胃镜检查示慢性非萎缩性胃炎、十二指肠球炎。

中医诊断：胃脘痛（肝胃郁热）。

治则：清肝降逆，和胃止痛。

方药：川黄连9 g，吴茱萸3 g，木香9 g，乌贼骨15 g，浙贝母9 g，苏叶12 g，苍术15 g，枳壳15 g，厚朴12 g，炒莱菔子15 g，黑栀子12 g，白及9 g，甘草6 g。7剂，水煎服，每日一剂，早晚分服。

二诊2013年11月30日。服用上方7剂后胃痛、泛酸均减轻，排便通畅，仍睡眠欠佳，舌苔厚腻，脉细弦。上方加合欢花12 g、夜交藤30 g，14剂，水煎服，每日一剂，早晚分服。

三诊2013年12月16日。自述胃痛、嗳气基本消失，饮食不当时偶有泛酸，心烦减轻，睡眠质量明显好转，大便调，舌淡红，苔薄腻，脉细弦。上方去黑栀子、白及，加郁金12 g、鸡内金12 g、香附12 g，继服14剂，以巩固疗效。半年后随诊，诸症悉除。

处方手迹

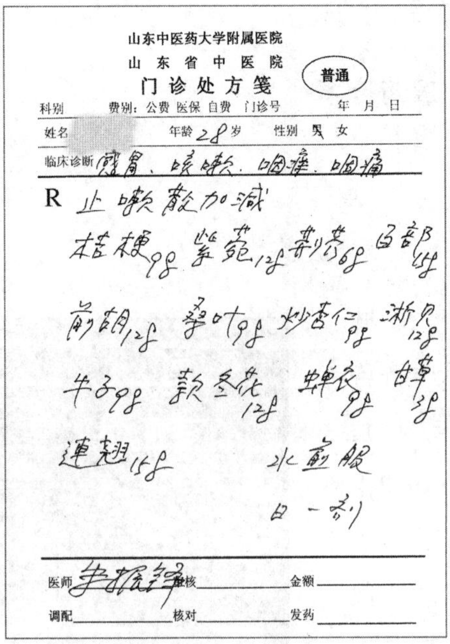
山东中医药大学附属医院
山 东 省 中 医 院
门诊处方笺　普通
科别　费别：公费 医保 自费　门诊号　年　月　日
姓名　年龄28岁　性别 男 女
临床诊断 感冒、咳嗽、咽痒、咽痛
R 止嗽散加减
桔梗9g　紫菀12g　荆芥6g　百部15g
前胡12g　桑叶9g　炒杏仁9g　浙贝12g
牛子9g　款冬花12g　蝉衣9g　甘草3g
連翘15g　水煎服
日一剂
医师 朱振铎　审核　金额
调配　核对　发药

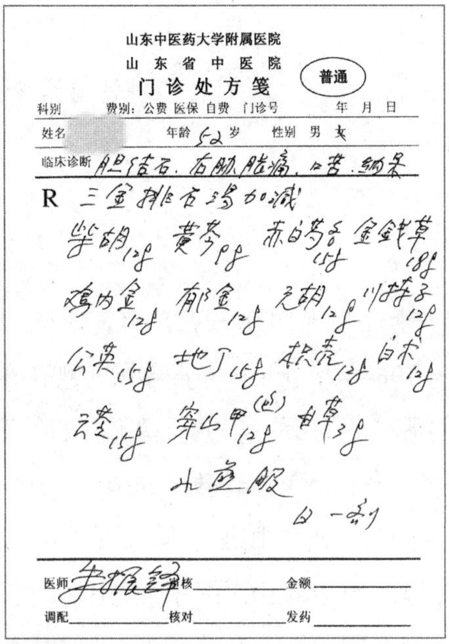
山东中医药大学附属医院
山 东 省 中 医 院
门诊处方笺　普通
科别　费别：公费 医保 自费　门诊号　年　月　日
姓名　年龄52岁　性别 男 女
临床诊断 胆结石、右胁胀痛、口苦、纳呆
R 三金排石汤加减
柴胡12g　黄芩9g　赤白芍各15g　金钱草18g
鸡内金12g　郁金12g　元胡12g　川楝子12g
公英15g　地丁15g　枳壳12g　白术12g
云苓15g　穿山甲（包）12g　甘草3g
水煎服
日一剂
医师 朱振铎　审核　金额
调配　核对　发药

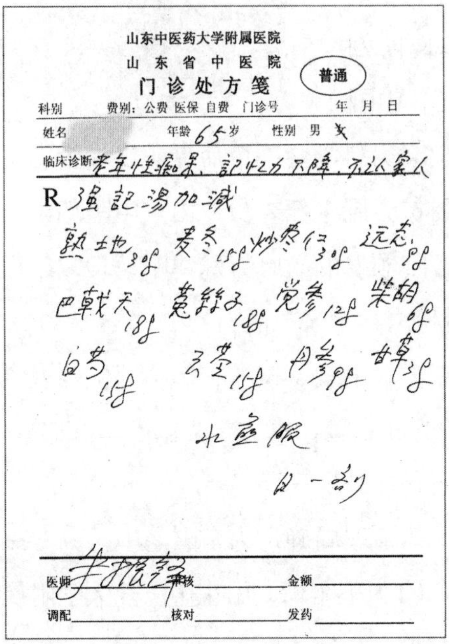
山东中医药大学附属医院
山 东 省 中 医 院
门诊处方笺　普通
科别　费别：公费 医保 自费　门诊号　年　月　日
姓名　年龄65岁　性别 男 女
临床诊断 老年性痴呆、記忆力下降、不认家人
R 强記汤加减
熟地30g　麦冬15g　炒枣仁30g　远志9g
巴戟天18g　菟丝子18g　党参12g　柴胡6g
白芍15g　云苓15g　丹参9g　甘草3g
水煎服
日一剂
医师 朱振铎　审核　金额
调配　核对　发药

（张恭新等　整理）

李广文

全国名老中医药专家

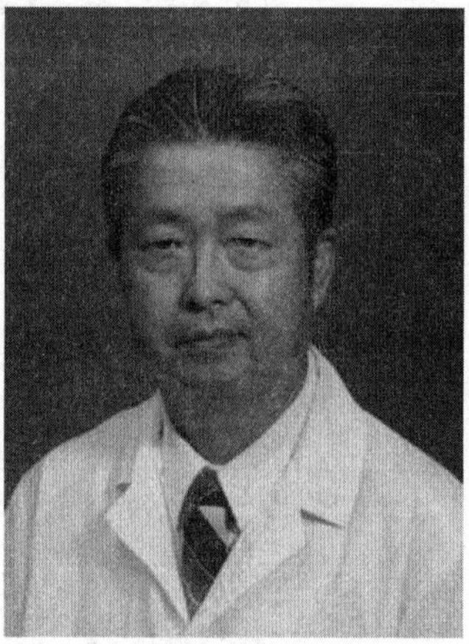

李广文（1936— ），男，汉族，山东聊城人。1964年毕业于山东医学院（现山东大学齐鲁医学院）医疗系，毕业后留附院妇科工作，得到著名妇产科专家江森教授的指导。1971～1972年参加山东省西学中班，结业后留中医系妇科教研室任教。1976年山东医学院与山东中医学院（现山东中医药大学）分开后于山东中医学院中医妇科教研室工作。曾任山东中医药大学附属医院妇科主任，山东中医药大学妇科教研室主任，中国中医药学会男科分会理事，中国中医药学会男科学会不育症专业委员会副主任委员，山东中医药学会第二届妇科专业委员会副主任委员，山东中医药学会第三届妇科专业委员会名誉顾问。享受国务院颁发的政府特殊津贴，1997年获美国柯而比中心医学部颁发的“国际著名替代医学专家”证书。

出版学术专著《男女性疾病与不孕症》，主编（校）著作两部，两人合编一部，副主编及参编十余部，发表学术论文60余篇，堪称学验俱丰。参加科研2项获山东省科技进步二等奖，1项获山东省科技进步三等奖。

1997年被人事部、卫生部、国家中医药管理局确定为全国老中医药专家学术经验继承工作指导老师。学术继承人：（1）王东梅，山东中医药大学附属医院妇科主任，主任医师，教授；（2）刘静君，山东中医药大学附属医院妇科，主任医师，教授。

学术思想

识病、寻因、辨证，中西合璧，病、因、证相参；中药药性药理互鉴，因证设方，抓主要矛盾，以简驭繁。

临床经验

一、肾主生殖，注重补肾

肾为先天之本，主生殖，藏精，精化血，妇科临床尤重调补肾的功能。

二、生理为据，重视调血

女性月经、孕育、生产、哺乳等生理活动均以血为本，血虚、血瘀妇科临床常见，养血补血，活血化瘀是治疗大法。

三、遣方有道，选药有据

临证制方严谨，遣方有道，遵古而不泥古；加减化裁，灵活而不失原则。组方有法，用药有据，创立新方，效验于临床。病情复杂者，以“法外套法”“方内套方”为治，攻补兼施，标本兼治，寒热并用，药物少而精。

四、既遵法度，又参药理

遣方用药，既遵循中医的四气五味、归经、辨证用药规律，又参考现代药理研究成果。中药的性味归经与现代药理研究相结合，彰显疗效。

五、配伍精当，擅用对药

赤芍配白芍常用于治疗输卵管阻塞性不孕症、痛经、盆腔炎等；紫石英配淫羊藿，用于肾虚性不孕、闭经等；续断配杜仲，用于先兆流产；肉桂配牡丹皮用于不孕、闭经，寒热制约；知母配黄柏，治疗精液不液化。

六、临证用药，顾护脾胃

病程较长，病情复杂之患，治疗时间较长，强调遣方用药顾护胃气，少用有异味、对胃刺激性强的药物，必要时，用量不宜大，可适当加用健脾和胃之品。采用间断服药法，即连服3天停1天，使胃得到“休息”。

七、择时用药，提高疗效

根据中西医理论及妇女生理、病理特点，对择时用药法赋予了新内容。不孕症患者（月经周期正常者）月经第7天开始服药，每月只服6剂，服3天停1天，服完6剂药后再同房，此时一为真机、的候（排卵）之时；二为节欲保精，以使肾经充足，伺机而动，提高受孕机会。

擅治病种

一、女性不孕症

1. 排卵障碍性不孕

排卵障碍是女性不孕症中常见的病因之一，其临床主要表现为月经失调。经贵如期，而经本于肾，肾主生殖，肾气旺盛，任通冲盛，月事如期，两精相搏，方能成孕，肾气盛是排卵功能正常的基础，故排卵障碍性不孕症中医辨证以肾虚证为主。立法：温补肾阳，调经助孕。创制专方：石英毓麟汤。药用：紫石英、淫羊藿、菟丝子、肉桂、续断、当归、白芍、川芎、枸杞子、赤芍、川牛膝、香附、牡丹皮、花椒。

2. 输卵管阻塞性不孕

输卵管阻塞亦是女性不孕症的主要原因之一，多由于慢性输卵管炎及其周围结缔组织炎，使输卵管水肿、僵硬，炎性渗出致管壁粘连而影响了输卵管的功能，致精卵不能结合，导致不孕。中医学认为，“任脉通，太冲脉盛，月事以时下，故有子”，输卵管阻塞患者多有附件炎病史，有少腹疼痛的症状，据“不通则痛”的机理，输卵管阻塞符合任脉瘀阻不通的特点，证属血瘀。瘀血阻滞，精卵不能相合，而致不孕。立法：活血祛瘀，通络止痛。创制专方：通任种子汤。药用：延胡索、香附、连翘、丹参、当归、川芎、白芍、赤芍、三棱、莪术、桃仁、红花、炮山甲、皂角刺、小茴香、炙甘草。

3. 免疫性不孕

抗精子抗体阳性是免疫性不孕症中较为常见的，其病机乃肾虚为本，邪实为标。立法：补肾扶正。创制专方：四新毓麟汤（又名种子转阴汤）。药用：紫石英、淫羊藿、续断、菟丝子、黄芩、徐长卿、当归、川芎、熟地黄、白芍、党参、白术、茯苓、川椒、鹿角胶、生甘草。

二、男性不育症

1. 少精弱精

肾中精气不足，导致精子数量减少或精子动力降低。治宜补肾益精。创制专方：生精种子汤。药用：淫羊藿、菟丝子、续断、何首乌、枸杞子、桑椹子、五味子、覆盆子、车前子、黄芪、当归。

2. 精液不液化

肾火偏旺，阴虚内热，导致精液不液化。治宜滋阴补肾，清热泻火。创制专方：液化汤。药用：知母、黄柏、生熟地黄、赤芍、白芍、牡丹皮、天冬、天花粉、茯苓、车前子、连翘、淫羊藿、丹参、生甘草。

3. 阳痿

多因肾阳不足，致勃起功能障碍。治宜补肾壮阳。创制专方：补肾医痿汤。药用：阳起石、淫羊藿、仙茅、肉苁蓉、制何首乌、巴戟天、胡芦巴、续断、菟丝子、枸杞子、五味子、山茱萸。

三、崩漏

崩漏一病，由冲任损伤，不能制约经血所致，而冲任损伤的原因又是多方面的。本病治疗分为两步：第一步控制出血；第二步调整月经周期。崩漏的出血阶段创制崩漏通用止血方，药物组成：党参、黄芪、炒白术、升麻、炙甘草、益母草、马齿苋、生蒲黄、仙鹤草、旱莲草、生地炭、黑芥穗、小蓟、煅龙牡。血止予归脾汤6～10剂，以恢复正气，然后再行调整周期，以补肾为大法，用石英毓麟汤。

典型医案

医案一

患者，女，28岁，因结婚8年未避孕未孕，月经后延十余年，于1997年5月6日初诊。夫妻同居，性生活正常，未避孕一直未孕。月经15岁初潮，40～50天一行，有时半年一行，经量正常，色红，有少量血块，无腹痛。末次月经4月26日（黄体酮撤血，距上次月经4个月）。平素白带量少，色白，腰酸痛，手足凉，纳眠可，二便调。曾用人工周期、枸橼酸氯米芬胶囊及中药治疗，仍未妊娠。2年前输卵管通液示通畅。B超示多囊卵巢（PCO）。形体正常，体毛不多，挤压双乳房无溢乳。舌淡红，苔薄白，脉细，妇科检查无异常。男方精液化验，不液化。

中医诊断：（1）不孕症；（2）月经后期。西医诊断：PCOS（原发性不孕；月经稀发）。

治宜温肾助阳，调经助孕。予石英毓麟汤加减：紫石英30 g，淫羊藿30 g，赤、白芍各9 g，当归15 g，续断15 g，菟丝子9 g，枸杞子9 g，制何首乌12 g，香附9 g，肉桂6 g，川牛膝15 g，川芎6 g，桃仁9 g，花椒1.5 g。12剂，水煎服，每日1剂，连服3天停1天。枸橼酸氯米芬胶囊100 mg，每日1次，连服5天，己烯雌酚0.25 mg，每日1次，连服10天。男方予液化汤24剂。

1997年6月4日二诊：服药平妥，月经于6月3日来潮，距上次38天，量中等，血块多，经前腰酸，恶心，纳差。舌脉同前。上方加姜半夏12 g，15剂。

1997年7月11日三诊：末次月经7月6日，距上次34天，量中等，有血块，伴腰痛，3天干净。白带中等，纳眠可，二便调。舌淡红，苔薄白，脉细。上方继服12剂。西药继用。

1997年8月14日四诊：服药平妥，末次月经8月8日，量中等，色红，血块少，伴小腹隐痛，5天干净。舌脉同前。上方继服12剂。月经第5天已用西药。

1997年9月24日五诊：月经40余天未行，轻微恶心3天，纳可，无腹痛。舌质淡红，苔薄白，脉细滑。尿HCG阳性。诊断：早孕。嘱禁房事，调饮食，适寒温。

1998年5月18日丈夫来报：1998年4月19日顺产龙凤胎，男孩2.55 kg，女孩2.7 kg。

医案二

患者，女，28岁，因月经后延多年，结婚2年未孕，阴道流血20余天未净，于1997年4月28日初诊。

月经16岁初潮，1～3个月一行，经期7～8天，有时流血15～70天，经量多，色红，有较多血块，伴小腹疼痛。末次月经4月2日，距上次月经3个月，量少，每日换纸2～3次，已20余天未净。夫妻同居，性生活正常，未避孕2年未孕。刻下症：乏力，纳眠好，小便正常，大便偏干。舌质淡红，边有齿痕，苔薄黄，脉细数。妇科检查：阴道有少量血，宫颈光滑，子宫体前位，正常大小，双侧附件区未及异常。

中医诊断：（1）不孕症；（2）崩漏。西医诊断：（1）原发性不孕；（2）功能失调性子宫出血（无排卵）。

辨证：气虚血瘀。

治法：益气升提，化瘀清热止血。

方药：崩漏通用止血方加减。党参30 g，炒白术12 g，升麻9 g，炙黄芪30 g，益母草30 g，马齿苋30 g，生地炭30 g，黑芥穗6 g，仙鹤草30 g，小蓟9 g，生蒲黄（包）9 g，炙甘草6 g。6剂，水煎服，日一剂。

1997年5月5日二诊：服上方后，流血减少，色暗红，腰酸。舌暗红，苔白，脉细。上方加三七粉（冲）3 g，6剂。

1997年6月22日三诊：服上方血止，5月20日行经，7天干净。周期33天，基础体温单相，近几日白带多。舌质淡红，苔白，脉细。予石英毓麟汤6剂。

1997年7月7日四诊：月经50天未至，基础体温单相，白带较多，近3天挟血丝。纳可，二便调。舌脉同上。上方6剂继服。

1997年8月8日五诊：停经80天（相当于孕45天），恶心1天，胃纳一般，余无明显不适。基础体温已升高30天。舌质淡红，苔薄白，脉细滑。尿HCG阳性。诊断：早孕。予寿胎丸加减12剂。

1998年2月27日早产一女孩，体重2.5 kg，健康。

处方手迹

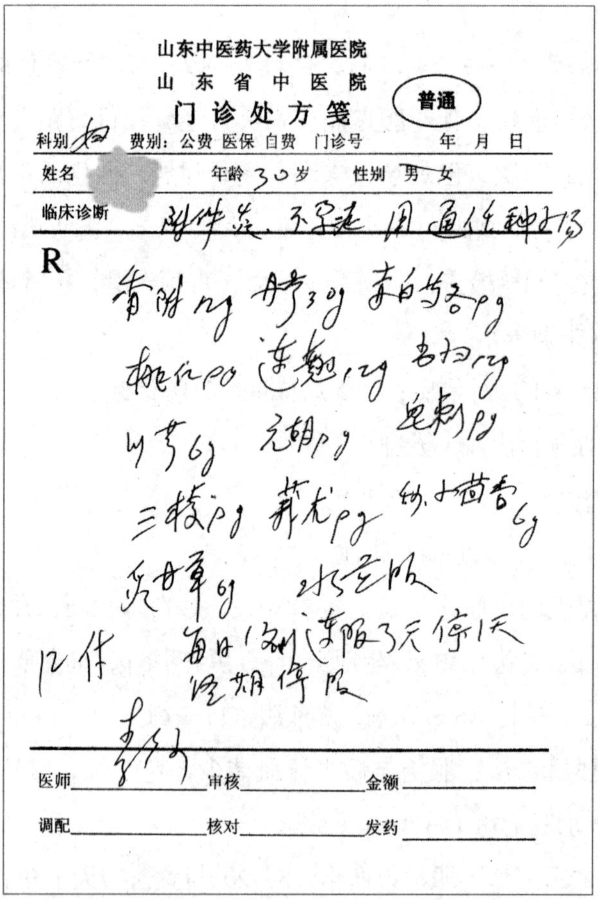
山东中医药大学附属医院
山 东 省 中 医 院
门诊处方笺
普通
科别 妇　费别：公费 医保 自费 门诊号　年 月 日
姓名　年龄 30岁　性别 男 女
临床诊断 附件炎、不孕症 用通管种子汤
R
香附12g 丹参30g 赤白芍各12g
桃仁12g 连翘12g 当归12g
川芎6g 元胡12g 皂刺12g
三棱12g 莪术12g 炒小茴香6g
炙甘草6g 水煎服
12付 每日1剂 连服7天停1天
经期停服
医师　审核　金额
调配　核对　发药

邵念方

山东省名中医药专家

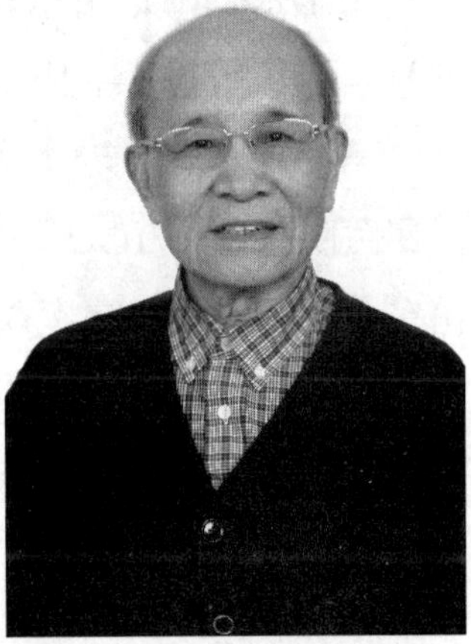

邵念方（1937—），男，汉族，河南濮阳人。山东中医药大学附属医院主任医师、教授，1993年国务院评委会审批的博士研究生导师，山东省专业技术拔尖人才。1986年出任第一任急症科主任，曾任山东省学位委员会委员，终生享受国务院政府特殊津贴。1965年毕业于原山东中医学院本科（六年制），并留山东省立中医院工作，曾师承原山东省立中医院韦继贤院长，深受老院长精湛学术理论造诣和丰富临床经验的启迪。曾任国家新药评审委员，山东省科委科技成果评委会委员，山东省教委科技成果评委会委员，山东省药品不良反应鉴定检测专家咨询委员会委员，国际第一届中医心病会议学术委员会副主席，中华全国中医学会心病专业委员会委员，中西医结合学会心血管专业委员会委员，山东省医学会急症专业委员会副主任委员。

早在1983年即出版个人专著《脏腑证治与用药》，在国内引起业内很大影响，而后又出版了《中医诊断学》《中医诊治心脑病证》《中国针灸中药治疗疑难病证》《中国现代百名中医临床家（丛书）邵念方》《邵念方医道与临床》。其他主编的著作有《冠心病中医药综合治疗》《中医急症学》《英汉实用中医药大全·急症学》等。发表论文80余篇。主持完成的主要科研项目有“调脂片治疗高脂血症的临床与实验研究”“脑脉通治疗急性缺血性中风病的临床和实验研究”“益精提神法治疗多发性梗死性痴呆的临床与实验研究”“通脑灵滴鼻剂治疗缺血性中风病的临床和实验研究”“脑络宁治疗缺血性中风病恢复期的临床和实验研究”“克心痛滴鼻剂治疗冠心病心绞痛的临床和实验研究”等。其中荣获省科技进步三等奖2项，省科协科技进步二等奖2项，省教委科技进步三等奖2项。研制出“全息圆锟磁针”，对中风病半身不遂等病证有奇效。有两项专利。

邵念方教授是第三批全国名老中医学术经验继承指导老师，全国名老中医药专家传承工作室导师，山东省知名中医药专家。学术继承人：（1）陈泽涛，医学博士，主任医师、教授，博士研究生导师，山东省第五批省级中青年学术骨干，山东省千名知名技术专家，山东中医药大学附属医院保健科（老年病科）主任；（2）尤可，医学硕士，主任医师，硕士研究生导师。第三批全国名老中医药专家邵念方教授学术继承人，山东中医药大学附属医院急诊科/ICU主任；（3）王华，医学博士，副主任医师、副教授。山东中医药大学附属医院保健科（老年病科）；（4）王晓君，医学博士，副主任医师、副教授，山东中医药大学附属医院肾病科；（5）郭兆安，医学博士，主任医师、教授，博士研究生导师，山东中医药大学附属医院肾病科；（6）张云松，医学博士，副主任医师、副教授，山东中医药大学附属医院急诊科。

学术思想

一、“命门”是立命之本

命门是人类生命之根源，人体正常生理功能活动的起点。它是人体病理发展过程的终点，命门与肾和三焦的关系甚为密切。在临床上，每到命门衰微的病证必然包括肾病的症状，也往往由肾气亏乏发展到命门衰微。这些现象的出现，是由二者生理功能的密切关系决定的。不过，命门和肾是整体和局部的关系，命门是所有生理活动原动力的发源地，而肾只是某些基本生理功能的发源地。肾为先天之本，而命门是先天和后天之都会。人未生之前，命门元气是滋养、催动胚胎生长、发育的物质和能量的源泉。人出生以后，命门就以壮旺的功能统辖着先天的肾和后天的脾胃，使十二官一刻不停地在运动，人便表现出各种生理功能。但是，决不能离开先天和后天而孤立的谈命门，命门受着先天肾气的支持和水谷之精气的奉养，若先天不足或后天失养，皆能导致命门衰弱。总之，不论养生还是治病，要以养护命门元气为宗旨。

二、中风无风论

中风病的发病机制应动态地分析研究。中风之演变起于内风，止于痰瘀，邵教授将中风分为内风旋动期（中风先兆、中风始发态）、内风平息期（起病1～3天）、痰浊瘀血期（起病3天以后）三个阶段，明确提出“无风论”。在内风旋动期，尤其是中风先兆阶段，由于虚风是中风发病与否及程度轻重之直接原因，因此治疗当以息风为主，兼以滋补肝肾，益气养血，活血化痰。中风即成，风势渐缓，则当标本兼顾，补肝肾、益气血与活血化痰息风并重。内风已息，无风可言，进入痰浊瘀血期，正气亏损、痰浊瘀血成为主要病机，则应围绕痰浊瘀血，立足于活血化痰通络为法，不可轻言息风。

三、心主血脉，以气为用

心气亏虚是胸痹心痛的发病基础。心主血脉，以气为用，因气为血帅，气行则血行，故心气虚弱，帅血无权，才是胸痹心痛最根本的病机所在。邪实是发病的重要因素，《素问·痹论》曰：“心痹者，脉不通。”在正虚的基础上，因脏腑功能失调所产生的瘀血、痰浊、气滞、寒凝的邪实积聚胸中，痹阻心脉，是冠心病（胸痹心痛）发病的重要因素。在临床中出现虚中夹实，实中有虚的复杂证候。但总以心气不足为主导病机，不论是预防或治疗胸痹心痛（冠心病），总以补益心气为主。

临床经验

一、命门学说在老年病防治中的指导意义

老年病的治则当扶正固本，兼以达邪，即在平补命门真阴真阳的基础上，加入纠偏去邪的药物。在一般情况下，不论是扶正还是达邪，药味不能过于浓厚，药性不能过于猛烈。

二、中风病治验

治疗中风病具体步骤亦可按先兆期、急性期、恢复期自然划分，其辨证用药特点如下：中风先兆，息风活血化痰，祛邪安正；急性中风，活血利水，通腑降气；中风恢复期，益气养阴，活血通络。

三、胸痹心痛（冠心病）治验

心主血脉，主要是靠心气的作用，使百脉俱全，贯通全身；靠心气的推动作用，使血液在脉中环流不息。胸痹心痛（主要指冠心病）的病人年龄多在四十岁以上，人体的气血由盛到衰，故有一分心气不足，就有一分瘀血内阻，有一分瘀血内阻，就有一分血脉不通，随之带来一分疼痛。心气虚进一步发展至心阳不振，更不能帅血温经，血脉瘀阻更甚，出现手足厥冷，心胸剧痛，大汗淋漓，脉微欲绝等厥心痛的证候。如不及时诊治，必然发展到心阳虚脱之真心痛。此时则血瘀更甚，显而易见，这即是由虚到瘀，因瘀而痛。其本是气虚，其表是血瘀。

四、分期论治风湿性心脏病的经验

对“风心病”的分期论治。初期因于风、寒、湿、热之邪侵袭人体，注于经络，留于关节，内舍于心所致，临证尤以热邪为多见。中期多为“风心病”发作被控制后，从发炎、损害、愈合过程中遗留下心脏瓣膜病变的患者，此期乃因风寒湿热诸邪内舍于心，心脉痹阻，故营血运行不畅，留而为瘀所致。故

此期病机突出一个“瘀”字。所以，治疗应在辨证的基础上加用活血化瘀之品，另外稍佐以理气之药。后期多见于“风心病”病久出现心力衰竭的患者，此期患者多患病日久，其病机特点除“瘀”之外，更出现了“水”和“虚”两种病理变化，故此期治疗尚需注重补气、利水之法。

五、用“壮火食气”理论指导高热病的治疗

欲退高热，尤其是欲退日久（一周以上）之高热，不能一概“热者寒之”，还要想到“壮火食气”。要标本兼顾，扶正祛邪。维护正气不仅是要救阴保津，同时要益气固阳。正所谓“阳生阴长，阳固而阴强”，如此方能清除热邪，恢复正气，热退身静，不致反复。否则高热难退，或邪热暂退，正气虚衰，毒邪再生或复入，往往身热再起，病情更加恶化。

六、常用经验方

1. 通腑汤

组成：酒大黄9~12 g，厚朴9 g，葶苈子15~18 g，全瓜蒌30 g，石菖蒲9~12 g，生山楂15~30 g，桃仁12 g。加减：偏宿食燥屎者，加芒硝（冲）6 g、炒莱菔子15 g；偏痰浊内停者，加半夏12 g、茯苓12 g、炙远志9 g；偏瘀血内阻者，加水蛭9 g、地鳖虫9 g、地龙12 g、丹参24 g；偏郁滞化热者，加黄芩9 g、柴胡12 g；偏寒者，加桂枝9 g、干姜6 g。

2. 防老保健丹

组成：制何首乌、金樱子、炒酸枣仁、生黄芪、丹参各24 g，龟甲、茵陈、生山楂各18 g，桂枝、柴胡各12 g，人参、紫苏梗各9 g，酒大黄、油桂各3 g，姜枣为引。

3. 愈风通络汤

组成：天麻12 g，钩藤20 g，胆南星10 g，降香10 g，水蛭8 g，蜈蚣4.5 g，大黄6 g，白芍15 g，制何首乌15 g。

4. 保丹饮

组成：黄芪30 g，党参24 g，川芎15 g，炙甘草6 g，麦冬30 g，檀香10 g，砂仁12 g，炒酸枣仁30 g，葛根24 g，丹参30 g，桂枝12 g，石菖蒲12 g。

擅治病种

1. 冠心病

在冠心病（胸痹）的临床诊疗中，邵念方教授倡导“心主血脉，以气为用”。胸痹心痛以心气不足为主导病机，在预防或治疗中讲的是标本兼治，以补益心气为主，辅以温通心阳，活血通脉，并创制了保丹饮，临床治疗胸痹心痛无以计数，效验颇丰。

2. 中风病

邵念方教授率先提出了中风病中腑证的论治，治疗上着眼于“通”法，通腑泻浊，创制专科方药通腑汤。然临床又有食、痰、瘀三者内蕴而化热之别，邵教授指出，应依据具体证候，辨证加减，灵活用药。

邵念方教授首先提出“中风无风论”，指出中风发病源于风，中风即成多无风，破前人之成说，引起医学界关注探讨。他将中风分为内风旋动期（中风先兆、中风始发态）、内风平息期、痰浊瘀血期三个阶段，明确提出“无风论”，分期精当，理论新颖，在学术界颇受推崇。

3. 老年病

临证与养生中，他主张以养护命门元气为宗旨，在老年病防治中颇具指导意义。主张老年人调养应清心节欲，忌房劳过度，以保持命门真阴充足，真阳壮旺。在治疗上，主张扶正固本，兼以达邪，创制了防老保健丹。

典型医案

医案一

患者，男，48岁，1995年6月12日初诊。高血压病史10年。3个月前因疲劳突发右侧肢体偏瘫、失语，CT检查为左基底节区脑梗死。在某医院住院第30天时，又突发左侧肢体活动失灵、麻木，CT检查为右额叶脑梗死。治疗60天后病情好转出院，遗有四肢活动无力、肢麻。诊见双上肢抬举不能平肩，步履艰难，四肢麻木，头晕耳鸣，舌质暗红，脉弦。四肢肌力Ⅲ～Ⅳ级，证属气阴两虚，肝阳上扰，瘀血阻络。方用中风康复饮加天麻12 g、钩藤30 g、白芍15 g，水煎服，日一剂。12剂后，肢体活动有力，头晕耳鸣减轻。此方随症加减，共服90余剂，配合功能锻炼，四肢活动自如，余症好转，生活自理，肌力基本到Ⅴ级。

医案二

患者，男，1996年7月19日初诊。阵发性左侧肢体麻木、左面部肌肉痉挛1个月，日发作十余次，每次持续5～10分钟，伴头晕耳鸣，头胀痛，失眠多梦。舌质暗红，苔黄腻，脉弦细。血压19/14 kPa（143/105 mmHg）。诊断为中风先兆证，证属风痰内盛，瘀血阻络。给予愈风通络汤加黄芩15 g、川芎12 g。服12剂后肢麻、面肌痉挛消失，余症减轻。继服18剂后，诸症消失，血压135/90 mmHg，复查血液流变学恢复正常。随访至今未复发。

医案三

王某，女，62岁，因右侧半身不遂，失语20天，于1994年3月10日入院。病人于20天前突发右侧肢体活动不灵，失语。在某医院经CT检查为左侧基底节区、额叶脑梗死，留该院住院治疗，经用脑活素、胞磷胆碱钠、甘露醇等20天，症状无明显改善，转我院。患者神志清，倦怠乏力，纳少。血压105/75 mmHg。运动性失语，右上肢肌力Ⅱ级，肌张力增强。舌质暗红，苔薄白，脉细。中医诊断为缺血性中风病，证属气虚血瘀。中药给予补阳还五汤加减，同时用磁针治疗。取穴：双侧第二掌骨侧上肢、腿、足穴；耳穴皮质下、交感；头针运动区、语言区，每日针1次。治疗第三天患者上下肢能够抬离床面20 cm，肌力达Ⅲ级。治疗半月后上肢抬举自如，可下地扶杖行走，肌力稍弱，语言可数数字，说出单词、单字，词语连贯性尚差。按中风病疗效评分标准，入院时分数为10分，治疗后评分为21分，达到显效标准。

处方手迹

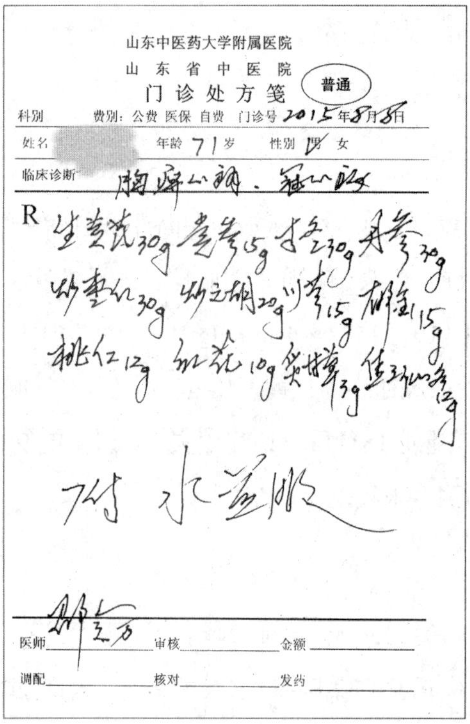

山东中医药大学附属医院
山 东 省 中 医 院
门诊处方笺　普通

科别　费别：公费 医保 自费　门诊号　2015年8月8日

姓名　年龄 71岁　性别 男 女

临床诊断

R

7付 水煎服

医师　审核　金额

调配　核对　发药

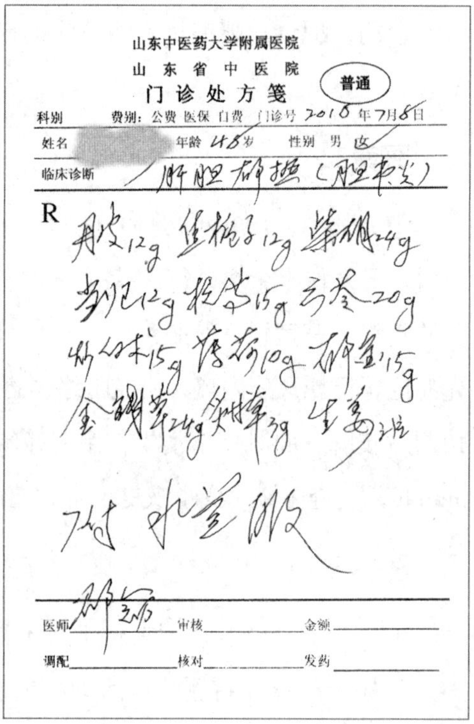

山东中医药大学附属医院
山 东 省 中 医 院
门诊处方笺　普通

科别　费别：公费 医保 自费　门诊号　2016年7月8日

姓名　年龄 48岁　性别 男 女

临床诊断

R

7付 水煎服

医师　审核　金额

调配　核对　发药

（陈泽涛、王华　整理）

周翠英

山东省名中医药专家

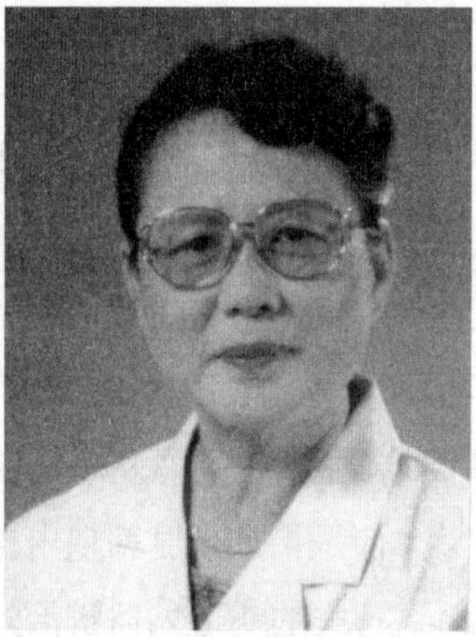

周翠英（1944—），女，汉族，山东青岛人。中医内科专业风湿病方向，主任医师，教授。1970年毕业于山东中医学院，其后于山东中医学院附属医院工作至今。1970～1983年在山东中医学院附属医院任住院医师，1983～1992年任主治医师，1992～1998年任副主任医师，1998年后任主任医师，期间曾任医务科主任。1994年遴选为硕士研究生导师，2001年遴选为博士研究生导师。曾兼任山东中医药学会风湿病专业委员会主任委员，中华中医学会风湿病专业委员会副主任委员，中华中医学会内科专业委员会委员，山东中医药学会理事。

主编《风湿病中西医诊疗学》《杏林传薪集》《临床经验荟萃》《现代新药与检查》《山东省各级医师三级训练医疗分册》《中医类别医师资格实践技能考试应试指导》《中医养生50法》等著作，发表“消痹灵袋泡剂治疗强直性脊柱炎的临床研究”“痹速清合剂对类风湿性关节炎炎性细胞因子作用的临床研究”“未分化脊柱病发病与伏邪关系探讨”“清热利湿通络法治疗未分化脊柱关节病42例”“痹速清合剂治疗活动期类风湿性关节炎的临床研究”“清热解毒法对类风湿关节炎炎性细胞因子作用的临床研究”“影像学在常见风湿病诊断中的应用”等论文40余篇。

曾主持多项课题。其中“清热解毒法对类风湿关节炎细胞因子作用的研究”获山东省科技成果三等奖，“消痹灵袋泡剂的临床研究”获山东省卫生厅科技成果二等奖，《风湿病中西医诊疗学》获山东省教委科技成果一等奖。

曾担任第三批和第四批全国老中医药专家学术经验继承指导老师。学术继承人，第三批：（1）孙素平，山东中医药大学附属医院，主任医师；（2）米杰，山东中医药大学附属医院，主任医师。第四批：（1）刘英，山东中医药大学附属医院，主任医师；（2）樊冰，山东中医药大学附属医院，副主任医师。

学术思想

整体恒动，天人相应是中医学也是中国哲学的重要思想。对风湿病的认识也应强调“天人相应”，注意从各脏腑、器官的联系上、以发展变化的观点进行辨证论治。随时代的变化，疾病谱也发生变化，病因病机也较以前有很大不同，对“热”邪和“毒”邪的认识也越来越深入。周翠英教授认为，对于很多疑难重症，可以从毒辨治。毒的概念，已经超越了以往狭义的“热毒”的含义，而是指凡是显著超出正常范围，对人体造成严重伤害的邪气，都是毒邪。对这一类的病证如何辨治？在临床工作中应将中医的辨证论治同西医的辨病求因和局部分析结合起来，取长补短，西为中用，病证结合。辨“证”有利于认识疾病当前阶段证候的病位与性质，辨“病”有利于从全过程、特征性上认识疾病的本质。而对于风湿病的诊治，要分清病期，区分寒热虚实。在疾病的活动期和稳定期，辨明主要病机进行论治。

临床经验

一、痹病的异病同治

异病同治是中医辩证观的体现。痹病的主要表现为关节的疼痛、肿胀、僵硬及活动不利，尪痹、痛风、脊痹、骨痹等痹病基本表现都是如此。这些病证虽然各有规律，但在发生发展过程中，有时会出现一些相同的病机或证候特点。

1. 活动期辨治——清热解毒，利湿通络

尪痹、痛风、脊痹等痹病，在病情高度活动时，一般会出现关节疼痛剧烈、红肿、局部发热、活动严重受限，常常伴有发热等全身症状，舌红苔黄腻，脉弦滑或数，实验室检查会有红细胞沉降率、C反应蛋白等炎性指标的增高。所以治疗以清热解毒、利湿通络为主，常用加减四妙方，药物常用黄柏、川牛膝、薏苡仁、土茯苓、金银花（或忍冬藤）、红藤、徐长卿、猪苓、虎杖等。

2. 疑难怪证，解毒为先

风湿免疫性疾病疑难怪症比较多，周翠英教授在临证时，尤其重视毒邪在这些疑难怪症的病因病机中的作用，认为毒既是一种致病因素，又是一种病理产物，起着致病的始动与导致复发加重的双重作用。所以在治疗时应加强解毒药物的使用，常用药物包括金银花、连翘、白花蛇舌草、蒲公英、露蜂房、土茯苓、红藤等。

3. 引经达节，辨位用药

不同的痹病常累及不同的关节，善用引经药，利用其独特的搜剔穿透之力，引导诸药直达病所，有利于提高疗效。如上肢关节痛多选用片姜黄、桑枝、羌活、威灵仙等；痛在下肢可选独活、川牛膝、防己、木瓜等；四肢小关节肿胀、灼热疼痛者可选土贝母、猫眼草、漏芦、蜂房等；两膝关节肿胀、有积液者可选土茯苓、薏苡仁、猫爪草、猪苓、车前草等；两膝关节疼痛为主可选全蝎、赤芍、白芍等；两踝关节肿胀疼痛可选地龙、钻地风等；颞颌关节受累、张口咀嚼困难者可选白芷、细辛、川芎等；颈椎受累，出现颈部僵硬不适、疼痛、转侧不利者可选用葛根、赤芍、白芍等；腰背疼痛、僵硬可选川断、狗脊、杜仲、桑寄生、独活、土鳖虫等；筋脉拘挛者选用木瓜、白芍、伸筋草、海桐皮等。

二、痹证的同病异治

1. 尪痹（类风湿关节炎）

尪痹活动期之邪，以湿热毒为主，稳定期之邪，以湿瘀毒占先。毒邪贯穿尪痹的始终，不论活动期还是缓解期。活动期的治疗应清热解毒，利湿通络，常用药物雷公藤、金银花、虎杖、露蜂房、薏苡仁、猪苓、羌活、独活、徐长卿、荜拨、甘草等。稳定期则清热利湿，活血通络，常用药物土茯苓、黄柏、露蜂房、细辛、徐长卿、独活、羌活、川牛膝、猫爪草、薏苡仁、红藤、甘草等。

2. 脊痹（强直性脊柱炎）

肾虚督空，筋骨关节失于濡养是脊痹发病的内因，风、寒、湿、热等邪气及痰瘀毒等为诱发、加重本病的因素。脊痹活动期宜清热解毒，利湿通络，常用药物：土茯苓、金银花、黄柏、葛根、白芍、独活、川牛膝、狗脊、木瓜、徐长卿、薏苡仁、甘草。疾病缓解期应补肾强督，化瘀散结，常用药物：骨碎补、狗脊、川断、蜈蚣、独活、伸筋草、红花、川芎、黄芪、当归、忍冬藤、薏苡仁、甘草。

3. 骨痹（骨关节炎）

肝肾不足、筋骨虚弱是骨痹的发病基础。在此基础上，感受风寒湿热等邪气，着于筋骨，痹阻脉络；或者感受外伤，或者劳损过度，瘀血阻于脉络，损伤筋骨，均可导致骨痹的发生。在骨痹急性期，多用清热利湿，舒筋通络，方药组成：薏苡仁、土茯苓、苍术、黄柏、川牛膝、独活、车前草、木瓜、海桐皮、甘草。至缓解期，关节肿胀渐消，仍时有关节疼痛，活动后加重，或伴关节粗大，局部或有瘀斑，或有腰膝酸软乏力，治宜补益肝肾，祛痰散瘀，前方去渗湿之车前草、薏苡仁、土茯苓，加白芥子、炮山甲祛痰软坚散结，加桑寄生、骨碎补、杜仲补益肝肾、强筋壮骨，加川芎、土鳖虫、红花活血祛瘀。

4. 痛风（痛风性关节炎）

痛风非风，而为湿热瘀毒致病。痛风的发病以内因为主，以脾肾失调、脏腑蕴热为本，以湿热痰瘀浊毒为标。治宜清热解毒，利湿泄浊，方药组成：薏苡仁、土茯苓、虎杖、山慈菇、大黄、猪苓、郁金、秦皮、白芍、赤芍、甘草、山药。

擅治病种

一、系统性红斑狼疮（SLE）

SLE病机错综复杂，多属本虚标实，以肝肾阴虚为致病之本，毒邪痹阻是病机的关键因素。急性期重用清热解毒药，慢性活动期减量，缓解期虽无明显的热毒表现，亦配合少量清热解毒药物以清解余毒。

二、干燥综合征（燥痹）

干燥综合征属“燥痹”范畴，病机关键为燥毒致痹，“毒寓于燥，毒随燥入，燥由毒生，变由毒起。”因此，清除燥毒为本病论治之首务。在应用解毒清燥法治疗燥痹时，周教授特别强调选药应以甘寒为主，慎用苦寒。临床选药应以甘寒凉润之解毒药为主，如金银花、忍冬藤、蒲公英、土茯苓、白花蛇舌草、生甘草、紫草等，少用或不用苦寒伤阴之品，如黄芩、黄连、黄柏等。

三、白塞病

本病的主要病机是湿热毒蕴。湿热毒邪蕴结攻注脏腑，或循经络上攻口、眼、外阴或搏于营分，或外犯肌肤，形成体窍、多脏腑病变。本病早期或急性发作期一般湿热毒邪较盛，慢性缓解期或不典型发作期，一般为正气受损，湿热余毒未尽的状态。无论白塞病的急性发作期或不典型或慢性缓解期，治疗均选用甘草泻心汤化裁治疗。

典型医案

王某某，女，52岁，工人，2009年3月27日初诊。

主诉四肢关节疼痛10年，加重1个月。无明显诱因出现双手近指关节肿痛，于某医院服用激素、止痛药、中药及雷公藤片等治疗，症状时轻时重。现双手掌指、腕、膝等关节疼痛，活动不利，晨僵约2 h，时感烦热。胃脘不适，时有嗳气。纳呆，眠差，大便溏，每日2～3次。查体：双浮膑试验阳性，双“4”字试验阳性，双手掌指关节粗大、压痛，右膝骨摩擦感阳性。舌红，苔白，脉弦滑。辅助检查：RF 103U/L，ESR 48 mm/h。

中医诊断：尪痹、骨痹（湿热阻络）。西医诊断：类风湿关节炎合并骨关节炎。

治法：清热解毒，利湿通络。

方药：加减四妙汤。土茯苓30 g，苍术12 g，黄柏10 g，川牛膝20 g，猪苓30 g，薏苡仁20 g，王不留行10 g，徐长卿12 g，露蜂房12 g，车前草15 g，海桐皮15 g，雷公藤15 g（先煎），甘草6 g。

2009年4月10日二诊。关节肿痛减轻，无明显晨僵。便溏，每日2～3次。双膝浮膑试验阴性。舌红，苔薄白，脉弦细。前方去车前草、猪苓，加白芥子12 g、厚朴12 g、白蔻6 g、赤白芍各15 g。增加健脾理气，活血散结之功。

2009年4月24日三诊。关节肿痛明显减轻，活动好转。大便略稀，日二行。舌淡红，苔薄白，脉弦细。前方去黄柏，加炒白术20 g、陈皮12 g。

2009年5月10日四诊。关节肿胀消失，略感疼痛，活动基本正常。大便正常。舌淡红，苔薄白，脉弦。前方继用，巩固疗效。

处方手迹

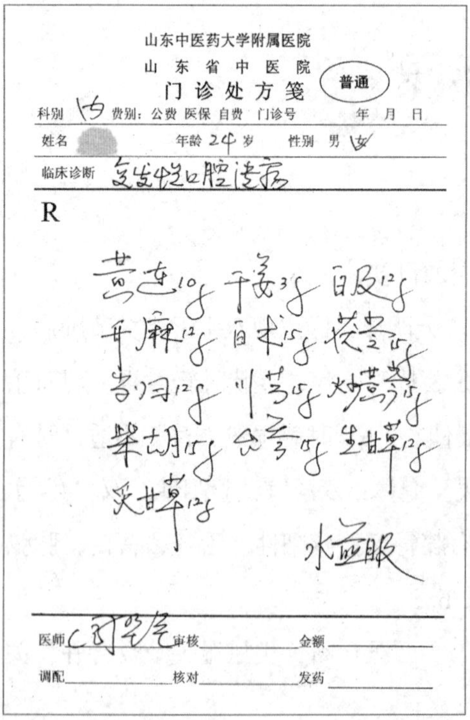

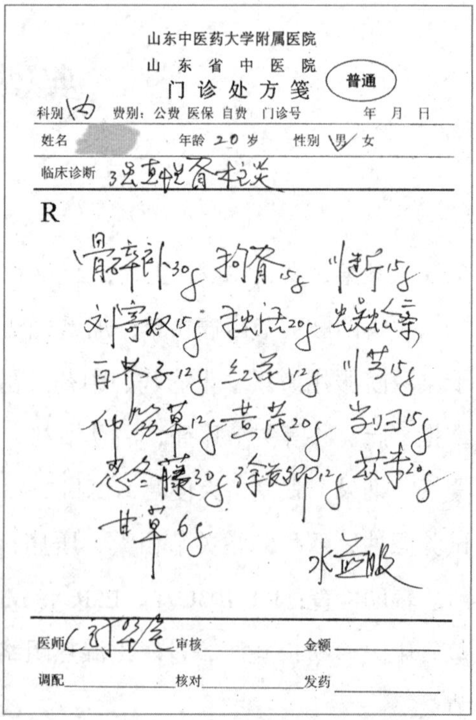

（孙素平、樊冰　整理）

焦中华

山东省名中医药专家

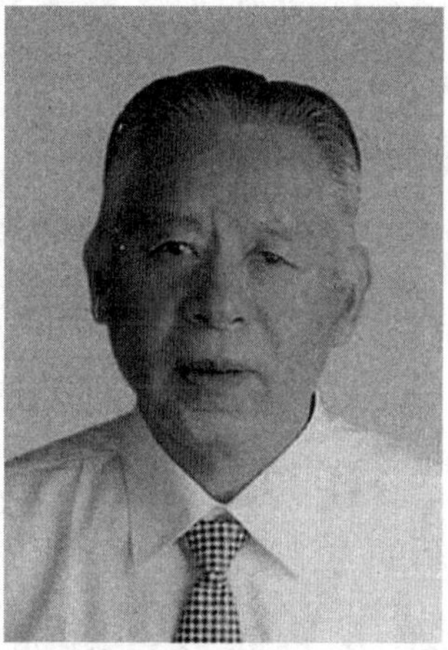

焦中华（1937—），男，汉族，河北临西人。山东中医药大学附属医院血液肿瘤专业教授、主任医师。1957～1965年就读于中国协和医科大学（八年制），毕业后在中国医学科学院肿瘤医院工作8年，后于1973年调至山东中医学院附属医院血液肿瘤科工作，1975年通过参加山东省第三期“西学中班”走上了西学中之路。1990年起任山东中医学院附属医院血液肿瘤科主任；2003年获山东省名中医荣誉称号；曾任山东省政协委员，中华中医药学会肿瘤分会常务委员，中国中西医结合学会肿瘤专业委员会委员，国家新药审批委员会委员，山东抗癌协会常务理事等职。

主要编著《实用中医血液病学》，为我国第一部中医血液病学专著；发表“中西医结合治疗再障的临床与实验研究”“中西医结合治疗高白细胞型急性白血病19例临床分析”“漏芦抽提剂（RHU）含药血清对人乳腺癌耐药株MCF-7ADR细胞P170蛋白表达的研究”“血清γ谷氨酰转肽酶测定诊断恶性肿瘤的意义”等论文。

主持多项科研课题，其中“中医及中西医结合治疗再生障碍性贫血的临床与实验研究”荣获山东省科学技术三等奖；“消瘤平移合剂抗肿瘤术后转移的临床与实验研究”荣获山东省教科委二等奖、山东省科学技术进步三等奖；

"平移合剂抗肿瘤术后转移及血管生成的深入研究"荣获山东省科学技术进步三等奖、山东省保健科技协会一等奖。

先后担任第二、三、四批全国老中医药专家学术经验继承工作指导老师。学术经验继承人：第二批：（1）李芮，山东中医药大学附属医院血液肿瘤专业，主任医师；（2）张娟，山东中医药大学附属医院血液肿瘤专业，主任医师。第三批：刘朝霞，山东中医药大学附属医院中医血液病专业，副主任医师。第四批：（1）李秀荣，山东中医药大学附属医院肿瘤病专业，主任医师；（2）周延峰，山东中医药大学附属医院中医血液病专业，主任医师。

学术思想

一、"抗癌防变"学术思想

焦老通过多年的临床研究及实践，确立了"抗癌防变"的指导思想，认为人体是一个有机整体，治疗时不仅要重视局部已发现的病灶，更要重视患者机体的内在变化，既重视手术、放化疗对病灶的消除，又重视机体抗病能力的增强，从整体出发，根据肿瘤的病理类型、临床分期、病变转移、传变规律及病人的个体情况制定相应的治疗方案，最大限度地控制肿瘤的进展，延长病人的生存时间。

二、"治瘤首健脾胃"学术思想

焦老在肿瘤治疗中深受李杲《脾胃论》的影响，长期临证实践中尊崇补土派学术思想，体会"内伤脾胃，百病乃生"的论点，指出脾胃为气血生化之源，阴阳升降之枢纽，强调脾胃升降失常是肿瘤发病的核心，同时强调治疗肿瘤中后天之气的重要性，提出"治瘤首健脾胃"观点，指出肿瘤的治疗以健脾胃为主，脾胃健，正气复，邪自消。此观点以健脾和胃、益气养血、升阳举陷、甘温除热为主要方法，临床上取得了较好疗效。

三、“络病与肿瘤转移”理论

焦老对肿瘤的独特认识还表现在对肿瘤转移的认识上，肿瘤转移的主要机制之一是肿瘤血管生成，其应属于中医学“络病”范畴，络病贯穿肿瘤发生、发展、转移等的各个病理环节。络气郁滞或虚滞是肿瘤发生的始动因素，络息成积是肿瘤的关键病理环节。肿瘤血管形成促进肿瘤转移，则是络病系列病理表现的一个阶段，肿瘤的微血管生成过程，即中医之“久病入络”而形成络脉病变的过程。

临床经验

一、辨证论治与辨病论治结合

焦老临证多年，遵循辨证论治和辨病论治有机结合的原则，通过辨证强调治疗的个体化、阶段性；通过辨病，强调治病的系统性、连续性、普遍性。临床中以中医望、闻、问、切四诊为主要手段，通过察舌验脉、审症求因，同时重视充分运用现代医学的理论和工具，结合西医的望、触、叩、听及其他物理、生化、影像学等辅助检查，综合所得材料做出准确诊断，进而辨证论治，病证同参，依法选方用药。

二、局部与整体相结合

焦老把肿瘤看成是全身性疾病，人体为一个有机整体，肿瘤的发生、发展、复发、转移是其局部表现。在临证诊疗中，强调治病求本、整体调理、多方入手及标本兼治。既注意消除外在致病因素，顾及局部病灶，又重视调动和提高人体自身的抗癌能力，调动机体内环境，增强机体自身免疫监视功能。充分利用中药多层次、多环节、多靶点的治疗优势进行整体调节，亦重视手术、化疗、放疗等手段对局部肿瘤的治疗作用，强调中医药与其他治癌手段综合有序合理应用，中医西医相辅相成，从而达到疗局部利整体，调整体促瘤消的综合作用。

三、扶正与祛邪相结合

焦老认为肿瘤的发生、发展、转移过程是人体正气与致癌邪气之间相互斗争的过程。正胜邪却，肿瘤向愈；邪胜正衰，肿瘤转移、恶化。临证治病的关键就在于扶助正气，祛除邪气，两者辨证并结合应用，“正足邪自祛，邪祛正自安”，达到肿瘤痊愈的目的。

擅治病种

一、肺癌

益气健脾、化痰散结；常用经验方“肺积方”；常用药物有全瓜蒌、浙贝母、猫爪草、白花蛇舌草、清半夏、陈皮、地龙、生黄芪、党参、炒白术、茯苓、鸡内金、砂仁等。

二、肝癌

疏肝健脾、解毒散结；常用经验方“肝积方”；常用药物有柴胡、田基黄、茵陈、八月札、莪术、陈皮、砂仁、白花蛇舌草、郁金、生黄芪、党参、炒白术、茯苓、炒三仙等。

三、乳腺癌

疏肝健脾、化痰散结；常用经验方“消岩方”；常用药物有漏芦、白芷、蒲公英、白花蛇舌草、炮山甲、蜈蚣、山慈菇、土贝母、石见穿、生黄芪、炒白术、茯苓、清半夏等。

四、再生障碍性贫血

补益气血、健脾益肾；常用经验方“益血方”；常用药物有生黄芪、炒白术、茯苓、清半夏、当归、菟丝子、枸杞子、鸡血藤、阿胶等。

五、血小板减少性紫癜

补中健脾、益气摄血；常用经验方“止血方”；常用药物有生地黄、牡丹皮、仙鹤草、藕节、女贞子、茜草、旱莲草、白茅根、三七粉、生黄芪、炒白术、茯苓等。

典型医案

患者任某，男，56岁，2011年1月22日初诊。2010年3月因咳嗽、憋喘、痰中带血1个月就诊当地医院，CT诊为“左肺占位”，遂行手术，术后病理示“肺鳞癌”，术后行化疗6周期，化疗方案为多西紫杉醇联合顺铂。自述咳嗽，痰少色黄，口干，声音嘶哑，偶胸闷、无胸痛，纳眠可，大便稀，日2~3次。平素吸烟30余年，每日1包。舌质紫暗，苔黄，脉弦细。查体未触及浅表淋巴结肿大。

中医诊断：肺积（肺脾气虚、痰瘀互结）。患者久病正虚，加之手术、化疗，肺脾更伤，肺失宣降，脾虚运化失常，痰瘀互结于上焦发为本病。

治则：健脾化痰，解毒散结。

方药：生黄芪30 g，炒白术15 g，茯苓30 g，浙贝母24 g，清半夏12 g，重楼24 g，炙麻黄12 g，生石膏30 g，地龙12 g，白花蛇舌草30 g，猫爪草24 g，蜈蚣2条，补骨脂24 g，砂仁12 g，炒三仙各15 g，陈皮12 g，仙鹤草24 g，板蓝根21 g，甘草6 g。14剂，水煎服，每日1剂，早晚分服。

二诊2011年2月7日。服药平妥，咳嗽减轻，痰少色白，声音仍嘶哑，无胸闷胸痛，纳眠可，大便偏稀，小便可。舌质暗，苔薄黄，脉弦细。处方：上方去石膏，加诃子15 g、桔梗12 g。水煎服，每日一剂，继服14剂。

三诊2011年2月22日。近日咳嗽减轻，痰少色白，偶胸闷气短、活动后加重，无发热，纳眠可，二便调。舌质暗，苔薄白，脉弦细。处方：上方加全瓜蒌24 g、薤白18 g。水煎服，每日一剂，继服14剂。

四诊2011年3月10日。干咳无痰，胸闷气短次数减少，纳眠可，大便偏稀，日一次。舌红，苔薄白，脉弦细。处方：上方加沙参21 g、麦冬24 g、干姜9 g，黄芪改45 g。水煎服，每日一剂，继服14剂。

五诊2011年3月28日。患者时干咳，无胸闷气短，纳眠可，二便调。舌红苔白，脉弦细。处方：生黄芪30 g，炒白术15 g，茯苓30 g，浙贝母24 g，清半夏12 g，重楼15 g，炙麻黄12 g，炙紫菀15 g，炙百部15 g，白花蛇舌草30 g，猫爪草24 g，砂仁10 g，陈皮12 g，沙参21 g，麦冬24 g，甘草6 g。水煎服，每日一剂，继服28剂。后诸症减轻至逐渐消失，患者坚持服用中药，定期调方。

处方手迹

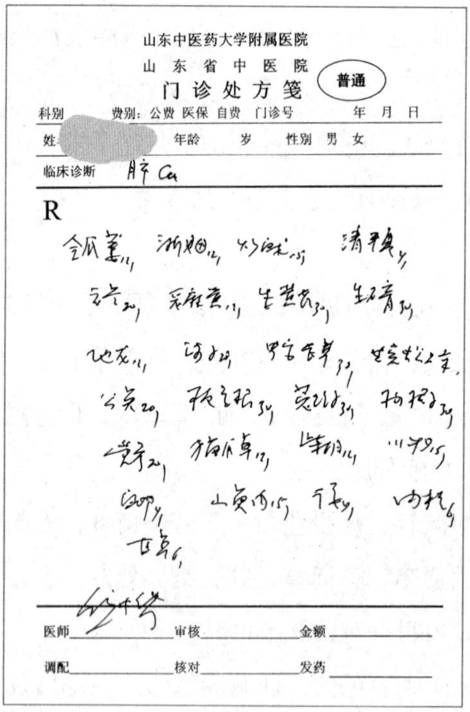
山东中医药大学附属医院
山 东 省 中 医 院
门 诊 处 方 笺　普通
科别　费别：公费 医保 自费　门诊号　年 月 日
姓名　年龄　岁　性别 男 女
临床诊断　肺Ca
R
医师　审核　金额
调配　核对　发药

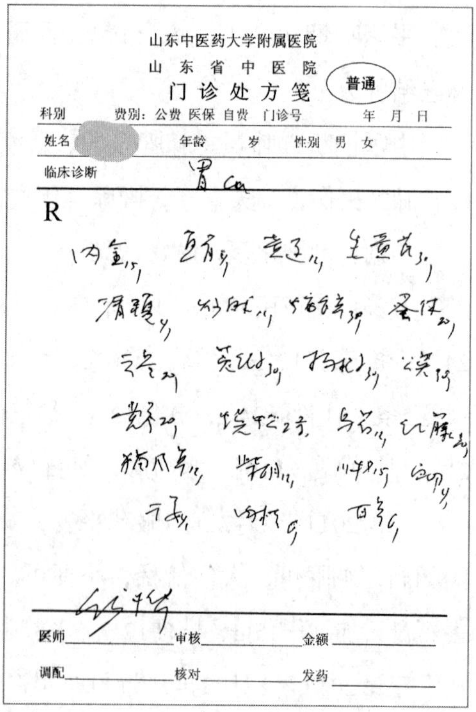
山东中医药大学附属医院
山 东 省 中 医 院
门 诊 处 方 笺　普通
科别　费别：公费 医保 自费　门诊号　年 月 日
姓名　年龄　岁　性别 男 女
临床诊断　胃Ca
R
医师　审核　金额
调配　核对　发药

（齐元富、李慧杰　整理）

王国才

山东名老中医、山东省名中医药专家

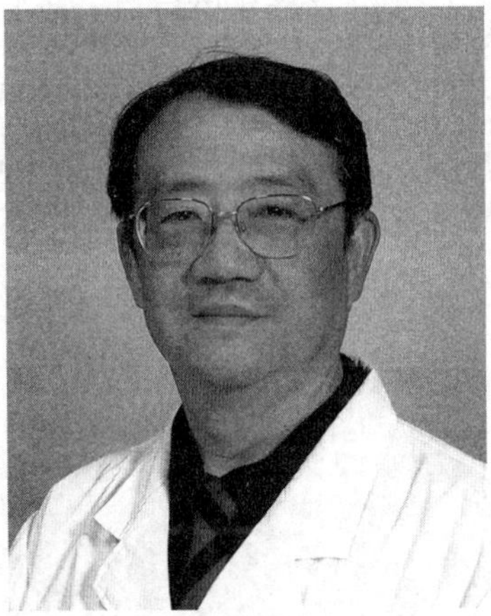

王国才（1942—），男，汉族，上海市人。山东中医药大学针推学院教授、博士研究生导师，山东省中医院推拿科主任医师、知名专家。1961年毕业于上海中医学院附属推拿学校。曾先后师承朱春霆、丁季峰、顾坤一、陆瘦燕、臧郁文等沪鲁推拿、针灸名家。1993年终身享受国务院政府特殊津贴专家。1994年晋升为教授。1994年全国高等中医药对外教育优秀教师、山东省专业技术拔尖人才，山东省千名知名技术专家，山东省名中医药专家、山东十大名老中医。曾担任山东中医药大学推拿教研室主任，山东中医药大学附属医院、山东省中医院推拿科副主任。兼任济南市第十二届人大常委会委员、民侨外委员会委员，中国致公党山东省第三届委员会委员，济南市第二届委员会第一副主委，山东中医药学会推拿专业委员会顾问、小儿推拿专业委员会顾问，青岛市小儿推拿研究会会长等职。

主编著作有："十五""十一五"高等教育国家级规划教材《推拿手法学》、《职业资格培训教程（技师）保健按摩师》、《推拿治疗学》（中英对照）、《中国推拿》（中英对照）等5部。发表论文"推拿手法动态曲线的测定及应用""一指禅、㨰法、内功、点穴等推拿流派手法典型动态曲线图及初步分析""振法之运动生物力学研究"等十数篇。

主要科研成果：作为首位研发人主持研发的“TDL-Ⅰ型推拿手法动态力测定器”获1983年度山东省优秀科技成果三等奖；“推拿手法力学信息计算机处理系统”获1986年度山东省科技进步三等奖；“TDL-Ⅱ型推拿手法力学信息测定仪”1997年获国家技术发明四等奖。先后获5项中国实用新型专利。王教授作为核心技术创始人的“王氏整脊术”，被认定为济南市第五批市级非物质文化遗产代表性项目名录。

2003年遴选为第三批全国老中医药专家学术经验继承工作指导老师。2008年遴选为第四批全国老中医药专家学术经验继承和学位工作指导老师。2010年国家中医药管理局首批建设“全国名老中医药专家王国才传承工作室”。

学术继承人：（1）季远，山东中医药大学附属医院推拿科，主任医师、教授，硕士研究生导师，山东中医药学会推拿专业委员会主任委员。（2）李华东，山东中医药大学附属医院推拿科，主任医师、教授，博士研究生导师。（3）王绍辉，济南市中心医院，副主任医师。（4）王强，山东省立医院推拿科，副主任医师，硕士研究生导师。

学术思想

一、发明手法力学信息测试系统，推动手法进行量化研究

王国才教授站在推动推拿学科整体进步的高度来考量，认为推拿至今仍主要是一种经验医学，要阐明其科学原理，关键环节是首先要对推拿手法进行定量化研究，逐步弄清并控制其对人体的刺激量与刺激形式，才有可能最后揭示推拿的治疗机制。于是，从20世纪80年代初即在国内外最早提出“推拿手法力学信息研究”课题，开始了对手法做系统的量化研究。他首先根据手法的作用部位把推拿手法分为作用于人体软组织和作用于骨关节两大类，研究思路、方法及初步成果如下。

1. 作用于软组织类手法的量化研究

王国才教授同他的合作者们，应用各相关现代边缘科学的原理与技术，对

传统推拿手法的法理进行了多层面的实验研究，其中包括专用实验设备的研发与实验方法的建立。早在1982年首先研制成“TDL－Ⅰ型推拿手法动态力测定器”；1986年又创新设计“推拿手法力学信息计算机处理系统”；1995年发明“TDL－Ⅱ型推拿手法力学信息测定仪”，填补了推拿专用力学测试仪器的空白。在此期间，应用上述仪器记录了由朱春霆、丁季峰等十几位著名老中医亲自操作的一指禅推法、㨰法等十几种流派手法的“典型动态力曲线图”，在推拿发展史上，首次科学地表达了手法作用力即刺激量的动力学数据。

2. 作用于骨关节类手法量化研究

此运动关节类手法，王教授认为，其动作主要是沿关节运动轴方向进行的绕转运动，故应该用“角量”作为其治疗的量化指标，据此，他提出了此类手法的“施术四大原则”，即轴面、区位、解剖结构学及省力原则，使临床治疗达到合理、安全、量化、省力与高效的境界。譬如进行扳法时，术者要在关节运动轴面与区位原则指导下，首先将受术关节沿着其“运动轴”方向，运动至“病理位”或“功能位”之后的“扳机点”，然后双手反向瞬间发力，使受术关节的运动幅度再扩大至关节解剖结构及其毗邻组织允许达到的最大角位——生理位，并提出“到位有效原则”，即只要扳动方向准确、幅度到位，治疗就会有效，不能以扳动响声作为手法成功唯一的标准。不能用扩大扳动幅度的方法盲目地追求关节的扳动响声，以免因过度牵拉超越关节运动的“生理位”而造成损伤；再是遵循省力原则，利用杠杆、力矩、力偶与力的替代原理等，即可获得“四两拨千斤”的省力效果。

3. 推拿手法运动学研究

王国才教授等还率先运用表面肌电图技术，观测了手法动作时施术上肢肌肉运动的时空序列。如通过对振法的研究指出，振法是在全身高度协调动作的支持下所进行的一种由前臂屈腕肌群与伸腕肌群快速交替兴奋所形成的震荡动作，纠正了以往有关“强力的静止性用力”的错误操作方法。

二、推拿与针刺并用

王教授全面继承了传统推拿针刺手法规范的操作技能，对一指禅推法、㨰法、振法等多种高难度手法的操作，已经达到了炉火纯青的境界。但是，他

"遵古而不泥古"，对诸多传统的经典手法多有独到的领悟，例如在深得㨰法法理的基础上，又悟出了"点㨰法"，使传统上以"面状"刺激为主的㨰法成为"点""线""面"结合，适宜于在人体"经、穴、筋壑、骨缝"等各部位应用的主治手法，大大提高了应用范围及治疗效果。他还创编了"旋脊法""整肋法""仰卧位腰椎斜扳法"等一整套有效的整脊手法；并创造性地将推拿的运气功法与振法的动作形式，应用到针刺手法上来，发明了王氏针刺手法——禅针法。"禅针法"是王教授早年在山东医学院附属医院工作期间开展"针刺麻醉"时研发的特技针刺手法。其法运用振法的发力形式运针，做到捻针频率快、幅度小。这种针法频率在每秒8次左右、捻转幅度在180°～360°之间可任意调控，一次操作可持续捻针数十分钟乃至数小时。禅针法持久均匀、得气率高、传导性好、刺激量可调性强、补泻手法量化组合、无痛安全而不滞针，形成了自成一家的推拿针刺治疗学体系。从而使治疗内、伤、妇、儿各科病症，尤其对腰突症、颈椎病、特发性脊柱侧弯、高肩胛症等疑难病的疗效有了突破性的进展。

擅治病种

一、半身不遂

活血化瘀，疏经通络。推拿与针刺结合，先推后针。常用的主要手法有一指禅推法、㨰法、拿法、拿揉法、掌根揉法、勾揉法、摇法、抻展法等。取穴少而精，除常用腧穴外，配合针刺以下王教授首创的三个新穴治疗偏瘫痉挛期上下肢屈侧肌肉痉挛。（1）臀上穴：位置：俯卧取穴，在骶骨边缘中点向下一横指处。（2）尺三里：在肱骨内上髁尖端直下三横指处。（3）桡三里：在手三里下一寸处。针法用禅针法运针补泻，不留针。治疗中风偏瘫时，对痉挛期患者，可应用捻转幅度小、提插出入缓慢的运针法，使刺激量温和舒适，以柔克刚有明显的舒筋解痉作用；而对软瘫期的患者，要掌握捻转幅度由缓渐快、提插速度先慢渐疾，使刺激量由弱渐强，以达到补虚而不克伐正气、兴奋而不激惹经筋的功效。

二、颞颌关节紊乱症

舒筋通络，活血祛瘀，理筋整复。常用手法为一指禅推法、揉拨法、捏法、拔伸牵抖调颌法、口内复位法、颈椎扳法、㨰法、擦法等。穴位选取上关、颧髎、听宫、翳风、阿是。对病情较久者配合合谷、三阴交；有颞颌关节粘连者，应配合相应的牵抖调颌复位。

三、腰椎间盘突出症伴有脊柱侧弯者

活血化瘀，理筋整复。常用手法为㨰法、按揉法、一指禅推法、仰卧位腰椎旋转扳法、屈膝屈髋摇腰法、卷腰法。对疼痛特别剧烈伴有明显脊柱侧弯且运动受限的患者，可配合痛点用振法长时间操作，以柔克刚而达到解痉止痛、松解粘连的奇效。

四、暴聋

清肝泻火，解郁开窍。常用手法为一指禅推法、弹拨法、指振法，配合“针刺轮弹法”。穴位选取：听宫、听会、耳门、翳风、风池、曲池、外关、中渚、阳陵、太冲等。应用指振法时，以中指着力，略掩患者患侧耳屏，堵住外耳道，再做振法。针刺轮弹法是王教授独创的绝招手法，其法用右手五指有节奏地连续弹击针柄，刺激量要比传统弹针法强上数倍，尤其适用于暴聋患者。

五、青少年特发性脊柱侧弯症

疏经通脉、舒筋正脊。常用手法为一指禅推法、㨰法、按揉法、弹拨法、压脊（棘）法、提肩压胛法、旋脊（棘）法、旋肋整胸法、腰椎后伸扳法、仰卧位腰椎旋转扳法、卷腰法等。穴位选取足太阳膀胱经的相关腧穴，如膈俞、脾俞、胃俞、肾俞、气海俞、关元俞等。依据患者是否伴有高肩胛症，选择穴位，临床根据患者具体情况选择不同体位和整复手法，必须注意整复的角度和力度，以免造成新的损伤。

典型医案

医案一：特发性脊柱侧弯，与遗传、姿势不良等有关，治以整脊疗法纠正侧弯

李某，女，于2002年4月16日初诊。脊柱侧弯一年。

患儿一年前其母发现脊柱侧弯，右侧背部隆起。患儿自觉背部紧张不适感，未觉明显疼痛，查体见脊柱侧弯，胸段向右侧凸，腰段向左侧凸，右侧肩胛骨高起。剃刀背征（+）。舌淡苔薄白，脉细。诊其为龟背（脊椎骨歪），证属肾精亏虚。此由患儿先天肾精不足，督脉空虚，加之长期坐姿不良。其关键在于内因，内外相承，导致病发。治宜理筋整复，舒筋活络。处方：推拿治疗。操作步骤：（1）㨰法、按揉法放松脊柱两侧骶棘肌，凸侧应用弹拨、按揉等较重的手法操作，凹侧应用㨰法、掌根揉等较轻快柔和的手法操作。（2）根据患儿棘突旋转的方向逐个做相反方向的旋棘法，然后掌根逐个按压肋角，做旋肋法。最后嘱患儿配合呼吸做提肩压胛法。（3）㨰法、按揉法放松肩背腰部，做仰卧位腰椎旋转扳法和卷腰法。嘱患儿每日坚持脊柱伸展练习，如拉单杠、做体侧拉伸等。另外，可配合练习瑜伽、游泳等方法。

二诊：患儿诉当时推拿治疗后，背腰部紧张状况好转，但返家后自觉颈腰部皮肤略有不适，休息一天后好转，查胸段向右侧凸，腰段向左侧凸，右侧肩胛骨高起。治疗手法同前，令患儿左侧卧，予以提肩压胛法。

3个月后诊：经3个月治疗后患儿身高增长3 cm左右，外观脊柱侧弯状况好转。

本案病人，随后断续坚持治疗3年，脊柱侧弯基本好转，后经形体检查合格，被成都音乐学院声乐系录取。

医案二：特发性脊柱侧弯，与遗传、姿势不良等有关，治以整脊疗法纠正侧弯

李某某，女，2009年6月19日初诊。脊柱侧弯2年。患者脊柱侧弯自胸及腰骶椎呈S形畸形，一般活动尚可，后仰运动受限，无疼痛，纳眠可，二便调。舌淡，苔薄白，脉弦细。查体：胸椎弯向右侧，胸腰椎后段弯向左侧，右侧肩胛及胸廓高起，左侧腰肌隆起，剃刀背征（+）。拍脊柱CR示：脊柱腰骶椎侧弯18°。诊其为龟背（脊椎骨歪），证属肾精亏虚。此由患儿先天肾精不足，督脉空虚，加之长期坐姿不良。其关键在于内因，内外相承，导致病发。治宜理筋整复，舒筋活络。处方：推拿治疗。操作步骤：（1）患者俯卧位，医者施滚法、按揉、膊运于胸背及腰部以舒筋活络，解除肌肉痉挛。（2）点按、弹拨穴位和肌束，用以剥离韧带粘连，增强肌肉弹力的作用。（3）整复：采用“旋脊法”“整肋法”“仰卧位腰椎斜扳法”。其中“旋脊法”为术者掌压患者后弓脊柱的同时用拇指拨旋棘突，或单用拇指用力拨动棘突使其产生旋转，往往在施术的同时可听到或感觉到受力椎体的移位。“整肋法”包括“提肩压胛法”与“旋肋法”，“提肩压胛法”为患者俯卧位，健侧手臂自然伸直放于体侧，患侧上肢抬肩约120°。术者一手握持其肩前方并用力向上及斜后方提肩，另一手掌心放于其肩胛骨内下缘抵住肩胛骨。嘱受术者放松、自然呼吸，术者两手同时相对用力，一按一提，反复几次，幅度由小到大，缓缓用力，最后在扳机点位瞬间发力提肩压胛一次。“旋肋法”为受术者俯卧位，双臂自然伸直放于体侧。术者双手叠按，下面的拇指顺着肋骨的走向贴按于肋角，上面的手以掌根按于下面的拇指上，由腰部发力，并带动双臂同时用力带动双手旋按。反复几次，幅度由小到大，先缓后快，切忌用蛮力。一般从上到下，依次按压旋肋，每次整一个肋骨。嘱患儿每日坚持脊柱伸展练习，如拉单杠、做体侧拉伸等。另外，可配合练习瑜伽、游泳等方法。

二诊：患儿诉当时推拿治疗后，背腰部紧张状况好转，无疼痛，运动无障碍。查体：胸椎弯向右侧，胸腰椎后段弯向左侧，右侧肩胛及胸廓高起，左侧腰肌隆起，剃刀背征（+）。治疗手法同前，注意坐立姿势，时刻保持良好的生活习惯，加强正确的矫正锻炼。

1个月后诊：患者侧弯的幅度减小，两侧肩胛及胸廓基本对称，两侧腰肌对称，患者行走后背正常。

［**按语**］（1）王教授临床整脊的指导思想，一是辨证施法，即临证时手法的选择要因病、因证、因人而异，对每个具体的患者要设计、采取个性化的治

疗方案；二是三维整复原则，即脊柱的整复要在此原则的指导下，务必使颈、胸、腰、骶各段脊柱尽量达到恢复生理排列的最佳状态，以取得“骨正筋柔”的理想疗效。（2）矫正手法用力要适度而安全，速度不要太快，切忌用暴力，要有一定的节律性。关于手法操作过程中出现的关节弹响声，一般认为是手法成功的标志，但不可盲目强求，要严格遵守“到位有效”的原则与王教授倡导的“作用于骨关节类手法的四大原则”，以达到合理量化、准确到位、安全无痛而省力有效的境界。

处方手迹

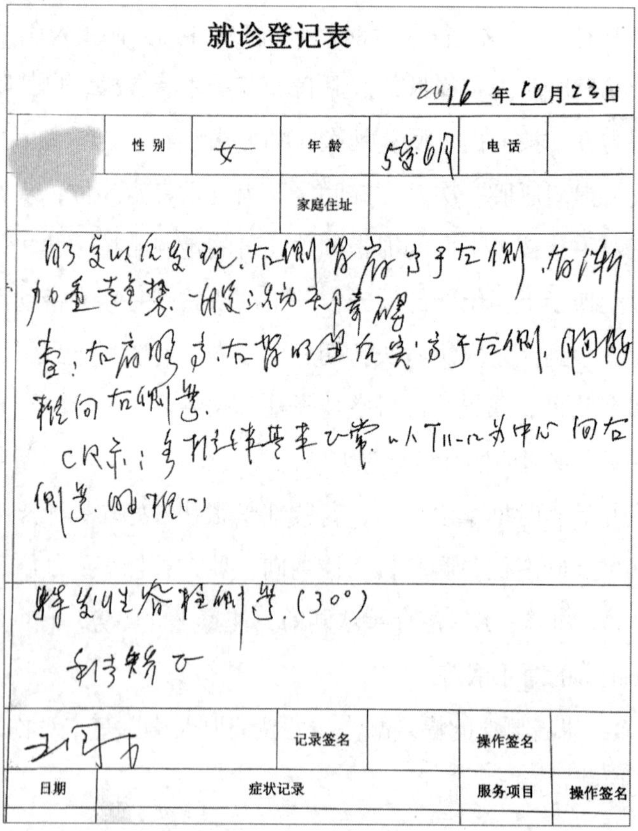
就诊登记表

2016 年 10 月 23 日

	性别	女	年龄	5岁6月	电话	
			家庭住址			

记录签名		操作签名	

日期	症状记录	服务项目	操作签名

（季远、李华东、曾庆云、毛树文等　整理）

隗继武

全国名老中医药专家

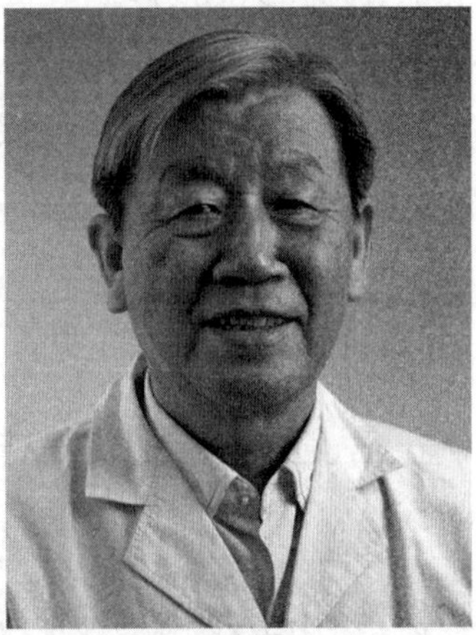

隗继武（1936—2014年），男，汉族，济南章丘人，山东中医药大学附属医院脾胃病专业教授，主任医师，博士研究生导师，1964年毕业于山东中医学院，原任山东中医药大学副校长。第三批全国名老中医药专家学术经验继承工作指导老师。第三批全国名老中医药专家，中华中医药学会名医研究会委员，全国中医内科学会脾胃病专业委员会委员，济南市政协委员，山东省名人协会常务理事。

科研成果有“五运六气自动教学系统”“消化系统疾病舌象变化规律与计算机智能化研究”“利胆排石胶囊研制”“胃得乐冲剂的研制”等。发表论文“脾胃论及其临床纲要”“消化系统疾病舌象变化规律与计算机智能化研究”“浅谈治疗脾胃病的经验”等20多篇，主编《传统医学丛书：中医内科学》，参编《英汉实用中医药大全》等多部著作；主持完成了省级科研课题五项，荣获山东省教委著作一等奖两项。本人材料入选了《华夏英杰》《辉煌成就——世纪曙光》《2000中国风——杰出人物特辑》《大地之子》《中国专家人名辞典》《共和国专家成就博览》等。

担任第三批全国名老中医药专家学术经验继承工作指导老师。学术继承人：（1）迟莉丽，山东中医药大学附属医院脾胃病专业，主任医师；（2）王伟明，山东中医药大学附属医院脾胃病专业，主任医师。

学术思想

一、重视脾胃，和合五脏

隗老遵李东垣《脾胃论》，结合自己多年经验，临证特别重视脏腑辨证尤其重在调补脾胃，脾病则心不能主，肾不能滋，肝不能藏，周身难健。隗老强调治疗消化疾病以顾护脾胃为主，且用药不能伤及胃气。

二、辨证辨病，审因论治

隗老主张“七结合”的原则，即宏观与微观结合、局部与整体结合、主观与客观结合、辨证与辨病结合、内治与外治结合、治病与调心结合、防病与治病结合，取得了良好的效果，对临床具有重要指导意义。

三、吸纳新知，衷中参西

隗老主张中西合璧，融会贯通，以中医理论为指导，临床疗效为标准，积极探索消化疾病新的诊疗方法。他既充分发挥辨证施治之所长，又重视现代医学，诊断脾胃科疾病除需四诊合参外，应选择一些现代检查方法如B超、胃肠镜、CT等检查，提高诊断的准确性及客观性。

四、重视升降，用药平和

脾胃乃人体气机升降之枢纽，五脏生理活动之中心，在治疗疾病时应重视气机的升降，尤其是脾胃气机。故而隗老在诊治脾胃疾病时，将调整脾胃升降功能作为其用药之精要所在。

临床经验

一、善用和法治脾胃

隗老认为脾胃病其病机复杂，大多表现为虚实夹杂、寒热互见，纯虚或纯实证较少，因此治疗上需调升降，畅气血，寒温相宜，阴阳相顾，虚实同理。对寒热错杂、升降失常、虚实兼夹病机比较复杂的脾胃病，选用纯攻、纯补、纯清、纯温等方法治疗均难收效，唯采用肝脾同治、胆胃同调、兼顾各脏、寒热并用、升降配合、正邪兼顾之剂以调和，方可愈病。

二、塞因塞用法治疗顽固性便秘

隗老认为，顽固性便秘病机多以“正虚为本，便秘为标”。其本虚主要表现为脏腑、气血、阴阳的虚损，因虚致邪，而无力驱邪。塞因塞用的治法是中医的反治法之一，适用于因虚而闭阻的真虚假实证。隗老常运用塞因塞用法从补肺降气、健脾益胃、养血柔肝、温肾益精等方法治疗难治性便秘。

三、从五脏辨治郁证

隗老认为郁证病位在肝、脾、心，涉及肾、肺，其病机主要为肝失疏泄、脾失健运、心失所养、肾气亏虚、肺失治节及脏腑阴阳气血失调。临床从肝以逍遥散合吴茱萸汤加减，从脾胃以半夏泻心汤合平胃散加减，从心以越鞠丸合百合地黄汤加减，从肾据阴阳盛衰以地黄饮子加减论治郁证。

四、从脾治久咳

五脏中，脾属土，肺属金，脾为肺之母，肺为脾之子。所以隗老认为，当出现肺系疾病的时候，一定要考虑到从脾胃进行论治。隗老常以六君子汤为基础方进行加减，痰黄黏稠，咳出不爽，加黄芩、浙贝母、瓜蒌以清化热痰；痰清稀多泡沫，畏寒怕冷，加桂枝、干姜、细辛以温化寒痰；动则作喘，胸憋气短，加蛤蚧、山萸肉、五味子以补肾纳气；痰少或挟有血丝，舌红少苔，加麦冬、沙参以滋阴润肺。

五、临床常用药对

黄连配白及、浙贝母配蒲公英、川楝子配延胡索、吴茱萸配丁香、芦根配竹茹、白胡椒配黄连、百合配乌药、香附配良姜、丹参配檀香、肉豆蔻配补骨脂、肉苁蓉配锁阳、大黄配芒硝、乌药配槟榔、党参配大黄。

擅治病种

一、顽固性便秘

临床以塞因塞用法论治，补肺降气选用生黄芪、太子参、陈皮、五味子等药益肺以补其虚；健脾益胃重用生白术、山药、党参健脾益气，佐以益阴降胃；养血柔肝重用当归、白芍、山萸肉、熟地黄、何首乌、酸枣仁养血益肝以补肝体，生麦芽、佛手、玫瑰花共奏柔肝疏肝之功；温肾益精常选用肉苁蓉、锁阳甘温润降。

二、肠易激综合征

以柴胡桂枝汤为基础方健脾益气，调和脾胃阴阳。其中脾虚甚者可酌情加白术、山药、茯苓、薏苡仁、白扁豆等以健脾益气；久病或化火或成瘀，加黄芩苦寒以清少阳之热，治疗中焦升降失宜而出现少阳胆腑郁火。

三、难治性胆汁反流性胃炎

除常规疏肝利胆、调和脾胃之法外，隗老进一步从滋阴益胃以益胃汤合麦门冬汤加减，温中散寒以理中丸合左金丸加丁香，清热通腑以小承气汤合枳术丸加减，活血化瘀以失笑散合活络效灵丹加减等方面来治疗。

四、肾系疾病

在四君子汤基础上自拟健脾活血汤益气健脾、活血化湿，治疗肾病综合征、肾小球肾炎等。

典型医案

李某某，女，79岁，2012年8月3日初诊。主诉便秘四十余年，常三五日一行，大便质不干，便时不畅，无自觉腹胀，纳谷尚可，腰痛，尿意频频，小便量少且淋漓不尽，时有小便失禁，双下肢时有水肿，畏寒怕冷，时值夏月仍长衣裹身。舌淡胖、边有齿痕、苔白略厚，脉沉细。近三年来先后于某医院行两次电子结肠镜检查，均未见异常。自服芦荟胶囊、通便灵等药效果差。

诊断为顽固性便秘。此系脾肾阳虚，致大肠传导失司。治宜温肾健脾。

处方：肉苁蓉20 g，锁阳15 g，补骨脂15 g，乌药12 g，生白术30 g，当归15 g，太子参15 g，熟地黄12 g，砂仁9 g，肉桂6 g。水煎服，日一剂，服7剂。

8月10日二诊：服药后肠鸣增多，大便一二日一行，色偏黑，腰痛较前缓解，小便次数较前减少，纳食亦增。舌苔转为薄白，脉仍沉细。此乃下元虚衰、肾失蒸腾汽化所致。再以前方加补肾之品。处方：肉苁蓉20 g，锁阳18 g，补骨脂18 g，乌药12 g，生白术30 g，当归15 g，太子参15 g，熟地黄15 g，砂仁2 g，肉桂6 g，细辛2 g，益智仁15 g。7剂。上法煎服。

8月17日三诊：大便已日行一次，成形质软，排便畅，小便及腰痛等症较前明显好转，矢气增多，精神转佳，时有汗出，已无畏寒。再以前方去细辛加温运健脾之品。处方：肉苁蓉20 g，锁阳15 g，补骨脂15 g，乌药12 g，益智仁12 g，生白术30 g，当归15 g，党参15 g，熟地黄12 g，砂仁9 g，肉桂6 g，山药12 g。14剂。嘱其继服原方1个月以巩固疗效，并注意平素的饮食调护。后随访1年未见复发。

处方手迹

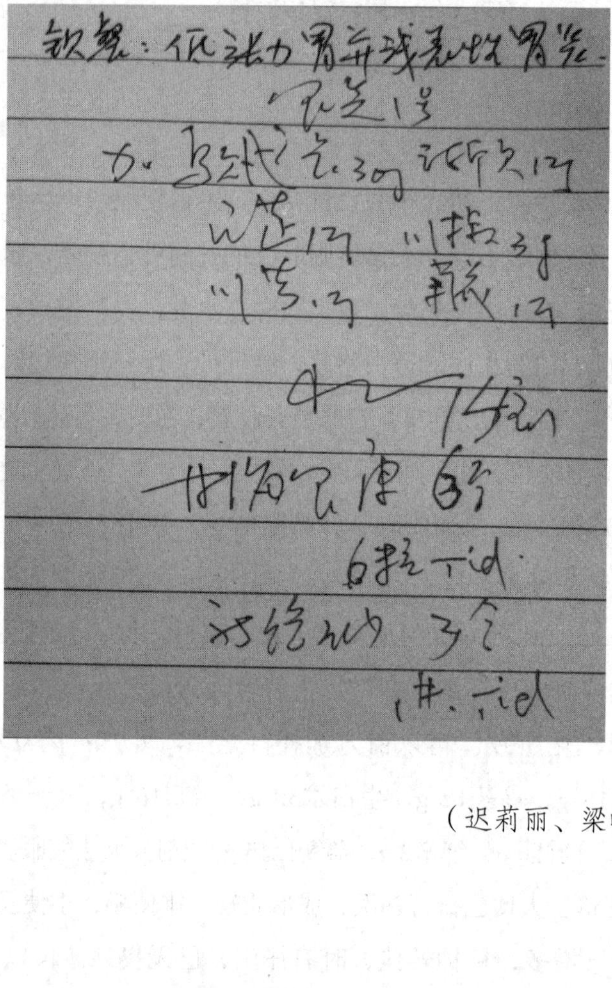

（迟莉丽、梁峻蔚　整理）

曹贻训

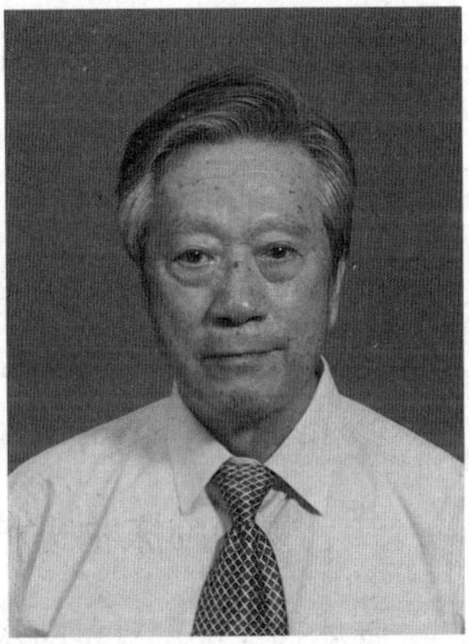

曹贻训（1935—），男，汉族，山东龙口人。1965年毕业于山东中医学院，同年分配到山东中医学院附属医院骨科工作。师从梁铁民、杨锡嘏老师。1971年调回学校任职，从事临床教学及科研工作。1978年任主治医师、讲师。1980年任骨科副主任。1987年晋升副教授。1989年任山东中医学院骨伤系主任。1992年晋升为教授。1992年曾兼任山东省骨伤专业委员会主任委员、山东省医疗事故鉴定委员会委员及《中医正骨》《山东中医杂志》《山东中医学院学报》杂志编委。1990～1998年间多次参加山东省科技成果和省职称评审工作。1993年享受国务院政府特殊津贴。

主要编著有《中医骨伤科学》《骨伤科学》等10部著作。发表“半腱肌替代治疗后叉韧带断裂18例”“创伤膏的临床应用与实验研究110例总结”等51篇学术论文。主持“半腱肌替代治疗后叉韧带断裂研究”“祛邪通痹益气养血法治疗强直性脊柱炎临床和实验研究”，均获山东省科技进步三等奖。“半腱肌替代治疗后叉韧带断裂研究”同时获得山东教育科技进步二等奖。

先后担任山东省首批和全国老中医药专家学术经验继承指导老师。山东省首批老中医药专家学术经验继承人：王明喜，山东中医药大学附属医院中医骨伤科专业，主任医师。第四批全国老中医药专家学术经验继承人：（1）蔡余力，山东中医药大学附属医院中医骨伤科专业，主任医师；（2）高飞，山东中医药大学附属医院中医骨伤科专业，副主任医师；（3）陈德强，山东中医药大学附属医院中医骨伤科专业，副主任医师。

学术思想

一、突出整体观念

中医认为，人体是一个完整的有机体，五脏六腑、四肢百骸、气血经络、皮肤筋骨都相互密切关系。人体各个部分之间、各个脏腑形体之间，结构上不可分割，功能上互相协调、相互为用，病理上相互影响，局部病变是整体病理表现。从整体进行调理，这是中医治病的精髓，因此主张在骨伤科的临床检查治疗中，始终贯彻整体观念这一重要思想，否则只会顾此失彼，甚至发生严重的误诊和误治。辨证用药亦应如此，治病必求于本。

二、重视临床物理检查

临床物理检查对诊断疾病有着重要价值。目前，随着现代科技发展，先进的医疗设备如CT、MRI已广泛用于临床，这对疾病诊断有很大帮助。但有些滥用不但会对患者造成经济负担，也会对其身体造成损害。近年来部分医生不经详问病史、认真查体，盲目要求患者做磁共振，结果磁共振报告病变多且严重，其实与临床不符，动员患者手术治疗，给患者造成极大的精神压力，这种现象极为常见，如膝关节慢性增生关节炎，问其病史，患者必然有劳累、受凉或轻度外伤史，临床检查行走疼痛、下蹲疼痛、关节周围压痛或有肿胀，用手可触及关节活动有摩擦音（感），麦氏征（-），抽屉试验（-），内、外侧副韧带完好；X线片示膝关节增生退变。这些症状与体征足以做出诊断。如果做MRI病情就复杂了，内侧或外侧半月板损伤、交叉韧带损伤、关节积液等，医生建议手术治疗，实在没有根据和必要。

三、重视筋骨并重、动静结合

治骨伤强调肢体功能。骨是人体支架，筋附着在骨上，大筋络关节，小筋附骨外，共同完成肢体功能，筋骨相互依存、相互为用。当跌打外伤致骨折后，必伤其筋，往往骨折愈合后，筋伤仍未治愈，影响肢体功能。所以在治伤时，不但要整骨复位，还要重视筋的处理；如治疗桡骨远端骨折时，骨已复位，同时需用理筋手法，捋顺掌背侧屈腕肌和伸腕肌腱，而后夹缚固定。因此在整个治疗过程中，要贯彻筋骨并重这一原则。整复固定后，必须坚持动静结合。动，即肢体功能活动；静，即局部外固定。固定后应在医生指导下进行合理功能活动，动静结合，才有利于骨折的稳定和愈合，也有利于肢体功能早日康复。肢体没有功能即废用，所以在治骨伤时必须强调肢体功能。

四、强调辨病与辨症相结合

治病首先要认识疾病，掌握某一种病的发生、发展、病理症状及预后等基本规律，才能处方用药，这是辨病，不懂病又如何治疗？临床上同时还应掌握疾病发展到某一阶段时所产生的症状，此时就需要辨证，只要能了解疾病及其发展过程中所产生的症状，就能实施合理有效的治疗方法。多年临床工作中，曹教授掌握了骨伤科多种疑难杂症的治疗方法，又经过反复临床实践，拟定了相应有效方剂。如治疗颈椎病的颈痹汤、治疗腰椎间盘突出的肾痹汤、治疗骨坏死的骨蚀汤等。在这其中，应随病情发展变化辨证加减调药，方可奏效。

临床经验

一、长于运用补法治疗老年骨质疏松症

本病由肝肾亏损、久病体虚、气血不足、筋骨失养而发病，所以当以“虚则补之”为治则。常用经验方：熟地黄、当归、黄芪、枸杞子、菟丝子、川断、淫羊藿、肉苁蓉、地龙、桂枝、川牛膝、鹿角胶、龟甲胶、党参、白术、芍药、甘草。水煎服。

二、擅治肢体肿胀

由于外伤骨折患者长期制动卧床，产生下肢瘀血肿胀或者伤后组织出血，体液渗出，造成静脉和淋巴瘀滞，回流障碍。肢体长期肿胀和关节粘连，影响肢体功能。临床上采用“消肿方”，疗效极佳。组成：当归、黄芪、鸡血藤、川芎、桂枝、土鳖虫、地龙、丹参、茯苓、泽泻、车前子、牛膝、路路通。功能活血化瘀、温经通络、健脾利水。再以活血止痛中药水煎外洗，效果更佳。

三、手法治疗腰椎小关节滑膜嵌顿症

本病常见，多为腰椎突然闪挫或弯腰突然起身导致腰椎小关节滑膜嵌入关节间隙，产生腰部剧痛、活动受限、肌肉痉挛等症状，临床容易误诊和延误治疗，使用手法多能取得立竿见影的功效，常用手法有：按摩手法、斜扳手法、牵抖手法、捋筋手法等，可达到解除痉挛、缓解疼痛、捋顺筋骨作用。

四、锁骨骨折的整复与固定方法

该病多见，骨折多发生在中外1/3处，移位特点是骨折内侧段可因胸锁乳突肌牵拉向后上移位，外侧段由于上肢重力和胸大肌牵拉而向前下方移位，致断端重叠，该骨折整复容易、固定难，临床多采用“8”字绷带固定，缺点较多。曹教授临床采用屈肘内收上顶法整复固定，操作简便，效果满意。

五、创立了半腱肌替代治疗后交叉韧带断裂

膝关节后叉交韧带在维持膝关节稳定中起重要作用，一旦断裂，必然引起膝关节不稳无力，甚至摔倒，必须进行修复。以往治疗方法虽多，但手术复杂，疗效满意度低。曹教授于1986年创立了以半腱肌替代治疗后交叉韧带断裂的手术方法，经过多年临床证实，方法简便，疗效可靠，优于其他方法。创新点：切口设计合理实用，一切口多用途；半腱肌柔韧且长，表面光滑，无须修整，其力量胜于其他替代物。此手术方法为国内首创，于1992年在天津第二届国际骨科大会宣读，得到与会者高度评价。

擅治病种

一、颈椎病

颈椎病是疑难病症，椎间盘退变是内在因素，外伤、外感风寒湿邪是诱发因素，导致神经根及其周围组织炎症，因而产生一系列临床症状。中医病机为肝肾亏损、气血不足、复感外邪，从而导致经络气血瘀滞，不通则痛。治疗大法为扶正祛邪、活血通络、解痉止痛，标本兼治。临床采用经验方“颈痹汤”加减。

二、腰椎间盘突出症

该病也是疑难病，主要症状为腰部疼痛伴活动受限，一侧或两侧下肢麻木、放射痛，咳嗽加重或表现为下肢发凉、透风感，查体见直腿抬高试验阳性。其病机主要为肝肾亏损、劳役负重或久病体虚、外邪入侵留于腰腑，使经络瘀滞、气血不通或扭挫外伤致气血瘀滞，从而产生临床症状。治以补养肝肾、调和营卫、活血化瘀、祛风散寒、通络止痛。选用经验方“肾痹汤”（桑寄生、独活、当归、川芎、桂枝、丹参、牛膝、葛根、白芍、全蝎、地龙、威灵仙、木瓜、延胡索、狗脊、川断、杜仲、白芥子、黄芪、炒白术、巴戟天、甘草）水煎服，日一剂。

三、骨缺血坏死病

该病中医称“骨蚀”，主要病因为饮酒、激素或外伤。中医认为其病机为肝肾不足，无力营养筋骨或外邪入侵客于经络筋骨之间，致经络气血瘀闭不通，再加以外伤瘀滞加重，日久致骨坏死。临床应以补肝肾、强筋骨、活血化瘀、通络止痛为治则，遣方“骨蚀汤”（当归、川芎、桂枝、丹参、牛膝、鸡血藤、穿山龙、全蝎、地龙、白芥子、延胡索、熟地黄、狗脊、淫羊藿、骨碎补、黄芪、炒白术、巴戟天、茯苓、穿山甲、鹿角胶、甘草）水煎服，日一剂。

四、强直性脊柱炎

目前为病因尚不明确的顽固性慢性疾病，严重者致终生残疾。中医认为先天不足、后天失养致肾督空虚、筋骨失养或外邪入侵，经络闭塞而发病，主要症状以腰髋膝不适为主，逐渐向上发展至颈部，晨僵活动受限或胸部疼痛、呼吸困难，后期可出现驼背畸形，不能平卧。临床常用自拟“尪痹汤”（独活、桑寄生、当归、川芎、桂枝、青风藤、络石藤、千年健、老鹳草、黄芪、全蝎、地龙、延胡索、葛根、白芍、金毛狗脊、川断、补骨脂、威灵仙、秦艽、党参、炒白术、甘草）。水煎服，日一剂，早期患者可治愈。

五、慢性骨感染

又称附骨疽，骨组织慢性化脓性感染，症见发热、窦道、流脓、肿胀，缠绵难愈，其病因为正气虚弱、外伤感染、热毒注骨，治以扶正排毒，遣方“扶正排毒汤”（黄芪、当归、白芍、人参、炒白术、茯苓、川芎、陈皮、木香、金银花、蒲公英、紫花地丁、野菊花、牡丹皮、赤芍、没药、甘草）。水煎服，日一剂。

典型医案

患者张某，男，65岁，济南市市中区人，退休干部，于1997年9月15日来诊。自述头痛头晕、上肢麻木3年。走路有时摔倒，头前额有摔伤瘢痕，夜间疼痛尤影响休息。患者极为痛苦，到处求医无果，建议手术治疗，患者放弃。检查：血压略高，140/85 mmHg，右上肢麻木疼痛较重，肌力减弱，感觉迟钝，颈部活动受限，后伸屈曲上肢出现麻木疼痛，霍夫曼征（+），阅X线片见颈椎增生较重，磁共振检查见C3～4、C4～5、C5～6、C6～7椎间盘突出较重，椎管狭窄，压迫神经。脉弦，苔薄白。饮食二便正常。主要病因病机为老年体虚，肝肾亏损、气血不足而致筋骨失养，长期低头工作，慢性劳损，而发颈椎间盘突出产生以上症状。

西医诊断：颈椎间盘突出伴椎管狭窄症。中医诊断：痹病或颈肩痛。

治则：解痉止痛，活血化瘀，通阳祛邪，补养气血。

方药：葛根15 g，钩藤15 g，鸡血藤15 g，当归15 g，川芎9 g，桂枝9 g，丹参15 g，川牛膝9 g，全蝎6 g，地龙9 g，延胡索9 g，威灵仙15 g，桑寄生15 g，木瓜12 g，天麻9 g，菊花6 g，生黄芪15 g，党参15 g，炒白术15 g，甘草6 g。7剂，水煎服，每日一剂，早晚分服。

二诊1997年9月23日，服上药7剂，患者头痛、头晕、上肢痛有所缓解，饮食二便正常，为了增加活血化瘀药力。原方加炮山甲6 g，继服用。

三诊：患者服药14剂，病情明显好转，头痛、头晕基本消除，上肢疼痛减轻，夜能入睡，唯有麻木不减，诊其舌苔脉象无变化，生黄芪改30 g，继服用。病情逐步好转，效不更方，连服60剂，患者痊愈，经2年随访，未见复发。

处方手迹

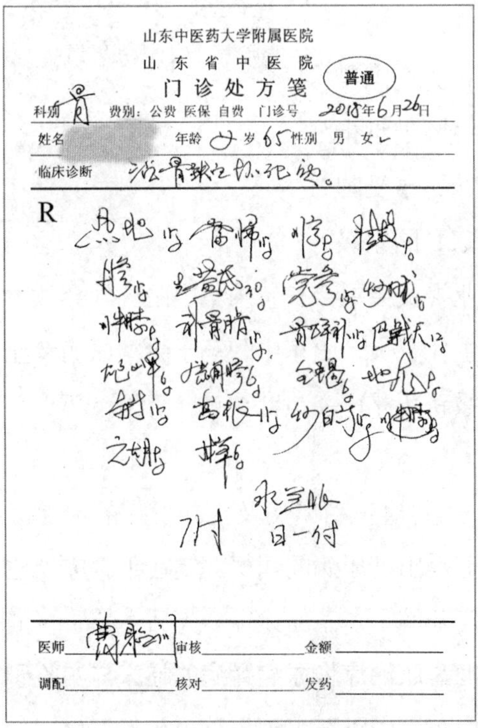

山东中医药大学附属医院

山 东 省 中 医 院

门 诊 处 方 笺　普通

科别　费别：公费 医保 自费　门诊号　2018年6月26日

姓名　年龄　岁65　性别　男 女

临床诊断

R

水煎服

7付　日一付

医师 曹贻训　审核　金额

调配　核对　发药

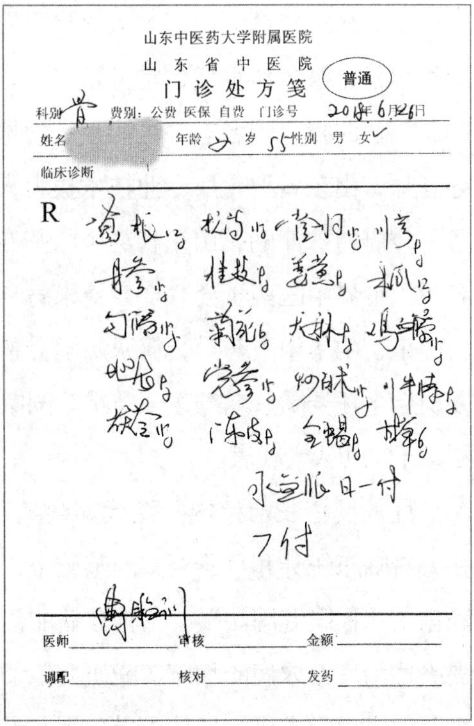

山东中医药大学附属医院

山 东 省 中 医 院

门 诊 处 方 笺　普通

科别　费别：公费 医保 自费　门诊号　2018年6月26日

姓名　年龄　岁55　性别　男 女

临床诊断

R

水煎服日一付

7付

曹贻训

医师　审核　金额

调配　核对　发药

（王明喜、蔡余力　整理）

程益春

山东省名中医药专家

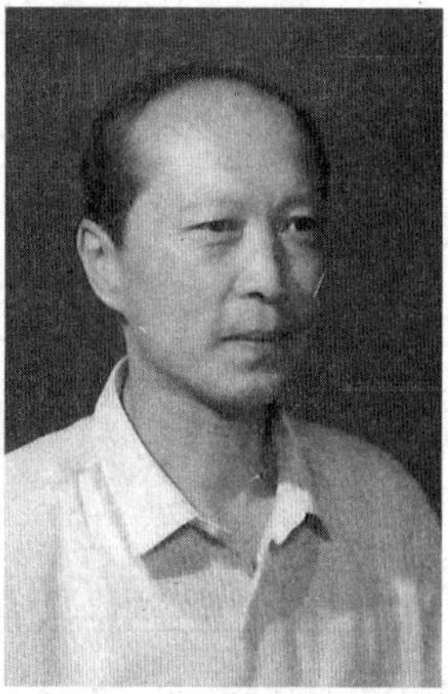

程益春（1938—2016年），男，汉族，山东省淄博市高青县人。山东中医药大学附属医院内分泌专业教授、主任医师，博士研究生导师。1965年毕业于山东中医学院，任山东中医学院系主任，图书馆馆长。1982年调至山东中医学院附属医院，历任内科主任，医务科主任，常务副院长。曾为全国第二、三、四批全国名老中医药专家学术经验继承指导老师，山东省卫生厅专业技术拔尖人才，享受国务院政府特殊津贴，山东省名中医药专家，国家级名医。世界中医药学会联合会糖尿病专业委员会副会长，中华中医药学会理事会理事，中华中医药学会糖尿病学会副主任委员，山东中医药学会糖尿病专业委员会主任委员、名誉主任委员。国家级新药评审委员会委员。济南市第十一届、十二届人大代表。

程教授擅长治疗内分泌代谢疾病，尤其擅长糖尿病及其并发症的治疗。在大量临床统计和科研观察的基础上，他提出糖尿病的病机关键在于脾虚，他独创了“程氏健脾法”，为糖尿病的治疗开辟了一条新途径。先后主持了“消渴平片治疗糖尿病的临床实践研究”“糖肾康治疗糖尿病肾病的临床与实验研究”等多项学术研究，其成果分别获得山东省中医药管理局、山东省卫生厅、山东省科技进步二等奖、三等奖。其工作成绩曾被《中国当代名人词典》《中国名人名方》《中央电视台-东方之子》等数家报刊、电台报道。先后在国家和省级刊物发表论文40余篇，主编了《糖尿病良方》《糖尿病非药物良方》等四部著作，并参编了《糖尿病中西医诊疗学》《中医内科学》《实用中医保健学》等20余部著作。

先后担任全国第二、三、四批全国老中医药专家学术经验继承指导老师。学术经验继承人：（1）赵泉霖，山东中医药大学附属医院内分泌专业，主任医师。（2）徐云生，山东中医药大学第二附属医院内分泌专业，主任医师。（3）张洪，南京中医药大学附属医院内分泌专业，主任医师。（4）王岩，山东中医药大学附属医院内分泌专业，主任医师。（5）崔云竹，山东中医药大学附属医院内分泌专业，主任医师。（6）牟淑敏，山东中医药大学附属医院内分泌专业，副主任医师。

学术思想

一、以辨证论治为核心，辨证与辨病相结合

辨证论治是中医治病的精华和核心，最早见于《黄帝内经·素问·至真要大论》"谨守病机，各司其属，有者求之，无者求之"。程益春教授治病始终注重掌握病机，重视辨证论治。程教授创立健脾法治疗糖尿病，正是立足于辩证，发现2型糖尿病患者大多存在脾气亏虚，脾不运化、脾不散精是2型糖尿病的病机根本，据此创立了健脾益气、运脾升清、生津止渴的治疗原则。在辨证治疗的同时程教授也结合现代药理研究进行辨病治疗。比如在糖尿病治疗过程中经常加入翻白草、荔枝核、桑枝、绞股蓝等现代药理研究具有降糖、降脂作用的药物。

二、治病求本，重视先后天之本

程益春教授认为人体是个有机的整体，正常人体内阴阳平衡，脏腑功能平衡。疾病的产生是由于多种病因导致机体的阴阳、脏腑失衡。他认为人体本身

具有很强的自我修复和调节能力，治病的本质在于调病，即医生通过中药、针灸等方法调节人体的正气，使机体达到自我修复和平衡的目的。所以他认为治疗疾病的根本在于顾护正气，而正气的根本在于先天的肾气和后天的脾气。基于上述理论，健脾补肾贯穿疾病治疗的始终。

三、防治结合，重视养生

程益春教授治疗疾病要防治结合，以防为主。这与《黄帝内经》中的治未病理论不谋而合。据此，他针对糖尿病患者提出“三平衡一动”学说，三平衡是指心理平衡、饮食平衡、脏腑平衡，一动是指要适当运动。而三平衡中他首先注重的就是心理平衡。《黄帝内经》中讲“恬淡虚无，精神内守”，是指人要清净安闲，排除私心杂念，使真气顺畅，精神守持与内，这样疾病就无从发生。其次，他强调要饮食有节，劳逸结合。随着生活水平的提高，人们过食肥甘厚腻并且活动减少是导致糖尿病、高脂血症、冠心病等发病的主要原因。心理平衡、饮食平衡、适当运动是脏腑平衡的基础。根据老年人的特点，他总结了老年养生十法，包括：（1）坚持冷水洗脸；（2）清晨喝杯温开水；（3）适当户外运动；（4）午间按摩头皮；（5）午后饮用茶水；（6）傍晚要做腰部运动；（7）洗澡擦胸搓背；（8）热水浴足护脚；（9）睡前双手搓腹；（10）饮食药膳进补。这一经验受到广大老年患者的欢迎。

临床经验

一、健脾法治疗糖尿病

糖尿病属于中医 “消渴病”的范畴。古代医家对消渴病的认识主要以阴虚燥热为病机，大多以三消分治为主要治疗方法。随着时代的前进，当今糖尿病的主要病机发生了改变。程益春教授认为2型糖尿病的病机关键是脾虚，由此创立了以健脾为主的治疗方法，即“程氏健脾法”，并创制了以健脾降糖饮（黄芪、黄精、白术、山药、鸡内金、天花粉、黄连、葛根、丹参）为代表的系列方剂。

二、健脾补肾法治疗老年糖尿病

针对老年糖尿病的发病特点，程教授提出老年糖尿病以脾肾双亏为主，治疗应脾肾双补。在选方用药方面常选用药性平和、平补肾阴肾阳、无大寒大热之偏的药物，常在健脾降糖饮的基础上加用六味地黄汤、左归饮、右归饮等方剂，创立健脾补肾方（黄芪、黄精、茯苓、白术、熟地黄、山萸肉、枸杞子、金樱子、菟丝子、淫羊藿），达到既能降糖又能不伤人体正气的效果。

三、活血化瘀治疗糖尿病并发症

1. 健脾补肾、活血利水治疗糖尿病肾病

程益春教授认为糖尿病肾病的早期中期主要病机是脾肾亏虚，血瘀水停，治疗以健脾补肾、活血利水为原则，一般选用参芪地黄汤、济生肾气丸、桃红四物汤、五苓散、五皮饮加减。后期的病机是脾肾亏虚，浊毒内停。治疗以健脾补肾、活血通腑去浊为主，方选真武汤合大黄附子汤（附子、肉桂、茯苓、炒白术、生黄芪、泽泻、车前子、大黄、石韦）加减。

2. 益气、活血、通络治疗糖尿病周围神经病变

程益春教授认为糖尿病周围神经病变的主要病机为气血亏虚，瘀血阻络，治疗原则为益气养血活血，温通经络。方选补阳还五汤、黄芪桂枝五物汤、桃红四物汤等加减，并自拟降糖通络汤（生黄芪、生地黄、当归、川芎、赤芍、桃仁、红花、苏木、鸡血藤、路路通、全蝎、蜈蚣）。

3. 滋补肝肾、活血止血治疗糖尿病视网膜病变

程益春教授认为糖尿病视网膜病变的主要病机以肝肾亏虚、目络瘀阻，治疗滋补肝肾活血止血为原则。方选杞菊地黄丸、二至丸、四物汤、犀角地黄汤加减，并自拟糖视明方（生黄芪、生地黄、山萸肉、枸杞子、女贞子、旱莲草、石斛、决明子、当归、丹参、三七粉）。

4. 益气养阴、活血通络、安神治疗糖尿病心脏病

程益春教授认为糖尿病心脏病的主要病机为气阴两虚、瘀血阻络、心脉失养，治疗以益气养阴活血通络安神为主要原则。方选生脉散、丹参饮、酸枣仁汤、天王补心丹等方加减。自拟糖心舒方（生黄芪、麦冬、五味子、生地黄、

丹参、檀香、砂仁、酸枣仁、柏子仁）。

四、益气养阴化痰消瘿治疗甲状腺功能亢进

程益春教授治疗甲状腺功能亢症，一改以往以疏肝清热为主的治法，以益气养阴降火、软坚活血安神为主的治法，取得满意效果。自拟消瘿汤（生黄芪、夏枯草、制鳖甲、浙贝母、玄参、牡丹皮、栀子、酸枣仁、煅龙骨、煅牡蛎）。

五、益气解毒消瘿治疗桥本甲状腺炎

程益春教授认为桥本甲状腺炎的主要病机为气滞痰凝毒瘀交结颈前。根据对脏腑功能的影响分为早、中、晚三期。发病早期主要病机为气滞痰凝。发病中期肝郁化火，痰火毒郁结，或火毒损伤气阴，而出现气阴两虚。后期出现阴阳两虚。治疗早期疏肝解郁、软坚散结，方选柴胡疏肝散或四海舒郁丸加减。中期益气养阴、清肝泻火、解毒散结为主方选生脉散、栀子清肝汤加减。后期健脾补肾、阴阳双补、解毒活血散结，方选右归丸或参芪地黄汤加减。

六、程益春教授的用药特点

程教授的处方多方小力专，大多在14味以内，剂量上君药多力宏，臣、佐、使药用量一般较少，且药对、药组较多，配伍精炼，方简意明，重点突出，解决主要矛盾。有时一些小处方，看起来轻描淡写，平常无奇，但轻清灵巧，常有意想不到之功。

擅治病种

擅长治疗糖尿病及其并发症、甲状腺功能亢进、甲状腺功能减退、甲状腺炎、痤疮、色斑、月经不调等。

一、糖尿病及其并发症

程益春教授治疗糖尿病主要用健脾降糖饮、健脾补肾方加减（见“临床经

验”）。治疗糖尿病并发症主要根据并发症发生的部位进行辨证辨病治疗。糖尿病肾病用糖肾康方、糖尿病视网膜病变用糖视明方、糖尿病周围神经病变用降糖通络汤、糖尿病心脏病用糖心舒（见临床经验篇）、糖尿病足用降糖通脉解毒汤（生黄芪、生地黄、赤芍、刘寄奴、水蛭、地龙、穿山甲、金银花、蒲公英、黄柏）。

二、甲状腺功能亢进

程益春教授治疗甲状腺功能亢进主要用消瘿汤加减（见“临床经验”）。兼有心神不安者，加用龙骨、珍珠母、酸枣仁、茯神、丹参、连翘等具有镇惊安神或养心安神或清心安神之品；兼有头晕、目胀、手抖、眼突者，加用龙骨、牡蛎、龟甲、鳖甲平肝潜阳息风。

三、甲状腺功能减退

程益春教授治疗甲状腺功能减退主要用金匮肾气汤、八珍汤、十全大补汤加减。兼有甲状腺肿大者，加用夏枯草、浙贝母、牡蛎、玄参；兼有情志不舒、善太息者，加用柴胡、香附、青皮、陈皮、川楝子；兼有水肿者，加茯苓、泽泻、车前子；女子宫寒、男子阳痿者，加淫羊藿、巴戟天、仙茅。

四、亚急性甲状腺炎

程益春教授治疗亚急性甲状腺炎主要用自拟的解毒消瘿汤加减（金银花、玄参、当归、蝉蜕、牛蒡子、郁金、延胡索、全蝎、地龙、生甘草）。全方清热解毒、滋阴降火、行气开郁、通络止痛，本方标本兼治，契合病机，故疗效显著。

五、痤疮

程益春教授治疗痤疮主要用自拟的程氏桑柏汤加减（桑叶、侧柏叶、金银花、连翘、生地黄、牡丹皮、赤芍、当归、川芎、白鲜皮、地肤子）。全方清热解毒，凉血活血散瘀，祛风渗湿止痒。

六、色斑

程益春教授治疗色斑主要用自拟的程氏化斑汤（香附、柴胡、郁金、当归、川芎、赤芍、烫水蛭）。全方以疏肝解郁、活血化瘀为特点。“气行则血行”，所以在活血的基础上重用行气药物，“血能载气”，血通则气亦行。气血通则斑亦消。

典型医案

王某某，男，40岁。主诉：发现血糖升高3年。伴口渴、多饮，乏力加重，失眠一年余。

现病史：三年前无明显诱因出现口渴、多饮症状，经查血糖升高，给予西药降糖治疗（具体不详），效果欠佳。于一年前口渴、多饮、乏力症状加重，出现失眠症状，未予治疗，前来就诊。现症见：口渴多饮，乏力，视物模糊，口粘、口干、汗多，纳可，二便调，失眠。舌紫红苔少，脉细数。

既往史：既往体健，否认高血压等病史。否认肝炎、结核等传染病史及密切接触史。否认手术外伤及输血史。否认药物及食物等过敏史。预防接触史随当地。

辅助检查：空腹血糖 16.6 mmol/L。

中医诊断：消渴病（脾虚肺胃蕴热）。西医诊断：2型糖尿病。

治疗原则：健脾润燥，清热生津。

方剂：健脾降糖饮合白虎汤加减。黄芪30 g，生石膏15 g，知母10 g，山萸肉12 g，枸杞子15 g，丹参15 g，葛根30 g，金银花12 g，牛蒡子10 g，黄芩10 g，川贝母10 g。15剂，方中黄芪补气健脾，石膏、知母黄芩清胃热，山萸肉、枸杞子补肾阴，葛根升清生津止渴，金银花、牛蒡子清热解毒，丹参补血活血化瘀，川贝母化痰。诸药相合，共奏健脾清热生津之功。

二诊：1周后复诊，病人自觉口渴、多饮明显减轻，仍感乏力，睡眠差，大便正常，小便略频。舌质暗，苔薄黄，脉细。病机同前，另患者肾阴虚，水不制火，眠差。给予上方加炒酸枣仁30 g，继服12剂，日一剂。

三诊：2周后复查空腹血糖9 mmol/L，无明显口渴、多饮现象，乏力减轻，大便干，小便正常。舌红，苔薄白，脉细。给予上方加熟大黄6 g，继服20剂，日一剂。

四诊：1个月后复查空腹血糖8.11 mmol/L，症状基本消失。嘱消渴合剂30 mL，日两次继服。

处方手迹

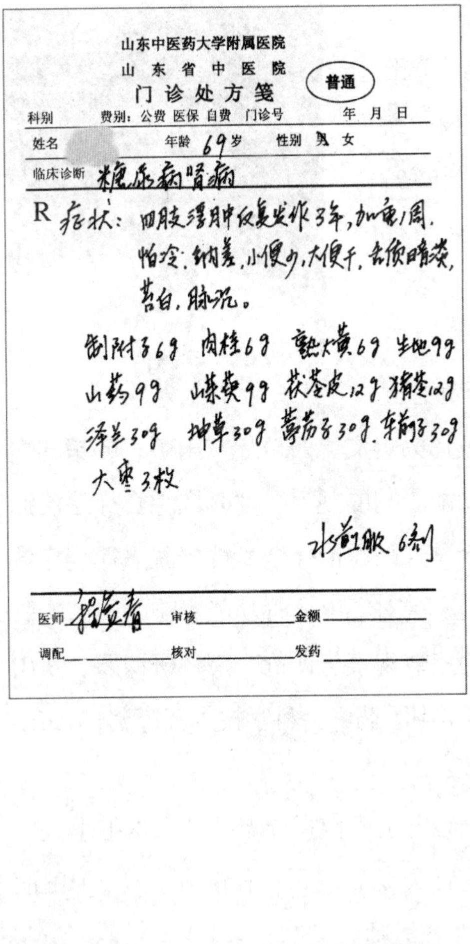
山东中医药大学附属医院
山东省中医院
门诊处方笺　普通
科别　费别：公费 医保 自费　门诊号　年　月　日
姓名　年龄 69 岁　性别 男 女
临床诊断 糖尿病肾病
R 症状：四肢浮肿反复发作3年，加重1周。怕冷，纳差，小便少，大便干，舌质暗淡，苔白，脉沉。
制附子6g　肉桂6g　熟大黄6g　生地9g
山药9g　山茱萸9g　茯苓皮12g　猪苓12g
泽兰30g　坤草30g　葶苈子30g　车前子30g
大枣3枚
水煎服 6剂
医师 程益春　审核　金额
调配　核对　发药

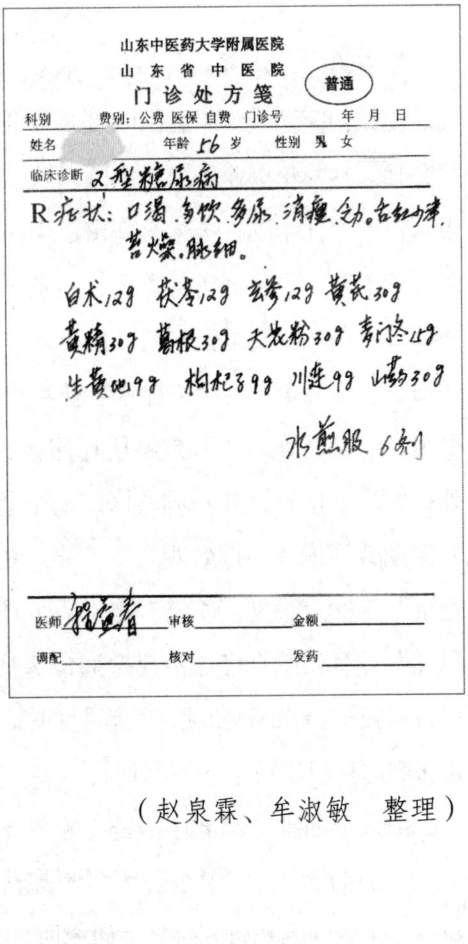
山东中医药大学附属医院
山东省中医院
门诊处方笺　普通
科别　费别：公费 医保 自费　门诊号　年　月　日
姓名　年龄 56 岁　性别 男 女
临床诊断 2型糖尿病
R 症状：口渴，多饮，多尿，消瘦，乏力。舌红少津，苔燥，脉细。
白术12g　茯苓12g　玄参12g　黄芪30g
黄精30g　葛根30g　天花粉30g　麦门冬15g
生地黄9g　枸杞子9g　川连9g　山药30g
水煎服 6剂
医师 程益春　审核　金额
调配　核对　发药

（赵泉霖、牟淑敏　整理）

单秋华

山东省名中医药专家

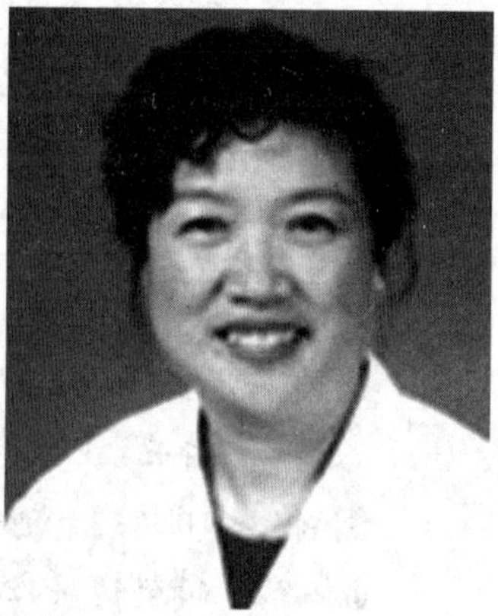

单秋华（1951—），女，汉族，山东济南人。山东中医药大学附属医院针灸专业教授、主任医师。1974年毕业于山东中医学院。山东省名中医，曾担任中国针灸学会理事、中国针灸学会耳穴诊治专业委员会常务委员、山东针灸学会常务理事、山东针灸学会耳穴诊治专业委员会主任委员、山东针灸学会经络腧穴专业委员会副主任委员。主编著作有《耳穴贴压疗法》，被译为英文、西班牙文出版，畅销国内外；发表“电针耳穴不同心区对心血管功能影响的观察”“耳穴综合疗法治疗发作期普通偏头痛疗效观察”“走罐配合耳穴贴压治疗全身性皮肤瘙痒症疗效观察”等80篇论文。主持“电针耳穴不同心区对心脑血管功能影响的临床实验研究”“耳穴综合疗法治疗普通偏头痛的疗效观察与评价”等科研课题。获山东省科技进步二等奖2项、三等奖1项，中华中医药学会科学技术三等奖1项，山东省中医药科学技术一等奖1项。

担任第四批全国老中医药专家学术经验继承工作指导老师。学术继承人：（1）马祖彬，山东中医药大学附属医院针灸专业，副主任医师；（2）田丽莉，山东省中医药研究院针灸研究所，副主任医师。

学术思想

一、崇尚整体观念，注重经络辨证

单秋华教授认为针灸治病不是单纯针对某些病因或某些证候进行治疗，而是在“天人相应”的整体观念指导下，根据患者体质、年龄、生活环境和出现的具体病症，结合四诊，全面综合分析。对每一位就诊病人，她总是在详细问诊的基础上，仔细观察其舌苔、舌质、脉象，四诊合参，明察阴阳气血盛衰，明辨病邪在经在络，在脏在腑，以及疾病的阴阳属性，寒热虚实，以明确辨证，确定治则，再拟定治疗方案，临床获效迅速，深得病人信赖。单教授治病从不固守一方一法，常根据病情及辨证施治原则把不同刺灸方法有机结合起来进行综合治疗。

二、快速抖动单手进针法

单秋华教授认为，针灸治病，手法非常重要，手法熟练，应用得当，不仅会减轻病人的痛苦，而且会收到较好疗效。要减轻进针时的痛感或达到不痛，进针的速度是第一关键，而要做到进针快捷、轻巧，使针快速透过真皮层就必须要有足够熟练的腕力、指力。单教授集数十年临床之体会，形成独特的快速抖刺单手进针法。这种操作手法不仅进针疼痛轻微或不痛，而且针感十分舒适，病人乐于接受，疗效很好。

单秋华的单手进针法，是在腕力下插的同时结合拇指的快速捻转，将进针与行针融为一体，整个操作过程平和稳健，故而疼痛轻，得气快，针感强，便于掌握针刺的方向、深浅和幅度，便于医生根据指下感觉来灵活行针及补泻操作，避免了常规针刺手法的进针、行针分阶段操作的缺点，避免了因针刺进针不慎刺进而易出现的对周围组织的损伤。这种单手进针法姿态优美，厚实凝重，雍容大方，展现针灸大家风范之美。

三、强调治神调神

神是泛指整个人体生命活动的表现，是人的精神意识、思维活动，以及脏腑、气血、津液活动的外在表现的高度概括。针刺要取得疗效，必本于神。《灵枢·本神》云："凡刺之法，先必本于神"；《灵枢·官能》曰："用针之要，勿忘其神。"都明确指出针刺必须以神为根本，强调了神在针刺治疗的整个过程中的重要作用。单秋华教授认为针刺疗法的关键是"治神"，治神后才能容易得气，经络气血运行通畅，阴阳归于相对平衡，从而达到治愈疾病目的。单秋华教授针刺时的治神理念主要体现在治医者之神和患者之神两个方面。

《黄帝内经》中对于神的多篇论述，是单教授"治病先治神"学术思想的理论基础。精神内守、情绪安定是保持身体健康的重要前提。通过针灸治疗使患者的精神安定，是取得良好疗效的重要前提。在临床中逐渐摸索出"镇静安神"的针刺方法，创立了由百会、神庭、本神、四神聪、神门组成的针灸"四神方"，不仅是治疗与精神、情志因素有较密切关系疾病的主方，临床对于内、外、妇、儿等各科疾病，均在"治神"基础上进行治疗，常获满意疗效。

在临床针灸治疗中，单秋华教授十分强调"经气的作用"，提出"唤气""聚气""调气"三个方面相互衔接。"唤气"法：进针后，将针一次性深刺到穴位的下1/3处，留针片刻，以使经气对于针刺有所感知，此时不强调出现得气感，针下当觉空豁无物。若因进针过程不畅而出现涩滞感，可用轻手法进行小幅度捻转，或用押手行"押法""循法"，以防经气塞滞而不利于御其运行。"聚气"法：在同一针刺平面，由小到大增加捻转幅度和频率，使穴下出现"得气"感，在此基础上，将针身中–方向捻转2圈，使经气深聚针下，蓄势待发。"调气"法：用较大的指力，将针提到皮下1/3处，再快速下插到穴位下1/3处，快速捻转1圈，以助气传导，使气至病所。

四、治疗方法多样，不拘一格

单秋华教授临证因人而异，治疗方法多样，体针、耳针及刺营放血配合应用。

单秋华教授擅长观察耳穴或耳部反应点来诊查疾病，同时应用耳穴贴压或耳针来协助治疗相应病症。单教授曾编撰《耳穴贴压疗法》一书，详细介绍耳郭解剖、耳穴分布及主治、耳穴的临床应用及常见病的耳穴治疗等内容。

耳与经络系统联系密切，《灵枢·邪气脏腑病形》论述："十二经脉三百六十五络，其气血皆上注于面而走空窍，其精阳之气上走于目而为睛，其别气走于耳而为听。"《灵枢·口问》"耳者，宗脉之所聚也。"另外，耳与五脏均有生理功能上的联系。五脏之中，耳与肾脏关系最为密切，其次为心肺。《灵枢·脉度》：“肾气通于耳，肾和则耳能闻五音矣。”《素问·金匮真言论》：“南方赤色，入通于心，开窍于耳，藏精于心。”《证治准绳》：“肾为耳窍之主，心为耳窍之客。”《难经·四十难》：“肺主声，令耳闻声。”综上，耳与经络、脏腑密切相关。因此，中医脏腑经络理论是耳穴疗法的主要理论基础，此外，耳与人体神经系统广泛的联系及全息生物学的理论，也为耳穴的应用提供了理论依据。耳可反映经脉、脏腑病候，通过观察耳部反应点可协助诊查疾病，反过来，刺激耳穴亦能起到治疗脏腑经脉病证的作用。单教授临床擅长配合耳穴贴压来治疗如更年期综合征、月经不调、失眠、疼痛类疾病、小儿遗尿、近视等多种病症，临床收效甚佳，尤其对于小儿、老人等不能耐受疼痛者，应用耳穴贴压疗法比较容易接受。

刺营放血疗法，泛指对人体皮部异常血络实施针刺放血而祛病的方法，又称针刺放血法、刺络放血法、刺络法、解结法等。刺营放血疗法历史悠久，在马王堆帛医书中记载的“以碧（砭）启脉”或为最早的文献记载。至《黄帝内经》时期，对刺营放血疗法的记载内容则更为丰富，如《灵枢·寿夭刚柔》谓：“刺营者，出血。”《素问·汤液醪醴论》曰：“去菀陈莝。”《素问·阴阳应象大论》亦谓：“血实宜决之。”《灵枢·经脉》载有：“凡刺寒热者皆多血络，必间日而一取之，血尽乃止，乃调其虚实。”单秋华教授应用该法治疗急性扁桃体炎、发热、痤疮等病证，操作简单，效果显著。

临床经验

一、耳穴综合疗法治偏头痛

耳穴综合疗法是在中医理论指导下，采取耳背静脉放血、自体血穴注和耳穴点刺三种治疗方法于一体的综合治疗方法。临床治疗偏头痛效果显著。

二、疏肝调神针法治疗神志类疾病

疏肝调神针刺法是单秋华教授根据中医理论，结合多年临床经验提出的一种针刺治疗方法。在治疗常见精神、神志类疾病，如失眠症、抑郁症、紧张型头痛、更年期综合征、痴呆、健忘、眩晕、小儿弱智等疑难病症及顽固性疾病时，具有显著的疗效。取百会、四神聪、神庭、本神、印堂、内关、太冲穴。

三、项七针治疗颈椎病、脑血管病

项七针是项部风府、天柱、风池和完骨四穴，除风府单穴外，其余三穴均为双穴，故称项七针，配合其他相关穴位治疗颈椎病、脑血管疾病，可显著改善颈项部及脑部的供血。

四、毫针配合耳针治疗更年期综合征

主穴取肾俞、足三里、三阴交、内关 、神门、太冲、百会、膻中；证属阴虚型加肝俞、太溪、大赫；阳虚型加双侧脾俞、关元。耳针： 肾、内生殖器、内分泌、皮质下、神门、交感、对屏尖。证属阴虚者加肝、心；阳虚者加脾；月经紊乱加子宫；失眠加神门、枕；心悸多汗加神门、三焦。

五、起止点取穴通经法

所谓起止点取穴，即同时选取相关经脉的起穴与止穴。《灵枢·经脉》指出：“经脉者，所以能决死生，处百病，调虚实，不可不通。”当经络的生理功能失调时，气血不畅，局部就产生了疼痛等症状。用经络起止点取穴法治疗，较好地起到了疏通经络的作用，往往效如桴鼓。主要用于治疗经脉循行部位发生的疼痛，如治疗沿足少阳胆经的坐骨神经痛，可以取胆经的起穴瞳子髎与止穴足窍阴穴，连接电针，用疏密波治疗，可以取得较好的疗效。

六、华佗夹脊穴为主治疗截瘫

结合现代医学神经节段理论，在损伤部位附近的夹脊穴深刺配合电针，余穴采用常规取穴，治疗不完全性截瘫取得满意疗效。

七、刺营放血疗法治疗热证

单教授临床常应用刺营放血疗法治疗实热性病症，多取得立竿见影的效果。如治疗急性扁桃体炎，多用三棱针或一次性采血针点刺少商、商阳，令其出血，血变为止；治疗急性结膜炎，耳尖点刺放血；治疗痤疮，大椎穴点刺拔罐放血等。采用刺营放血疗法，一般1～3次即可见效，且方法简单，易于操作，在其临床应用较为广泛。

擅治病种

偏头痛、中风偏瘫、面瘫、更年期综合征、小儿弱智、抑郁症、三叉神经痛、颈腰椎病、慢性胆囊炎、胃炎、肠易激综合征、痛经、排卵功能障碍、不完全截瘫等。

典型医案

医案一：不寐

李某某，男，39岁，已婚，2009年9月9日初诊。主诉：失眠3个月。3个月前因情志刺激致失眠，每夜可睡眠3～5小时，伴心烦，梦多，时有心悸怔忡，伴有食纳欠佳，曾用中药汤剂治疗，效果欠佳。近来因事生气后致诸症加重，来诊。刻下患者症见：睡眠欠安，每夜可睡3～5小时，心烦，心悸，多梦，易醒，且醒后不易入睡，舌质暗淡，苔薄白，脉弦细。综合脉证，四诊合参，本病当属中医学“不寐”范畴。因患者劳累，情志刺激以及压力过大导致气机逆乱，气血运行不畅而致失眠多梦，心悸，病位在心脾，心脾两虚，舌脉亦为心脾两虚之征。针灸处方：百会、四神聪、印堂、本神、神门、中脘、天枢、足三里、三阴交、太溪、太冲。以上穴位均双取，留针20分钟，百会、印堂通电针，电针以疏密波，大小以患者可耐受为度。其中，百会、印堂、神庭、神聪、神门为镇静安神之穴；中脘、天枢、足三里为培补后天之穴；三阴交、太溪、太冲为培补肝肾之穴。诸穴合用，共奏补益心脾、调神安神之效。

9月16日二诊，经治疗后患者症状明显减轻，可轻松入睡，但睡眠时间较短，每夜仅4~5小时，余症同前，继上方治疗。

9月23日三诊，经治疗后症状较前好转，入睡较前容易，多梦易醒等症较前改善，继用上方治疗。

9月30日四诊，已基本恢复正常，偶有夜梦较多，余症已消。

医案二：郁证

刘某某，男，42岁，已婚，2009年9月10日初诊。主诉：情志不畅6年，加重7天。7天前因在家和老婆拌嘴而感到生活没有意义，脾气焦躁，情绪低落，故来就诊。现患者情绪低落，面色少华，脾气焦躁，不愿和别人交流，纳眠差，二便正常。舌淡苔白，脉细弦。综合脉证，四诊合参，该病属于中医学“郁证”范畴。患者因长期心情压抑而致肝气不舒，则情志不畅，情绪低落，脾气焦躁；肝木克土，脾气运化失常，气血生化之源不足，则面色少华，纳差，眠差。舌淡苔白，脉细弦是肝气郁结之象。针灸处方：印堂、三神穴、百会、膻中、内关、合谷、足三里、三阴交、太冲。三神穴、百会醒脑开窍，膻中、太冲疏肝理气，内关宁心安神，三阴交活血，足三里补益脾胃。诸穴合用，共奏疏肝理气解郁、开窍醒神、益气补脾之功效。

二诊，经过1周的治疗，患者情绪略见好转，仍不愿和人交流，脾气焦躁，面色少华，饮食较前好转，失眠稍有好转。

三诊，经过2周的治疗，患者情绪好转，面色渐见红润，能和别人交流，脾气仍焦躁，纳眠皆好转。

四诊，经过4周的治疗，患者情绪稳定，烦躁减轻，睡眠好转，饮食有所增加，也乐于和别人进行语言交流。

医案三：偏头痛

赵某某，女，17岁，未婚，2009年1月12日初诊。主诉：左侧偏头痛1年，加重2天。患者于1年前由于在校学习紧张而感到左侧头部胀痛，每天发作2～3次，每次持续1～2小时，故来门诊求治。现患者左侧头部胀痛明显，左侧面颊发紧，眼睛发胀，无恶心、呕吐症状，纳眠尚可，二便正常。舌质红，脉弦细。中医诊断：偏头痛。治则治法：活血行气，通络止痛。采用耳穴综合疗法治疗。

10天后二诊，患者自述上次耳穴综合疗法之后，当时就感觉左侧头痛减轻。近10天来，偶尔感到左侧头痛，较治疗前减轻，面部发紧、眼睛发胀症状消失。纳眠尚可，二便正常，舌质红，脉弦细。

20天后三诊，患者经过两次耳穴综合疗法治疗后，左侧偏头痛消失，面部发紧、眼睛发胀症状亦消失，纳眠可，二便常，舌质红，脉弦细。为巩固疗效，再次给予耳穴综合疗法治疗一次。

医案四：颈椎病

王某某，男，58岁，已婚，2009年3月4日初诊。主诉：右上肢外后侧至小指无名指麻木3个月，加重半月。患者于3个月前用电脑过多致右上肢外后侧疼痛，继而感到麻胀不适，未予重视，近来诸症加重，来诊。现患者症见右侧上肢外后侧疼痛伴麻木感，放射至小指及无名指麻木，感觉迟钝。查体：颈部肌肉紧张，棘旁压痛（+），臂丛牵拉试验右侧（+），击顶试验（-），右上肢后外侧至小指浅感觉减退，双侧肱二、肱三头肌腱反射等叩，Hoffmann征（-），舌淡暗，苔薄白，脉弦。既往史：有高脂血症病史5年，未予系统治疗，高血压病史4年，未予系统药物治疗。辅助检查：CT（2009年3月2日，山东中医药大学附属医院）示颈椎病。综合脉证，四诊合参，本病当属中医学“颈痹”的范畴。因患者年过半百，气血渐衰，筋脉肌肉失于气血的濡养，且慢性劳伤致气血瘀阻，痹阻血脉而致疼痛，日久之后，气血不荣，气虚则麻，血虚则木，气血不足故见麻木之征，舌质暗示体内有瘀血阻滞，脉弦为疼痛之脉。针灸处方：风池、天柱、C3～C7夹脊（双）、肩髃、曲池、臂臑、手三里、外关、后溪（右）。以上穴位，风池、天柱及颈夹脊双取，颈3到颈7夹脊通电针，均用平补平泻手法，留针20分钟，日1次。本组穴位中，风池、天柱局有疏通经络、祛风止痛之功，善治头项诸疾，肩髃、曲池、臂臑、手三里、外关、后溪为循经取穴，主治经脉循行路线上及局部病症。本组穴位具有活血化瘀、祛风通络之效。

3月11日二诊，经治疗后症状减轻，麻木感较前好转，舌淡暗苔薄白，脉弦细，继用原方案治疗。

3月18日三诊，经治疗后，右上肢麻木疼痛减轻，查体体征中右上肢浅感觉恢复正常，继用原方案治疗。

3月25日四诊，诸症消失。

医案五：脑梗死

患者陈某，男，54岁，走路不稳，左额角紧束感3个月余。于2006年10月14日就诊。患者于2005年2月因“恶心、呕吐、头晕、走路不稳”就诊于当地医院，诊断为“脑梗死”。给予灯盏花注射液、舒血宁等治疗（具体不详）。3个月前无明显原因出现左额角紧束感，左眉棱骨疼痛，曾于当地医院行针灸治疗，效可。就诊时症见：走路不稳，左额角紧束感，左眉棱骨疼痛，左侧上下肢无力，纳眠可，二便调。查体：左侧鼻唇沟变浅，左眼外展受限，余颅神经体征（-），左上下肢肌力5^{-}，肌张力正常，闭目难立征（±），快速轮替试验（+）。舌质红，苔滑腻，脉沉。

针灸处方：双平衡区、右运动区、颈七针（风府、双侧风池、天柱、完骨）；肩髃、曲池、外关、合谷、神庭、太阳、阳白、攒竹左取；足三里、三阴交、太冲双取。针刺操作：嘱患者仰卧位，用75%酒精在穴位区域进行常规消毒，选用规格为0.3 mm×25 mm无菌针灸针针刺头面部的腧穴，选用规格为0.3 mm×40 mm无菌针灸针针刺四肢部的腧穴，头针施以快速捻转手法，诸穴施平补平泻法，得气后，神庭、太阳，双平衡区，曲池、合谷三组接入电针，留针30分钟，日一次。

治疗7次后二诊：患者左额角紧束感、眉棱骨疼痛症状消失，走路不稳症状缓解。

1个月后三诊：患者走路不稳明显改善，左侧肢体较前有力。

医案六：小儿脑瘫

李某某，男，2岁，因“左侧下肢无力半年”于2005年7月19日初诊。患者出生时因缺氧致脑神经损伤，半年前到开始学走路时，家长才发现孩子左侧下肢软弱无力，无法行走，故前来就诊。现患儿智力正常，左侧下肢较右侧下肢力量差，行走不灵活，两侧不协调，需家长扶助，上肢活动自如，言语表达接近同龄幼儿。查体：双上肢及右下肢肌力肌张力正常，左下肢肌力3级，肌张力正常，右侧巴菲征（+）。舌淡红苔薄白，脉细弱。诊为小儿脑瘫。

治疗当醒脑开窍，疏通经络。处方选穴：（1）百会、三神穴（神庭、四神聪、本神）、头针顶颞前斜线；（2）风池、内关、足三里、三阴交。操作：先选（1）组穴，针刺得气后留针1小时，并嘱患儿活动；再选（2）组穴，强刺激，不留针。隔日1次，6次为一疗程。

二诊：经过1个月的治疗，患儿左侧下肢力4级，走路较前稳，尚不能独立行走。

三诊：经过3个月的治疗，患儿左侧下肢肌力4⁻级，自己单手扶栏杆能走50米远。

四诊：经过6个月的治疗，患儿左侧下肢肌力5⁻级，基本能独立行走，嘱其继续加强肢体功能锻炼。

处方手迹

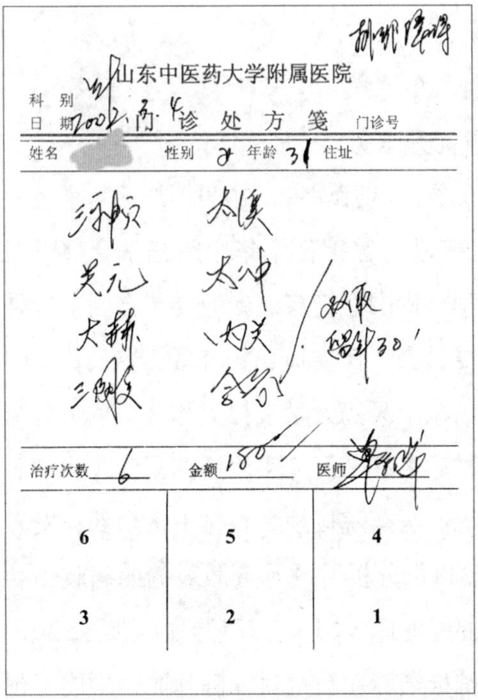
山东中医药大学附属医院

科 别

日 期 门 诊 处 方 笺 门诊号

姓名 性别 年龄 住址

三阴交 太溪

关元 太冲

大赫 内关 双取

留针30'

合谷

治疗次数 6 金额 180 医师

6	5	4
3	2	1

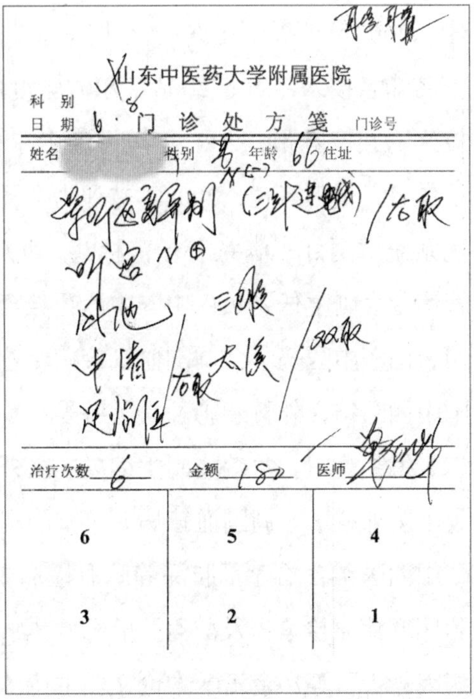
山东中医药大学附属医院

科 别

日 期 门 诊 处 方 笺 门诊号

姓名 性别 年龄 66 住址

左取

风池 三阴交

中渚 太溪 双取

右取

治疗次数 6 金额 180 医师

6	5	4
3	2	1

（王健、杨佃会　整理）

侯玉芬

山东省名中医药专家

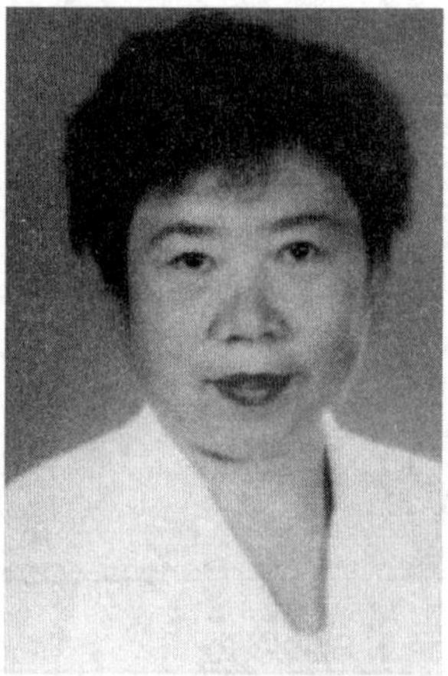

侯玉芬（1949—），女，汉族，中共党员，山东烟台莱州人。山东中医药大学附属医院中医外科专业教授，主任医师，博士研究生导师。1974年毕业于山东医学院。1991年，开始担任山东中医学院附属医院周围血管病科副主任，1996～2009年任山东中医药大学附属医院周围血管病科主任。2003年被授予山东省名中医药专家、山东省千名知名技术专家；2006～2007年度山东高等学校优秀共产党员；2007年被评为山东省优秀医务工作者，记三等功；2008年被评为全省优秀医院管理者；2009年被评为全省卫生系统“两好一满意”示范标兵，记二等功。曾担任中华中医药学会周围血管病分会副主任委员，中国中西医结合学会周围血管疾病专业委员会副主任委员，山东中医药学会周围血管疾病专业委员会主任委员、名誉主任委员，《中国中西医结合外科杂志》常务编委、《山东中医药大学学报》和《山东中医杂志》编委等职。主编或副主编《中医外科病名释义》《实用周围血管疾病学》《中医外科学·周围血管病》（全国高等中医药院校规划教材）十余部；发表“中西医结合治疗下肢深静脉血栓形成311例分析”“脉苏散对糖尿病肢体动脉闭塞症血栓素B_2及6-酮-前列腺素F_{1a}的影响”“下肢深静脉血栓形成320例病因分析”等70余篇学术论文。主持“消栓通脉颗粒剂对深静脉血栓形成干预机制的研究”“糖尿病肢体动脉闭塞症血管内皮相关张力因素变化规律及中医药干预研究”等课题的研究，获中国中西医结合学会科技进步二等奖1项，山东省科技进步奖3项。

担任第四批、第五批全国老中医药专家学术经验继承工作指导老师。学术继承人：第四批：（1）刘政，山东中医药大学附属医院中医外科专业，主任医师；（2）刘春梅，山东中医药大学附属医院中医外科专业，副主任医师。第五批：（1）张玥，山东中医药大学附属医院中医外科专业，副主任医师；（2）程志新，山东中医药大学附属医院中医外科专业，主治医师。

学术思想

一、以脾肾为本，兼调心肝

强调脾肾功能失调在周围血管疾病中的重要作用，突出虚损致病；兼调心肝，注重气血、经脉，贵在疏通。

二、遣药组方，重视扶正

周围血管疾病患者多表现为虚实夹杂，本虚标实。治疗“急则治其标”，祛邪为先；或“标本兼治”，扶正祛邪，但在遣药组方中始终把握脾、肾为本，重视扶正药物的使用。

三、中西汇通，病证相参

立足于中医学整体观念和辨证论治的本质，但不故步自封，博采现代科技的最新成果，病证相参，衷中参西，中西结合。

四、内外并举，辨证论治

治疗周围血管疾病，在强调内治的同时，十分重视中医药的外治疗法。应用外治疗法，在重视整体辨证的同时，强调局部辨证论治。

五、治未病思想

强调早期诊断、合理治疗的同时，非常重视周围血管病的防治。在临床实践中，更是强调未病先防和既病防变，在疾病的不同时期，采用相应的“治未病”措施。

临床经验

一、股肿病的临床经验

1. 审病求因，善抓病理特点

湿、热、瘀、虚（气虚、阳虚）是股肿病的病理特点。瘀血既是疾病形成过程中的主要病理产物，又是致热、致湿的重要因素，且瘀血阻络贯穿于疾病的始终，是病机之关键。因此，在确立了活血化瘀这一治疗大法贯穿于疾病治疗始终的同时，权衡湿、热、虚的轻重缓急，兼以利湿、清热、益气、温阳等。

2. 病证结合强调辨证论治

辨证施治股肿病时，既重视患肢的局部表现，也强调患者的脏腑功能、气血阴阳盛衰的整体情况。

3. 把握病期重视外治疗法

鉴于股肿病（深静脉血栓形成）急性期已并发肺栓塞，故主张在应用外治疗法时应把握疾病的病期，辨证施治。药物外敷疗法：此法适用于深静脉血栓形成急性期。熏洗疗法：适用于深静脉血栓形成慢性期和后遗症期。常用活血消肿洗药或内服中药的药渣熏洗患肢。

二、脱疽病的临床经验

1. 辨证与病期结合

脱疽病包括多种肢体缺血性疾病，首先明确疾病的诊断和分期分级，再辨证施治。如闭塞性动脉硬化症Ⅰ、Ⅱ期，多属气虚血瘀证。治以益气活血，通络止痛。常用补阳还五汤加减内服及药渣外洗，配合溶栓胶囊或口服脉荣合剂。闭塞性动脉硬化症Ⅲ期，以湿热下注证多见，“急则治其标”，故治以清热利湿，活血化瘀，方选八妙通脉汤、四妙勇安汤加味等加减治疗。

2. 辨证论治与药物滴注结合

对于重症肢体缺血的脱疽病患者，早期明确诊断、辨证论治与药物滴注的中西医结合整体治疗，是提高治愈率、降低截肢率和死亡率的关键。

3. 治未病

如在闭塞性动脉硬化症的治疗中，高纤维蛋白原血症是导致血栓形成、加重病情的主要因素之一，提出治疗及延缓动脉粥样硬化、降低纤维蛋白原是防止本病发生、发展的重点。

三、用药特点

1. 重视扶正药物

如脉荣合剂中以健脾益气的党参、黄芪为君药；补阳还五汤加温补肝肾之杜仲、续断治疗闭塞性动脉硬化症合并腰椎病变者。治疗肢体水肿、疼痛，常用苍术、党参、白术、黄芪等，尤为喜用苍术，因其入脾胃经，辛苦性温，芳香燥烈，外可解风湿之邪，内能化湿浊之郁。

2. 应用虫类药

如水蛭、地龙、土鳖虫、穿山甲等，其有破血逐瘀、通络止痛之功，对血瘀重证，非其不能化。

3. 引经药的应用

病位在下肢者，药用川牛膝，伴有肾虚者，改为怀牛膝；上肢者药用桑枝、姜黄等。

四、常用经验方

消栓通脉汤、八妙通脉汤、花栀通脉片、活血通脉片、四虫片、补阳还五汤加味、血府逐瘀汤加减、茵陈赤小豆汤加减、脉苏散、冰硝散、活血消肿洗药、马黄酊、大青膏、青黛散等。

擅治病种

一、下肢深静脉血栓形成

清热利湿，活血通络。常用经验方为消栓通脉汤。常用药物有茵陈、赤小豆、赤芍、水蛭、黄柏、金银花、栀子、苍术、桃仁、红花。根据辨证，偏于气虚者加用黄芪、党参以益气扶正；偏于热者加用八妙通脉汤以清热利湿；偏于痰瘀互结者加用散结片以软坚散结。病位在下肢，加怀牛膝；病位在上肢，加桑枝；胀痛重，加延胡索；伴有纳呆、腹胀，加砂仁。

二、闭塞性动脉硬化症

从肝、脾、肾论治，治法分为益气健脾、调补肝肾、活血化瘀通络。常用经验方为补阳还五汤加味、顾步汤加减、四虫片等。

三、糖尿病肢体动脉闭塞症

滋阴益气，清热解毒，活血通络。常用方为脉苏散。常用药物有金银花、玄参、黄芪、丹参、苍术、牛膝、石斛、水蛭、全蝎、蜈蚣。

四、血栓性浅静脉炎

清热解毒，凉血化瘀。常用方为花栀通脉饮或花栀通脉片；常用药物有金银花、马齿苋、板蓝根、玄参、牡丹皮、丹参、栀子、黄柏、苍术、砂仁、白芷、牛膝、甘草等。

典型医案

医案一

徐某某，女，54岁。因左下肢广泛性粗肿、胀痛5天，以左下肢深静脉血栓形成于2009年5月14日来诊。

初诊：2个月前，患者扭伤左足外踝致骨裂，卧床静养。5天前，患者左小腿出现胀痛，未予重视。2天前左下肢出现广泛性粗肿、胀痛。在当地医院行药物治疗，效不佳。现患者左下肢广泛性粗肿、胀痛，无胸闷、胸痛、咯血，无发热、头晕，纳食可，夜寐安，二便调。舌暗红苔白，脉滑数。查体：左下肢广泛性粗肿，浅静脉扩张，皮色暗红，皮温高，腓肠肌饱满紧韧，挤压痛，Homans征（+），胫前呈凹陷性水肿，股三角区压痛。测肢围周径如下：内踝上5 cm、髌骨下缘下15 cm、髌骨上缘上15 cm，左侧肢体分别为24 cm、42 cm、58 cm，右侧肢体分别为22 cm、36 cm、50 cm。

辨证思路：患者外伤后，脉络损伤，气滞血瘀，加之长期卧床，耗伤气血，血行不畅，瘀久化生湿热，湿热下注，经脉痹阻，营血回流不畅，水湿泛溢肌肤，故肿胀。气滞血瘀，不通则痛，故胀痛。湿热熏蒸肌肤，故皮色暗红，皮温高。舌暗红苔白，脉滑数皆为湿热下注之征。

中医诊断：股肿（湿热壅盛型）。西医诊断：急性下肢深静脉血栓形成（中央型）。

治法：清热利湿，活血通络。

方药：茵陈30 g，赤小豆30 g，赤芍20 g，水蛭10 g，黄柏12 g，金银花30 g，栀子10 g，苍术15 g，桃仁10 g，红花10 g，川牛膝15 g。7剂，水煎服，每日1剂，早晚分服。

复方消肿散（芒硝、冰片等）置入布袋外敷左下肢。

酌情配用尿激酶、低分子肝素、丹参注射液等药物治疗。

二诊2009年5月25日。治疗后患者左下肢肿痛减轻，纳食可，夜寐安，二便调。舌暗红苔薄黄，脉滑。查左侧股三角区压痛，Homans征（+）。同一平面两侧周径差最大为5 cm。D-D3：2.15 μg/L，Fib 3.67 g/L。

此仍为湿热之邪为患，脉络瘀滞，瘀血痹阻经脉，营血回流受阻。治法不变仍以清热利湿，活血通络为主。上方继服，外用复方消肿散。

三诊2009年6月4日。经上次治疗后患肢轻度粗肿，皮色略暗，浅静脉扩张，纳可，眠安，二便调。舌质暗，苔薄白，脉弦。查左侧髂股静脉行径无压痛，Homans征（-）。

此时患者以血瘀、湿邪为主，热邪渐消。治法以活血化瘀、利湿通络为主。上方去栀子，加当归15 g、茯苓20 g，以活血化瘀、健脾利湿。

四诊2009年7月5日。经治疗后患肢基本不肿，皮色略暗、皮温可，纳可，眠安，二便调。舌暗苔白，脉沉。以上诸证为血脉瘀滞，故以“疏通气血，令其调达”为治则，治以活血化瘀，行气通络。方选血府逐瘀汤加减（当归12 g，生地黄12 g，桃仁12 g，红花9 g，枳壳9 g，赤芍12 g，柴胡10 g，甘草6 g，川芎10 g，川牛膝9 g，苍术12 g，党参15 g，鸡血藤20 g），水煎服，日1剂。配合穿医用弹力袜。服10剂后，彩超示：左下肢深静脉血栓形成，部分再通。

医案二

季某某，男，64岁，因右足发凉、怕冷、疼痛半年，踇趾切除术后1个月，以闭塞性动脉硬化症（三期2级）于2009年2月10日诊。

初诊：半年前，患者右足始发凉、怕冷、疼痛，伴间歇性跛行，跛行距离约100米。3个月前右足趾出现干黑、坏死，疼痛剧烈，于当地医院诊为“脉管炎”，1个月前行右足踇趾切除缝合术，拆线后局部渗液，疼痛，活动后加重，为系统治疗，遂收入我院。患者右足背红肿，触痛，踇趾阙如，切口处破溃、渗液，纳眠差，二便调。舌质红，苔黄厚腻，脉弦滑。查体：右下肢皮色可，皮温低，胫前凹陷性水肿，足背红肿，触痛，踇趾阙如，残端有0.5 cm×0.3 cm大小的坏死，有少量渗液，压痛。泛红试验（+），肢体位置试验（-）。左下肢皮色、皮温可。足背动脉、胫后动脉、腘动脉、股动脉左侧分别为（+）、（+）、（+）、（++），右侧（-）、（+）、（+）、（++）。股动脉听诊未闻及血管杂音。动脉彩超：右下肢动脉硬化并粥样斑块形成，股、腘、胫后动脉狭窄，血流尚可，足背动脉闭塞。有高血压、冠心病史5年，现口服卡托普利、硝苯地平，血压控制不理想。

辨证思路：老年男性，肝肾亏虚，气血虚弱，加之病久耗气，气虚无力运血，瘀血阻于脉中，经脉痹阻，四末失于温煦濡养，故有肢体发凉、怕冷、间歇性跛行。气滞血瘀，不通则痛，故疼痛。术后脉络损伤，血瘀日久化生湿热，湿热下注，热胜肉腐，故有坏死、渗液、疮周红肿。舌红，苔黄厚腻，脉弦滑皆为湿热下注之征。

中医诊断：脱疽（湿热下注证）。西医诊断：闭塞性动脉硬化症；高血压。

治则：清热利湿，活血止痛。

方药：金银花30 g，玄参30 g，当归20 g，甘草10 g，苍术15 g，黄柏12 g，怀牛膝10 g，薏苡仁30 g，赤芍15 g。水煎服，每日一剂，早晚分服。

配合静滴抗生素、活血化瘀中药制剂及口服解热镇痛药、降压药等药物治疗。

二诊2009年2月17日。患者右足仍疼痛，但较前稍减轻，夜间加重，纳可眠差，二便调。舌质暗苔白，舌底脉络迂曲，脉弦。查体：右足溃疡少量渗液，疮周皮色暗、皮温可，略肿，轻度压痛。湿热之邪减轻。仍以祛邪为主，治以清热利湿，活血止痛。效不更方，上方继服。解毒洗药溻渍，日一次，外用马黄酊以达清热解毒、活血化瘀、消肿止痛之效。

三诊2009年2月24日。经治疗后患者右足疼痛，明显减轻，纳可眠安，二便调，舌质暗苔白，脉弦。查体：右足大部分坏死痂皮脱落，溃疡结痂，无渗液，疮周皮色、皮温可，无浮肿，无压痛。气血亏虚，经脉痹阻，四末失养。宜标本兼顾，治以益气活血，化瘀通络。方选血府逐瘀汤加减（当归12 g，生地黄12 g，桃仁12 g，红花9 g，枳壳9 g，赤芍12 g，柴胡10 g，甘草6 g，川芎10 g，川牛膝9 g，苍术12 g，党参15 g，鸡血藤20 g，地龙12 g，金银花30 g）。水煎服，日一剂。解毒洗药溻渍，日一次，外用马黄酊以达清热解毒、活血化瘀、消肿止痛之效。

四诊2009年3月3日。患者右足溃疡面痂皮部分已脱掉，无渗液，纳可眠安，二便调。舌质暗苔白，脉弦。气血亏虚，脉道不利，四末失养。宜标本兼顾，治以益气活血，化瘀通络。效不更方，上方继服，以达清热解毒、活血化瘀、消肿止痛之效。10日后痂皮全部脱落，溃疡完全愈合。

处方手迹

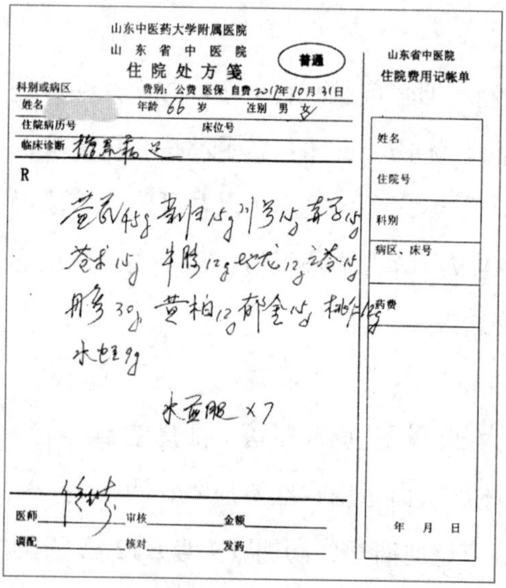
山东中医药大学附属医院
山东省中医院
住院处方笺
普通
科别或病区
费别：公费 医保 自费 2017年10月31日
姓名
年龄 66 岁
性别 男 女
住院病历号
床位号
临床诊断 糖尿病足
R
黄芪45g 当归15g 川芎15g 赤芍15g
苍术15g 牛膝12g 地龙12g 玄参15g
丹参30g 黄柏12g 郁金15g 桃仁15g
水蛭9g
水煎服×7
医师
审核
金额
调配
核对
发药
山东省中医院
住院费用记帐单
姓名
住院号
科别
病区、床号
药费
年 月 日

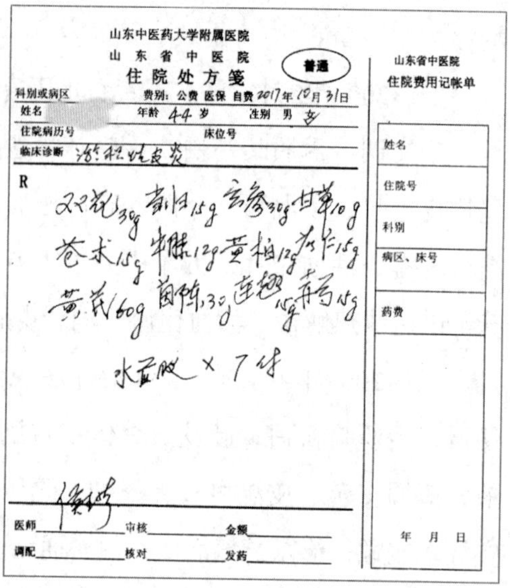
山东中医药大学附属医院
山东省中医院
住院处方笺
普通
科别或病区
费别：公费 医保 自费 2017年10月31日
姓名
年龄 44 岁
性别 男 女
住院病历号
床位号
临床诊断 淤积性皮炎
R
双花30g 当归15g 玄参30g 甘草10g
苍术15g 牛膝12g 黄柏12g 茯苓15g
黄芪60g 茵陈30g 连翘15g 赤芍15g
水煎服×7付
医师
审核
金额
调配
核对
发药
山东省中医院
住院费用记帐单
姓名
住院号
科别
病区、床号
药费
年 月 日

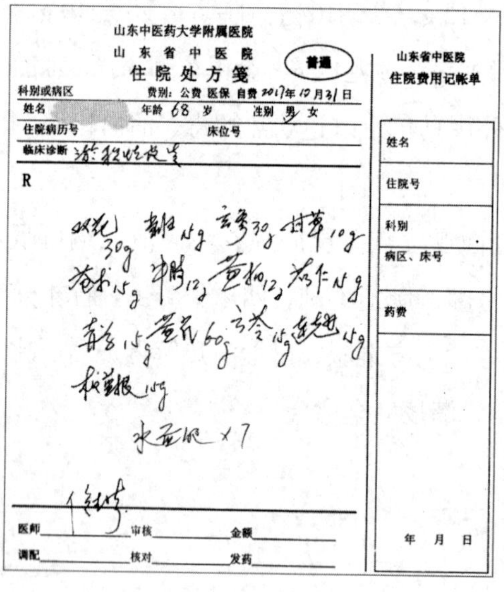
山东中医药大学附属医院
山东省中医院
住院处方笺
普通
科别或病区
费别：公费 医保 自费 2017年10月31日
姓名
年龄 68 岁
性别 男 女
住院病历号
床位号
临床诊断 淤积性皮炎
R
双花30g 当归15g 玄参30g 甘草10g
苍术15g 牛膝12g 黄柏12g 茯苓15g
赤芍15g 黄芪60g 玄参15g 连翘15g
板蓝根15g
水煎服×7
医师
审核
金额
调配
核对
发药
山东省中医院
住院费用记帐单
姓名
住院号
科别
病区、床号
药费
年 月 日

（刘政　整理）

尹常健

山东名老中医、山东省名中医药专家

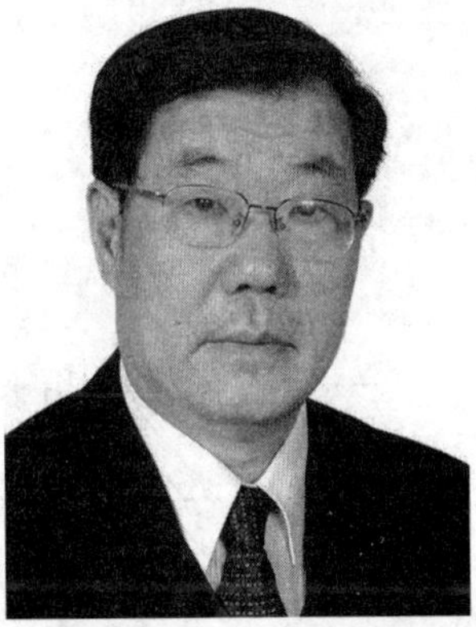

尹常健（1950—），男，汉族，山东临朐人。山东中医药大学附属医院主任医师，二级教授，博士研究生导师，中国中医科学院传承博士后合作导师。中华中医药学会理事，中华中西医结合学会肝病专业委员会常委，中华中医药学会肝病专业委员会学术顾问，山东中医药学会肝病专业委员会主任委员，山东省医学会肝病专业委员会副主任委员，山东省保健科技协会常委。《中西医结合肝病杂志》《世界中西医结合杂志》编委，国家自然科学基金委评委。山东省名中医药专家，享受国务院政府特殊津贴。曾任山东中医药大学附属医院内科主任，山东中医药大学内科教研室主任，山东中医药学会副会长。

长期从事消化系统特别是肝胆病中医、中西医结合临床研究，先后承担国家“十一五”“十二五”重大科技专项、主持教育部博士点基金课题、主持省“十五”“十一五”中医药公关课题等科研课题共13项，其中6项课题获省部级科技进步奖。出版《肝胆病中医研究》《肝病用药十讲》《尹常健学术文集》《中医随想录》《肝病临证十法》《学术演讲录》等学术著作19部，发表“中西医结合肝病研究的三大目标”“中医药护肝治疗的几个理论与实践问题”“肝病用药的原则与方法”等学术论文百余篇。

先后获中国百名杰出青年中医、山东省富民兴鲁劳动奖章、全国卫生系统先进工作者、第二届中国医师奖、山东省优秀研究生导师、首届山东十佳健康卫士、山东省优秀科技工作者、山东省十大名医、全国郭春园式的好医生、山东十大名老中医等荣誉称号，先后记二等功、三等功各一次。

第四、第五批全国名老中医药专家学术继承指导老师。学术继承人：（1）张永，山东中医药大学附属医院肝病科，主任医师、教授；（2）孙建光，山东中医药大学附属医院肝病科，主任医师、教授；（3）阎小燕，山东中医药大学附属医院保健科，主任医师、教授；（4）安勇，山东省千佛山医院肝病科，主任医师。

学术思想

一、提出乙型肝炎中医病因学“三因致病论”

乙型肝炎病毒是乙型肝炎的特异性病原体，具有致病性、传染性、嗜肝性、潜伏性等特点，中医肝病学界对乙型肝炎的中医病因学归属一直未能形成统一认识，长期以来多以湿热、毒邪等立论。尹常健教授认为这些提法并不确切，他在复习大量中医瘟疫病文献后，提出“杂气”乃乙肝的中医病因学归属，指出“杂气”具有物质性、致病性、致病的特异性、传染性、潜伏性感染等致病特点，与乙肝病毒颇为吻合，与伏邪致病说、内外相召致病说共同构成乙肝中医病因三要素。

二、构建慢性乙型肝炎规范化诊疗理论体系

近十余年来尹常健教授一直致力于慢性乙型肝炎规范化诊疗体系的建构，他认为这既是一个重大的理论问题，更是一个重要的临床实践问题。

1. 建立病症三诊模式

所谓三诊论，首先是要进行现代医学的明确诊断包括病原学、生化学、免疫学、临床诊断、疾病程度等，然后进行中医“病”的诊断如“黄疸”“胁

痛”等，其后再进行中医“证”的分析，这样西医病、中医病、中医证三诊齐备，使规范诊疗有据可循、有法可依，他特别强调辨证论治既不能代替辨中医之病，更不能代替辨西医之“病”。

2. 确立肝病治法学范围

他根据慢性乙型肝炎常见的中医症候群特征和病机演变的规律，确立了疏肝法、健脾法、清利法、滋肾法、活血法、利水法、散结法、清化法、养阴法、温阳法等十大治法，在此框架内再根据患者的不同表现进行药物调整。

3. 提出肝病处方要求

总体要求为规范、准确、有效、安全；合理处方应遵循三大基本原则，即君臣佐使的配伍原则、合理融入现代医学的科学理念、充分体现个人的经验；合理处方应把握的四个技术细节为选药要准确、用量要恰当、用法要适宜、禁忌要避免。

4. 提出规范用药的原则与方法

规范用药是慢性乙型肝炎规范诊疗的最终环节，直接关系疗效优劣和疾病预后，为此，他提出规范用药应掌握的三大原则，即坚持辨证用药，借鉴现代医学成果，发现和总结证治规律；规范用药的主要方法为宏观辨证用药和微观辨病用药相结合，注重阶段用药，坚持环节用药，克服用药的盲目性与随意性等；主要应把握的临床细节如选择恰当剂型，不用肝毒药物、不重复用药、注意中药的多重作用及合理应用中成药等。

三、提出和阐述中西医结合肝病研究的三大目标

中西医结合肝病研究在我国已经走过了半个世纪的历程，取得了众多的研究成果，但对于研究目标等一些基本的理论问题尚缺乏统一认识和顶层设计，尹常健教授根据我国这一领域的现状和肝病研究自身的规律，提出中西医结合肝病研究的三大目标，即实现理论互融、完成实践渗透及构建中西医双诊双治的诊疗体系。

四、提出和阐述中医临床学术研究的主要使命

尹常健教授长期在中医临床一线工作，经过深入思考，提出中医学术研究的主要使命：（1）明确中医药的作用目标，即对某些疾病、疾病的某些阶段、

某些环节应发挥的主导治疗作用、辅助治疗作用和善后治疗作用；（2）明确中医药的疗效定位，即对某些疾病、某些阶段、某些环节所具有的确切疗效、较好疗效、一定疗效及难以确定；（3）明确调方指征，知晓调方原则，把握调方时机，熟悉调方内容；（4）设定恰当疗程，根据不同疾病、不同阶段、不同环节设定长、中、短疗程；（5）规定适宜剂量，根据疾病性质、程度、患者状况、依从性状况确定适宜的剂量；（6）制订停药标准，依据病情变化、治疗完成、依从性障碍及安全性防范等制订符合临床实际的停药标准。

临床经验

一、善用疏达之法

尹常健教授常说，肝为刚脏，以气为用，性喜条达，治疗用药应顺其疏达之性。临床所见，几乎所有急慢性肝病均有肝气郁滞之证候，症见两胁撑胀、腹胀纳呆、烦躁易怒等，即可用疏达解郁之药，如柴胡、杭白芍、枳实、青皮、佛手、香附、香橼、木香、紫苏梗、郁金、橘叶、木蝴蝶等；兼脾虚者，酌加健脾益气之药，如人参、白术、茯苓、甘草、黄芪等；胃气上逆，症见呕恶，呃气频繁，脘腹胀满者，治宜和胃降逆，行气调中，药用苏梗、白蔻、降香、丁香等；湿邪壅阻，症见恶心、厌油、腹胀、大便黏腻不爽者，治宜行气祛湿，芳香化浊，药如苍术、川朴、橘皮、藿香梗、紫苏叶、茯苓、豆卷等。其中有正治，有兼治，治法皆以调畅气机为主，用药皆为轻宣透达之味，都是顺应肝疏达之性的，即所谓“木郁达之”之法，意在恢复其自然生性，以利于肝病的康复。

二、喜用柔润之药

尹常健教授认为肝以血为体，肝病过程中肝郁、肝火及过用辛燥疏达之药后每易使肝血易亏，肝阴易虚，临床用药应充分顾及这一特点，或选滋阴柔肝之药，或在疏达药中辅以滋柔之品，以适其柔润之体，免生肝体燥急之弊。

在治疗上，一贯煎、四物汤、补肝汤、六味地黄汤等皆为常用方剂。药如生地黄、熟地黄、沙参、枸杞子、当归、白芍、酸枣仁、黑芝麻、百合、知母、乌梅、石斛、黄精、山药、五味子等，这些药有养肝血、益肝阴者，有滋肾填精者，亦有气阴双补者，皆有助于肝复柔润之体。滋阴药性味厚重，久用滞腻，可碍中气，因此，需适当加入疏达调中之剂和轻宣之味。此外，尚应注意余邪残留，应酌配清解通利之剂以祛邪务尽。

三、治每兼顾气血

尹常健教授常说，“肝为五脏六腑之贼”，肝脏一病，即延他脏，波及气血，故肝病对气血影响尤大，首先是肝本经气血失调，继而全身气血逆乱，如临床上所见肝气郁结，肝气上逆，上犯心肺，可使肺气不宣、心气逆乱；横逆乘脾犯胃又使脾气虚弱、胃气不降；及肾又致肾气虚衰，气化无力。因此，临床上调理气血多从肝入手。肝病对血分之影响主要表现为气滞血瘀、血结、血热、血虚等，如症见胁肋刺痛、肝脾大、肝掌、蜘蛛痣、鼻衄、齿衄，甚或吐血，临床治疗予以活血化瘀法治之，药如桃仁、红花、川芎、当归、赤芍、牡丹皮等。活血散结药如马鞭草、三棱、莪术、郁金、鳖甲、穿山甲、水红子、泽兰等；凉血止血药如牡丹皮、大蓟、小蓟、茜草、生地炭、侧柏炭、黑栀子、大黄炭、三七粉、白茅根、藕节等；益气补血药如黄芪、党参、太子参、黄精、白芍、当归、阿胶、熟地黄、桑椹、鸡血藤、炒酸枣仁等。气顺则血调，气血顺则脏腑宁，则肝病易愈。

四、坚持环节用药

尹常健教授认为就肝病临床所见，在疾病的某一阶段，某一症状体征或客观指标的异常有时往往会成为主要矛盾，这一主要矛盾和环节的解决就成为当务之急；有时也可同时出现几方面症状体征，或同时存在几种客观指标异常，这就面临一个多环节用药问题。尹教授强调环节用药应根据患者的具体情况，区别轻重缓急，分清主次先后，在整体调理的前提下，或对某一环节重点解决，或多环节用药同时进行。如肝硬化腹水患者，症见腹大胀急、难以平卧，齿衄、尿少、乏力，则以利水消胀为主，以解决腹大胀满这一主要矛盾，待腹水解除后，再用凉血止血药以治疗齿衄及鼻衄等问题；也有几个环节同时兼顾而几种治法同时运用的，如腹水患者、黄疸深重两个矛盾需要同时解决，即可利水与退黄并用，以求对两个环节都有所针对。环节用药主次分明，思路清晰，目标明确，靶点清楚，较易收到较好疗效，从而避免主次不分明，同煮一锅粥的混乱现象。

五、注重阶段用药

许多肝脏疾病在发生、发展过程中都具有阶段性规律，以病毒性肝炎为例，病毒感染人体后大致沿着潜伏状态—急性发病—慢性过程—肝纤维化—肝硬化—肝癌这一过程发展，尹常健教授认为，在上述不同的病理过程和临床阶段，分别有不同的病机、证候特点，治法与用药也应因之而异。急性肝炎，用药以抗炎护肝为主，多用清热利湿、活血解毒药，在促使疾病康复的同时阻止其向慢性化发展。慢性肝炎，其病机转归也有一定的阶段性规律，即初在肝，先传脾，后及肾，最后导致气血逆乱、正虚邪实，湿热与瘀血则是阶段性病理产物，治法与用药也就有疏肝、健脾、滋肾、活血化瘀等不同层次，抗肝纤维化，阻止其向肝硬化过渡则是这一阶段用药的主要目标。而肝硬化又分为代偿期与失代偿期，在代偿期以活血化瘀、软坚散结为主，在失代偿期往往出现大量腹水，治疗上又以利水消胀为主，及至腹水消失后则多以滋肾健脾、养血柔肝等药以作善后治疗等，都属于阶段性用药的范畴。区别不同阶段的用药特点，可以使我们的治疗先后有序，脉络清晰。

六、坚持宏观辨治与微观用药

在临床上，一是以宏观辨治用药为主，微观为辅，即先根据患者“症、脉、舌”变化进行辨证，再参考现代医学检查指标，这两方面较为一致时，如症见发热、目黄、身黄、肢体困重、尿黄、大便黏腻及舌红苔黄腻等湿热征象时，又有转氨酶、胆红素升高等相应变化，就应采用清热利湿解毒药如茵陈、栀子、田基黄、赤小豆、板蓝根、龙胆草、淡竹叶等，这些药不仅与宏观辨证对应，而且对肝细胞炎症这一微观病理变化也有较强的针对性。宏观与微观不一致时，如病理组织学改变见碎屑样坏死，诊为慢性活动性肝炎而临床证候却不明显，无证可辨时，用药就应充分针对微观病理变化，如重用凉血活血解毒药赤芍、丹参、牡丹皮、生地黄、大青叶、败酱草等。二是以微观病理变化为依据和靶点，再根据不同证候进行宏观辨证，从而确定治法和用药。如转氨酶升高、白球比例倒置、肝脾肿大等都可以作为微观指标，相应确定方药，再依不同的临床表现分为若干证型确定相应的加减范围。这样既对某一主要矛盾有较强针对性，又体现了宏观辨证原则。在治疗靶点得以解决或改善的同时，患者其他相应的临床证候亦可得到减轻或恢复。

七、把握临床细节

尹常健教授认为细节构成中医，细节决定成败。临床诊疗是由一个一个的具体细节组成的，只有把握好这些细节才会取得理想的疗效。他在几十年临床实践中努力践行这一理念，诊疗过程中每从细微处入手，追求疗效，关注安全，处方用药在药味多寡、用量大小、性味选择、功效取舍等方面都形成独到的经验，对每味药物的用量，他都极为谨慎，对中药复方的安全性特别关注，除严格遵照“十八反”“十九畏”等配伍禁忌外，对现代毒性学研究证实有脏器毒性的药物如半夏、川楝子、天花粉、何首乌等，也都严加避免；另外，他还根据病情特点和中药的性味特点，规定了一些避免应用的细节，如白茅根虽能利水，但因甜令中满，腹胀之人不宜用，血糖升高者亦不能用；甘草能使水钠潴留，故高血压及腹水患者不宜用；胃炎则不宜用乌梅、五味子、山楂等酸味药以防损伤胃黏膜等。实践证明，临床上对这些细节的准确把握，才是提高临床疗效的关键。

擅治病种

尹常健教授在长期的临床实践中勤于探索，勇于创新，擅长治疗慢性病毒性肝炎、肝硬化、原发性肝癌、慢性胆囊炎、胆石症、胃炎及炎症性肠病等，并研制了一系列专方专药，广泛应用于临床，取得了良好的临床疗效。

一、慢性乙型病毒性肝炎

慢性乙型肝炎发病因素涉及复杂的病理变化、个体免疫功能的差异等诸多因素，其临床治疗涉及多个环节，很难期望通过某一种特效药物而达到治愈，中医治疗应主要在减轻患者症状体征、减轻肝脏炎症、调节免疫失衡、调节脂质代谢、阻抑肝纤维化的发生发展等几个方面入手。常用方剂有化瘀软肝煎（泽兰、水红花子、马鞭草、赤芍、白芍、丹参、牡丹皮、茵陈、败酱草、板蓝根、猪苓、白术、三七粉、砂仁、生甘草、大枣）、荣肝饮（柴胡、生甘草、杭芍、丹参、白术、生黄芪、茵陈、枸杞子、板蓝根、川郁金）、滋肾清肝饮（生地黄、沙参、枸杞子、女贞子、旱莲草、沙苑子、当归、牡丹皮、三七粉、茯苓、砂仁、茵陈、黄柏、板蓝根、大枣）、茵陈赤小豆汤（茵陈、苍术、赤小豆、淡竹叶、通草、丹参、大黄、甘草、败酱草、大枣）。

二、肝硬化（代偿期）

常用活血化瘀法、软坚消癥法、化痰散结法、健脾磨积法治疗代偿期肝硬化。活血化瘀常用赤芍、三七、水红花子、鸡血藤、郁金、马鞭草、泽兰、当归、土鳖虫等；软坚消癥常用鳖甲、龟甲、穿山甲、生瓦楞子、生牡蛎、鸡内金、三棱、莪术、山慈菇等；化痰散结常用川贝母、蛤壳粉、射干、炒杏仁、橘红、夏枯草、桔梗、海藻、昆布、海浮石、瓜蒌、薏苡仁、生白术等；健脾磨积常用黄芪、党参、白术、茯苓、莲子、芡实、白扁豆、山药、薏苡仁、石斛、木瓜、乌梅、太子参等。

三、肝硬化腹水

治水七法。一是宣肺利水法，常用方药：炙麻黄、生石膏、炒杏仁、赤小豆、芦根、冬瓜仁、车前子、生薏苡仁、桑白皮、橘皮、全瓜蒌、海蛤粉、川椒目、生姜皮。二是健脾利水法，常用六君子汤加减：台党参、白术、云茯苓、清半夏、橘皮、黄芪皮、薏苡仁、炒山药、建泽泻、厚朴、白扁豆、莲子。三是行气利水法，常用平胃散合逍遥散加减：柴胡、白芍、苍术、川朴、橘皮、香附、炒枳壳、木香、佛手、白术、砂仁、地枯萝、大腹皮、沉香，心下痞满加枳实；尿少加车前子、白茅根。四是活血利水法，常用水红花子汤加减：水红花子、土鳖虫、泽兰、黄芪、大黄、炒水蛭、白茅根、马鞭草、穿山甲、京三棱、醋莪术、青皮、三七粉。五是温阳利水法，常用附子理中汤合五苓散加减：淡附片、党参、白术、干姜、甘草、云茯苓、泽泻、肉桂、猪苓、车前子、牛膝，大腹胀急加台乌药、炒莱菔子；下肢浮肿者加黑豆、防己，或用济生肾气丸。六是清热利水法，常用中满分消丸加减：淡黄芩、川黄连、知母、赤茯苓、建泽泻、枳实、厚朴、砂仁、通草、白术、橘皮、荷梗、薏苡仁、淡竹叶，身目黄染加茵陈、田基黄、车前草；呕恶加姜半夏、紫苏叶。七是养阴利水法，常用猪苓汤合三子养肝汤加减：猪苓、赤茯苓、滑石、阿胶、通草、白茅根、女贞子、楮实子、枸杞子、生白术等。

四、胆系病证

治胆七法。一是疏肝法：肝主疏泄，胆以通降，气滞胆郁是各种胆病临床常见证候。此法的目的是通过疏肝理气，使气血流畅，借其疏达周转之力，促进胆囊收缩和胆汁代谢。常用药物如柴胡、郁金、威灵仙、青皮、枳实、香附等。二是利胆法：包括疏肝利胆和清热利胆法，主要目的是通利胆道，促进胆汁代谢，以利炎症消退和结石排出。常用药如柴胡、郁金、牡蛎、金钱草、茵陈、黄芩、虎杖、栀子、蒲公英等。三是健脾法：胆病久治不愈或久用苦寒攻下之品极易致虚，故应重视扶正法的应用。胆病病位虽在肝胆，实与脾胃关系非常密切，故扶正多以健脾益气为主。常用药物如黄芪、党参、白术、茯苓、薏苡仁等。四是通泄法：即通腑泄热、利胆排石，充分体现“肠泄胆亦泄”理论的应用。临床多用于急慢性胆囊炎及胆石症患者。常用药物如大黄、芒硝、枳实、瓜蒌等。五是缓急法：即缓急止痛，临证常用于胆囊炎症或胆石移动、嵌顿所产生的拘急剧痛难忍之时。常用药物如芍药、甘草、钩藤、地龙、全蝎、郁金、瓜蒌、延胡索等，此类药物可使胆管松弛，胆囊收缩，为排石的重要辅助治疗。六是利湿法：即清热利湿。湿热蕴结是胆病初期常见证候，尤其在急慢性胆囊炎、结石症中常见。由于结石的刺激或嵌顿，结石部位可产生充血水肿，从而又加重嵌顿。用清热利湿、凉血解毒的药物，可以消除结石附着部位的水肿及中毒症状，为排石创造条件。常用药如金银花、连翘、黄芩、虎杖、赤芍、蒲公英、栀子、金钱草、车前草、龙胆草等。七是散结法：包括软坚散结和化痰散结。遵循“留者去之”“结者散之”之原则，主要用于胆囊息肉和胆石症患者。常用药物如生牡蛎、海蛤粉、半夏、浙贝母、皂角刺、穿山甲珠、醋莪术、连翘等。

典型医案

医案一

王某某，女，74岁，2017年5月29日初诊。

病史：患者发现HBsAg（+）四十余年，肝功能、B超等均正常。半年前无明显原因出现双下肢浮肿，于当地医院诊为乙肝肝硬化失代偿期、乙肝相关性肾炎，住院治疗后好转出院。仍坚持用西药利水药及中成药复方鳖甲软肝片等。近感泛酸、胃中嘈杂，口干苦，关节活动不利。

诊查：老年女性，一般情况可，无肝掌蜘蛛痣，双下肢中度浮肿，舌红苔薄黄，有剥落，脉弦。

辅助检查：血生化：ALT 28U/L，AST 33U/L，GGT 34U/L，TB 13.3 μmol/L，DB 2.4 μmol/L，PA 177 mg/L，BUN 6.30 mmol/L，Cr 53.0 μmol/L。B超示肝静脉细窄。HBV-DNA：<1000 IU/mL（2017年5月7日，聊城市人民医院）。

诊断：乙肝肝硬化（失代偿期）；乙肝相关性肾炎。

治则：益气活血，软坚消积，健脾利水。

方药：黄芪15 g，水红花子15 g，泽兰15 g，白术15 g，茯苓15 g，夏枯草15 g，鳖甲（先）15 g，龟甲（先）15 g，莪术9 g，川连6 g，吴茱萸6 g，白及9 g，冬瓜皮15 g，车前子（包）30 g，煅瓦楞子30 g。12剂，水煎服，日一剂。

复诊2017年6月15日，自述服药后诸证减轻，仍稍感口干，舌红苔少，脉沉弦。上方加元参12 g继服，每服2剂停一天，与复方鳖甲软肝片交替服用。

三诊2017年7月17日，诸证减轻，浮肿已消，小便多泡沫，大便不成形，舌红苔少，有裂纹，脉沉弦细。查血生化：ALT/AST 25/39.2 U/L，GGT 47 U/L，A/G 35.2 /26.5 g/L，BUN 8.63 mmol/L，Cr 79.0 μmol/L，UA 4290 μmol/L，尿常规：Pro（++），隐血（+++），WBC（+），B超示肝硬化、胆囊结石，脾稍大，提示乙肝相关性肾炎。另拟固肾收涩法治之：楮实子15 g，覆盆子15 g，金樱子15 g，枸杞子15 g，沙苑子15 g，茯苓15 g，桑螵蛸30 g，大小蓟各15 g，炒山药15 g，浙贝母9 g，牡丹皮9 g，鸡内金15 g，冬葵子15 g，车前子（包）30 g，白蔻9 g。水煎服，日一剂。

再诊2017年7月31日。自述乏力较前好转，双下肢稍虚浮，纳眠可，小便泡沫减少，大便仍不成形。舌红苔少有裂纹，脉沉弦细。查尿常规：Pro（-），隐血弱阳性。仍以上方加玉米须30 g继服。

医案二

赵某，男，65岁，2017年2月20日初诊。主诉：肝癌术后2个月余。

病史：患者10年前查体发现HBsAg（+），乙肝五项：大三阳，未治疗。未定期查体，3个月前患者单位体检发现肝癌，2个月前于上海东方肝病医院行肝癌切除术，术后恢复可。1个月前行TACE治疗，效尚可。现口服恩替卡韦3个月余。现症见：纳后腹稍胀，无腹痛，无泛酸、胃中嘈杂，稍有口干、口苦，体力尚可。纳一般，食欲一般，眠可，二便调。

舌脉：舌淡红，苔腻微黄，脉沉弦。

既往史：既往否认重大疾病病史及其他传染病病史，否认输血史及手术史，无吸烟史，少量饮酒史。

家族史：父亲有乙肝病史。

辅助检查：肝功能：ALT/AST 139.9/167 U/L，A/G 39.6/45 g/L，ALP 144 U/L，GGT 74.6 U/L，TB/DB 13.9/3.2 μmol/L。血常规：WBC 4.56×10^9/L，RBC 4.53×10^{12}/L，HB 140 g/L，PLT 120×10^9/L。AFP 4.73 ng/mL。HBV-DNA <100 IU/mL。上腹部CT：（1）肝左叶癌术后改变；（2）胆囊缺如，请结合临床；（3）所示右侧胸腔积液（2017年2月9日滕州市人民医院）。

处方：木蝴蝶12 g，豆蔻9 g，鸡内金15 g，山慈菇9 g，浙贝母9 g，胆南星9 g，蜂房9 g，莪术9 g，薏苡仁30 g，白花蛇舌草15 g，急性子9 g，半枝莲15 g，重楼12 g，焦神曲12 g，黄芪15 g，板蓝根15 g。水煎2次共煎为400～500 mL，早晚两次温服。12剂。

2017年3月20日第二次复诊。纳后腹胀减轻，未述其他明显不适，纳尚可，眠一般，二便调。舌质黯淡，苔根黄厚，脉沉弦细。辅助检查：CT：（1）结合病史，肝左叶癌术后改变，肝周少量积液；（2）右肾上腺区结节灶；（3）右肾下级小囊肿。AFP 6.27 ng/mL。肝功能：ALT/AST 39.1/42U/L，A/G 39.8/38.1 g/L，GGT 62.1U/L，TB/DB 14.8/2.7 μmol/L（2017年3月15日滕州市中心医院）。处方：上方加半枝莲15 g、蛤壳15 g。水煎2次共煎为400～500 mL，早晚两次温服。12剂。

2017年4月13号第三次复诊。现症见：纳后腹胀，隐隐作痛，体力可，精神可，余无明显不适，纳眠可，二便调。舌暗淡，苔黄厚，脉沉弦。处方：上方去蛤壳，加延胡索12 g。水煎2次共煎为400~500 mL，早晚两次温服。12剂。

2017年5月22日第四次复诊。手术刀口偶有隐痛不适，余无明显不适，纳眠可，小便调，大便偏稀。舌淡红，苔黄，脉沉弦。辅助检查：AFP 4.77 ng/mL。HBV-DNA <100 IU/mL。肝功能：ALT/AST 37.9/36U/L，A/G 39.7/40.1 g/L，GGT 48.3U/L，TB/DB 21.2/4.8 μmol/L，ALP 110U/L。血常规：WBC 4.15×10^9/L，RBC 4.49×10^{12}/L，HB 138 g/L，PLT 106×10^9/L。上腹部强化CT：（1）结合病史，肝左叶癌术后改变；（2）右侧肾上腺区结节灶，较前相仿；（3）右肾下级小囊肿（2017年5月18日滕州市中心医院）。

处方：木蝴蝶12 g，豆蔻9 g，鸡内金15 g，山慈菇9 g，浙贝母9 g，胆南星9 g，露蜂房9 g，莪术9 g，薏苡仁30 g，白花蛇舌草15 g，急性子9 g，半枝莲15 g，重楼12 g，白扁豆30 g，木香9 g，姜黄9 g。水煎2次共煎为400～500 mL，早晚两次温服。12剂。

2017年6月26日第五次复诊。体力尚可，余无明显不适，纳眠尚可，二便调。偶有大便偏稀。舌红，苔黄腻，脉弦细。

处方：木蝴蝶12 g，白豆蔻9 g，鸡内金15 g，山慈菇9 g，浙贝母9 g，胆南星9 g，蜂房9 g，莪术9 g，薏苡仁30 g，白花蛇舌草15 g，急性子9 g，半枝莲15 g，重楼12 g，赤石脂12 g，禹余粮12 g，白扁豆30 g。水煎2次共煎为400～500 mL，早晚两次温服。12剂。

处方手迹

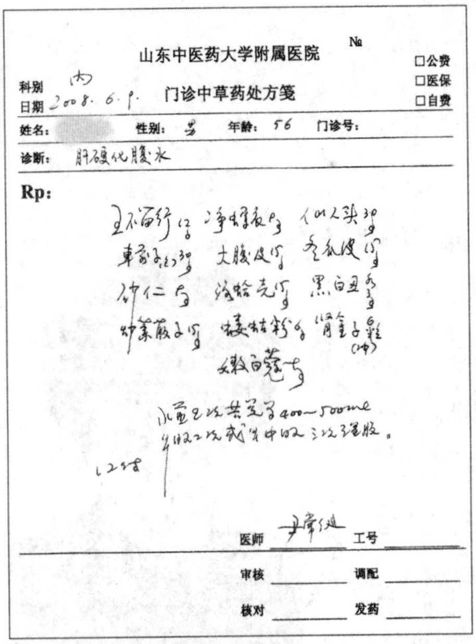

山东中医药大学附属医院　№

门诊中草药处方笺

□公费　□医保　□自费

科别：内

日期：2008.6.9.

姓名：　性别：男　年龄：56　门诊号：

诊断：肝硬化腹水

Rp:

王不留行15g　[illegible]10g　[illegible]30g

车前子(包)30g　大腹皮15g　冬瓜皮15g

砂仁6g　海蛤壳15g　黑白丑各3g

炒莱菔子15g　[illegible]6g　[illegible]6g(冲)

[illegible]6g

水煎2次共兑为400—500ml，分早晚2次或早中晚三次温服。

医师：尹常健　工号：

审核：　调配：

核对：　发药：

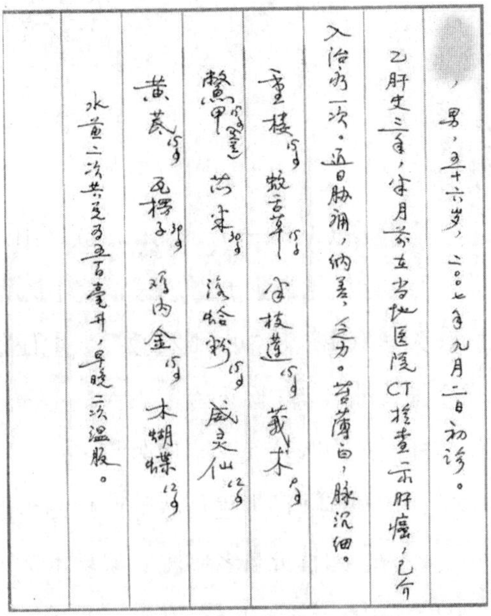

，男，五十六岁，二〇〇七年九月二日初诊。

乙肝史三年，半月前在当地医院CT检查示肝癌，已介入治疗一次。近日胁痛，纳差，乏力。苔薄白，脉沉细。

重楼15g　败酱草15g　半枝莲15g　莪术9g

鳖甲15g(先煎)　苡米30g　海蛤粉15g　威灵仙12g

黄芪15g　瓦楞子30g　鸡内金15g　木蝴蝶12g

水煎二次共兑为五百毫升，早晚二次温服。

（张永、孙玉莉、高占华　整理）

王静波

山东省名中医药专家

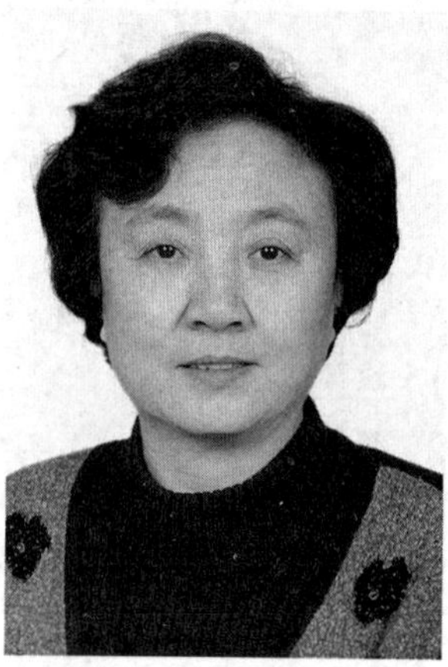

王静波（1950—），女，汉族，山东烟台莱州人。1974年8月毕业于山东医学院中医系，山东中医药大学附属医院中医眼科教授、主任医师。曾师承全国首批名老中医药专家衣元良主任医师；1995年起任山东中医药大学附属医院中医眼科副主任、主任，1999年被评为主任医师。1995年被全国二部一委评为全国首批名老中医专家学术优秀继承人，2007年获山东省名中医药专家、2015年中华中医药学会眼科分会成立30周年时被评为全国中医眼科专业委员会先进工作者称号；曾任世界中医药学会联合会眼科专业委员会理事、中华中医学会眼科专业委员会常委、顾问，中国中西医结合学会眼科专业委员常委，中国女医师协会中医专家委员会委员，山东中医药学会第四、第五届理事会理事，山东中医五官科专业委员会第二、第三届主任委员，山东中医药大学老专家服务团专家，《中国中医眼科杂志》编委，《山东大学耳鼻喉眼学报》编委等职。

主要编著有《全国中医药专业技术资格考试大纲与细则·中医眼科专业（中级）》《中医五官科外治法》《今日中医眼科》《中医眼科全书》《中西医结合眼科急诊学》《新编中医五官科学》等著作；发表“弱视发病相关因素探讨”“同侧单眼先天性上睑下垂伴高度近视1家系”“益阴明目合剂对

高眼压大鼠超微结构的影响”“益阴明目合剂对高眼压大鼠视神经超微结构及血清NO、SOD的影响”“中药川白眼药水治疗春季卡他性结膜炎的临床研究”“中药治愈双眼Adie综合征1例”“26例弱视儿童彩色图形视觉诱发电位的研究”“弱视图形视觉诱发电位改变与中药治疗的关系”“中药治疗前后弱视患者图形视觉诱发电位的改变”“中药治疗弱视疗效分析”“衣元良老医师对小儿弱视治验总结”等论文50余篇。

主持多项课题，多次获得山东医学科技奖奖励委员会科技创新成果奖、山东省中医药管理局科技进步奖、山东省教育科技进步奖等。

担任第五批全国老中医药专家学术经验继承工作指导老师。学术经验继承人：（1）马栋，山东中医药大学附属医院中医眼科专业，副主任医师；（2）解孝锋，山东中医药大学附属眼科医院中西医结合专业眼科方向，副主任医师。

学术思想

一、目为苗窍，脏腑为本

目以经脉与五脏六腑相联，受真精、真血的濡养，其变化反映内在脏腑的状态，脏腑的盛衰必然影响到眼的正常代谢而致眼病。准确分析脏腑的寒热虚实，是治疗各种眼病的关键，做到全身辨证与局部辨证相结合，辨证与辨病相结合，才能克服无症可辨的难题，达到治疗目的。

二、益气养阴，开窍明目

年四十而阴气自半。许多老年性眼病多和人体功能的衰退，气血不足有关，目受五脏之精华而得濡养，气血亏虚，不能上承濡养于目，则会出现视力下降，视物模糊的情况，如老花眼、干性黄斑变性等。再者，肝开窍于目，情志不舒容易导致肝气郁结，日久化火，或肝火上犯目窍，耗伤气血，日久气血亏虚，目之窍道无力以通，无物以养，故视物模糊，多见于青光眼的患者。

三、先天不足，补肾填精

对于一些先天性疾病，例如弱视，王教授认为多和先天不足有关，先天不足不仅包括肾精不足，还包括脑髓空虚，因此提出了肾脑目系统在视觉系统发育中的作用。肾、脑、目之间关系密切，肾藏先天之精和后天之精，先天之精为脑和目的生成、发育提供物质基础，促使其正常发育，目才能黑白分明，肝管无滞，脑才能具有正常的神识功能，在“三光”的刺激下完成正常的视觉过程，而后天之精的灌注滋养是脑目功能得以完善的保证，促使正常的视觉功能逐渐完善。

四、久病多瘀，扶正祛邪

疑难杂症多病因复杂、病程漫长，眼病也不例外。许多难治性眼病多是全身慢性疾病的眼部并发症。而全身慢性疾病多为本虚标实，气血亏虚，精血不足，造成气血痰瘀等病理产物停于目窍，形成出血、渗出、水肿等病理改变，治疗此类疾病多采用扶正祛邪的方法。

临床经验

一、治疗中晚期青光眼经验

在总结多年临床经验的基础上认为中晚期青光眼及术后视神经萎缩、小视野者，主要是因为肝风耗伤阴液，阴虚阳亢日久，气阴双亏；气阴亏损，目之窍道无力以通，无物以养而视物不清，所以制订了益气养阴开窍的治则，创制了医院制剂益阴明目合剂。

二、治疗小儿眼病经验

在继承衣元良老师经验的基础上，提出了小儿眼病特别是弱视以先天不足为主，脾胃亏虚为辅，提出了补益肝肾、健脾益气养血的治疗大法，经过剂型的逐渐改进，创制了医院制剂视明宝颗粒。

三、治疗老年出血性眼底疾病的经验

老年出血性眼病多由高血压、糖尿病等引起，病机为本虚标实，故治疗此类疾病多采用补阳还五汤加减治疗，益气活血化瘀。

四、治疗围手术期及外伤后眼病的经验

围手术期及外伤都有共同的致病机理就是目珠损伤，风邪侵袭，故选用《原机启微》之除风益损汤，养血活血，除风益损。

擅治病种

擅治各种眼科疑难杂症。

一、外眼疾病

擅长应用自拟方治疗麦粒肿，特别是小儿麦粒肿，平素喜食肉食，喝奶粉，多与小儿湿热体质有关，应用野菊花30 g、蒲公英15 g、蜂房10 g、防风10 g、赤芍15 g、金银花15 g、川芎10 g、陈皮6 g等药物，内服加外敷，少量多次口服，往往三剂见效。

二、青光眼

特别是对于中晚期青光眼，创制了益阴明目合剂，主要药物组成为黄精、党参、五味子、麦冬、枸杞子、当归、石菖蒲、知母等。

三、葡萄膜炎

应用中药治疗可以明显减轻葡萄膜炎的症状，减轻治疗过程中激素的毒副作用，延长复发时间。急性期常用中药为龙胆泻肝汤，慢性期为知柏地黄丸加减。

四、眼底疾病

特别是眼底出血性疾病，多发生于老年人，多有血压高、血糖高、血脂高等三高病史，患者久病，多为气虚血瘀，应用补阳还五汤治疗多能收到奇效。

五、小儿近视、斜视、弱视

继承了衣元良老教授在治疗弱视方面的丰富经验，用视明宝颗粒治疗弱视近三十年，主要药物组成有熟地黄、枸杞子、当归、白芍、党参、菟丝子、黄柏、陈皮，在治疗近视弱视方面，效果显著。

典型医案

医案一：青光眼

喻某某，男，78岁，某高校退休教师，2008年2月27日初诊。自述2003年在北京同仁医院诊为“正常眼压型青光眼”，陆续点阿法根、贝特舒、派立明、苏为坦等眼药水，眼压控制在15 mmHg左右，但达不到目标眼压，导致视力进行性下降、视野不断恶化。为此来诊求治于中医。首诊时双眼视物模糊，视野缩小，全身乏力。舌淡苔白，脉弦细。眼科检查：视力右眼0.05，左眼0.2，眼压：右眼14.1 mmHg，左眼14.1 mmHg，双眼底视盘色淡，C/D为0.8，视野显示为管状视野，左眼MD、PSD分别为-30dB、4.88 dB（右眼视力差，视野检查无法完成）。

中医诊断：青风内障（双眼）。证型：气血不足，目窍不通。

治法：益气养阴，开窍明目。

方药：黄精12 g，党参15 g，五味子6 g，麦冬12 g，枸杞子15 g，当归12 g，石菖蒲10 g，知母12 g，菟丝子12 g，玄参9 g，甘草6 g。14剂，水煎服，每日一剂，早晚分服。

二诊2008年3月13日。服上方14剂，自觉视物模糊减轻，全身乏力好转。眼部检查：视力、眼底同前，眼压右眼12.7 mmHg，左眼12.3 mmHg。患者甚是满意。上方继服1个月。

三诊2008年4月10日。服上方28剂，眼压检查：右眼12 mmHg，左眼

12.3 mmHg。患者服药平妥，改为自制剂益阴明目合剂，50 mL，日2次。

四诊2008年8月13日。自觉双眼视物模糊明显减轻，眼压右眼11.7 mmHg，左眼11.3 mmHg。视野范围扩大，左眼MD、PSD分别为-28.20dB、5.71 dB（右眼视力差仍未测出）。以益阴明目合剂继续口服。

五诊2009年11月18日，自觉一年来视功能没再继续下降，查眼压：右眼11.3 mmHg，左眼11.3 mmHg，达到目标眼压，左眼MD、PSD分别为-14.25 dB、12.53 dB，患者非常满意。后仍继续服用益阴明目合剂，眼压一直控制在目标眼压内，使视功能未在继续损伤，生活自理，保持了患者较高质量的生活。

医案二：斜视性弱视

患者，女，8岁，初诊2014年2月10日。家长发现患儿左眼视力不佳2年。1年前在外院验光后诊为“弱视”，曾服中药加遮盖右眼治疗，治疗后左眼视力提高，停遮盖右眼后左眼视力又下降，而来我院就诊。检查：视力：右眼 1.5近视力 1.2，矫正视力 +1.00D+0.50D×90° =1.2；左眼0.5 近视力 0.5，矫正视力 +4.00D+1.50D×110° =0.6。左眼内斜约15° ，双眼运动正常，屈光间质清晰。眼底：右眼中心注视，左眼中心旁注视欠明亮。舌淡苔薄白，脉沉细。

中医诊断：左眼小儿通睛症、视瞻昏渺。证型：肝肾阴虚，气血不足，目失濡养。西医诊断：双眼屈光不正，左眼弱视、共同性内斜视。

治法：滋补肝肾，益气养血，平肝明目。

方药：用视明饮加减。生地黄20 g，白芍12 g，枸杞子12 g，山药15 g，女贞子12 g，黄精12 g，党参12 g，石决明20 g，五味子10 g，当归6 g。水煎服，每日一剂，分早晚两次服，配合遮盖右眼。

二诊2014年3月10日，服药1个月后，左眼视力明显好转，复查视力：右眼1.5，左眼 1.0，左眼内斜约10° ，左眼底黄斑中心反光较前明亮，前方去石决明、黄精，加麦冬15 g。

三诊2014年5月6日，又服药2个月复查，双眼视力均为1.5，左眼内斜约5° ，左眼已转为中心注视，上方隔日一剂巩固治疗1个月，后停药。

两年后复查，双眼视力仍为1.5，眼位已正位，左眼黄斑中央凹反射弥散。

医案三：视盘血管炎

李某，女，42岁，2015年6月5日初诊。左眼前出现黑影遮挡3天，伴头晕眼胀，心烦健忘，发病前有情绪波动及感冒史。既往患有鼻窦炎、胆囊炎、心肌炎、风湿性关节炎等多种疾病。视力双眼1.0，左眼底视盘边界尚清晰，视网膜静脉充盈、迂曲，动脉无异常，以视盘为中心呈大片火焰状出血，出血累及黄斑区及周边部视网膜，黄斑中心凹反射尚存。舌质红，苔黄腻，脉弦数。

中医诊断：目系暴盲（左），证属肝胆火炽，热邪伤络，血溢脉外。西医诊断：左眼视盘血管炎（1型）。

治法：清热泻火，凉血止血，佐以化瘀通络。

处方：野菊花、连翘、葛根各20 g，金银花、蒲公英、生地黄、小蓟、白茅根各30 g，柴胡、黄芩、牡丹皮、槐米、大黄炭、车前子、昆布各12 g，地龙、甘草各6 g。

二诊2015年6月17日，服12剂，左眼前黑影变淡，眼底出血明显吸收，上方去蒲公英、槐米，加当归6 g，仙鹤草、蒲黄炭各15 g。

三诊2015年7月7日，服20剂后，眼前黑影消失，炎症出血基本吸收，上方去大黄炭、黄芩、车前子，加白芍、佩兰各6 g。

四诊2015年7月19日，再服12剂，全身不适消失，视力同前，眼底出血全部吸收。停药1年无复发。

医案四：疼痛性眼肌麻痹综合征

患者女，30岁，左眼胀痛、复视3个月，伴眼眶、额部疼痛、眼睑下垂及眼球运动受限，于1993年3月10日就诊。发病后曾在外院诊为“疼痛性眼肌麻痹综合征”，应用皮质类固醇治疗有效，但剂量略减症状即加重，如此反复发作数次，且出现激素不良反应。1980年右眼首次出现上述症状，此后双眼多次交替发作，均需依赖大剂量激素治疗方能缓解。既往有慢性胆囊炎病史。

检查：视力右眼1.2，左眼1.5。右眼检查无异常。左眼上睑轻度下垂，鼻侧上方近眼眶缘皮下触及花生米大小之硬结，不活动，压痛（+）。球结膜充血、水肿较明显。瞳孔圆，大小正常，对光反应灵敏。眼底正常。眼球向上方及左、右运动受限，眶内未触及包块，眶压不高。眼球突出检查：右眼14 mm，左眼17 mm，眶距98 mm。全身检查：形体呈向心性肥胖，体毛浓密。舌红，苔黄腻，脉沉弦。尿糖（−），血糖4.2 mmol/L。眶X线平片、脑电图、头颅CT检查均无异常。

诊断：左眼疼痛性眼肌麻痹综合征。辨证：脾胃湿热，外感风邪，痰湿阻络，气血郁滞。

治法：清热利湿，疏风化痰，健脾益气，化瘀通络。

处方：自拟清热化痰通络汤加减。野菊花20 g，金银花、蒲公英、葛根各30 g，龙胆草、胆南星、法半夏、当归、僵蚕、地龙、全蝎、白附子各10 g，黄芩、党参、茯苓、白术、决明子、泽泻、赤芍各15 g，荆芥、防风、白芷各12 g，陈皮6 g。水煎服，日一剂。

二诊：服6剂后左眼红肿和胀痛减轻，上方去蒲公英、荆芥、防风，加夏枯草15 g、细辛3 g。

三诊：服18剂后，眼红肿和疼痛基本消失，鼻上方结节缩小变软，压痛消失。复视仍存在。上方去龙胆草、泽泻、决明子，改僵蚕为15 g，地龙、全蝎各12 g，加黄芪15 g。

四诊：服12剂后再度出现上睑下垂，并有轻度红肿、疼痛。遂去黄芪、陈皮，加枳实15 g。

五诊：再服12剂后，上睑抬举正常，红肿疼痛消失，向正前方注视时复视消失，眼球上转正常，内转仍受限。上方去野菊花、白芷、细辛、法半夏、胆南星；加桃仁、红花各10 g，丹参20 g，女贞子、枸杞子各15 g。

六诊：服12剂后复视消失，眼睑和眼球运动基本正常，眼球突出计检查：右眼13 mm，左眼14 mm，眶距98 mm。继续服上方6剂以巩固疗效。停药3个月复查，眼位及眼球活动正常，鼻上方结节消失。

处方手迹

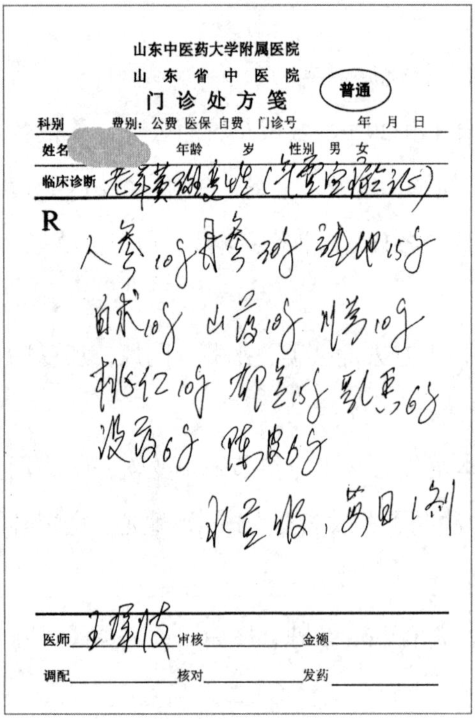
山东中医药大学附属医院
山 东 省 中 医 院
门诊处方笺
普通
科别 费别：公费 医保 自费 门诊号 年 月 日
姓名 [redacted] 年龄 岁 性别 男 女
临床诊断 老年黄斑变性（气虚血瘀证）
R
人参10g 丹参30g 地龙15g
白术10g 山药10g 川芎10g
桃仁10g 郁金15g 乳香6g
没药6g 陈皮6g
水煎服，每日1剂
医师 审核 金额
调配 核对 发药

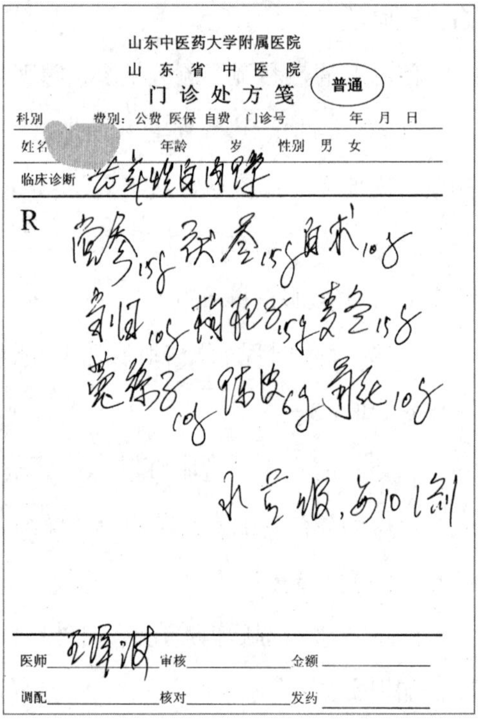
山东中医药大学附属医院
山 东 省 中 医 院
门诊处方笺
普通
科别 费别：公费 医保 自费 门诊号 年 月 日
姓名 [redacted] 年龄 岁 性别 男 女
临床诊断 老年性白内障
R
党参15g 茯苓15g 白术10g
当归10g 枸杞子15g 麦冬15g
菟丝子10g 陈皮6g 菊花10g
水煎服，每日1剂
医师 审核 金额
调配 核对 发药

（陈美容 整理）

张素芳

山东名中医药专家

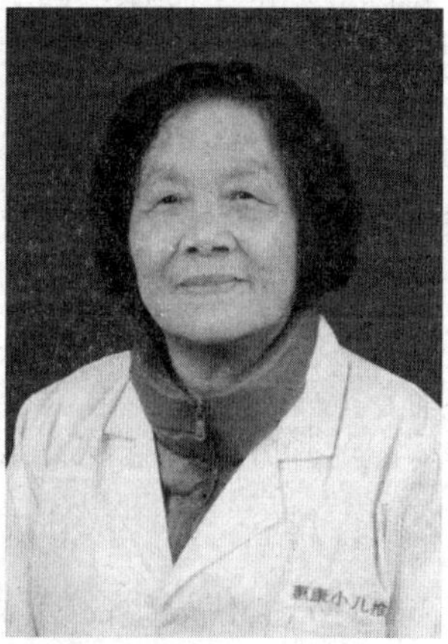

张素芳（1940—），女，汉族。1940年生于上海市，1958年进入上海中医学院附属推拿学校学习，是新中国培养的第一批推拿专业学员，师从推拿名家朱春霆、王纪松、钱福卿。后又跟随山东小儿推拿名医孙重三先生学习实践，自1961年毕业工作至今已逾57年。曾任山东中医药大学推拿教研室主任兼附院推拿科主任，山东中医药大学教授，主任医师。现任山东中医药大学针灸推拿学博士研究生导师，山东省推拿专业委员会名誉主任委员。

从医五十余年来，张素芳教授一直从事中医推拿的教学和临床工作，擅长运用推拿手法治疗小儿消化和呼吸系统疾病，对儿科疑难杂病也积累了丰富的临床经验。记载了大量的珍贵病案，涉及病种达60余种。先后在核心期刊发表学术论文16篇。主持并参与科研课题10余项，主编、参编、点校著作10部，参与拍摄《齐鲁推拿》科教片1部。

1983年12月获山东省科学技术委员会科技进步三等奖。1989年获山东省科技术协会优秀学术成果二等奖。2000年10月获山东省科学技术委员会科技进步三等奖。2005年10月获山东中医药学会儿科分会特别贡献奖。2009年获山东中医药大学教学成果奖三等奖1项；同年获山东省教育厅山东高等学校优秀科研成果奖二等奖1项。

担任第五批全国老中医药专家传承工作室指导老师。学术继承人：（1）姚笑，山东中医药大学附属医院，副主任医师；（2）李静，山东中医药大学附属医院，副主任医师。

学术思想

以《黄帝内经》为指导思想，参合《易经》及历代医家真言，结合五十余年的小儿推拿临床实践，对中医及小儿推拿形成了较为成熟完整的诊治思路和学术观点，其学术理论体系可总括为“八卦为体，五行为用，阴阳为本”。

一、八卦为体

八卦是从宇宙万事万物中抽象出来的基本属性，万事万物都可从其中找到对应的卦位。八卦为体，具有三层含义：第一，八卦代指一个生命整体；第二，八卦分为乾、坎、艮、震、巽、离、坤、兑八个卦，代指人体不同的脏腑器官；第三，以“八卦穴”作为治疗疾病的载体。

1. 八卦代表生命整体

八卦是一气周行的代表符号，具有左升右降的运转规律，中医把人体视为一个整体，一气充斥全身，贯串生命始终。

2. 八卦各卦代指不同的脏腑器官

八卦合而为一，分而为八。人身脏腑四肢百骸根据其不同功能属性以八卦概之。其中“乾为首，坤为腹，震为足，巽为股，坎为耳，离为目，艮为手，兑为口”。八卦与五体、五官具有对应关系。在整个生命过程中，八卦对应脏器各司其职，饮食劳作、精神意识活动有条不紊。

3. 八卦为体是小儿推拿治疗疾病的方法论

小儿推拿特定穴中有“八卦”一穴，为人体缩影。八卦为体，统领人体脏腑四肢百骸，目的是依据八卦的不同属性以及相互关系，通过对小儿手掌“八卦穴”的推拿，协调诸卦气机，恢复八卦所对应脏器间的平衡稳定状态，使人体疾病康复。

二、五行为用

运用五行之间相生、相克关系，来论述五脏间生理上的相助和相制。五脏的五行相生关系表现为肾水藏精以资养肝木，肝木藏血以养心火，心火温煦以助脾土，脾土化水谷为精微以充肺金，肺金清肃下潜以助肾水。五脏的五行相克关系表现为肝木条达以防脾土壅塞，脾土运化以防肾水泛滥，肾水滋润以防心火亢旺，心火温煦以防肺金凝肃，肺金收敛以防肝阳上亢。

运用五行相互关系作为制订小儿推拿治法的依据。小儿推拿五指各对应一脏，拇指末节为脾经，食指末节为肝经，中指末节为心经，无名指末节为肺经，小指末节为肾经，总称为五经穴。

运用五行相生的关系，“虚则补其母，实则泻其子”。临床常用的有培土生金法、滋水涵木法。利用五行相克的关系，“制其偏盛以为平”，譬如培土制水法、佐金平木法、水火既济法。临床常用的有：平肝经以治疗肺气上逆咳喘，补肾经以治疗心火亢旺。

三、阴阳为本

阴阳为本有三层含义：一、阴阳消长变化是维持生命的本源力量。二、阴阳失衡是疾病发生的最基本病机。三、调整阴阳是治疗疾病所必须遵循的基本原则。

在小儿推拿特定穴有“手阴阳”穴，通过推拿小儿“手阴阳”穴，可直接起到调整阴阳的作用。除“手阴阳”穴外，调整局部阴阳的穴位和手法还有分推“腹阴阳”“头阴阳”“胸阴阳”。

四、“八卦为体，五行为用，阴阳为本”指导下的处方选穴特点

在“八卦为体，五行为用，阴阳为本”的学术思想指导下，详查疾病的发生机制，从调整阴阳，调和气血，调理脏腑，扶正祛邪的原则出发，根据小儿体质状况，从大处着眼，从细处着手，利用小儿推拿手法和穴位，和其血气，调其脏腑，最终使机体归于阴阳平衡。其用穴可划分为五个层次。

1. 通关节，行气血

主要作用是疏通手部关节，促进手部气血流通。最常用的方法主要有掐揉

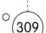

四横纹和运八卦。

2. 和阴阳，调五脏

在疏通气血的基础上，对整体阴阳偏盛偏衰进行调整。手阴阳可平衡阴阳，又处于手腕关节处，推之既能调整阴阳，又能和血顺气，故应用最多。外劳宫能提振正气，扶正祛邪，提高人体免疫力，又善温中焦，助脾运，最适于脾肺气虚小儿。

3. 通经隧，贯脉络

若脏腑功能受损较大、经络不畅、附属器官受到影响时，需要在病变脏腑所在经络及相关经络加强治疗，多用循经穴。如风热感冒，肺热上熏咽喉，可掐揉少商、鱼际、太渊、列缺等穴以泻肺热。

4. 对症穴，效用专

对症穴为小儿推拿特定穴，有的针对次要病机，有的针对症状，在小儿推拿中使用较多。

5. 据解剖，找靶点，全息穴，兼效验

在通经络的治疗同时，可依据病变部位的解剖结构，在其体表投影区或病变局部取穴，如在扁桃体点以勾揉法推拿治疗扁桃体肿大，在喉结周围以缠法推治急性喉炎。

临床经验

一、诊法经验——“望首”和“望手”

1. 望首

（1）望神：小儿来诊，首先望其形神，若两目有神，表情活泼，面部红润，呼吸均匀，则为气血调和，精力充沛，无病或病情较轻。

（2）望目：眼部望诊常用“五轮学说”指导。若两眼睑下垂，微微浮肿，似睁非睁，则为无神，多为痰湿阻滞；若眼白微黄浊，则有肺热，白睛不清亮，提示咳嗽有痰。

（3）望鼻：张教授用望色的方法来观察局部及相关部位的微循环的变化，并依据面部“五色主病”和“五部配五脏”理论辨析病情。

（4）望口：正常小儿口唇色淡红润泽。若小儿口唇色苍白，则多有气血不足或有虚寒；若小儿口唇色红绛，则提示小儿内有实热。

（5）望耳：两耳轮色红活，为气血充盛；若色苍白，为气血不足。

2. 望手

（1）望掌：五脏在手掌面皆有分部。若手掌哪部分发青发暗，则提示其相应脏腑可能有气血不通，需要着重按揉推运。

（2）望小指：通过观察小儿小指的情况来判断先天肾气是否充足。如果小指形态与其他四指基本一致，则为正常，若小指明显偏短偏细、弯曲，三节不均，甚至只有两节，则提示先天肾气不足。

（3）望指纹：食指指纹则遵“浮沉分表里，红紫辨寒热，淡滞别虚实，三关断轻重”的原则。积滞内停，小儿指纹常见紫滞。

二、常用特色治疗手法

1. 治疗先天性巨结肠及顽固性便秘，常用四步摩法以导滞通便。
2. 治疗肺系疾病时，常用循法以清肺利咽，和胃降逆，化痰止咳。
3. 治疗小儿脑发育不全或脑瘫时，常用叩法以醒脑开窍，益智健体。
4. 治疗小儿夜啼时，常用抚脊法以镇惊安神、安魂定魄。
5. 治疗小儿发育迟缓时，常用捻揉十指（趾）法。
6. 治疗消化系统病症，常用分腹阴阳法以疏肝和胃、消胀除满。
7. 治疗小儿脑发育不全、智力迟钝时，多用推囟法以益智安神，醒脑开窍。
8. 治疗胀气、食积、痰阻症等实证，多用按弦搓摩法降气化痰。

三、小儿推拿技法特点

五十余年来在临床上反复打磨，推拿技法已臻炉火纯青，其技法有形而不拘于形，遵法而不泥于法。推拿技法大致如下：

姿势稳定，动作规范；以弧蕴力，均匀持久；柔和渗透，相得益彰；结合解剖，施术有据；多术复合，得气为度；随证调整，应病而变；点线面穴，施术有别。

四、小儿推拿的技术特点

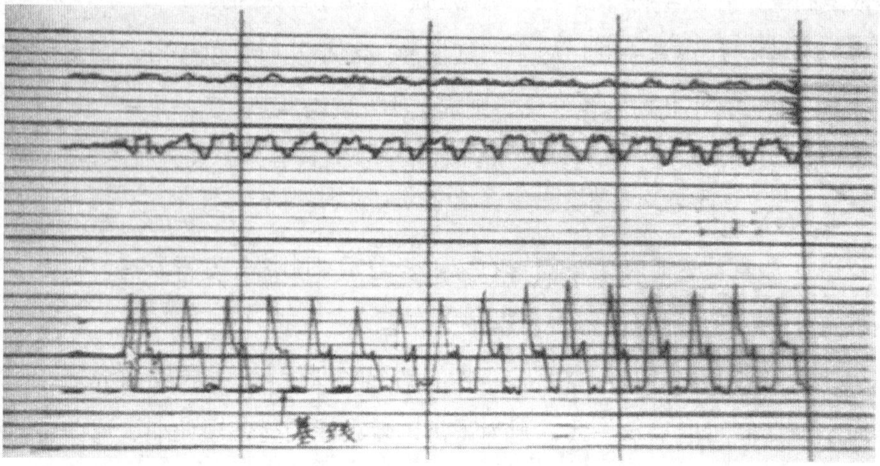

张素芳小儿拇指直推法动态曲线图

周期：0.23秒；频率：260次/分；垂直强度：3.3 kg

擅治病种

擅长运用推拿手法治疗小儿消化和呼吸系统疾病，对儿科疑难杂病也积累了丰富的临床经验。

一、小儿咳嗽

以五行为基础理解小儿咳嗽的发病特点：肺为娇脏、易伤难治；咳多挟痰、挟泻；五脏六腑皆可致咳；久咳耗气伤阴。咳嗽的小儿推拿治疗上，主张外感新咳宜宣散、内伤久咳宜宣补，并注重肺脾两脏相生关系和肺肝两脏的相克关系。

二、小儿发热

根据不同病因，将发热分为外感发热、阴虚内热、肺胃实热三种，根据病机发展，又会出现肝风痰扰之证。对于小儿发热的治法，主张外感发热以宣散外邪为主，内伤发热以清脏腑热为主。在治疗发热时，多从肺、脾、肝三脏考虑，因外感发热多为呼吸系统感染，内伤发热多由消化不良所致，而小儿高热最易引动肝风，发生惊厥，故取穴多与此三脏相关。

三、脾胃病

1. 小儿泄泻

脾常不足是小儿泄泻的致病内因，慢性泄泻又与肝、肾、肺关系密切；湿邪困阻是小儿泄泻的致病外因；泄泻多伴伤阴败阳。治疗泄泻的实证以祛邪为主，治以消食导滞，祛风散寒，清热化湿。虚证以扶正为主，治以健脾益气，健脾温肾。虚中夹实宜消补兼施。伤阴、伤阳者，宜滋阴温阳。本病脾胃功能失调是主病机，大肠是病位，湿为致病因子和病理产物。因此，主要以调理脾胃、清理大肠、行气化湿为主。临床常以大肠经、脾经、摩腹和七节骨为基本处方，随证型加减其他穴位。

2. 小儿便秘及先天性巨结肠

便秘首先辨实证、虚证，虚秘再辨气、血、阴、阳之偏重。六腑传化物而不藏，以通为旨，当用通便开秘，以下法为主。实证，当下则下，但须中病而止。虚证虽有可下之证，宜缓缓而施，可采用养血通下、益气通下、补阴通下、温阳通下等。

器质性便秘最常见的疾病是先天性巨结肠及肛门不全闭锁。小儿推拿对先天性巨结肠尤其是病变位置靠近肛门近端者，有较好疗效。小儿先天性巨结肠多与先天禀赋不足，导致肠道推运失职，大便长期滞留肠腑，因此治疗本病需标本兼治。一要健脾益气，助肠道推运之力；二要导滞通腑，促其粪便排出。

典型医案

医案：不明原因发热

高某某，男，13岁半，2011年12月19日初诊。主诉：发热50余天。

现病史（母代述）：50天前不明原因突然发热，体温38~38.6℃，伴有鼻塞、咽痛，经口服阿奇霉素、清开灵5天，症状无明显改善，查血尿常规、红细胞沉降率、心肌酶、心电图、胸片、脑电图、碱性磷酸酶等均无明显异常，但异常白细胞形态检查示异常，淋巴细胞为4%；服中药无明显效果，于11月30日起静滴头孢塞肟钠、病毒唑、地塞米松，治疗期间白天体温降至正常，晚上至次日清晨体温38℃左右，用药5天，停药后体温升至38℃左右，持续24小时不退，再次查血尿常规、C反应蛋白、抗“O”、类风湿因子、双联DNA、风湿系列均正常，肝胆脾胰肾彩超示：脾肿大厚4.5 cm，肠系膜淋巴结肿大，较大者1.5 cm×0.5 cm，双髂窝少量积液均深1.0 cm。12月8日开始服用强的松至12月12日症状无明显改善，行淋巴结彩超检查示：左右颈部、腋窝、腹股沟淋巴结均显示肿大，均少量血流信号，高阻动脉频谱；行右颈部淋巴结活检病理示：反应性增生。活检后服希刻劳治疗体温37.3~37.9℃，上午体温高，下午多降至37℃以下。目前主要表现低热，鼻塞明显，食欲欠佳，经常腹痛，见饭时腹痛加重，口渴喜饮，身乏无力，小便正常，大便每日1次，睡眠可。

查体：体温37.5℃，精神不振，双目无神，面色晦黄，双眼下睑可见眼袋色青暗，上睑轻度浮肿，唇干。舌淡红苔厚黄腻，咽不红，脉滑沉。双手足冷而不温，腹部明显隆起，叩无鼓音，肝未触及，脾肿大可触及压痛不明显。

中医诊断：发热（湿热夹滞）。治则：补消并行。西医诊断：不明原因发热。治法：健脾助运利湿。

处方：分手阴阳300次，清天河水600次，水底捞明月300次，清板门500次，清大肠500次，运内八卦300次，掐总筋100次，揉曲池、按肩井各30次，腹阴阳200次，按弦搓摩300次，揉风门、肺俞、心俞、脾俞、胃俞各50次。

二诊12月20日。体温37.2℃，面色转红润，舌红苔中黄厚，脉细滑，腹胀减轻，腹部变平坦，精神好转，上方加按揉督脉，自第四胸椎至第二腰椎有明显压痛。

三诊12月22日。体温降至36.7℃，面色唇色转润泽，胃纳好转，双手已变温，双足仍凉，余同上方，去清天河水，加补脾经500次，掐揉四横纹各50次。

四诊12月25日。上午发热，体温37.5℃，头痛，头晕，身乏无力，脉细数，舌淡红，苔微黄腻。

五诊12月26日。昨日因服中药过敏而致体温升高至39℃以上，胃痛逆气上冲不适，上穴加拿肩井、曲池、合谷。

六诊12月27日。经治疗后热退，药麻疹退，不作痒，但仍觉胃部不适，去拿肩井、曲池、合谷，加摩中脘，按揉脾俞、胃俞。

七诊12月31日。今日未发热，继推。

八诊2012年1月1日。未发热，精神好，面色转红润泽，双手足变温，加补脾经，苔淡白。1月7日，强的松改至1片。

九诊2012年1月9日。体温正常8天，B超复查，脾脏3 cm，所有淋巴结均明显缩小，腹部积液消失，诸症消失，停强的松及中药。

处方手迹

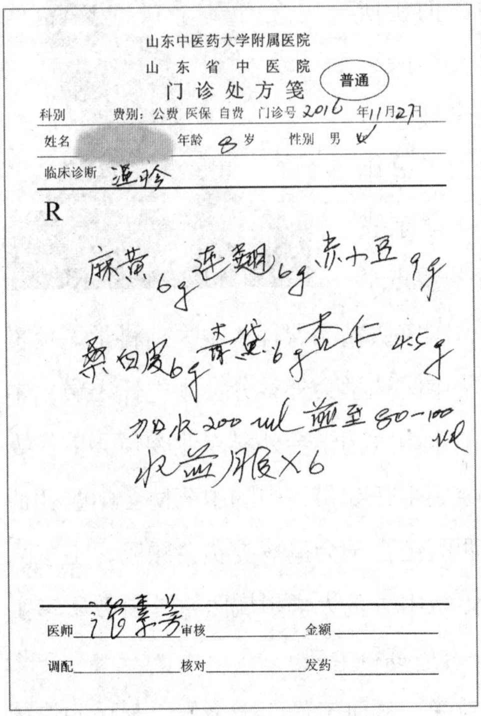
山东中医药大学附属医院
山东省中医院
门诊处方笺 普通
科别 费别：公费 医保 自费 门诊号 2016 年11月27日
姓名 年龄 8岁 性别 男 女✓
临床诊断 湿疹
R
麻黄6g 连翘6g 赤小豆9g
桑白皮6g 青黛6g 杏仁4.5g
加水200 ml煎至80-100 ml
水煎服×6
医师 张素芳 审核 金额
调配 核对 发药

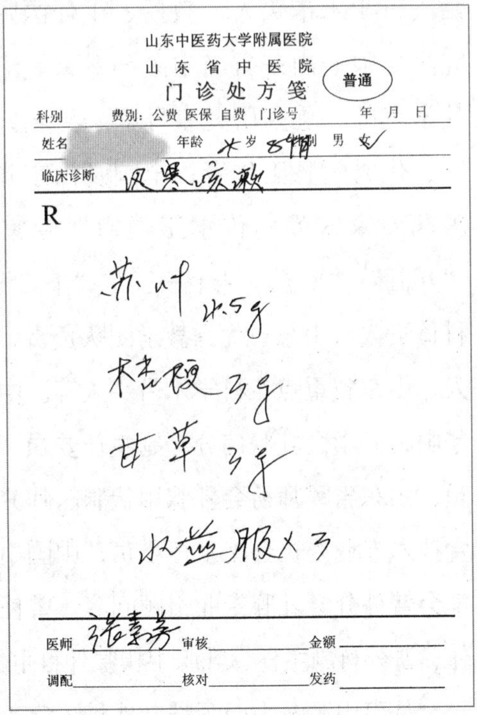
山东中医药大学附属医院
山东省中医院
门诊处方笺 普通
科别 费别：公费 医保 自费 门诊号 年 月 日
姓名 年龄 岁 8个月 性别 男 女✓
临床诊断 风寒咳嗽
R
苏叶4.5g
桔梗3g
甘草3g
水煎服×3
医师 张素芳 审核 金额
调配 核对 发药

（姚笑　整理）

宋爱莉

山东省名中医药专家

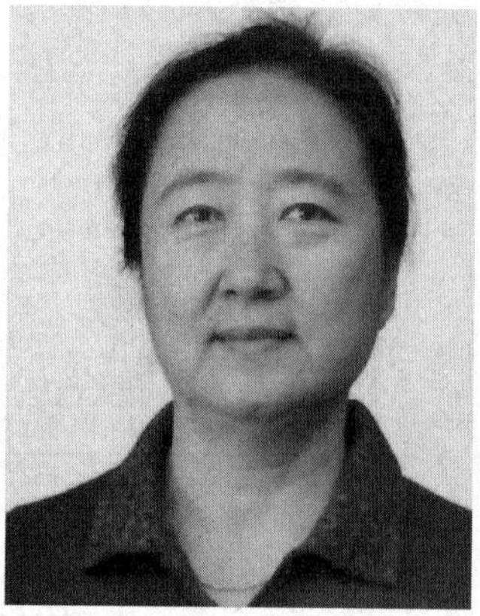

宋爱莉（1953—），女，汉族，山东威海人。山东中医药大学附属医院乳腺甲状腺外科创始人，学术带头人，教授、主任医师、博士研究生导师。山东省名中医药专家、十大名医、教学名师、优秀研究生导师、千名知名技术专家、优秀医务工作者；全国及山东省"名老中医药专家宋爱莉传承工作室"专家；山东省"九五""十五""十一五""十二五"重点学科负责人，山东省优秀教学团队负责人，国家级精品课程《中医外科学》负责人，山东省重点专科学术带头人等。中华中医药学会外科分会副主任委员，中华中医药学会乳腺病分会副主任委员，山东中医药学会外科专业委员会主任委员，山东省医师协会乳腺甲状腺医师分会副主任委员，中国中药协会中医药适宜技术专业委员会副主任委员，中国中西医结合学会疮疡委员会顾问，山东医学会普外分会乳腺专业组顾问等。曾任山东中医药大学附属医院外科教研室主任、普外科副主任、乳腺甲状腺外科主任、疮疡科主任。

从事中医及中西医结合外科医疗、教学、科研工作四十余年，于1990年创建了山东省内首家中西医结合乳腺甲状腺外科。擅长诊治乳腺、甲状腺癌前病变、肿瘤、急慢性感染、各类体表难治性感染等疾病。充分传承创新中医理论，与现代医学技术有机结合，研制了乳宁合剂、开郁颗粒、乳增汤、乳宁霜等以及乳腺癌围手术、围放化疗及围康复期辅助方等院内方药与制剂，临床应用广泛。开创了“乳腺脓肿小口置管引流术”“乳晕瘘管切除乳头一期矫形术”“肉芽肿性乳腺炎保守与多模式手术综合治疗”“甲状腺脓肿介入穿刺置管引流”等操作技术，得到广泛推广。精通乳腺与甲状腺各类手术，成功开展了乳房成型及重建等高难度手术，省内率先引进开展乳腺甲状腺微创切割、射频消融等诊治新技术。几十年里宋爱莉教授从没放慢学习追逐的步伐，沉淀了全面的专业基础、丰富的医教研经验、精湛的手术技术，创建形成自己独特的学术思想和见解，以及创新意识，得到学术界普遍认同，深受患者好评，成果卓越。

承担参与国家科技部“十一五”支撑计划及国家自然科学基金与教育部博士基金等研究课题20余项。其中获山东省科技厅科技进步二等奖两项、三等奖一项，获山东省卫计委、教育厅科技进步二等奖两项，自制“中药成型乳罩”获中国专利局实用新型专利等。

主编出版《外科常见病实用方》《乳腺病中医特色诊疗》《外科诊治要诀》《中西医结合外科学》《中西医结合甲状腺疾病诊疗学》《宋爱莉学术经验辑要——乳腺疾病临床案验》《前列腺炎中西医实用手册》等著作；参编全国高等中医药院校规划教材《中医外科学》《中西医结合外科学》《中医外科学——案例版》《中医外科临床技能实训》等教材。发表学术论文90余篇，培养硕士研究生80余名、博士研究生18名。

第五批全国名老中医药专家学术经验继承工作指导老师。学术继承人：（1）孙子渊，山东中医药大学附属医院乳腺甲状腺外科副主任，副主任医师，副教授，硕士；（2）陈洪延，山东中医药大学附属医院泌尿外科副主任，副主任医师，副教授，博士。

学术思想

一、建立“痰瘀”致病在外科难治性疾病中共存的学说

宋爱莉教授认为“痰瘀”是外科难治性疾病发病的共存因素，既是脏腑失

调的病理产物，又是外科疾病复杂而重要的致病因素。即痰饮和瘀血常相兼致病，互为因果，痰瘀同源、同病、同治的理论。外科之痰瘀，主要指凝聚于肌肤、经络、骨节、脏腑之间，有征可凭的有形之痰瘀，导致机体产生瘀血、缺血、瘀斑、血栓、肿块、结节，甚至溃疡或坏疽等，多为慢性炎症、增生、肿瘤等难治难防性外科疾病主要病变。提出该类疾病“痰邪瘀阻”病机共存，疾病无论病位、病性异同，活血化痰、散结通络为治疗要法，临证需要兼顾脏腑调理的证治准则。

二、重视脏腑失调是外科增殖、肿瘤、难治炎性疾病内在发病之本

外科增殖、肿瘤、慢性炎症性难治性外科疾病，多由内在五脏六腑功能失调基础上，痰湿内生，化浊毒结，壅结阻络而成。如肝郁化火灼津成痰，脾失健运痰湿内生，肾虚失司水湿停聚，肺虚不布湿邪阻滞，心气不足、血脉瘀阻等等。宋爱莉教授认为外科体表疾病的发生与脏腑失调密切相关，虚实夹杂、变化多端、错综难辨，临床辨证施治过程中，必须灵活把握外科脏腑与经络辨证要素，注重综合调理脏腑方可奏效。

三、提出“久病瘀深”理论，扶正固本为先，逐散攻克为要

瘀血与痰饮是阴邪为病的两个不同方面的表现形式，有分有合，同源异物，有其同一性和特殊性，即“病久多虚、久病多瘀”“痰为百病之母”“怪病多痰、怪病属瘀”等。宋爱莉教授认为外科增殖、慢性炎症、肿瘤性疾病的形成以脏腑亏虚为本，痰瘀浊毒交结为标，大多结聚难消、久治难愈，病程长而显效慢。中医药治疗该类疾病具有独特的优势。宋教授强调综观整体辨证审因，重在补益扶正基础之上，合理使用活血化瘀药物，病久邪深者加用破血逐瘀、搜风通络之品，方达剔邪攻坚、破积消肿之功效，是抗炎消瘤不可或缺的治疗环节。这是她医治外科难治性尤其肿瘤疾病坚持的综合精准施治原则。

四、强调乳腺、甲状腺肿瘤围阶段及个体化辨证施治

宋爱莉教授提出乳腺、甲状腺肿瘤正气亏虚脏腑失调为发病之本，不同阶段其病情变化各异，尤其在不同干预治疗时期，机体反应差异明显。长期以来，她进行大量的探索研究，不断完善抗两腺肿瘤治疗法则方药，坚持围阶

段、个体化、精准化辨证施治的原则，补益气血、扶助正气贯彻始终，佐以化痰散瘀、解毒消瘤攻伐祛邪，综合调理增效减毒，巩固康复防治复发转移，建立形成临床中医及中西医结合特色优化综合治疗方案。

五、灵活拓展开创中医外治法、充分发挥内外合治效应

“外科之法，最重外治”，中医外科外治法理论渊源，内容丰富，是传统医学难得的宝藏，在治病防病中发挥不可替代的作用，应用前景非常广泛。宋爱莉教授几十年外科临床实践中，不断探索扩展中医外治手段，充分发挥中医药特色内外合治的独特效应，做到“古为今用，今为精用”，结合现代科学的制药及研究手段，在遵循传统外治理论指导下，精选药物，严谨组方，剂型改革，开发研制“乳宁霜”“乳宁贴”“马黄酊（尚德俊国医大师指导）”等有效外用新药。这些药物直接通过皮肤或经络直达病所，均借助中药自身挥发走窜功效达到良好透皮作用，具有抗炎、消肿、止痛、散结、通络等功效，使用方便，制药简单，应用广泛，作用肯定，长期以来发挥良好治疗或协同作用，取得显著的社会效益。她不断坚持进行手术技术探索和创新，开创“乳腺脓肿小口置管引流术”“乳晕瘘管切除乳头一期矫形术”“肉芽肿性乳腺炎保守与多模式手术综合治疗”“甲状腺脓肿介入穿刺置管引流”等便利操作技术，临床得到广泛推广应用。

六、建立外科感染以病位深浅、虚实轻重及传变部位施治原则

“痈疽原是火毒生”，中医认为外科感染可由外感六淫火毒，也可阴邪郁久化热，更可为脏腑失调湿热内生所致，指明了造成外科感染的因素错综复杂，是可表可里无处不见的常见病，因而预防控制外科感染是外科治疗永恒的主题。宋爱莉教授临证实践中做了大量的经验积累，提出治疗外科感染中医辨证施治重点把握“热毒”之深浅，区别热毒“表、营、血、腑”之传变，辨清“实火、虚火、余火”之别，依据火毒部位“上风热、中郁火、下湿毒”辨病因，更应重视清泄脏腑内生火毒，根据火邪之虚实，传变火邪之病位，火在脏腑异同对证施治，切忌用药单一化和局限化。

临床经验

一、乳腺癌早期治疗重视中医辨证和疗效评价标准规范化

在乳腺癌中医微观辨证指标和诊疗标准方面的研究中，宋爱莉教授提出建立针对乳腺癌患者疗效确切的可供推广应用的中医辨证治疗规范。治疗方法突出其普适性和易操作性。

中医药治疗乳腺癌临床疗效好，但目前反映中医治疗优势的疗效评价标准不完善、不统一，评价仅停留改善乳腺疼痛和肿块两项指标上，缺乏相对客观、规范、量化的疗效评价标准，如影像学指标。辨证标准缺少临床流行病学依据，存在主观性、经验性、可重复性差等因素。建议分别从彩色超声多普勒血流动力学量化指标、钼靶BI-RADS分级、新生血管和细胞凋亡等方面探索客观反映乳腺肿块及非典型增生阶段的中医辨证规律和病机演变特点。在现有公认乳腺癌疗效评价的基础上，增加彩色超声多普勒血流动力学指标、钼靶X线摄片等影像学评价客观指标，与现有公认乳腺癌疗效评价作对照，考察其真实反映病变的情况和变异度，从而确定全面、简洁、高度可操作性和可推广的乳腺癌疗效评价标准。

二、乳腺癌围手术和围放化疗期治疗重点各异

包括从确定手术治疗起，至手术后辅助化疗放疗期间的治疗。术前以祛邪为主，扶正为辅；术后以扶正为主，祛邪为辅。中医药参与乳腺癌围手术期治疗主要针对以下几个方面。（1）提高患者对手术的耐受性：因乳腺癌患者本虚标实，特别是中晚期患者，正气已亏。手术虽有祛邪之功，却有耗气伤血之虞，通过扶正培本的方法可提高患者对手术的耐受性。（2）并存疾病的治疗：心、肝、肺、肾等重要器官的合并症，需要在手术前进行纠正。（3）处理手术、麻醉带来的不良反应：术后机体功能紊乱、疲劳综合征、术后早期的血液高凝状态等，可引起术后并发症的发生，如皮瓣缺血、皮下积液、下肢血栓形

成等，影响患者的康复。中医药通过益气健脾、养血生津等法可改善疲劳、增加食欲；通过活血化瘀法改善皮瓣血运、减少血栓形成以及淋巴渗液的产生，促进术后恢复。（4）术中、术后放、化疗的减毒增效作用：通过益气养血、滋补肝肾等法治疗骨髓功能抑制，升高周围血白细胞、红细胞和血小板；益气健脾、和胃降逆等法改善化疗所致的恶心、呕吐等消化道反应。

三、甲状腺恶性肿瘤术后注重温阳法的临床运用

甲状腺恶性肿瘤属于多发病、常见病。宋爱莉教授在辨证施治甲状腺疾病的过程中，总结出甲状腺肿瘤性疾病的用药经验。首先，在治疗中偏于温散以祛瘀化痰，温通药中擅用附子、干姜、桂枝等温经散寒药，白芥子、半夏、僵蚕等温散寒痰药；其次，擅用虫类药物活血化痰通络。采用化痰通络法、活血通络法以畅通脉络中气血，减少毒邪的蕴积。再次，重视固摄以存正气，令邪不可干，提出固摄法治疗肿瘤。固摄的目的有二，一方面固摄正气，防止正气耗散，纠正正虚失固的状态；另一方面固摄癌毒，减少其扩散转移。

四、乳腺炎症性疾病强调中医分期论治和内外合治

宋爱莉教授在治疗乳腺炎症性疾病时，遵循其病程规律及特点，分初、中、后期论治，内服中草药减少抗生素或激素应用，外治方法因病制宜灵活多变。在炎症初期肿块为主，清热解毒以消散，借用蒲公英、马齿苋、芦荟等鲜草药捣烂外敷，同时巧妙采用冰块冷敷，以箍围消散病灶。中期脓肿已成，创立了穿刺抽吸、软针置管持续引流、小口切口置管持续低负压引流等排脓方法，摒除传统切开排脓方法，创伤明显减少，病人痛苦小，病情恢复快，而且既能不影响患者乳房排乳功能，又可避免乳房外观破坏。溃后期疮面未愈，采用我院特有的大黄油纱、创伤膏、生肌玉红膏等传统外用制剂，清创脱腐生肌，促进疮面愈合。僵块期肿块迁延难愈，善用温通活血散结消肿之法，方药遵循阳和汤加减，外用药则独家研创乳宁膏贴敷于乳根、膻中穴位以及乳房肿块表面，内外合治直达病所。宋爱莉教授的中医分期论治和内外合治除弊兴利，既继承发扬传统中医治法的优势，又补充了现代外科医学的不足，收到良好的临床效果。

擅治病种

一、乳腺增生病

宋爱莉教授根据乳腺增生病痰瘀互结的临床特点，结合肝郁气滞、脾虚湿盛、冲任失调等证候之不同，提出以行气活血、化痰散结治其标，疏肝理气、健脾胜湿、温补肝肾调摄冲任为治其本，独创开郁散结颗粒，方药组成：香附、柴胡、瓜蒌、浙贝母、当归、郁金、白芍、延胡索、莪术。在此基础上，根据病情变化随证加减：（1）偏肝郁气滞者，辅以疏肝理气，加青皮、枳壳；（2）偏脾虚湿盛者，辅以健脾胜湿，加猪苓、薏苡仁；（3）偏冲任失调者，辅以温补肝肾，调摄冲任，加鹿角霜、淫羊藿。既调整了肝、脾、冲任失调的全身因素，又消除了气滞、血瘀、痰凝的局部病理变化，整体与局部并重，标本兼治，故收到显著疗效，并可调整患者内分泌紊乱状态，降低乳腺组织对雌激素的敏感性。

二、急性化脓性乳腺炎

该病关键在于早期治疗、防变，“以消为贵”，以“通”为用，疏表邪以通卫气，通乳络以去积乳，和营血以散瘀滞，行气滞以消气结，通腑实以泄胃热，均属于“通”的具体运用。同时配合排乳手法按摩疏通乳络，使气血调和、乳汁通畅，早期急性乳腺炎多可消散而愈，避免成脓之苦。若成脓，脓液较少时，内治宜清热解毒药加白芷、天花粉、桔梗、生小蓟、败酱草等清托药内服，结合穿刺抽脓，外敷大青膏，半数以上的病例可取得消散治愈的效果。脓肿范围大，波动明显时，应及时切开引流，以防传囊之变，或热毒内陷。溃后期宜用清热托毒或补养气血之品，以排脓生肌，促进疮口早日愈合。

三、乳腺癌

其病因病机主要是正气不足，七情内伤，所愿不遂，郁结伤及肝脾，脏腑功能紊乱，冲任气血失调，至气滞血瘀，邪毒蕴内，痰浊交凝，结滞乳部而成癌。脏腑经络、气血津液即为“本”，而肿瘤的存在及其症状则为“标”。不论肿瘤病程早晚，其本在于虚，施治必须维护正气，才能达到施治求本的大法。通过临床应用及实验研究证实的抗癌中药分类如下。（1）扶正固本药：枸杞子、灵芝、人参、黄芪、白术、茯苓、猪苓等。这类药具有免疫调节作用，诱发干扰素、白介素、肿瘤坏死因子，达到抗肿瘤作用。（2）温阳类药：肉桂、仙茅、菟丝子、锁阳、黄精等，有提高机体免疫力的作用。（3）滋阴类药：鳖甲、玄参、天冬、麦冬、沙参等，有延长抗体存在时间的作用。（4）健脾益肾药：党参、白术、菟丝子、女贞子、枸杞子、淫羊藿等，能消除体内有害自由基，控制启动诱癌作用，保持内环境的稳定，促进骨髓增殖。（5）活血化瘀类药：红花、赤芍、三棱、莪术、穿山甲、水蛭等，这类药具有直接抑制和杀灭癌细胞作用。（6）清热解毒类药：白花蛇舌草、半枝莲、山豆根、穿心莲、重楼、蒲公英等。这类药能清解癌肿产生物在体内的积滞，中和毒素，促进巨噬细胞作用，控制肿瘤发展。（7）软坚化痰类药：蟾酥、蜈蚣、瓜蒌、山慈菇、黄药子等。此类药能改变或干扰癌细胞的增殖条件和生活环境，抑制癌细胞生长能力。

四、亚急性甲状腺炎

从该病临床特点和患者甲状腺功能的变化，将其分为早期、中期、后期三期进行分期论治。（1）早期（甲状腺功能亢进期）：分为外感风热、肝郁化火及肝胆湿热三型，分别采用牛蒡解肌汤或银翘散、丹栀逍遥散、龙胆泻肝汤加减；（2）中期（甲状腺功能减退期）：证多属阳虚痰凝及肝郁脾虚两型，分别采用金匮肾气丸、逍遥丸加减；（3）恢复期（甲状腺功能恢复阶段）：证多属阴虚内热、肝郁痰凝两型，分别应用青蒿鳖甲汤、柴胡疏肝散加减。治疗提倡中医为主，西医为辅，可在中药基础上结合使用非甾体类抗炎药物，尽可能避免使用糖皮质激素。该病以炎症表现为主，八纲辨证属热居多，在该病的各个阶段均应注重益气养阴，中药尽可能应用黄芪、党参、西洋参、沙参、石斛、麦冬、玉竹、白芍等。

五、桥本甲状腺炎

桥本病肝郁痰凝为基本病机，贯穿疾病始终。治以疏肝理气，化痰散结，自拟消瘿方，药用柴胡、香附、夏枯草、牡蛎、浙贝母、玄参、虎杖、重楼、板蓝根、海藻、昆布，伴甲状腺结节者加半夏、僵蚕、山慈菇等化痰散结。板蓝根、重楼、虎杖可使TPOAb和TGAb滴度降低甚至恢复正常。肝郁日久化火，耗气伤阴，阴虚阳亢，则出现诸如心慌、多汗、消谷善饥等一系列机体代谢亢进的症状。治疗可在消瘿方基础上，加白芥子、紫苏子、莱菔子、黄芪、生地黄，去海藻、昆布。白芥子、紫苏子、莱菔子对于降低FT_3和FT_4有显著效果。病程日久，阴损及阳，最终导致脾肾阳虚，而以肾阳虚为主，出现畏寒肢冷、少气懒言、面浮肢肿。治以温阳散寒，疏肝理气，化痰软坚。方用消瘿方加淫羊藿、鹿角胶、熟地黄。颜面及眼睑浮肿者加用薏苡仁、白术、茯苓；形寒肢冷明显者加肉桂、熟附子；心率缓慢者加桂枝、熟附子。

典型医案

医案一

任某，女，36岁，2016年3月6日初诊。主诉：颈前肿胀疼痛半月余。现病史：患者20余天前因感冒而出现咽痛，流涕，伴发热、恶寒、头痛等症状，自服感冒清热颗粒、清开灵颗粒及消炎药，症状略有好转，但颈部逐渐肿胀，触痛明显，颈部两侧及耳后疼痛加重，继续口服头孢拉定治疗，疼痛不缓解。近5天间歇性发热，最高体温39.0℃，畏寒，下午发热明显，无心慌、声嘶、吞咽困难症状，口干，纳差，眠一般，二便可。

体格检查：体温37.2℃，心率82次/分。舌尖红，苔薄黄，脉弦细数。甲状腺Ⅱ度肿大，双叶甲状腺质地韧硬，触痛（+），颈部淋巴结（+）。

辅助检查：甲状腺彩超示双叶甲状腺均肿大，右叶可见20.5 mm×47.4 mm范围不规则低回声区，左叶探及13.7 mm×37.4 mm低回声区，边界不清，回声欠均匀，内部见点状血流。甲功五项检查结果显示：FT_3 8.61 pmol/L（正常范围3.1～6.8），FT_4 29.82 pmol/L（12～22），TSH 0.011 mIU/L（0.27～4.2），TGAb

265.30 IU/mL（2.1～115），TPO Ab 5.0 U/mL（0～34）。红细胞沉降率95 mm/h（0～20）。

西医诊断：亚急性甲状腺炎。中医诊断：瘿痈。证候诊断：外感风热证。

治法：疏散风热，清肝散结止痛。

处方：牛蒡子 15 g，夏枯草 12 g，连翘 12 g，金银花15 g，玄参10 g，牡丹皮10 g，生地黄20 g，荆芥12 g，黄芪20 g，党参10 g，石斛10 g，北沙参10 g，柴胡15 g，陈皮9 g，苦杏仁10 g，木蝴蝶10 g，浙贝母9 g，僵蚕10 g，甘草6 g，羚羊角粉（冲）1 g。

佐以布洛芬1片，日二次。

2016年3月14日二诊：服药7天后，患者颈前肿胀疼痛明显减轻，咽痛缓解，口不干，纳眠可。仍有低热，夜间体温最高为37.1℃。舌红，苔白，脉浮数。上方去羚羊角粉、牡丹皮，加皂角刺12 g、虎杖20 g，停布洛芬。

2016年4月1日三诊：患者颈前肿胀疼痛消失，体温恢复正常。乏力，易疲，精神倦怠，口不干。舌尖红，苔白少津，脉弦数。甲功五项检查结果显示：FT_3 1.81 pmol/L（3.1~6.8），FT_4 6.34 pmol/L（12~22），TSH 36.550 mIU/L（0.27~4.2），TGAb 5.93 IU/mL（2.1~115），TPO Ab 11.73U/mL（0~34）。红细胞沉降率19 mm/h。

处方：生黄芪30 g，太子参15 g，党参10 g，麦冬10 g，北沙参10 g，玄参20 g，连翘10 g，牛蒡子20 g，桔梗10 g，僵蚕10 g，佛手10 g，香附10 g，丹参20 g，当归 10 g，白芍30 g，甘草6 g。佐以优甲乐25 μg日一次。

继续应用中药治疗1个月，复查彩超提示甲状腺低回声区消失，甲状腺功能恢复正常，甲状腺大小恢复正常，颈前肿痛无复发。

医案二

王某，女，28岁，2017年3月22日初诊。主诉：左乳肿块疼痛伴发热2天。现病史：患者哺乳期2个月，昨日始乳汁排泄不畅，左侧乳房疼痛，有肿块，伴恶寒、发热，头身疼痛。现症见：肿块位于左乳外侧，乳房肿胀疼痛，泌乳不畅，恶寒身热，口苦咽干，胸闷纳差，急躁易怒，大便干，小便黄。舌红，苔黄腻，脉数。既往史：产后饮食多为油腻滋补之品，近日睡眠时曾挤压左侧乳房。

体格检查：双乳外观饱满，左乳外侧可及5 cm×4 cm大小肿块，皮温略高于周边组织，边缘清楚，质韧，压痛明显，与皮肤无粘连，无波动感，周边腺体组织增厚，左乳头略有破损，泌乳不畅，左腋下可触及一枚1 cm×1 cm大小肿大淋巴结，质韧，活动可，无压痛。舌红，苔薄黄，脉弦。

中医诊断：乳痈。证候诊断：肝胃郁热证。西医诊断：急性乳腺炎。治法：疏肝清胃，通乳消肿。

处方：瓜蒌12 g，柴胡15 g，牛蒡子12 g，蒲公英30 g，桔梗12 g，青皮9 g，丝瓜络30 g，鹿角霜12 g，栀子9 g，皂角刺15 g，夏枯草15 g，浙贝母15 g，甘草6 g。共3剂，水煎服，日一剂。禁食生冷、辛辣、油腻。

复诊2017年3月26日：服3剂后乳房红肿基本消失，惟触之仍痛。查体左乳外侧约2 cm×2 cm范围厚韧，皮色正常，疼痛减轻，波动感（－）。舌质淡红，苔薄黄，脉弦。

处方：上方去鹿角霜，加炮山甲6 g、乳香9 g、没药9 g。3剂，水煎服，日一剂。并嘱定时哺乳，保持乳头清洁，每次哺乳时使乳汁吸尽。

医案三

李某，女，75岁。主诉：左乳肿块年余，破溃9个月。现病史：患者16个月前扪及左乳下大枣样肿块，无疼痛，无红肿、发热，渐长至核桃样大小，未行治疗。9个月前无明显诱因肿块局部肤色红紫，溃破，溃口直径约4 cm，伴无色透明渗液，无疼痛，于卫生所局部清理，每日自行马黄酊、碘酒清理破溃面，未行系统治疗，溃面逐渐扩大，现累及右半乳房，半月前右乳间歇性刺痛，溃面有腐臭味。现患者一般情况可，纳眠可，二便调。

专科检查：右乳膨胀抬高变形，被一约15 cm×15 cm巨大肿块占据，质韧硬，界不清，与皮肤胸壁粘连固定，外侧可见一直径约12 cm溃破面，侵及胸壁，创面有灰暗色腐败组织，菜花样，无色透明渗液，腐臭味，左乳腺体质韧，未及异常肿块。右腋下扪及直径约5.0 cm淋巴结，质韧硬，界不清，表面皮肤色红水肿，双腋下（－），双锁骨上（－）。

辅助检查：（1）血常规：白细胞10.04×10^9/L；激素六项：雌二醇9.65 pg/mL、睾酮0.136 ng/dL、泌乳素125 μIU/mL；肿瘤标记物：CA153 34.79 u/mL；血生化：低密度脂蛋白3.72 mmol/L、淀粉酶39.1 mg/dL。

（2）颅脑核磁：符合脑缺血变性灶磁共振表现，脑萎缩（轻）。

（3）胸腹部CT：① 右侧乳腺内占位性病变；② 右侧腋窝肿大淋巴结；③ 右肺多发粟粒结节，转移瘤不除外；④ 肝内多发囊肿；⑤ 左肾囊肿。

（4）右乳创面大量灰白色脓腐组织，腐臭味，常规消毒后，剪取创缘脓腐组织约2 cm×1 cm×1 cm送检常规病理及免疫组化。示（右）乳腺浸润性癌，ER（－），PR（－），CerbB2（+++），P53（+）40%，E黏蛋白（+），ki67（+）50%。

辨证分析：患者多因久病耗损气血，正气亏虚，余毒未清，毒邪内聚，气血凝滞，毒瘀互结，阻于乳络而成本病。本病属中医乳岩范畴，证属正虚毒恋证。

中医诊断：乳岩（正虚毒恋证）。西医诊断：右乳腺癌（cT4N2M1 Ⅳ）肺转移、骨转移。

治法：调补气血，清热解毒。

方药：黄芪30 g，党参15 g，玄参12 g，瓜蒌15 g，金银花30 g，生地黄20 g，赤芍30 g，当归12 g，白芍30 g，连翘12 g，薏苡仁30 g，土茯苓30 g，陈皮9 g，甘草6 g，浙贝母12 g，黄芩6 g，山慈菇10 g，天花粉15 g，天葵子15 g。水煎200 mL，分早晚两次，温服。

［**按语**］患者16个月前无意扪及右乳外下大枣样肿块，无疼痛，后长致核桃大小，9个月前无明显诱因肿块局部皮肤色红紫，后溃破；久病耗损气血，正气亏虚，余毒未清，毒邪内聚，气血凝滞，毒瘀互结，阻于乳络而成本病，综合脉症，四诊合参，属于中医乳岩病，正虚毒恋证型。

本病当与冲任失调之乳岩、乳癖鉴别。乳岩（冲任失调证）：乳房结块坚硬，或术后患者伴对侧乳房多枚质软片状肿块；经事紊乱，素有经前期乳房胀痛；婚后未育或有多次流产史。乳癖：好发于30～45岁女性，月经前乳房疼痛，胀大明显，有多个大小不等的结节状或片状肿块，边界不清，质地柔韧，肿块和皮肤不粘连，常见双侧乳房发病。

处方手迹

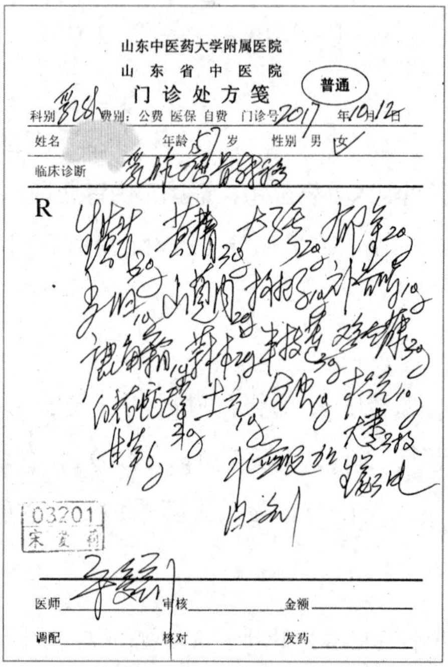
山东中医药大学附属医院
山 东 省 中 医 院
门 诊 处 方 笺
普通
科别 费别：公费 医保 自费 门诊号 年 月 日
姓名 年龄 岁 性别 男 女
临床诊断
R
03201
医师 审核 金额
调配 核对 发药

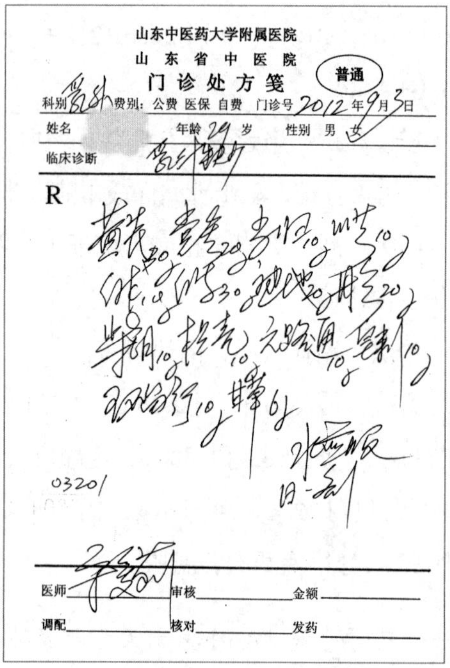
山东中医药大学附属医院
山 东 省 中 医 院
门 诊 处 方 笺
普通
科别 费别：公费 医保 自费 门诊号 年 月 日
姓名 年龄 岁 性别 男 女
临床诊断
R
03201
医师 审核 金额
调配 核对 发药

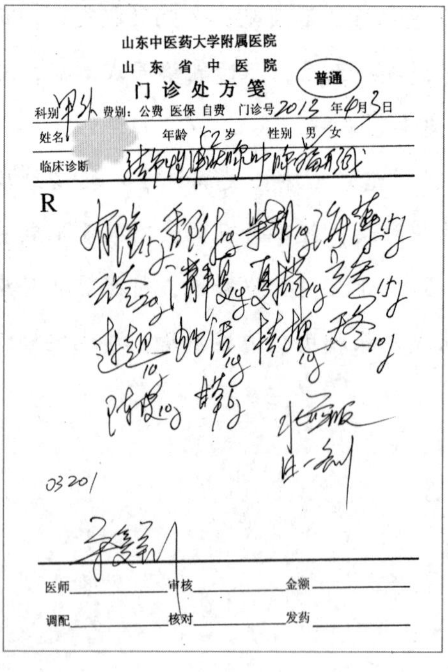
山东中医药大学附属医院
山 东 省 中 医 院
门 诊 处 方 笺
普通
科别 费别：公费 医保 自费 门诊号 年 月 日
姓名 年龄 岁 性别 男 女
临床诊断
R
03201
医师 审核 金额
调配 核对 发药

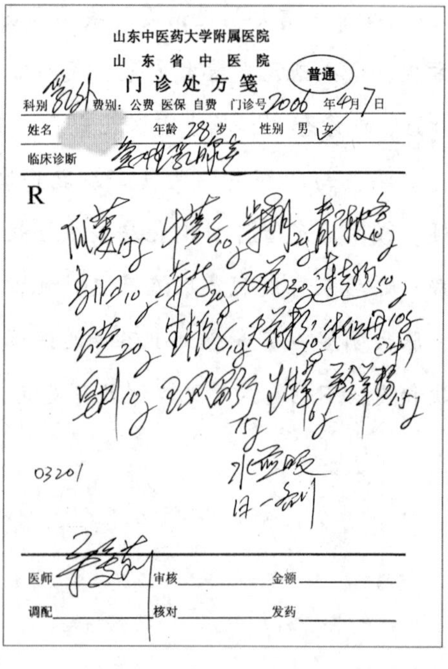
山东中医药大学附属医院
山 东 省 中 医 院
门 诊 处 方 笺
普通
科别 费别：公费 医保 自费 门诊号 年 月 日
姓名 年龄 岁 性别 男 女
临床诊断
R
03201
医师 审核 金额
调配 核对 发药

刘瑞芬

山东省名中医药专家

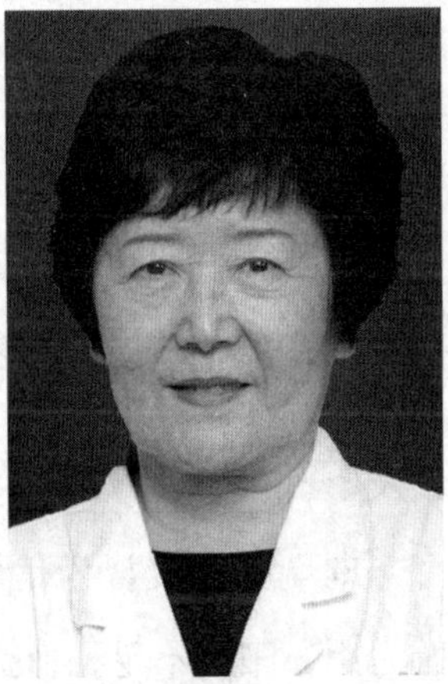

刘瑞芬（1950—），女，汉族，山东招远人，山东中医药大学附属医院教授、主任医师、博士研究生导师，山东省名中医、全国名老中医药专家，国家中医药管理局重点学科、重点专科学术带头人。曾任山东中医药大学附属医院妇科主任、妇科教研室主任，山东中医药学会妇科专业委员会第三、四届主任委员，国家中医药管理局“刘瑞芬全国名老中医药专家传承工作室”建设单位专家及指导老师。兼任世界中医药学会联合会妇科专业委员会副会长、中华中医药学会妇科分会常务委员，国家自然科学基金评审专家、国家食品药品监督管理局中药新药医疗器械评审专家、国家科技奖励评审专家等职务。

刘瑞芬教授从事中医妇产科临床、教学、科研工作四十余年，中医药基础理论和专业知识坚实、宽广，具有丰富的临床、教学及科学研究经验，有较高的学术造诣。临床擅长治疗妇科炎症、痛经、月经失调、不孕症、节育措施并发症及不良反应、妇产科血症、子宫内膜异位症、绝经综合征、子宫肌瘤、各种流产等。先后在省级以上学术期刊发表学术论文70余篇，撰写著作12部，作为主编、副主编编著了《本草应用拾遗》《中医妇科学》《中西医结合妇产科学》等著作。承担科研课题17项，其中国家级课题5项，曾获省部级科技进步二等奖、三等奖4项，省中医药科学技术一等奖1项，教育部多媒体课件大赛高教医学组三等奖1项，申报国家新药2项，培养博（硕）士研究生60余名，学术经验继承人2名。

担任第五批全国老中医药专家学术经验继承工作指导老师。学术经验继承人：（1）刘文琼，博士，硕士研究生导师，山东中医药大学附属医院中医妇科专业，副主任医师；（2）张丽娟，博士，硕士研究生导师，山东中医药大学附属医院中医妇科专业，副主任医师。

学术思想

刘瑞芬教授勤耕杏林四十余载，既遥承经旨，又善于临证发挥，法古而不拘泥于古，不断进行理论探索及临床实践，理论上颇有建树。

一、谨守病机，补肾活血并用

刘瑞芬教授认为诸多妇科疾病与“肾虚血瘀”相关。女子以肾为本，以血为用，阳气不足，血运不畅而致瘀，肾虚和血瘀互为因果，形成恶性循环。肾虚血瘀，冲任损伤，则胞宫、胞脉、胞络受损，导致妇科疾病的发生。刘教授按“异病同治”的原则补肾与活血并用治疗妇科病症。根据病症侧重点的不同，又分为补肾活血法与活血补肾法。补肾活血法是以补肾为主，辅以活血化瘀的一种治法，适用于肾虚血瘀证，如绝经综合征、月经后期、月经过少、闭经、多囊卵巢综合征、免疫性不孕、排卵功能障碍性不孕、功能失调性子宫出血等疾病。而活血补肾法则是以活血化瘀为主佐以补肾的一种治法，适用于血瘀肾虚证，如慢性盆腔炎、子宫内膜异位症等疾病。

二、病证结合，中西互参

刘瑞芬教授认为中西医各有所长，亦有所短，虽然其理论体系有所不同，但其治疗方法具有很大的互补性。刘教授立足于中医学理论，强调辨证与辨病相结合，借助西医检查手段，能中不西，先中后西，衷中参西，发挥中西医的优势治疗妇科疾病。

三、分清标本缓急，用药精准得当

刘瑞芬教授遵循“急则治其标，缓则治其本”的原则，在治疗子宫内膜异位症时，主张采用周期序贯疗法，经期以化瘀止痛为先以治其标，非经期以活血化瘀、祛痰健脾补肾为主以治其本。崩漏患者血崩暴下之时，常以塞流止血为首务，继而澄源复旧。根据女性各个不同的年龄阶段，治法有所侧重，青春期以补益肾气为主，育龄期注重调补肝肾，绝经期则以健脾益气为主。

临床用药精当，力求药力适度，直达病所。故每临证用药12味左右。紫石英的合理运用是刘教授一大特色，对于排卵功能障碍患者紫石英常用至30~60 g。《神农本草经》载：“紫石英……主心腹咳逆邪气，补不足，女子风寒在子宫，绝孕十年无子。”治疗子宫内膜异位症、子宫腺肌病伴有月经过多时，常选用诸如益母草、三七、生牡蛎等活血化瘀的药物，既起到化瘀的作用，又不增加出血量。对输卵管不通或通而不畅者，多加用王不留行、路路通、炮山甲、蜈蚣以通经活络，疏通输卵管，临床效果满意。

四、移情易性，重视调畅情志

刘瑞芬教授注重“善医者，必先医其心，而后医其身”，指出七情所致之妇科疾病，精神心理调治较之药物治疗更为重要。治疗上除了舒肝解郁的柴胡类方剂，还应运用以情移情、以情激情等心理疗法。

以情移情：刘瑞芬教授常嘱患者摒弃时刻惦念自己病情的习惯，有意识地将思想集中在工作、生活等其他方面，达到调节情志、忘却病痛、改善身心的目的。

以情激情：刘瑞芬教授在临床诊疗过程中，常对患者详细讲解病情，循循善诱，激发患者体内“自我调节、自我维持、自我改善”系统的能动作用，并以成功病案鼓励患者树立信心，消除患者的焦虑、恐惧、依赖等心理障碍，使治疗和康复相互促进，发挥最佳的生理效应和心理效应。

五、注重脾胃，辨证用药以顾护脾胃为先

刘瑞芬教授在治病时注重对脾胃的养护，强调用药首当注意升降，次当防过偏倚，勿过用寒凉之品以免伤胃；不可过用香燥之品，以免伤津耗液，影响气血生化；补肾不可过用滋腻碍胃之物，以免造成胃气呆滞。常用的健脾药首推白术，此外，茯苓、炒薏苡仁、砂仁、炒麦芽、鸡内金、木香、佛手、炒谷稻芽等都是临床经常配伍使用的药物。

临床经验

一、首先提出慢性盆腔炎“血瘀肾虚”学说，创制了疗效确切的中医综合治疗方案

刘瑞芬教授认为瘀血阻滞为本病的核心病机，初起多损及胞宫，迁延日久，久病及肾，损及肾中精气。肾虚则精血化生不足且推动之力减弱，血行进一步受阻，血瘀之证必有所加重。两者互为因果，增加了疾病的复杂性，加重瘀滞的发展。刘教授主持的本病临床流行病学调查结果证实血瘀肾虚证（占33.6%）为本病的主要证型之一，并写入“十二五”高等医药院校规划教材《中西医结合妇产科学》之中。经过多次对本病治疗方案的优化，最终创制了疗效确切的中医综合治疗方案：中药辨证内服法+灌肠法+外敷法+神灯理疗。

二、强调节育措施致异常子宫出血以祛瘀、清热、补虚为治疗大法，创制并研发国家准字号新药“宫宁颗粒”

对于本类疾病的治疗，刘教授强调以化瘀为重点，祛瘀清热补虚为其治疗大法。对于宫环出血，以祛瘀清热为治疗关键，后期兼顾补益气血，并创制研发了国药准字号新药宫宁颗粒。对于药物流产后出血，以活血化瘀为治疗关键，养血益气为治疗基础，清热意在防其传变，创制了宫清颗粒。

三、补、调、温、通分期治疗排卵功能障碍性不孕，注重经后补肾气以助排卵

刘瑞芬教授认为卵泡期应以“补肾气”为主以促进排卵，同时配以活血药物改善卵巢局部血液循环，促使卵泡发育成熟。排卵期应注重“调”字，治以调气活血通络为主，以促进卵子的突破排出。黄体期应注重“温”字，以温肾调经为主，阴中求阳，调理冲任气血为治疗重点。行经期，“通”是本期的治疗特点。由是循月经各期的特点，形成了“补、调、温、通”的中药人工周期治疗模式。

四、痰瘀互结兼肾虚是子宫内膜异位症的发病关键，治疗上分期施治

子宫内膜异位症的发生与“瘀”密切相关，气机郁滞，痰湿内生。瘀血停滞，久病及肾，肾虚也是本病的主要病机之一。刘教授主张用周期序贯疗法以治疗本病。非经期治以活血化瘀、祛痰健脾，兼以补肾；经期治以温经祛瘀，理气止痛。

五、绝经综合征以肾虚血瘀为主要病机，自拟有效方剂知柏更安方

本病的主要病机以肾虚为主，常见肾阴虚、肾阳虚和肾阴阳俱虚，瘀血是贯穿始终的一个重要致病因素。刘教授自拟方剂知柏更安方，治法以补肾为主，佐以舒肝活血。根据患者的具体病情，必要时配合心理疏导，临床取得很好的疗效。

六、肾虚为IVF–ET（体外受精–胚胎移植）失败的关键病机，瘀血阻滞贯穿始终，辅助治疗中注重分期论治

进行IVF–ET属排卵障碍者多因先天肾气不足或后天肾气失充，属输卵管因素或子宫内膜异位症者，血瘀是其重要的病理基础。治疗上，刘教授提出四期疗法：调理期辨病与辨证相结合，重在补肾活血；移植前期顺应促排方案；移植后补肾健脾，温经助孕为主；妊娠后积极保胎治疗。

七、善用血肉有情之品

治疗月经后期、月经过少、闭经、崩漏、不孕症等属阴精亏损甚者，善用阿胶、胎盘粉等，以大补阴血，补肾益精。治疗月经后期、闭经、不孕症、不育症等属肾阳亏虚甚者，善用鹿角胶、鹿角片、鹿角霜等，以温肾助阳，补益肾气。治疗月经先期、子宫腺肌病、子宫内膜异位症、崩漏等属血瘀阴亏甚者，善用龟甲胶、鳖甲胶、制龟甲、制鳖甲等，以祛瘀散结，滋阴养血。临证治疗效果满意。

擅治病种

擅长治疗妇科炎症、痛经、月经失调、不孕症、节育措施并发症及不良反应、妇产科血症、子宫内膜异位症、子宫腺肌病、绝经综合征、体外受精-胚胎移植（IVF-ET）辅助治疗、各种流产等。

一、慢性盆腔炎

刘教授以“活血化瘀、理气止痛、补肾培元”立法，首创治疗本病的有效方药盆腔炎方（当归、白芍、赤芍、连翘、丹参、延胡索、香附、皂角刺、鸡内金、蒲黄、五灵脂、菟丝子、续断、炙甘草），并创制本病中医综合治疗方案（中药辨证内服法+灌肠法+外敷法+神灯理疗）。经“十一五”国家科技部支撑计划课题“慢性盆腔炎中医四联疗法的优化及诊疗规范研究——慢性盆腔炎中医综合疗法的优化研究”随机、对照、大样本、多中心临床研究证明，该方案疗效显著、复发率低，安全性高，适于基层推广。

以活血补肾为基本治法，随症加减总结出了活血补肾清热法、活血补肾祛湿法、活血补肾止血法、活血补肾通络法、活血补肾散结法、活血补肾通经法及活血补肾滋阴法治疗慢性盆腔炎及其兼夹证。

二、节育措施并发症及不良反应

刘教授强调节育措施致异常子宫出血以祛瘀清热补虚为治疗大法。刘瑞芬教授以“凡治血者，必先以化瘀为要”为原则，对于宫环出血，立祛瘀清热、止血调经之法，治疗瘀热互结证，创制并研发了国药准字号新药“宫宁颗粒”，临证收到满意效果。该制剂由茜草、生蒲黄、三七粉、黄芩、党参、白芍、炙甘草等诸药组成，具有既止血又活血、标本兼顾、通涩并用的显著疗效。对于药流后出血，以活血化瘀为治疗关键，养血益气为治疗基础，清热意在防其传变，创制了宫清颗粒。该制剂由益母草、马齿苋、生蒲黄、炒枳壳、仙鹤草、川牛膝、当归、川芎、党参、炙甘草等诸药组成。

三、排卵障碍性不孕症

刘教授应用补调温通四步分期治疗排卵功能障碍性不孕，注重经后补肾气以助排卵，模仿月经周期不同时期的生理节律，从补、调、温、通立法，运用中药人工周期疗法，以期恢复“肾-天癸-冲任-胞宫”生殖轴的功能，从而恢复女性的排卵功能。刘瑞芬教授主张根据月经周期的生理特点分四个阶段治疗。

经后期：本期治疗重在“补”，以补益肾气为主，佐以活血化瘀。在治疗本病时应肾阴肾阳并重，补益肾气，以促使卵泡发育成熟。以经验方调经1号方加减。

经间期：本期治疗重在“调”。治宜调气活血通络为主，以促进气血运行，达到精气阴阳的顺利转化，使卵泡顺利排出。可在调经1号方的基础上加桃仁、红花、三棱、莪术、皂角刺、路路通、水蛭等，服至基础体温升高3天或B超监测卵泡破裂。

经前期：本期治疗重在“温”，以温肾调经为主，阴中求阳，调理冲任气血。予经验方补肾安胎方（炒川断、菟丝子、桑寄生、炒白术、炒白芍、黄芩、砂仁、炙甘草等）加减补肾助孕安胎，增强黄体功能，预防先兆流产的发生。

行经期：“通”是本期的治疗特点。“热则流通，寒则凝滞”，强调禁用或慎用苦寒之药，治当温通，使胞宫排血通畅，冲任经脉气血顺和。予以少腹逐瘀汤加减为主。

四、子宫内膜异位症、子宫腺肌病

刘教授认为痰瘀互结兼肾虚是本病的发病关键，主张用周期序贯疗法分期治疗。非经期以治本为主，常采用止痛调血方（益母草、生牡蛎、茯苓、制鳖甲、海藻、延胡索、生蒲黄、香附、连翘、杜仲、续断等），治以活血化瘀、祛痰散结兼以补肾。经前3～5天以经痛停方加减（当归、川芎、炒白芍、吴茱萸、炮姜、炒小茴香、延胡索、香附、木香、乌药、白芷、柴胡、制没药、生蒲黄、白芥子、炙甘草等）以温经散寒，活血止痛。临证治疗注重扶正祛瘀，强调活血勿破血，祛瘀兼利湿。

五、体外受精–胚胎移植（IVF–ET）辅助治疗

对体外受精–胚胎移植（IVF–ET）辅助治疗，刘教授注重分期论治，运用四期疗法根据不同阶段采用不同的治法及方药。

调理期辨病与辨证相结合，重在补肾活血，临证以经验方调经1号方加减，并选用疏肝理气、解郁安神的中药如香附、柴胡、百合、莲子心、酸枣仁等。

移植前期顺应促排方案，长方案以补肾滋阴为主，调经1号方去菟丝子、紫石英、淫羊藿、续断温补肾阳之品，以顺应长方案垂体降调节。同时加阿胶、胎盘粉养血滋阴之品以促进卵泡发育，提高超排卵中卵子质量。短方案、自然周期者可继续服用调经1号方至胚胎移植前4～5天。

移植后补肾健脾，温经助孕为主，少佐养心安神，舒肝解郁，自拟补肾助孕方加减。

妊娠后积极保胎治疗，临证确定宫内妊娠后，以补肾健脾、益气固胎为主，自拟补肾安胎方加减。

典型医案

医案：体外受精–胚胎移植（IVF–ET）辅助治疗

苗某某，女，40岁，初诊2013年5月6日。主诉：已婚十余年未孕，欲行第

十一次胚胎移植，要求中药调理。

初诊：患者因双侧输卵管不通于2001～2003年行三次试管婴儿均未成功。2009年因行宫腔镜检查示：宫腔粘连，多发性子宫内膜息肉，行“宫腔粘连分离术及子宫内膜息肉摘除术”。术后至2013年5月行七次胚胎移植均未成功。既往月经20余天一行，6天净。LMP：2013年4月21日，5天净，量少色黯，经行腰酸，经前乳胀。G_0。现月经第16天。白带量少。纳眠可，二便调。舌红，苔薄黄，脉沉细。本月月经第4天查血：FSH 7.12 mIU/mL，LH 5.69 mIU/mL，PRL 7.13 ng/mL，T 0.261 ng/mL，E_2 43.0 pg/mL。

中医诊断：不孕症。西医诊断：原发性不孕症（IVF-ET前调理）。

辨证分型：肾虚血瘀证。治法：补肾活血，养血助孕。

处方：当归12 g，熟地黄18 g，山药12 g，川续断30 g，菟丝子18 g，淫羊藿18 g，紫石英45 g（先煎），川牛膝15 g，牡丹皮9 g，红花12 g，柴胡12 g，茯苓15 g，陈皮9 g，炙甘草6 g，麦冬12 g，桑椹12 g，黄芩12 g，木香12 g，丹参18 g，石斛12 g。7剂，水煎服，日一剂。

二诊2013年5月16日：LMP：2013年5月15日（周期25天），现月经周期第2天，量少，色黯。舌淡红，苔薄白，脉沉细。患者自服上药后大便稀，日三次，矢气频。处方：（1）桂枝茯苓胶囊，3粒，日3次口服。（2）上方加阿胶（烊化）10 g、鹿角胶（烊化）12 g、胎盘粉（冲服）3 g、炒白术18 g。7剂，水煎服，日一剂。

三诊2013年6月28日：LMP：2013年6月16日（周期32天），5天净，经量较前增多，色改善。舌淡红，苔薄白，脉沉细。现月经周期第13天，外院B超监测已有成熟卵泡，欲行体外受精，胚胎移植。处方：（1）原方去阿胶、鹿角胶，继服3剂。（2）移植后改服：菟丝子18 g，盐续断18 g，桑寄生15 g，盐杜仲12 g，枸杞子12 g，炒山药18 g，党参30 g，炙黄芪30 g，炒白术12 g，茯苓12 g，炒白芍15 g，黄芩12 g，麦冬12 g，木香9 g，砂仁（后下）9 g，柏子仁12 g，百合12 g，炙甘草6 g。7剂，水煎服，日一剂。

四诊2013年7月18日：胚胎移植后14天，阴道少量咖啡色分泌物7天，无腹痛，无恶心，呕吐。舌淡红，苔薄白，脉沉细。2013年7月16日查血：E_2

249.7 pg/mL，P 14.81 ng/mL，β-HCG 276.30 mIU/mL。查血结果提示已经受孕，处方：（1）上方加苎麻根15 g、墨旱莲18 g、炒山药30 g，7剂，水煎服，日一剂。（2）黄体酮60 mg，肌注日一次。（3）补佳乐1 mg，日二次口服。（4）达芙通20 mg，日二次口服。

五诊2013年7月21日：查血：E_2 411.1 pg/mL，P 18.83 ng/mL，β-HCG 873.90 mIU/mL。处方：（1）HCG 2000U，隔日一次肌注。（2）余治疗同前。

六诊2013年8月1日：胚胎移植后28天，近5日阴道少量咖啡色分泌物，无腹痛，无腰酸、恶心，无呕吐。舌淡红，苔薄白，脉沉细。2013年7月31日查血：E_2 1098 Pg/mL，P 45.32 ng/mL，β-HCG 36332 mIU/mL。处方：（1）上方苎麻根改18 g，加莲房炭12 g、山萸肉12 g、竹茹12 g。7剂，水煎服，日一剂。（2）停补佳乐。（3）余治疗同前。

七诊2013年8月8日：患者服药3天后血止，现胚胎移植后35天，纳眠可，大便不成形，日一次，小便调。舌红，苔白厚，脉细滑。2013年8月6日B超：早孕（双胎，均符合7周妊娠）。处方：（1）菟丝子30 g，盐续断18 g，桑寄生15 g，盐杜仲12 g，枸杞子12 g，炒山药18 g，党参30 g，炙黄芪30 g，炒白术18 g，茯苓12 g，炒白芍15 g，黄芩12 g，麦冬15 g，木香9 g，砂仁（后下）9 g，柏子仁12 g，百合12 g，苎麻根12 g，墨旱莲15 g，炒山药30 g，山萸肉12 g，竹茹12 g，炙甘草6 g。7剂，水煎服，日一剂。（2）余治疗同前。次日查血：E_2 1630 pg/mL，P 47.96 ng/mL，β-HCG 91410 mIU/mL。后继续治疗调理至12周妊娠。

后因患者产后复诊，得知其已平安产下一对男婴。

处方手迹

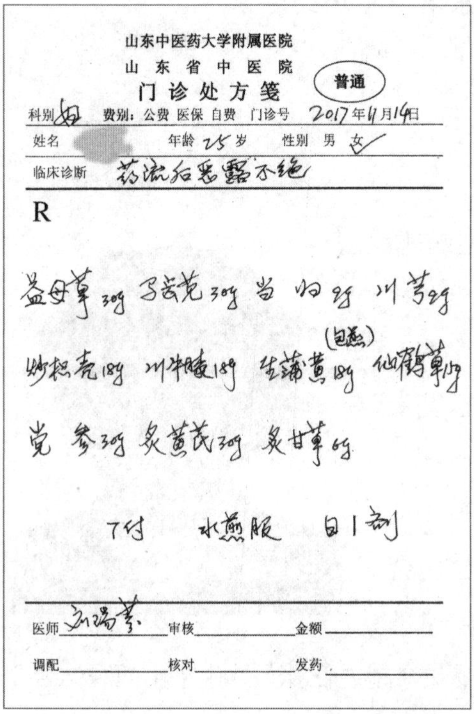

山东中医药大学附属医院
山 东 省 中 医 院
门诊处方笺　普通

科别 妇　费别：公费 医保 自费　门诊号　2017年11月14日

姓名 [redacted]　年龄 25岁　性别 男 女✓

临床诊断 药流后恶露不绝

R

益母草30g　马齿苋30g　当归9g　川芎9g

炒枳壳18g　川牛膝18g　生蒲黄18g（包煎）　仙鹤草15g

党参30g　炙黄芪30g　炙甘草6g

7付　水煎服　日1剂

医师 刘瑞芬　审核＿＿　金额＿＿

调配＿＿　核对＿＿　发药＿＿

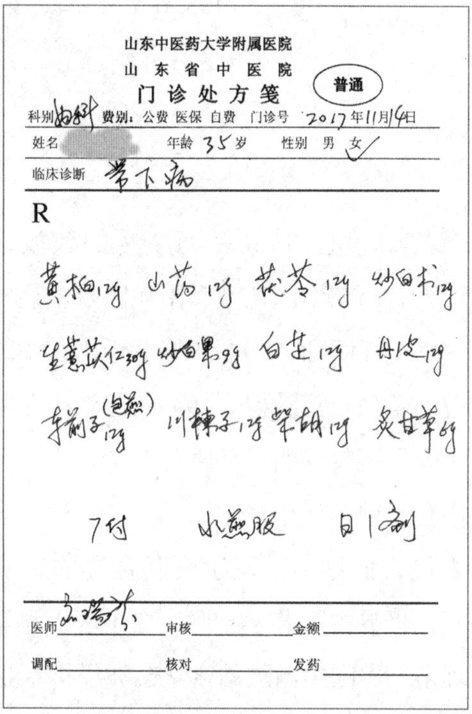

山东中医药大学附属医院
山 东 省 中 医 院
门诊处方笺　普通

科别 妇科　费别：公费 医保 自费　门诊号　2017年11月14日

姓名 [redacted]　年龄 35岁　性别 男 女✓

临床诊断 带下病

R

黄柏12g　山药12g　茯苓12g　炒白术12g

生薏苡仁30g　炒白果9g　白芷12g　丹皮12g

车前子12g（包煎）　川楝子12g　柴胡12g　炙甘草6g

7付　水煎服　日1剂

医师 刘瑞芬　审核＿＿　金额＿＿

调配＿＿　核对＿＿　发药＿＿

（刘金星、张丽娟　整理）

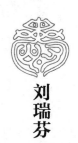

曹晓岚

山东名老中医、山东省名中医药专家

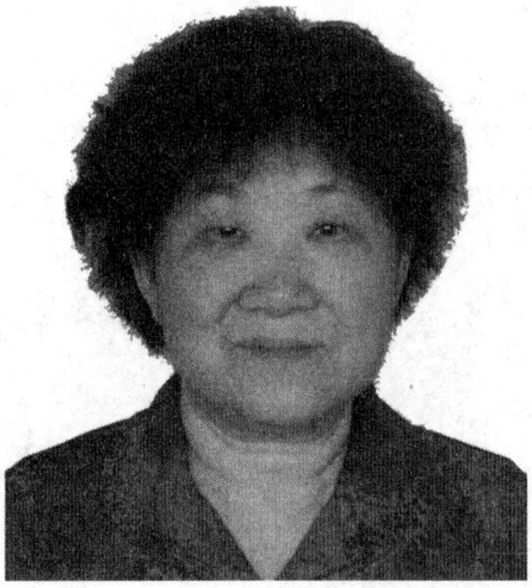

曹晓岚（1950— ），女，汉族，山东临沂人。山东中医药大学附属医院脑病科专业教授、主任医师。1979年毕业于山东中医学院。曾师承陆永昌教授。1999年起在山东中医药大学附属医院脑病科任主任医师。山东省首届名中医，曾担任中华中医药学会脑病分会副主任委员，世界中医药学会联合会脑病分会副会长，世界中医药学会联合会中医内科学会常务理事，中国中西医结合学会神经科专业委员会副主任委员、山东中西医结合学会副会长兼秘书长、山东中西医结合学会神经内科专业委员会主任委员等职。主持"清热解毒益气活血法治疗糖尿病并脑梗死的临床研究""急性缺血性中风病中医综合治疗方案规范化研究"等科研课题。获各级成果奖18项，其中国家级奖项占7项。

主要编著有《中医脑病主治医生480问》《实用中风病康复学》《中风病中医特色诊疗》等著作；发表"急性缺血性中风病中医综合治疗方案疗效及卫生经济学评价""缺血性中风住院患者用药情况的回顾性调查""不同群体患者失眠的诊治特点""清热解毒法治疗中风病的作用机制探讨""心脑同治学说的涵义及临床应用"等论文。

担任第五批全国老中医药专家学术经验继承工作指导老师。学术经验继承人：（1）徐向青，山东中医药大学附属医院中医脑病科专业，主任医师；（2）孙灵芝，山东中医药大学附属医院中医脑病科专业，副主任医师。

学术思想

针对老年中风病“多病一体、虚实夹杂”的特点，曹晓岚教授提出应针对老年人发病的特点，将累及老年人健康、生命最常见的三大疾病脑血管病、心血管病及糖尿病作为重点，从整体观念出发，从老年人多系统疾病共同的发病和致病因素的角度研究老年病发病及防病治病，进行中医药预防和治疗，体现中医整体观。

一、心脑同治

曹教授认为，老年心脑共病的发病基础是正气亏虚，这与老年人的生理病理特点是一致的；痰瘀阻滞是老年心脑共病的关键病机，这与老年人脾肾亏虚、易生痰瘀、痰瘀相关等有关。心脑同治学说秉承了“异病同治”的理论原则，就心脑共病而言，脉、络是本病发生的关键部位，无论是痰浊、还是瘀血，均作用于脉、络，有形之邪致血脉不利，气血运行失常，痰瘀上闭脑窍，内阻心窍。在治疗老年心脑共病时，应重视正气亏虚、痰瘀阻滞的病机特点，确立补虚、化瘀、祛痰、通络的治疗方法。

二、中风并病研究（脑梗死合并2型糖尿病）

脾胃通过经络将五脏精华之血和六腑清阳之气转输于“高巅”而为脑神所用，使其发挥“主神明”的作用。因此，中医脾与脑存在密切的相关性。由于消渴病病情复杂，病程缠绵难愈，故在消渴病的后期，其病位可以由脾而转至它脏或神明之府——脑，出现脾与脑同病的情况。曹晓岚教授指出，“毒损脑络”是糖尿病并脑梗死的病机关键，据此确立了清热解毒，益气活血治疗方法，自拟益消复瘫汤。糖尿病并脑梗死之急性期，多存在热势较盛的表现；随着病情的演变，热势渐减，正虚渐占主导地位，要注意适当调整清、补药物的用量，不可一味固守清热解毒而不懂变通。

临床经验

一、认为肝气郁结是情志致病的始动因素和核心病机

曹晓岚教授临证四十余载，对郁症、头痛、眩晕、失眠、呆证、口僻等神经内科杂症积累了丰富的经验。曹老师认为，上述疾病多与情志致病有关，当责之于肝，肝气郁结是情志致病的核心病机。肝主疏泄喜条达，调畅一身气机。情志不畅，肝郁不舒，引起脏腑气血失调。气机不畅，气血失调，形神不和。肝郁化火，心肝失和，内扰心神，则可导致失眠、抑郁、焦虑等；肝郁化火生风，上扰清窍，发为眩晕；气滞血瘀，瘀血阻于脑窍，不通则痛，引起头痛；瘀血闭阻清窍，瘀久生痰，痰瘀互结，脑络失和，神机失用，发为呆证；气滞血瘀，面部经络闭阻，引起口僻。总之，神经内科杂症病机复杂，肝郁是上述诸病的始动因素，火、痰、瘀血则是肝郁的病理结果，又与肝郁共同致病。基于上述认识，曹老师自拟了解郁清心安神汤系列方药，紧扣郁、火、痰、瘀病机，加减化裁，广泛应用于郁症、头痛、眩晕、失眠、呆证、口僻等神经内科杂症的治疗。

二、认为瘀血则是神经内科杂病缠绵难愈的终极病机

曹老师对“瘀血”致病有独到而深刻的认识，认为肝郁是神经内科诸病的始动因素，瘀血则是多种疾病缠绵难愈的终极病机。清代叶天士《临证指南医案·积聚》中认为：“初为气结在经，久则血伤入络。”即病初邪气主要在经，病位较浅，病理损害较轻，故不易形成瘀血阻滞；病久则邪气深入脏络腑络，病位较深，病理损害较重，势必形成瘀血阻滞，故“久病血瘀”。瘀血因病位不同，又分经脉内瘀血和离经之血。对于瘀血形成的原因，张仲景认为前者是因气虚、寒凝、气滞、阳虚等原因，使脉内血行涩滞迟缓，血行不畅，凝滞于脉内。气为血帅，气虚则不能推动血液正常运行；或寒邪客于血脉，使经

脉挛缩拘急，血液凝滞不畅，均可形成瘀血，称为脉内瘀血。后者是由于内外伤、气虚失摄或血热妄行等原因造成血不循经，血溢脉络之外，停留于脏腑、胞宫、腠理之间，或血液受邪变为污浊之物，积存于体内称为离经之血。

三、根据瘀血新久不同，“化”“破”结合，擅用虫类药

瘀血程度轻重、形成的时间长短、瘀血部位的不同采用不同的治法。在治疗脉内瘀血时主要以“化”为主，瘀血得化，血脉通畅，气机调达，则瘀结得消。对于脉内瘀血轻证，常用药物有当归、川芎、芍药、桃仁、红花等，这些多为活血化瘀药物，活血化瘀力量缓和，且本身兼有补气理气的作用，一药多用，同时配伍其他药物疏通脉络，使瘀血得化；脉内瘀血重证及久病入络者，则用全蝎、蜈蚣、水蛭、土鳖虫等虫类药破血逐瘀，搜风散结通络。

擅治病种

一、眩晕

脾胃为气血生化之源，从调理脾胃入手论治眩晕。常用方为半夏白术天麻汤合泽泻汤。痰湿挟热者以竹茹清热化痰止呕，浙贝母清热化痰散结。兼有痰蒙清窍则常用青礞石、石菖蒲化痰开窍而宁神。

二、郁证

曹教授根据多年临床经验，自拟解郁清心安神汤加减治疗郁证，主要组成药物有柴胡、炒枳实、郁金、香附、陈皮、青皮、栀子、淡豆豉、炒酸枣仁、夜交藤、合欢皮、珍珠母，共奏疏肝解郁、清心安神之效。

三、不寐

根据“异病同治”的理论，曹教授自拟解郁清心安神汤治疗不寐，主要用于肝气郁结、气郁化火、扰心伤神证所致的心烦失眠，胸胁胀满，脘闷嗳气，不思饮食，悲伤易哭，或急躁易怒、头痛头胀等症。

四、头痛

头痛多责之于内因，由于情志波动，失其常度，影响了肝的疏泄功能。因此，疏肝解郁、清心泻火、化痰祛瘀为本病的基本治法，自拟解郁清心汤、息风止痛饮，临床疗效显著。

五、口僻

祛风化痰、逐瘀通络为治疗口僻的基本原则，自拟牵正复颜饮，药用天麻、菊花、白蒺藜、川芎、红花、僵蚕、地龙、蜈蚣、葛根等，疗效显著。

典型医案

患者，女，47岁，2016年12月11日初诊。自述两侧颞部跳痛3年余，加重1个月余。患者3年前无明显诱因出现两侧颞部疼痛，曾于市中心医院诊断为神经性头痛，住院治疗具体方案不详，好转后出院，近1个月来两侧颞部疼痛加重，呈搏动性，巅顶处昏沉感，伴恶心，呕吐，呕吐物为胃内容物，畏光，畏声，无头晕，每次发作约两天左右方可缓解，纳差，平素情绪急躁易怒，眠差，入睡困难，眠浅易醒，二便调。舌红苔薄白，边有齿痕，脉滑数。

中医诊断：头痛（是临床常见的自觉症状，是指因外感六淫、内伤杂病而引起的，以头痛为主要表现的一类病症）。本病例由郁气不宣，又加风邪袭之于少阳之经引起。

治法：疏肝解郁，行气活血，通络止痛。

方药：白芍30 g，荜茇15 g，卷柏15 g，栀子15 g，蜈蚣2条，地龙15 g，全蝎6 g，川芎12 g，红花12 g，菊花15 g，天麻12 g，炒蒺藜15 g，泽兰30 g。7剂，水煎服，每日一剂，早晚温服。

二诊2016年12月18日。患诉服药后症状明显较前减轻，但发作频繁，近7天来发作两次，发作时巅顶处昏沉感，无恶心、呕吐，畏光畏声，症状持续5～6小时可缓解，纳差，平素情绪急躁易怒，眠差，入睡困难症状改善，多梦，二便调。舌红苔薄白，边有齿痕，脉弦滑数。上方加钩藤15 g、蔓荆子20 g、细辛3 g，14剂，水煎服，每日一剂，早晚温服。

三诊2017年1月1日。病史同前，患者药后头痛明显减轻，近7天发作一次，发作时头昏沉，畏光畏声较前减轻，无恶心呕吐，约2小时缓解，纳可，眠差，二便调，舌红苔薄白，脉沉细滑数。上方加防风15 g，7剂，水煎服，每日1剂，早晚温服。

四诊2017年1月8日。病史同前。服上方7剂，患者无明显不适而停药。

处方手迹

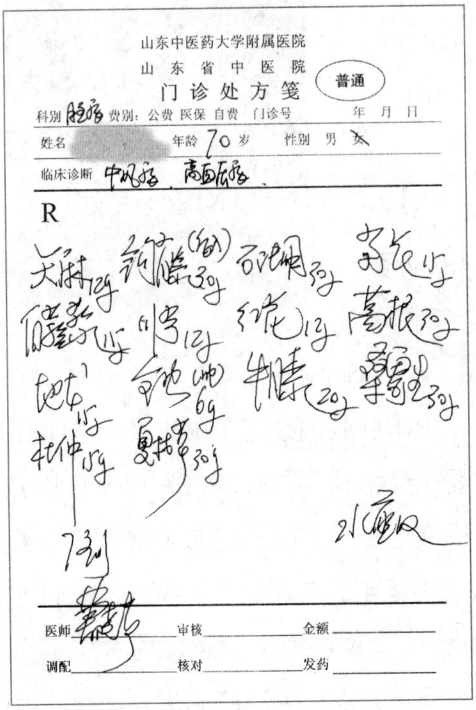
山东中医药大学附属医院
山 东 省 中 医 院
门 诊 处 方 笺 普通
科别 费别：公费 医保 自费 门诊号 年 月 日
姓名 年龄 70 岁 性别 男 女
临床诊断
R
医师 审核 金额
调配 核对 发药

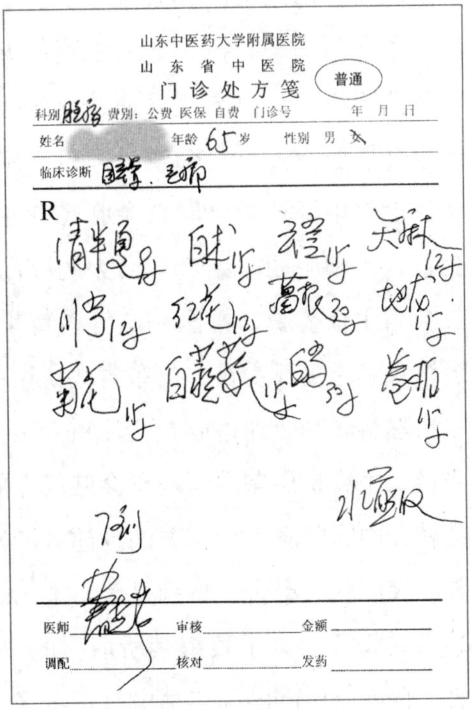
山东中医药大学附属医院
山 东 省 中 医 院
门 诊 处 方 笺 普通
科别 费别：公费 医保 自费 门诊号 年 月 日
姓名 年龄 65 岁 性别 男 女
临床诊断
R
医师 审核 金额
调配 核对 发药

黄乃健

山东省名中医药专家

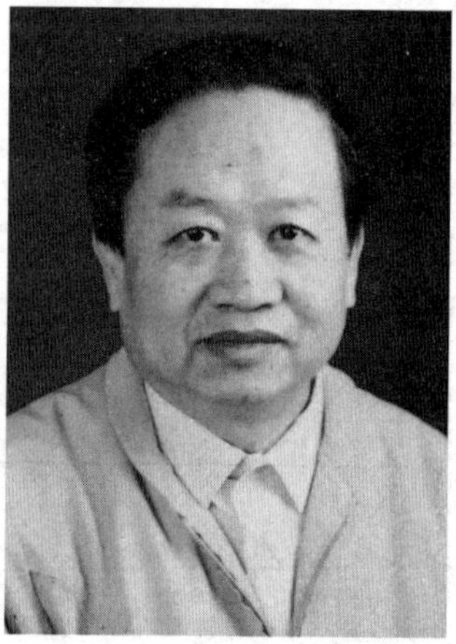

黄乃健（1935—），男，壮族，广西南宁人。先后毕业于济宁医学专科学校和山东中医学院。曾任山东中医药大学附属医院肛肠科主任、主任医师、教授，北京中医药大学和山东中医药大学博士研究生导师，曾兼任中华中医药学会肛肠专业委员会常务理事、副会长、顾问，世界中医药学会联合会肛肠专业委员会副会长，中国中西医结合学会大肠肛门病专业委员会副主任委员，中医药高等教育学会肛肠分会终身名誉主任委员，山东省政协第六、七、八届常务委员等职。现兼任国家自然科学基金评审委员会评审专家，《中国肛肠病杂志》编辑委员会主任委员、主编，山东中医药学会肛肠专业委员会主任委员等职，为我国肛肠学会和《中国肛肠病杂志》的创建者和发展者之一。其临床经验丰富，多年来为广大肛肠病患者，特别是来自全国的一些疑难重症者解除了疾苦，受到了患者的好评。为了表彰其所取得的突出成绩，被评为山东省优秀科技工作者，1989年中国国际广播电台记者来济南采访，以“为肛肠病患者造福的黄乃健医生”为题，将主要成绩用几种语言向全世界播送。1992年、1997年先后被评为山东省医药卫生拔尖人才。1994年、1995年被英国剑桥大学国际名人传记中心等国际名人传记组织，收载于世界名人和世界医学名人录中。2003年被评为山东省名中医药专家称号。中华中医药学会2005年颁发荣誉证书称：在全国中西医结合防治肛肠病三十年来成绩卓著，予以表彰。2007年被评为全国中医肛肠学科名专家。被中医药高等教育学会临床教育研究会授予“全国中医肛肠教育突出贡献名专家”称号和肛肠专业高等教育知名专家称号。

六十余年来致力于中医学的继承和发扬，在肛肠病的中西医结合方面做出显著成绩，造诣颇深，在国内外有一定影响，为中国当代杰出的肛肠病学专家。多年来在肛肠病的研究中总结、改进和创用一些治疗方法，提出了一些新的论点。

在专科器械的研究中，与有关人员合作，研制成功不同类型的内痔套扎器、新型肛门拉钩、隐窝钩、隐窝钩刀、高位肛瘘挂线器械、新型痔钳等。

其对中医历代主要著作中有关肛肠疾病的论述作过系统考证，撰写了“祖国医学肛肠病学文献初考”一文。这是一篇最早全面整理我国古代医学家对肛肠疾病论述的文献。1980年全国肛肠学术会议暨学会成立大会时，大会演讲者5人，其代表中医界发言。当时任卫生部副部长的崔月犁同志给予很高的评价。其对李东垣痔疮等病的治疗经验，进行了深入学习和挖掘，并有所发展。在此基础上，总结出的治疗痔疮和溃疡性结肠炎的方药，经多年临床应用，效果良好。被誉为中国当代肛肠学科对李东垣学术思想继承和发扬的典范，在这一领域具有独特的建树，处于我国领先水平。

先后获8项成果奖，6项国家级发明专利。其主编的《中国肛肠病学》一书是一部大型专著，反映了中国肛肠学科的进展和全貌，全书240余万字，是最有代表性的权威著作。1999年获国家教育部科技进步二等奖。编著7部专著，发表论文50余篇。主编国家级专科杂志《中国肛肠病杂志》，得到各级领导包括原卫生部崔月犁部长、吕炳奎司长等的重视和支持。对开展肛肠科国内外学术交流，发展我国肛肠学科有一定影响，为国家赢得了荣誉。

学术经验

黄教授的学术思想主要受金元时期李东垣学术思想的影响，注重顾护脾胃。肛肠疾病的病变部位在局部，局部的处理十分重要，但更强调整体调理，从整体观点来认识疾病的发生、发展及演变过程。可总结如下几点。

一、整体辨证忠于岐黄

肛肠疾病局部的处理十分重要，但其更强调整体调理。临床时始终遵循《黄帝内经》之训：谨守病机，治病求本，同时注重调理脾胃。

二、疑难重证首用药物勿多勿重

在疑难重证的诊治中，特别是多脏腑功能失调，机体内环境严重失衡的患者，其对复杂的证候理出属性后，参照舌苔、脉象所见，以主证为切入点，立法用药。在处方用药方面，对一般患者掌握药味宜少不宜多、药量宜轻不宜重的原则，在逐步认识患者发病规律的前提下，根据证候的变化及时调整方药，常使重症沉疴治愈。

三、用药简便，不失法度

要抓住主要矛盾，药贵精专，注重配伍。

擅治病种

专治常见肛肠疾病，对肛肠科疑难重证有丰富的治疗经验。

人才培养

一、研究生的培养

自1986年开始带硕士研究生，根据优势互补原则，1999年受聘为北京中医药大学外科学肛肠专业博士研究生导师。当时为全国中医药大学第一位肛肠专业博士研究生导师，后为博士后导师。此后又主持申报了山东中医药大学外科学博士点，为该博士点的成功批复起到了重要作用。2000年山东中医药大学外科学博士点开始招生，主持了招生的全部工作，遴选了周围血管病科、乳腺甲状腺科各一名博士研究生导师。自此我校外科学博士点逐渐发展至现在的盛况。

二、师承教育

《国家中医药科教便字［2005］67号》文中充分肯定了黄乃健对中医药事业发展的关心，以及对师承教学工作的肯定和支持。在做好研究生带教工作的同时，根据学生自愿跟师的方式，解决其学术和临床经验的继承问题。在带教工作中，黄教授除带好本科室弟子（姜春英、梅笑玲、李殿伟、王立柱）外，在全国挑选有高水平的肛肠学科带头人，在自愿的原则下，作为跟师弟子，经过培养，使学生成为我国一流水平的中医肛肠病学专家。2013年北京中医药大学东方医院肛肠科主任、博士研究生导师刘仍海和中国中医科学院西苑医院肛肠科主任、博士研究生导师贾小强考取了国家中医药管理局优秀学术继承人，并拜黄乃健为师继续提高其临床学术水平。至此，山东中医药大学附属医院黄乃健教授的门下已有我国4所著名中医药大学，即北京中医药大学、山东中医药大学、南京中医药大学、广州中医药大学和我国唯一的中国中医科学院的精英人士作为跟师弟子。其中有博士研究生导师5人，硕士研究生导师5人。

主要研究成果

一、首先发现了高位肛瘘直肠环纤维化现象，并阐明了直肠环纤维化对高位肛瘘手术治疗的影响，同时制订了高位肛瘘诊断的临床指征。这项发现和提出的判定标准对高位肛瘘的诊治具有重要的意义。

二、于1964年研制的牵拉式内痔套扎器可用于治疗内痔、直肠黏膜松弛、直肠前突、结直肠息肉等病。具有操作简便、快速、疗效确切等优点。1978年全国科学大会评为二级成果。

三、对直肠脱垂首用一次适当多量注射疗法，取得较好的疗效，可完全取代剖腹肠管内固定或肠管切除等损伤较大的外科手术。

四、首创臀部皮肤移位肛管成形术，可治疗痔环切后遗肛管黏膜外翻、大肠癌肛门成形术后黏膜外翻等。

五、创用中药局部涂敷治愈小儿肛瘘，打破了肛瘘非手术不可治愈的论断，是肛瘘治疗史上的革新，此项研究为国内外首创。另外，此法还可治疗直肠阴道瘘、骶尾部窦道等病，同样有很好的疗效。

六、创用成人肛瘘微创伤手术内口及其临近管道的切开术，四十余年来取得较好疗效，此法在国内已推广应用。

七、研制的新型痔钳获得国家发明专利。

八、直肠脱垂动物标本的采集和动物模型的建立以探索其发病机理的临床和实验研究为世界领先水平。

九、对治疗各种功能性便秘包括慢性顽固性便秘有丰富的临床经验，并创用了启动和加强排便功能的方法。

典型医案

医案：直肠罕见炎症疑难病

患者冯某，男，48岁，已婚，山东某市人。于2009年7月因腹痛腹胀一天，发热、排尿困难、肛门坠痛、便血住当地医院治疗。后体温高达39.8℃。经内镜检查，进镜8 cm，可见黏膜充血肿胀糜烂，有不规则隆起，镜身不能通过，取组织活检，诊断为直肠隆起型病变，性质待查。光镜所见：直肠黏膜炎性病变伴肉芽组织增生。经抗生素静脉滴注并服中药和激素灌肠等治疗，发热已退，肛门坠痛减轻，排尿困难消除。8月27日又行内镜检查，进镜5 cm于肠管一侧见一2 cm×2 cm隆起病变，表面黏膜充血水肿，质软，用注射针刺入病变组织，可见脓血性物流出，肛管黏膜重度糜烂，取组织送检。光镜所见：所取组织为坏死肉芽组织，请结合临床，如有必要可深取或取与正常黏膜交界处组织，以排除肿瘤。经继续住院抗炎等治疗，于9月病情好转出院。出院诊断：直肠周围脓肿，直肠肿瘤待排除。

2009年10月患者家属带该院病理切片赴北京协和医院会诊，排除直肠肿瘤。后又赴山东医学高等专科学校病理教研室请病理专家会诊，认为该切片有大量成纤维细胞，炎症无疑，排除肿瘤。因患者大便仍困难，肛门坠痛不适，于2009年12月底来我科诊治，此时患病已5个月余。检查：患者一般情况尚好。舌淡无苔，有齿痕，脉弱。肛门右前、左侧轻度皮肤增殖，肛内指诊，距肛缘约3 cm处呈环状高突。肿胀处大小不均等，触痛重，组织有韧性。直肠炎肿病变，多局限于某处，不侵犯直肠周壁，该例炎症侵犯直肠周壁，触摸组织不脆弱，有韧性。结合其病理检查结果，此例实属罕见。

治疗：患者已患病5个月余，根据整体状况和舌苔脉象，其正气已虚，毒邪未尽，拟健脾利湿，清利湿热为法。

以四君子汤、秦艽苍术汤加减。处方：党参9 g，炒白术9 g，云茯苓9 g，杭白芍25 g，当归9 g，赤芍9 g，生黄芪20 g，黄精9 g，秦艽9 g，防风9 g，泽泻9 g，升麻9 g，槟榔12 g，延胡索15 g，枳壳9 g，甘草9 g。水煎服，日一剂。

嘱其服药6剂后电话告知病况，此后通过电话调整方药，杭白芍增至35 g，生黄芪增至40 g，升麻增至15 g，槟榔减为9 g，加山药30 g、忍冬藤30 g，因有自汗加浮小麦30 g。

服药月余来诊，肛门坠痛明显减轻，肛内指诊，直肠内环状炎肿区明显缩小，上方改秦艽12 g、升麻18 g，继续服药治疗。2010年5月再次复诊，服药140余剂，肛门已无疼痛，偶有轻度下坠，大便无脓血。检查：肛内指诊，距肛缘3

cm处，环形炎肿区已纤维化，轻度触痛。根据局部所见，其炎症病变已愈，但仍有坠胀症状，可按原方继服6剂，每日一剂，后改为秦艽片，每次服5片，日服3次以巩固疗效。

分析：此例直肠炎肿病变，病变侵犯直肠周壁，甚为罕见。原治疗医院采用静脉滴注抗生素，服中药加激素灌肠，病情虽有好转，但未能治愈。黄教授根据多年临床经验，采用四君子汤和李东垣秦艽苍术汤的部分药味，再加黄教授治疮证恢复期促愈合之要药，如黄芪、黄精、山药、忍冬藤等，故此例成功治愈。患者康复后，去原医院复查，原诊治医师经检查对此例治疗结果表示惊奇。

处方手迹

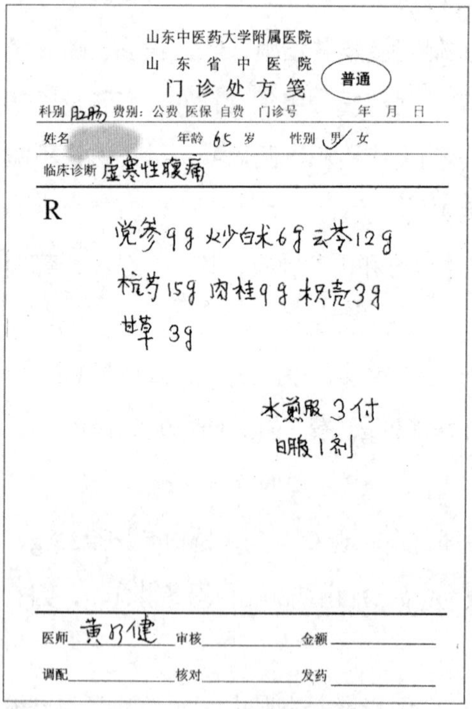
山东中医药大学附属医院
山东省中医院
门诊处方笺　普通
科别 肛肠　费别：公费 医保 自费　门诊号　年 月 日
姓名 [redacted]　年龄 65 岁　性别 男/女
临床诊断 虚寒性腹痛
R
党参9g 炒白术6g 云苓12g
杭芍15g 肉桂9g 枳壳3g
甘草 3g
水煎服 3付
日服1剂
医师 黄乃健　审核　金额
调配　核对　发药

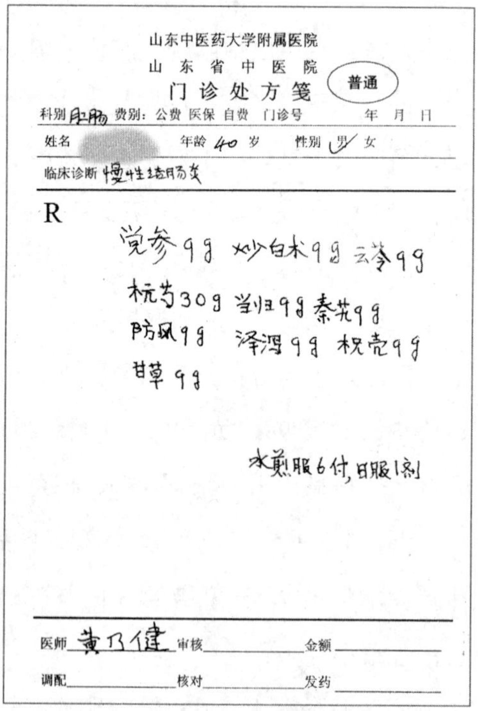
山东中医药大学附属医院
山东省中医院
门诊处方笺　普通
科别 肛肠　费别：公费 医保 自费　门诊号　年 月 日
姓名 [redacted]　年龄 40 岁　性别 男/女
临床诊断 慢性结肠炎
R
党参9g 炒白术9g 云苓9g
杭芍30g 当归9g 秦艽9g
防风9g 泽泻9g 枳壳9g
甘草9g
水煎服6付，日服1剂
医师 黄乃健　审核　金额
调配　核对　发药

（黄乃健　整理）

陈柏楠

山东省名中医药专家

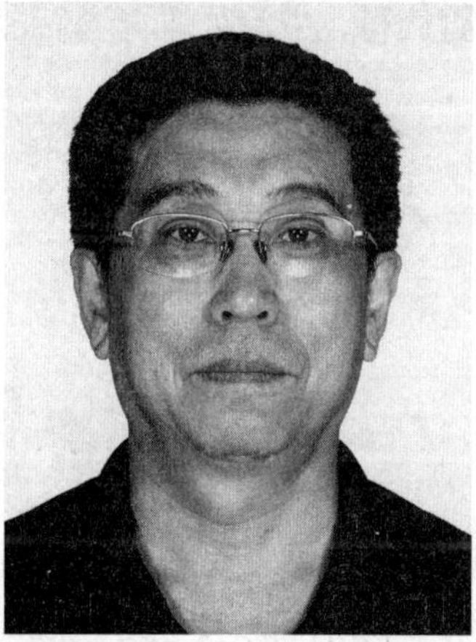

陈柏楠（1956—），男，汉族，天津市人。山东中医药大学附属医院周围血管病科教授、主任医师。1982年毕业于山东中医学院，师承国医大师尚德俊教授。1996年任副主任医师，2001年任主任医师，2009年任科室主任。先后荣获山东省优秀医师、首届齐鲁杰出医师和山东省名中医药专家等荣誉称号。兼任中国中西医结合学会周围血管疾病专业委员会副主任委员、顾问，世界中医药学会联合会外科专业委员会副会长，中华中医药学会名医学术研究分会常务理事，山东中医药学会理事，山东中医药学会周围血管疾病专业委员会主任委员，山东中医药学会外科专业委员会副主任委员，山东中西医结合学会周围血管疾病专业委员会副主任委员等职。

主要编著有《周围血管疾病中西医诊疗学》《尚德俊外科心得录》《闭塞性动脉硬化症临床诊疗实践》等12部著作；发表“周围血管疾病常用方剂浅析”“深静脉血栓形成血管张力因素与中医辨证分型的关系”“糖尿病肢体动脉闭塞症中医证型与血流动力学及踝臂指数的相关性研究”等90余篇论文。主持“尚德俊学术思想及临证经验研究”等科研课题10项。荣获山东省科技进步三等奖5项，山东软科学优秀成果三等奖1项，中华中医药学会科学技术奖三等奖1项。

先后担任山东省五级中医药师承教育第二批、第五批指导老师和第六批全国老中医药专家学术经验继承工作指导老师。

山东省老中医药专家学术经验继承人：（1）张大伟，山东中医药大学附属医院周围血管病科，副主任医师；（2）王雁南，山东中医药大学附属医院周围血管病科，副主任医师；（3）许永楷，山东中医药大学附属医院周围血管病科，主治医师；（4）赵波，山东中医药大学附属医院周围血管病科，主治医师。

全国老中医药专家学术经验继承人：（1）张大伟，山东中医药大学附属医院周围血管病科，副主任医师；（2）许永楷，山东中医药大学附属医院周围血管病科，主治医师。

学术思想

一、重视病机辨证

陈柏楠教授立足中医辨证基本法则，创新性提出“辨病机论治”，指出辨证的过程中除了辨明当下的“证”之外，还要辨明病机的来龙去脉，即明确正邪、气血、阴阳及脏腑功能是如何变化、发展到现在的“证”，其预后又可能是怎样的变化趋势，针对病机，重视气血阴阳、寒热虚实的动态变化，从而在施治时加以兼顾，真正做到“上工治未病”。

二、提出瘀毒理论

在国医大师尚德俊教授的血瘀病机的基础上，陈柏楠教授提出了周围血管疾病的瘀毒病机，其核心内容是：（1）血瘀日久，蕴生瘀毒，瘀毒日久，变生它毒；（2）瘀可生毒，毒可致瘀，它毒可祛，瘀毒难消。

临床经验

一、解毒活血法

根据周围血管疾病的瘀毒病机建立解毒活血法，法中之活血为祛除瘀毒，法中之解毒的含义有广义和狭义之分，广义的解毒包括清解热毒、清利湿毒、清化痰毒；狭义的解毒主要指清解热毒。

二、善用外治疗法

辨证应用中医外治疗法，将中药溻渍、涂擦、熏洗、贴敷等疗法优化组合，提出疮面治疗的序贯疗法。

三、未病先防、重视心理治疗

治疗中主张对疾病进行早期干预，后期善于应用补肾健脾、益气活血类药物防止复发。重视心理治疗，强调身心同治，注重良好的医患关系；重视引导患者自我心理调节。

擅治病种

一、脱疽病（闭塞性动脉硬化症、血栓闭塞性脉管炎、糖尿病足）

在急性期，应用蒲蓝败毒饮化裁治疗湿热下注、热毒炽盛型脱疽病，以清热解毒药物为主，辅以清热利湿，少用活血化瘀药物；慢性期以活血化瘀为主，佐以清热利湿，少用解毒药物；稳定期用桑萸复元汤化裁，注意阴阳气血俱补，强调扶正以祛邪。

二、股肿病（下肢深静脉血栓形成）

急性期用薏仁化湿汤治疗股肿病，以清热利湿为主，兼以活血化瘀，辅以行气、益气药物，慢性期应用寄生黄芪汤化裁，方中活血化瘀为主，辅以健脾利湿、益气行气药物，强调补阴养血，防止活血利湿导致伤津耗血。

三、瓜藤缠（血管炎）

重视病证结合、分期治疗瓜藤缠。急性期为热毒之邪郁于血分，致脉络损伤。治宜清热解毒、凉血活血为法。迁延期为热毒渐退，邪伏血分，瘀血阻络。治宜解毒活血、祛瘀通络为法。稳定期为邪退正亏，气虚血滞，治宜益气活血、化瘀散结为主要治法。

四、臁疮（下肢慢性溃疡）

善于辨证应用外治法治疗臁疮等各类难愈性溃疡，整体辨证与局部辨证相结合，局部应用中药熏洗创面，再应用中药局部外敷创面。常用外洗方剂有公英解毒洗剂、活血止痛洗剂、过敏洗剂。

五、象皮腿（肢体淋巴水肿）

认为该病病机为本虚标实，治疗在活血利水的同时，重视气机，注意补气、行气，调动气机，恢复气机的正常升降；老年人可应用温补脾肾、益气行气的药物；常少佐化痰散结，方中常用夏枯草。

典型医案

医案一

张某，女，54岁，2016年12月7日初诊。主诉：左足趾紫绀、疼痛20天。患者20天前无明显诱因出现左足第一、二、四趾紫绀，伴剧烈疼痛，在山东大学第二医院就诊，彩超显示：左下肢胫前动脉远段及足背动脉血管炎性改变，左足背动脉中远段血栓形成。由于疼痛持续不缓解，为求系统治疗，来我院门诊就诊。既往体健。查体：左足第一、二、四趾皮色紫绀，部分皮色压之可褪色，第一、四趾有瘀斑，触痛明显，皮温低，泛红实验（+），足背动脉（+），胫后动脉（++）。舌质暗红，苔白，脉弦细。双足PPG提示：双足趾缺血严重。

中医诊断：脱疽；证候诊断：血瘀证。西医诊断：肢体动脉血栓形成。

治法：温阳活血、通络止痛。

病机分析：患者为肢体动脉血栓形成出现肢体末端坏死，因老年女性，阳气亏虚，血运无力，瘀血阻滞脉络，肢端失养所致。

方药：桑寄生30 g，当归12 g，黄芪30 g，牛膝15 g，山萸肉15 g，川芎12 g，独活12 g，葛根30 g，杜仲15 g，赤芍15 g，炒僵蚕12 g，延胡索12 g，鸡血藤30 g，熟地黄30 g，桑枝30 g，连翘12 g。7剂，水煎服，日一剂，早晚分服。

通脉安，10片，日3次。

二诊2014年12月14日。疼痛症状有改善，但夜间疼痛仍较重。继续给予上方，外用马黄酊，给予四虫片10片，日3次。

三诊2014年12月28日。疼痛症状明显改善，局部瘀斑逐渐消退。停用中药方剂，外用马黄酊，给予四虫片10片，日3次。

医案二

患者李某，男，40岁，2015年9月10日初诊。主诉：左下肢粗肿沉胀1个月。患者1个月前因左下肢静脉曲张在当地医院行手术治疗，术后肢体仍有粗肿、沉胀症状，朝轻暮重，1个月前粗肿症状加重，休息及抬高肢体仍不能缓解，在当地医院行彩超检查证实左下肢深静脉血栓形成，住院治疗后症状改善不著，为求进一步治疗前来门诊求治。既往左下肢静脉曲张病史十余年。查体：左下肢广泛性粗肿，皮色暗红，局部刀口瘢痕红肿，皮温略高，胫前凹肿，霍曼征阴性，尼霍夫征阳性。舌质红，苔黄腻，脉滑。彩超示左髂总静脉、髂外静脉、股总、股浅静脉血栓形成。

中医诊断：股肿；证候诊断：湿热下注证。西医诊断：左下肢深静脉血栓形成。

治法：清热利湿、活血通络。

病机分析：患者为下肢深静脉血栓形成亚急性期，发病始于经脉受损，气滞血瘀，瘀血留着于经脉，水湿停聚，瘀血与湿浊相挟致病，郁久化热，湿热瘀血互为病机，而致病情渐重。

方药：薏苡仁30 g，当归15 g，黄柏9 g，黄芪30 g，泽兰15 g，川芎12 g，牛膝9 g，桑枝30 g，车前草15 g，赤芍15 g，生地黄15 g，鸡血藤30 g，苍术15 g，牡丹皮15 g，连翘12，独活12 g。7剂，水煎服，日一剂，早晚分服。药渣外洗（温洗）。

消脱止3片，日3次。脉血康2粒，日3次。马黄酊外用。弹力绷带外用。

二诊2015年9月17日。左下肢粗肿较前诊减轻，局部刀口瘢痕处红肿减轻，胫前仍有凹肿，舌质红，苔黄腻，脉滑。治疗：上方加桑寄生30 g，余治疗同前。

三诊2015年9月24日。左下肢粗肿较前诊又有减轻，局部刀口瘢痕处红肿明显减轻，胫前轻度凹肿，舌质红，苔薄黄，脉滑。上方去车前草、黄柏，加云茯苓30 g、白术15 g、夏枯草12 g，余治疗同前。

四诊2015年10月8日。左下肢轻度粗肿，红肿消退，活动后胫前轻度凹肿。停用中药方剂，余治疗同前。

医案三

患者马某，女，38岁，2014年8月6日初诊。主诉为双小腿红色痛性结节1个月。患者近半年因工作关系特别劳累，1个月前发现左小腿出现红色结节，逐渐扩大，有压痛，2周前双小腿散在出现多个红色痛性结节，伴有双下肢乏力，沉胀，为求系统治疗，来我院门诊求治。既往体健，否认高血压、风湿等病史。查体：双小腿散在多发红色结节，大小不一，最大约2 cm×2 cm，最小约0.8 cm×0.8 cm，压痛，质较韧，胫前轻度凹陷性水肿，霍曼征阴性，双侧足背动脉及胫后动脉搏动正常，泛红试验阴性。舌质红，苔黄腻。脉滑。

中医诊断：瓜藤缠；证候诊断：湿热下注证。西医诊断：血管炎。

治法：清热解毒、活血散结。

病机分析：患者为血管炎急性期，为湿热毒邪郁于血分，致脉络损伤，瘀血与湿热毒邪相搏结，故出现红肿痛性结节。

方药：白鲜皮30 g，当归12 g，黄芪30 g，金银花30 g，地肤子15 g，生地黄

12 g，苍术15 g，秦艽15 g，板蓝根30 g，赤芍15 g，黄芩12 g，连翘12 g，车前草15 g，牡丹皮15 g，独活15 g，夏枯草12 g。7剂，水煎服，日一剂，早晚分服。

穿王消炎片，3片，日3次。紫丹活血片，2片，日3次。马黄酊，外用。

二诊2014年8月20日。双小腿红肿、疼痛症状减轻，新发结节较前变小，舌质红，苔黄腻，脉滑。上方去夏枯草，加绵萆薢15 g，余治疗同前。

三诊2014年9月3日。双小腿结节缩小，红肿减轻，但近日有2个新发结节。舌质红，苔黄腻，脉滑。上方去威灵仙，加忍冬藤30 g，余治疗同前。

四诊2014年9月17日。双小腿结节基本消退，局部遗留有色素沉着，无疼痛，舌质红，苔薄黄，脉滑。停用中药方剂，口服四虫片，8片，日3次。

医案四

患者李某，男，61岁，2014年11月5日初诊。主诉：左足内踝溃疡1个月余。患者13年前左下肢即患有筋瘤病，未行系统治疗，筋瘤逐渐增多。近年来，足靴区皮肤渐变暗褐色，皮肤时有瘙痒。1个月前，左足内踝处不慎碰破，形成溃疡，久不愈合，久站久行后溃疡处疼痛，渗液量多，溃疡逐渐扩大。现患者溃疡处疼痛，行走、站立时加重。查体：左下肢浅静脉迂曲扩张，呈瘤样改变，胫前按之凹陷，足靴区广泛暗褐色色素沉着，内踝处可见1 cm×1 cm大小溃疡，疮周红肿，疮面暗红，肉芽不鲜，渍水淋漓。舌质暗红，苔黄腻，脉细数。纳食可，眠差，大便干，小便调。既往脑梗死病史3年。

中医诊断：臁疮；证候诊断：湿热下注证。西医诊断：下肢慢性溃疡。

治法：清热利湿，活血化瘀。

病机分析：患者素体筋脉薄弱，患有筋瘤病，久之血瘀脉络，气血通行不畅，水湿内停，郁久化热，湿热互结，下注臁部而发病。

方药：板蓝根30 g，当归12 g，生地黄30 g，金银花30 g，蒲公英30 g，川芎12 g，苍术15 g，黄芪30 g，车前草15 g，赤芍15 g，黄芩12 g，独活12 g，威灵仙12 g，牡丹皮15 g，黄柏12 g，连翘15 g。7剂，水煎服，日一剂，早晚分服。

创面清洁换药，无菌包扎。

二诊2014年11月12日。患者溃疡处疼痛减轻，渗液量减少。查体见内踝处溃疡约1 cm×1 cm大小，疮面周围暗红，肉芽暗红，渗液量少。舌质暗红，苔黄腻，脉细数。大便次数增多。前方生地黄改为15 g，14剂，水煎服，日一剂，早晚分服；药渣煎药外洗患肢。

三诊2014年11月26日。患者溃疡缩小，患处疼痛轻微。查体见内踝处溃疡约0.5 cm×0.5 cm大小，疮面肉芽鲜红，渗液量少，少量腐苔。舌质红，苔薄黄，脉细数。前方继续服用，14剂，水煎服，日一剂，早晚分服；药渣煎药外洗患肢。

医案五

刘某，女，59岁，2014年12月8日初诊。主诉：左下肢浮肿十余年。患者自述十余年前出现左下肢浮肿，未系统治疗；近一年左下肢浮肿加重，沉胀不适，朝轻暮重。曾多方求医治疗，疗效不佳。现患者左下肢沉胀不适，暮时加重。查体：见左下肢浮肿，小腿皮肤呈橘皮样，胫前及足背按之凹陷，抬手即复。舌淡胖，有齿痕，苔白腻，脉沉滑。纳眠可，大便溏薄，小便调。既往冠心病、高血压病史10年，糖尿病史5年，右胫腓骨骨折病史。

中医诊断：大脚风；证候诊断：脾肾阳虚。西医诊断：下肢淋巴水肿。

治法：温补脾肾，活血利湿。

病机分析：患者为老年人，嗜食肥甘厚味，素体脾肾阳虚，气化不利，痰浊水湿内停，水湿下注而发病。

方药：桑寄生30 g，当归12 g，连翘15 g，姜黄30 g，薏苡仁30 g，川芎12 g，桑枝30 g，黄芪30 g，车前子（包）15 g，苏木15 g，黄柏12 g，升麻12 g，威灵仙12 g，泽兰15 g，僵蚕12 g，苍术15 g。7剂，水煎服，日一剂，早晚分服。

外用芒硝2000 g，冰片10 g外敷。

二诊2014年12月15日。下肢沉胀感减轻，午后仍浮肿加重。查体见左下肢浮肿较前减轻，小腿皮肤呈橘皮样，胫前及足背按之凹陷，抬手即复。舌淡胖，有齿痕，较前齿痕减轻，苔白腻，脉沉滑。前方加石斛12 g，14剂，水煎服，日一剂，早晚分服；药渣煎药外洗患肢。

三诊2014年12月29日。患者仅午后偶有下肢沉胀感。查体见左下肢无明显浮肿。舌淡红，苔薄白，脉沉缓有力。前方去连翘，继续服用，14剂，水煎服，日一剂，早晚分服。

处方手迹

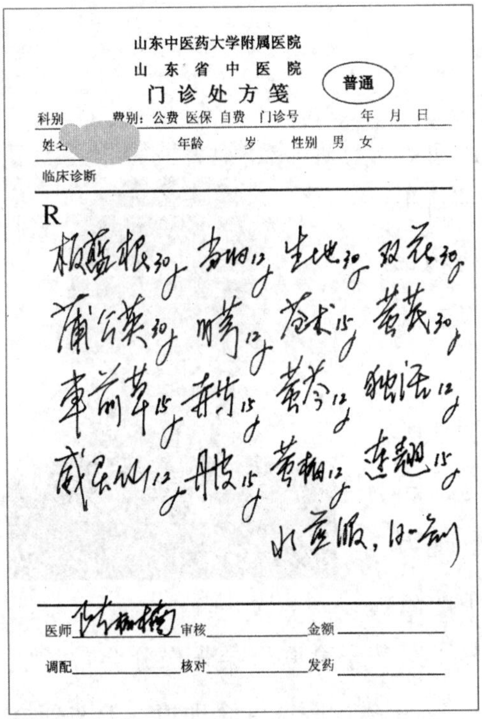
山东中医药大学附属医院
山 东 省 中 医 院
门 诊 处 方 笺　普通
科别　费别：公费 医保 自费　门诊号　年 月 日
姓名 [redacted]　年龄　岁　性别 男 女
临床诊断
R
板蓝根30g　当归12g　生地30g　双花30g
蒲公英30g　川芎12g　苍术15g　黄芪30g
车前草15g　赤芍15g　黄芩12g　独活12g
威灵仙12g　丹皮15g　黄柏12g　连翘15g
水煎服，日一剂
医师 陈柏楠　审核　金额
调配　核对　发药

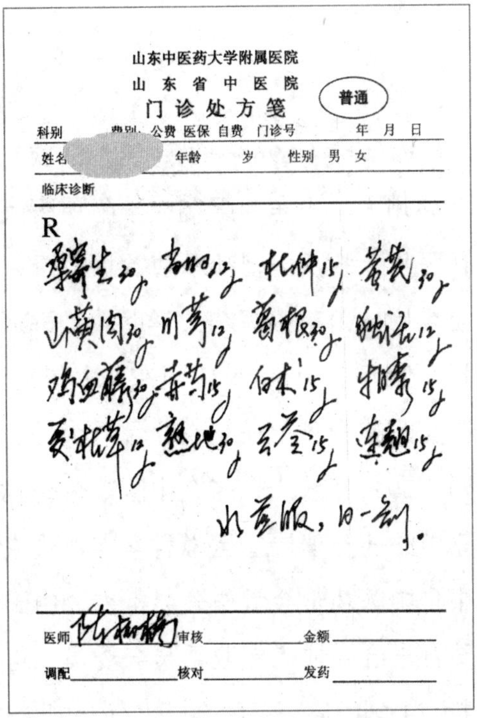
山东中医药大学附属医院
山 东 省 中 医 院
门 诊 处 方 笺　普通
科别　费别：公费 医保 自费　门诊号　年 月 日
姓名 [redacted]　年龄　岁　性别 男 女
临床诊断
R
桑寄生30g　当归12g　杜仲15g　黄芪30g
山萸肉30g　川芎12g　葛根30g　独活12g
鸡血藤30g　赤芍15g　白术15g　牛膝15g
豨莶草12g　熟地30g　云苓15g　连翘15g
水煎服，日一剂。
医师 陈柏楠　审核　金额
调配　核对　发药

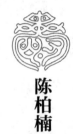

徐展望

山东省名中医药专家

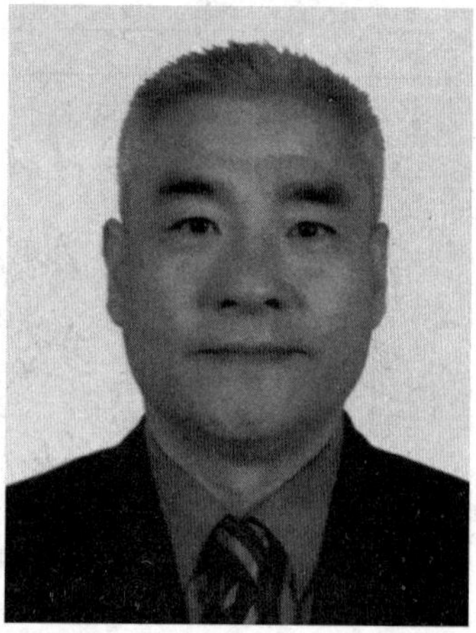

徐展望（1960—），男，汉族，山东烟台莱州人。山东中医药大学附属医院骨科主任医师、教授。曾师承曹贻训教授；1982年至今历任山东中医药大学助教、讲师、副教授、教授，2005年任山东中医药大学第一附属医院骨科主任兼脊柱骨科主任，主任医师；2013年获山东省名中医等荣誉称号。国家中医药管理局重点学科学术带头人。现为中华中医药学会骨伤分会常委、中国中西医结合学会脊柱病专业委员会委员，世界中医药学会联合会骨伤分会常务理事，中国民族医药学会针刀分会副会长，山东省中医药学会理事、骨伤分会副会长，山东省医学会骨外科分会副主任委员、脊柱学组、骨质疏松学组副组长，山东省医师协会骨科分会副主任委员、骨质疏松与骨矿盐分会副主任委员。

主要编著有全国精编及规划教材《中医骨病学》《中医正骨学》等著作；发表"柚皮苷抑制PMMA颗粒诱导的破骨细胞形成及骨溶解""柚皮苷对体外培养骨髓间充质干细胞Runx-2和Osterix表达及骨质疏松模型大鼠骨强度的影响""骨碎补提取液培养BMSCs移植对模型大鼠骨质疏松性骨折愈

合的影响”等中文核心论文40余篇，通讯作者发表SCI收录论文9篇。

先后担任山东省第五批中医药师承教育指导老师和第六批全国老中医药专家学术经验继承工作指导老师。山东省老中医药专家学术经验继承人：（1）李念虎，山东中医药大学附属医院脊柱骨科专业，副主任医师；（2）李刚，山东中医药大学附属医院中医显微骨科专业，主任医师。全国老中医药专家学术经验继承人：（1）李念虎，山东中医药大学附属医院脊柱骨科专业，副主任医师；（2）马良，山东中医药大学附属医院中医显微骨科专业，主治医师。

学术思想

一、医者仁也。以仁爱之心悲悯之心行医，以精湛医术为患者解除病痛，以最小的代价换取最大的效果，是行医三十余年一直奉行的理念和准则。以中西医结合取长补短扬长避短，针对不同病人不同病情不同阶段采用相应的理法方药，充分体现中医辨证施治的精髓，以中医整体治疗和非手术治疗为第一选择，体现出深厚学术造诣和人文关怀的和谐统一。以疾病、损伤发病的现代变化和治疗需求为依据，认真学习借鉴现代科学技术的新进展新理念，积极应用于临床实践。为广大患者提供更加优质的服务，以获得更好的疗效。

二、骨伤科伤病以气血为要，以肝肾为本，以动为用，以静为基，以筋骨为框，皮肉为固，外伤可以及里以致脏腑不和，内病可以延外以致肢体失用。因此，骨伤之病不可纯任筋骨而不观其皮肉，不可不查脏腑也。肢体失用，或为过劳或为过逸，或为姿势不当，均与体质相关。青少年全而未壮，老年则气血脏腑亏虚，中壮年社会压力大，均有不同致病的内在因素，临病需细而分之辨而治之。骨伤之初血瘀气滞疼痛较重，当整复错位理顺筋骨适当固定，未固定之处却要积极活动。及后筋骨渐续，则应顺势加大运动以给予筋骨适当力学刺激，使之愈合更快更好。筋骨已愈之后，多有筋脉粘连，亦应加强康复结合理筋之药，才能获得全效。

三、脊柱伤病尤应关注脊柱骨骼间、骨骼与软组织之间、周围肌肉群与骨骼之间的相互关系，既要看到畸形、病变影像，更要分析所带来的神经损害，还要观察对相邻节段的影响，只有这样才能不顾此失彼，才能不会只见树木不见森林。注意神经损害的定位、定性诊断，是防止遗漏病理损害的重要方法。正确细致的临床理学检查既是扎实基本功的体现，也是作为高水平医生医疗技术的体现。当前忽视临床检查，只重大型仪器的倾向是危险的。

四、对于延续多年的中西医结合骨伤治疗的四项原则：动静结合、筋骨并重、内外兼治、医患合作，提出进一步的完善思路，即动静平衡，筋骨互用，内外兼顾，医患合作。根据不同病损的不同类型不同阶段，采用不同的固定活动方法和活动量，使之在某一时间节点上达到动与静的最佳平衡。充分利用“骨为刚”的支撑作用，及时发挥“筋束骨利关节”的作用，即把动静平衡原理落实到筋骨上，使骨折复位后能够在外固定的基础上达到内在平衡。内外伤病即肢体伤与脏腑功能的相互影响要兼顾，除了药物治疗外，更应发挥心理、调息等作用，将不良因素影响降到最低。

五、对于骨关节化脓性疾病采用外消、内托、排脓、生肌、灭斑等治法，提倡正确复位、加班固定、内外用药和功能锻炼的治疗大法。坚持筋骨并重、动静结合理论。强调针对伤损的早、中、晚三期不同治疗方法，提倡伤后在外固定支持下早期功能锻炼。提倡养阴疗法，强调补肝肾治本。

临床经验

一、脊柱脊髓损伤与疾病临床研究

运用中医药整体疗法与手术相结合治疗脊柱脊髓损伤、脊柱退行性疾病，利用手术彻底清除病灶，中医药围手术期调理、中医练功，以达到病情缓解快、疗效巩固久的目的，减少手术并发症。近四年来，每年完成脊柱创伤、脊柱退行性疾病、脊柱畸形、感染、肿瘤等手术500台次以上，手术效果优良。

二、中医防治骨质疏松症临床与实验研究

针对绝经后骨质疏松肝肾阴虚为主，在补肾壮骨药的基础上加以滋阴降火，疏肝解郁，效果明显。针对老年骨质疏松肝肾亏虚阳虚尤甚的特点，以阴阳双补尤重补阳的方剂，效果亦优。通过动物实验印证了补肾壮骨药的疗效。研究发现了骨碎补及其有效成分柚皮苷促进成骨抑制破骨的双重调节作用机制。以中医“肾主骨生髓”理论为指导，结合现代分子生物研究，提出了Wnt/β-catenin管理下的骨髓间充质干细胞分化失衡是髓枯骨痿的现代分子生物学基础及骨质疏松症的发病机理的假说，申请了国家自然科学基金面上项目，目前正在深入研究中。中医正骨治疗四肢骨关节损伤。运用中医正骨固定技术，对四肢骨关节损伤进行复位固定，技术娴熟，经验丰富，手法轻灵，尤其对踝关节骨折脱位整复有独特方法。减少手术内固定风险和并发症，减少患者痛苦和医疗费用。

三、针对前路减压后易出现血肿压迫脊髓的问题

率先提出保留后纵韧带浅层的手术方法，获得了既充分减压又保护脊髓的良好效果，该技术已在全省骨科学术会上介绍。在强直性脊柱炎脊柱骨折方面，创新性地提出侧前方清理植骨融合的手术方式，克服了以往手术易对脊髓神经干扰的缺点，临床疗效优良。针对腰椎小关节功能紊乱，采用定点回旋复位和自体牵引理筋手法，经二十多年实践疗效显著。

四、中医正骨治疗四肢骨关节损伤

运用中医正骨固定技术，对四肢骨关节损伤进行复位固定，技术娴熟，经验丰富，手法轻灵，尤其对踝关节骨折脱位整复有独特方法，减少手术内固定风险和并发症、减少患者痛苦和医疗费用。

五、腰椎小关节紊乱

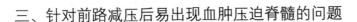

腰椎小关节紊乱，是腰椎三关节复合体位置关系急性失调的突发病症，

由于该病在影像学检查上无法呈现，故属中医“骨错缝”范畴。运用坐位逆向回旋复位法整复，结合过伸自体牵引理筋，可获得即刻痛消腰椎恢复活动的效果。临床应用二十余年，效果可靠。

六、颅底凹陷症三维复位固定

运用颈1、2椎弓根钉固定，结合沿预弯的金属轨迹的纵向提拉和颈–颅同时过伸，从而达到前后、纵向的三维复位。

七、强直性脊柱炎脊柱骨折经横突间入路病灶清除植骨术

避免了经椎管操作易损伤脊髓的危险，具有安全性高、病灶清除方便、植骨充分的优点。

八、骨折初期活血利水消肿方

在活血化瘀行气止痛的基础上，重用冬瓜皮30 g，以消皮里膜外之水，以助瘀血从水而化。

擅治病种

脊柱、脊髓损伤，脊柱疾病、脊柱畸形中医综合治疗与康复，青少年脊柱失稳、颈椎病、间盘源性腰痛中西医综合防治，脊柱骨折脱位脊髓损伤、颈椎病、颈胸腰椎管狭窄症、脊柱后纵韧带黄韧带骨化症的前后路减压内固定治疗，脊柱滑脱、脊柱畸形三维手术矫形，脊柱结核、化脓性感染、脊柱肿瘤病灶清除脊柱功能重建，老年骨质疏松性胸腰椎骨折、脊柱肿瘤微创疗法及综合防治。

典型医案

医案一：颈椎病

患者王某，男，42岁，2015年11月24日初诊。自述右手指及右上肢疼痛麻木4个月，4个月前无明显诱因出现该症状，向右侧转头时症状加重，行走可，舌质略暗，苔白，左脉弦细，右脉弦。

查体见：右侧臂丛神经牵拉试验（+）；椎间孔挤压试验（+）；双手Hoffmann征（+）；双手握力良好。

中医诊断：项痹。本病例由气滞血瘀引起，并兼有营卫不和、气血稍显不足。

治则：活血祛瘀，通调营卫，益气养血。

方药：当归12 g，川芎9 g，党参12 g，独活9 g，杭白芍15 g，炒地龙9 g，陈皮9 g，葛根15 g，桂枝12 g，姜黄9 g，甘草6 g。15剂，水煎服，日一剂，早晚分服。

二诊2015年12月12日。服上方15剂，患者自觉右手指及右上肢疼痛减轻，原方14剂，水煎服，日一剂，早晚分服。

三诊2015年12月30日。服上方15剂，患者无明显不适而停药。

医案二：腰椎间盘突出症

患者马某，女，44岁，2016年3月20日初诊。自述因扭伤致腰背部及左下肢放射性疼痛3天，疼痛从左臀部开始，延左大腿外侧放射至腘窝处，活动时加重、卧床休息时减轻。舌黯淡，苔白，左脉弦涩，右脉弦虚。

查体见：L4/5棘突及棘突旁压痛叩击痛（+），左侧直腿抬高试验（+）40°，病理征未引出，下肢肌力正常。

中医诊断：腰腿痛。本病例由气滞血瘀引起，并兼有肝肾亏虚、气血不足。

治则：活血祛瘀、补益肝肾、益气养血。

方药：当归12 g，川芎8 g，桃仁12 g，土鳖虫9 g，陈皮12 g，柴胡12 g，天花粉12 g，杜仲12 g，肉苁蓉12 g，杭白芍15 g，甘草6 g。14剂，水煎服，日一剂，早晚分服。建议：卧床休息半个月，可行理疗。

二诊2016年4月6日。服上方14剂，患者自觉腰痛及左下肢疼痛基本缓解，偶有便溏，原方中桃仁改为6 g，14剂，水煎服，日一剂，早晚分服。

三诊2016年4月22日。服上方14剂，患者无明显不适而停药。

医案三：腰椎骨质疏松骨折

患者刘某，女，78岁，2016年8月11日初诊。自述因摔伤致腰背部疼痛3天，活动时加重、卧床休息时减轻。舌黯淡，苔白，左脉沉弦，右脉虚。

查体见：L1棘突及棘突旁压痛叩击痛（+），病理征未引出，下肢肌力正常。腰椎MRI示：L1椎体呈楔形变扁，T2WI、STRI可见高信号，T1WI可见低信号，考虑L1椎体压缩骨折。骨密度示：骨质疏松。

中医诊断：腰痛。本病例由气滞血瘀引起，并兼有肝肾亏虚。

治则：活血化瘀、补益肝肾。

方药：当归12 g，川芎8 g，土鳖虫9 g，陈皮12 g，柴胡12 g，川牛膝12 g，杜仲12 g，肉苁蓉12 g，杭白芍15 g，甘草6 g。30剂，水煎服，日一剂，早晚分服。建议：卧床休息1个月，双下肢适当活动，预防下肢静脉血栓等并发症。

二诊2016年9月13日。服上方30剂，患者自觉腰背部疼痛减轻，原方30剂，水煎服，日一剂，早晚分服。建议：继续卧床休息1个月，可在佩戴腰围下适当下地活动。

三诊2016年10月18日。服上方30剂，患者无明显不适而停药。

处方手迹

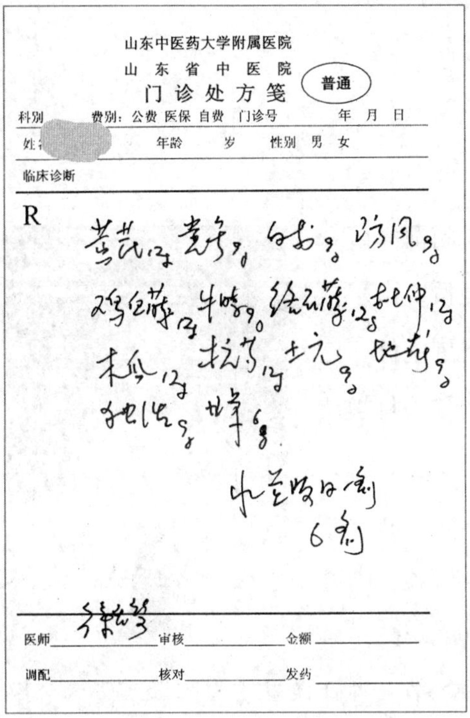

山东中医药大学附属医院
山 东 省 中 医 院
门诊处方笺 普通

科别 费别：公费 医保 自费 门诊号 年 月 日
姓名 [redacted] 年龄 岁 性别 男 女
临床诊断

R

黄芪12g 党参9g 白术9g 防风9g
鸡血藤12g 牛膝9g 络石藤12g 杜仲12g
木瓜12g 桂枝12g 土元9g 地龙9g
独活9g 甘草6g

水煎服日一剂
6剂

医师 审核 金额
调配 核对 发药

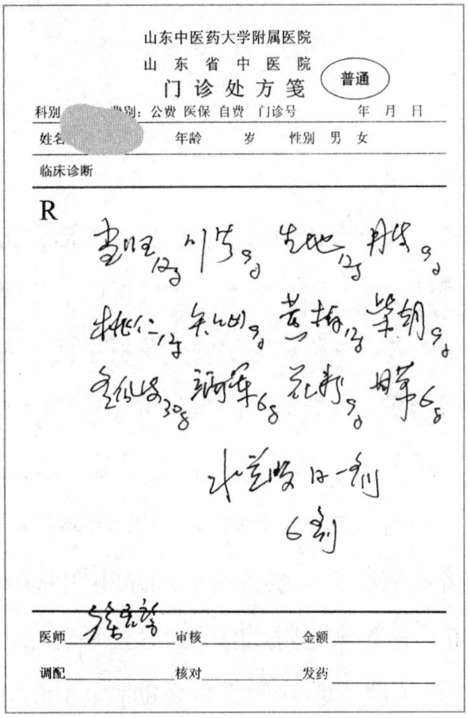

山东中医药大学附属医院
山 东 省 中 医 院
门诊处方笺 普通

科别 费别：公费 医保 自费 门诊号 年 月 日
姓名 [redacted] 年龄 岁 性别 男 女
临床诊断

R

当归12g 川芎9g 生地12g 丹参9g
桃仁12g 知母9g 黄芩12g 柴胡9g
金银花30g 连翘6g 红花9g 甘草6g

水煎服日一剂
6剂

医师 审核 金额
调配 核对 发药

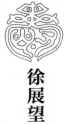

钱秋海

山东名中医药专家

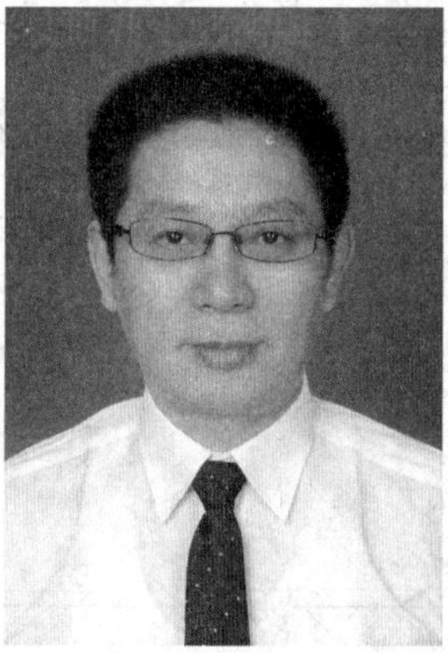

钱秋海（1955—），男，汉族，山东省菏泽市郓城县人，医学博士、主任医师、二级教授，山东中医药大学附属医院内分泌科主任、内科副主任、博士研究生导师，山东省重点专科中医内分泌科学术带头人。师承中医名家程益春教授、高思华教授和西医名家岳旺教授。1975年参加工作，先后在济南缝纫机厂医务室、山东中医学院中医系、山东中医药大学附属医院内分泌科工作。1983年起在山东中医学院中医系担任助教；1989年至今在山东中医药大学附属医院内分泌科工作。先后担任住院医师、主治医师、副主任医师、主任医师、二级教授。1992年起担任山东中医药大学附属医院内分泌科副主任，2004年起担任内分泌科主任，2009年起担任内科副主任兼内分泌科主任。兼任山东省中西医结合学会糖尿病专业委员会主任委员、中国糖尿病防治康复促进会副会长、世界中医药学会联合会内分泌专业委员会副会长、世界中医药学会联合会糖尿病专业委员会副秘书长兼常务理事、中华中医药学会糖尿病分会常务委员、中国中西医结合学会内分泌专业委员会常务委员、中华医学会内分泌分会中西医结合学组委员、中国中医药研究促进会糖尿病专业委员会常务委员、中国中药协会药物临床评价研究专业委员会常务委员、山东省医师协会内分泌分会副主任委员、山东省中西医结合学会内分泌专业委员会副主任委员、山东省老年医学会糖尿病专业委员会副主任委员、山东省生物医学工程学会中医药工程专业委员会副主任委员、山东省生物化学与分子生物学学会常务委员、山东省中西医结合学会骨质疏松与骨矿盐疾病专业委员会委员、山东省中医学会络病专业委员会委员、山东省卫生厅内分泌疾病质量控制中心副主任、国家药审中心中药新药药物评审专家等多种职务。

享受国务院政府特殊津贴专家（2015年），获得山东省有突出贡献的中青年专家（2011年）、山东省名中医药专家（2013年）、山东省首届齐鲁名医（2013年）、首届中国百名杰出青年中医（1995年）、山东省优秀青年中医（1995年）、山东省首届高层次中医临床人才优秀学科带头人（2009年）、山东省卫生厅专业技术拔尖人才（1995年）、山东中医药大学附属医院首届薪火名师（2017年）、山东中医药大学附属医院十佳科技工作者（2011年）等荣誉称号。

共主持国家自然科学基金、山东省自然科学基金、山东省科技攻关等课题28项，获奖16项。山东省科技进步奖8项；中国中西医结合学会科技进步奖三等奖1项；中华中医药学会科学技术奖2项；山东省中医药科学技术奖4项；山东省教育厅科技进步奖二等奖1项。获国家发明专利授权1项。

在国内外发表学术论文120余篇，SCI收录6篇。出版学术专著38部，其中主编及个人专著30部，副主编6部，编委2部。个人专著《中西医结合诊疗大系糖尿病学》2001年12月获中华中医药学会全国中医药优秀学术著作奖三等奖；个人专著《实用糖尿病治疗保健学》1994年12月获山东省教育厅科技进步奖著作二等奖，1995年12月获山东省科学技术进步奖三等奖。

先后担任第一批、第五批山东省五级中医药师承教育指导老师，第六批全国老中医药专家学术经验继承工作指导老师。山东省老中医药专家学术经验继承人：第一批：（1）杨文军，山东中医药大学附属医院中医内分泌专业，主任医师；（2）张传科，山东省立医院中医内科专业，主任医师。第五批：（1）张效丽，山东中医药大学附属医院中医内分泌专业，主治医师；（2）王燕，山东中医药大学附属医院中医心病专业，主治医师。

全国第六批老中医药专家学术经验继承人：（1）阴永辉，山东中医药大学附属医院中医内分泌专业，副主任医师；（2）刘显涛，山东中医药大学附属医院中医呼吸专业，主治医师。

学术思想

作为山东中医药大学附属医院内分泌科主任和山东省重点专科中医内分泌科学术带头人，从医四十余年来，一直在临床一线致力于中医药防治内分泌疾病临床、教学、科研工作。对糖尿病、甲状腺疾病造诣较深，提出了许多卓有成效的思路和方法，在国内享有较高声誉。

一、在国内率先提出“糖尿病从脾论治”的观点。提出糖尿病中医病机重在“脾气亏虚、血脉自病”，应“从脾论治、兼以活血”，确立了糖尿病“健脾益气为主、肝脾肾分期、气血分治”的学说和“三期分治、整体调控”的思路。强调早期主要病机为脾虚痰瘀，倡导“健脾益气、化痰活血”；中期病机关键为脾气虚弱、脾不散精，倡导“脾虚致消、理脾愈消”；并发症期多瘀多虚，倡导“固本化痰、调畅气血、气血分治”。

以此为基础，率先在国内开展了中医药防治糖尿病并发症的系列研究，研究出系列中药复方新制剂，相关多项研究成果达到国内领先水平，极大提高了临床疗效和学科竞争力，在国内产生较大影响。

二、对甲状腺疾病提出治疗上应“中医辨证与西医辨病相结合、全身辨证与微观辨证相结合、整体调控与靶向治疗相结合”的新模式，确立了“功能调控、抗体抑制、消瘿散结、防止传变”四位一体的综合防治方案。对甲状腺功能亢进症者，提出病机重点在心，关键在肝，倡导清心调肝兼顾五脏平衡；对甲状腺功能减退症者，提出其病机重点在脾，关键在肾，倡导健脾温肾兼顾五脏平衡。研制了治疗甲状腺功能亢进和甲状腺功能减退的系列中药复方新制剂，显著提高了临床疗效，引领了学科发展新方向，在国内具有重要影响力。

临床经验

一、糖尿病的防治

在糖尿病中医防治方面，将其分三期治疗，即糖尿病前期、糖尿病高血糖期及糖尿病慢性并发症期，并强调“抓两头带中间”。早期，“未病先防、早期防控”；高血糖期，“整体调控、综合防治”；并发症期，“预防延缓、血管保护”。

1. 针对糖尿病前期的治疗，重视“治未病”的思想，认为其主要病机为脾虚痰瘀，倡导健脾益气、化痰活血之法，分脾虚痰湿、阴虚气滞、痰瘀互结三型治疗，通过早期预防和早期干预，有效地达到控制和转化血糖、防治糖尿病的目的。

2. 针对糖尿病高血糖期，在全国率先提出了2型糖尿病的病机关键为“脾气虚弱、脾不散精”，倡导“脾虚致消、理脾愈消”的理论，突出“脾虚”在糖尿病病因病机中的重要地位。提出对2型糖尿病应以健脾益气为主要治疗大法，并以此为主导，研制了防治2型糖尿病的系列方药，如健脾降糖饮等，在临床取得显著疗效。

3. 针对老年糖尿病多虚多瘀、多伴有胰岛素抵抗的临床特点及病机演变规律，抓住脾肾两虚这一病机关键，率先提出健脾补肾治其本，化痰活血治其标的治法，并研制出的三黄消渴方治疗老年糖尿病胰岛素抵抗，临床上不但能够减轻患者对胰岛素的依赖，改善了胰岛素敏感性，更大大降低了糖尿病并发症的发生。

4. 针对2型糖尿病多伴有多种慢性血管并发症和多脏器损害的这一临床治疗

的难点和热点问题，充分发挥中医中药的优势，率先在国内系统深入地开展了中医药防治糖尿病多种慢性血管并发症的系列研究。对糖尿病IGT、胰岛素抵抗、糖尿病心脏病变、糖尿病肾脏病变、糖尿病肝损伤、糖尿病视网膜病变、糖尿病胃轻瘫、糖尿病下肢血管病变、糖尿病周围神经损伤等临床亟待解决的疑难问题，制订了较为完善的中医诊疗评价标准，研制出了系列中药复方新制剂，如糖心通、糖肝康、糖胃安、糖肾宁、糖肾安、糖视清、糖脉宁、糖脉通、糖周宁等，极大提高了临床疗效和学科竞争力。

二、甲状腺疾病的防治

在甲状腺疾病防治方面，注重标本兼治，兼顾五脏平衡。

1. 对甲状腺功能亢进症，提出了其病机重点在心，关键在肝，属于本虚标实之证，治疗上应益气养阴、化痰活血、消瘿散结。倡导清心调肝兼顾五脏平衡。据此理论为基础研制了有效中药复方新制剂甲亢宁用于治疗甲状腺功能亢进症，临床疗效显著。

2. 对甲状腺功能减退症，提出了病机重点在脾，关键在肾，治疗上应健脾补肾、化痰活血、温通泻浊。倡导健脾温肾兼顾五脏平衡，研制了有效中药复方新制剂甲荣康用于治疗甲状腺功能减退症，取得了很好的疗效。

擅治病种

擅长中医、中西医结合治疗内分泌代谢疾病，特别是对糖尿病及其各种慢性并发症、甲状腺疾病、乳腺疾病、胰岛素抵抗综合征、垂体瘤、肾上腺疾病、尿崩症、痛风、高尿酸血症、肥胖症、高脂血症、骨质疏松、更年期综合征、不孕不育等内分泌疑难病有较深的造诣和丰厚的临床经验，提出了许多卓有成效的新的方法和思路，明显提高了临床疗效。年均门诊量近2万人次，年均中药处方付数13.8万付。

一、糖尿病及其慢性并发症

1. 老年糖尿病

针对老年糖尿病的特点，认为老年糖尿病属本虚标实、多虚多瘀之证，其病机关键为脾肾两虚、痰浊瘀血阻络，并以脾肾两虚为本、痰浊瘀血阻络为标，采用健脾补肾、化痰活血法治疗老年糖尿病，研发了健脾降糖饮、三黄消渴方等方药，对老年糖尿病具有改善血糖和胰岛素抵抗、防治并发症等标本双治的作用。

2. 糖尿病性心脏病

根据中医理论及多年临床经验，认为糖尿病性心脏病的病机特点是“脾肾两虚、肝失条达、瘀毒互结痹阻心脉”，率先提出“固本调肝、活血解毒”的治疗原则，并精心组成糖心通方，具有调节血糖、改善心肌供血和血管重构等多重作用，对糖尿病性心脏病疗效显著。

3. 糖尿病胃轻瘫

提出脾气虚是糖尿病胃轻瘫的重要病理基础，其主要病机为脾气亏虚、清浊相干，治疗应以健脾益气、升清降浊为主，并据此理论研制成糖胃安颗粒，具有较好地促进胃排空治疗糖尿病胃轻瘫的作用。

4. 糖尿病下肢血管病变

根据该病的特点，将其分为两期治疗，早期的病机关键是气虚血瘀，毒伤脉络，确立了补气活血、解毒通络法，并据此理论研究制成糖脉通，可有效防治病变进展和防止坏疽的发生。本病晚期糖尿病坏疽期病机以气阴两虚为本，痰浊瘀血热毒为标，确立了益气养阴、化瘀通脉、解毒生肌的治疗原则，并据此理论研究制成糖脉宁，可有效防治坏疽和促进溃疡愈合，对糖尿病下肢血管病变有较好的疗效。

5. 糖尿病性肝损伤

提出该病的病机特点是“脾气亏虚、肝失调达、瘀毒互结”，以“健脾益气治其本、调肝解毒活血治其标”的治疗原则，精心组成糖肝康，具有较好的降糖保肝降酶、改善脂肪肝、防治糖尿病肝损伤作用。

6. 糖尿病视网膜病变

提出该病气阴两虚、痰瘀互结、热毒瘀阻目络的病机特点，确立了“益气养阴、化痰活血、解毒通络、养肝明目”的治疗原则，并且要掌握“活血不动血，止血不留瘀”这一原则，据此理论研究制成糖视清，具有较好的明目止血、改善视力、抑制新生血管生成、防治糖尿病视网膜病变的作用。

二、甲状腺疾病

1. 甲状腺功能亢进症

认为本病病机重点在心，关键在肝，属于本虚标实之证，治疗上应益气养阴、化痰活血、消瘿散结为原则，研制了有效中药复方新制剂甲亢宁，可有效地改善甲状腺功能亢进症和防治甲亢突眼。

2. 甲状腺功能减退症

认为本病病机重点在脾，关键在肾，治疗上应健脾补肾、化痰活血、温通泻浊为原则。研制了有效中药复方新制剂甲荣康，对甲状腺功能减退症及其相关的孕育及性腺功能障碍等具有很好的疗效。

3. 桥本甲状腺炎

提出本病为本虚标实之证，肺脾气虚为本，热毒瘀血为标，治疗应以健脾补肺固本为主，兼以活血解毒。常以玉屏风散为主方加减，治疗桥本甲状腺炎，可有效改善甲状腺肿大和抑制抗体的增高，疗效显著。

典型医案

惠某，女，36岁，2016年8月2日初诊。自述颈部肿胀伴心慌怕热3个月余，加重3天。

患者3个月前无明显原因出现颈部肿胀，咽干，口干，乏力，易疲劳，消瘦，怕热，多汗，手抖，心慌，在山东大学齐鲁医院就诊，查FT_3、FT_4明显增高，诊断为甲状腺功能亢进症，给予赛治、倍他乐克口服治疗。病情一度好转，FT_3、FT_4较前稍有下降，但随后出现皮肤瘙痒等过敏反应，白细胞下降，停用甲巯咪唑后瘙痒减轻。刻下症：全身乏力，易疲劳，口干咽干，手抖，心慌，失眠多梦，颈部肿胀，皮肤瘙痒，怕热多汗。舌苔薄黄，脉弦细。

查体见甲状腺2度对称性肿大，无压痛。实验室检查FT_3 13.2 pmol/L，FT_4 26.3 pmol/L，TSH 0.001 mIU/L，A-TG（抗甲状腺球蛋白抗体）442 IU/mL，A-TPO（抗甲状腺过氧化物酶抗体）77.64 IU/mL。B超示甲状腺双侧弥漫性肿大。

西医诊断：（1）甲状腺功能亢进症；（2）桥本甲状腺炎。中医诊断：瘿病；辨证为气阴两虚，痰瘀互结。

治则：益气养阴，化瘀解毒，消瘿散结。

方药：生脉散加减。生黄芪30 g，麦冬30 g，五味子9 g，夏枯草15 g，浙贝母15 g，莪术15 g，牛蒡子15 g，柴胡9 g，黄芩9 g，炒栀子9 g，百合15 g，知母15 g，胡黄连9 g，苦参12 g，白鲜皮20 g，半枝莲15 g，白花蛇舌草15 g，莲子心9 g，炒酸枣仁30 g。水煎服15剂，日一剂，早晚分服。

二诊2016年8月17日。服上方15剂，患者皮肤瘙痒、怕热、多汗明显减轻，但仍有乏力，易疲劳，手抖，心慌，于上方加入太子参30 g，减去炒栀子。水煎服15剂。

经口服15剂中药后，病情明显好转。1个月后查甲功五项，甲功三项FT_3、FT_4、TSH均已正常，唯A-TPO、A-TG仍有偏高；甲状腺B超：仍有轻度肿大。上方加入金银花30 g、蒲公英30 g、皂角刺15 g，去苦参、白鲜皮，继服15剂，病情明显好转。

处方手迹

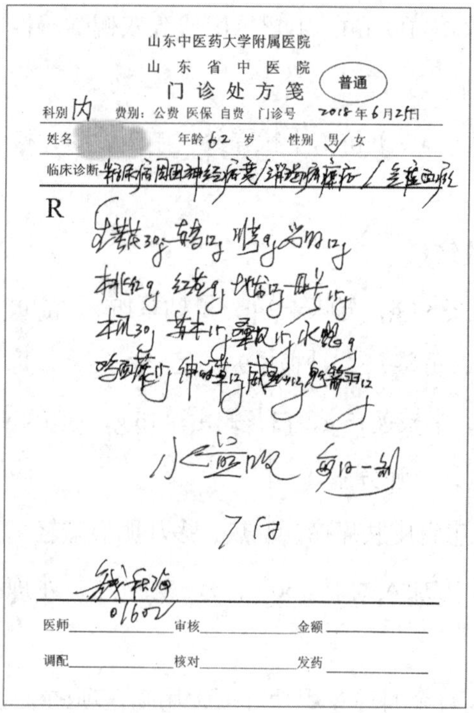

山东中医药大学附属医院
山 东 省 中 医 院
门诊处方笺 （普通）

科别 内　费别：公费 医保 自费　门诊号　2018年6月25日

姓名 [redacted]　年龄 62 岁　性别 男/女

临床诊断 糖尿病周围神经病变/颈部肌痛症/气虚血瘀

R

生黄芪30g 葛根12g 川芎9g 当归12g
桃仁9g 红花9g 地龙12g 丹参15g
枸杞30g 苍术15g 桑枝15g 水蛭9g
鸡血藤15g 伸筋草12g 威灵仙12g 鬼箭羽12g

水煎服 每日一剂

7付

钱秋海 01602

医师＿＿ 审核＿＿ 金额＿＿

调配＿＿ 核对＿＿ 发药＿＿

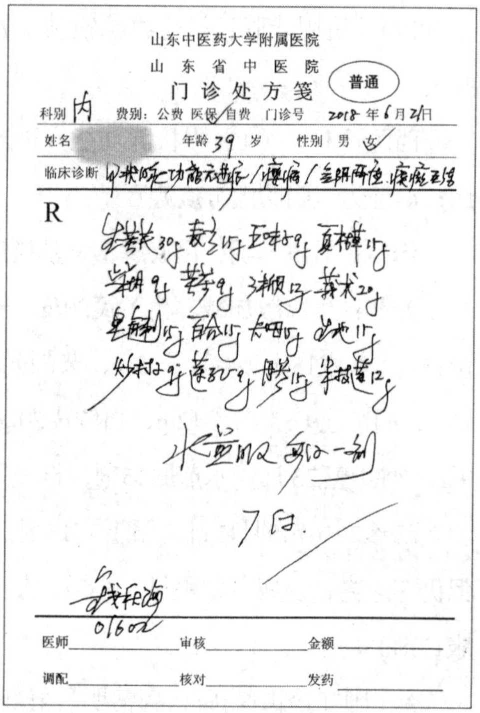

山东中医药大学附属医院
山 东 省 中 医 院
门诊处方笺 （普通）

科别 内　费别：公费 医保 自费　门诊号　2018年6月2日

姓名 [redacted]　年龄 39 岁　性别 男 女

临床诊断 甲状腺功能亢进症/瘿病/气阴两虚 痰瘀互结

R

生黄芪30g 麦冬15g 五味子9g 夏枯草15g
半夏9g 黄芩9g 浙贝12g 苍术20g
生牡蛎15g 百合15g 太子参15g 生地15g
炒枳实9g 薏苡仁30g 丹参15g 半枝莲12g

水煎服 每日一剂

7付

钱秋海 01602

医师＿＿ 审核＿＿ 金额＿＿

调配＿＿ 核对＿＿ 发药＿＿

张 伟

山东名中医药专家

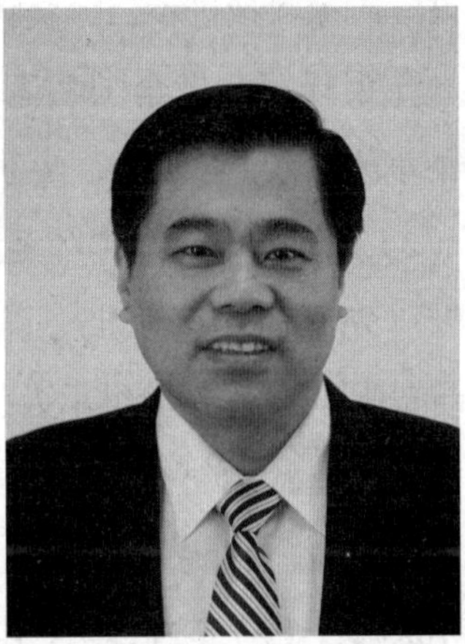

张伟（1963—），男，汉族，山东济南人。山东中医药大学附属医院肺病科专业，主任医师，二级教授，博士研究生导师。曾师承张洁承教授；山东中医学院本科、硕士，天津大学博士。1998～2015年8月任山东中医药大学附属医院副院长；2006～2007年赴美国Mayo医学中心高级访问学者；2011年8月至今任山东中医药大学附属医院中医肺病学“泰山学者”岗位特聘教授；2015年8月起任山东中医药大学附属医院肺病科主任。享受国务院政府特殊津贴，国家“中西医结合临床”重点学科学术带头人、国家重点专科“肺病科”带头人、国家卫计委有突出贡献中青年专家、山东智库高端人才、山东名中医药专家、山东省突出贡献科学家、山东省卫生系统杰出学科带头人、山东省有突出贡献的中青年专家、中国中医药十大杰出青年。现任山东中医药大学呼吸疾病研究所所长、间质性肺病研究室主任、中国医师协会中西医结合呼吸医师专家委员会副主任委员、国家中医药管理局中医药防治传染病工作专家委员会成员、中华中医药学会肺系病分会副主任委员、世界中医药学会联合会呼吸病专业委员会常务委员、山东中医药学会肺系病专业委员会主任委员、山东省中医师协会主任委员、山东省医学会呼吸病分会副主任委员等职。

主要编著有《中医肺十病》《中医肺十论》《数学与中医》《中西医结合

呼吸病诊疗学》《中医临床实习手册：呼吸内科》等著作10部；发表“Effects of Xiaoqinglong decoction on gene expression profiles in a rat chronic obstructive pulmonary disease model”“Effects of Xiaoqinglong decoction on gene expression profiles in a rat chronic obstructive pulmonary disease model”以及“血瘀贯穿间质性肺疾病始终探析”“从毒、虚论述肺间质纤维化的病因病机”等200余篇论文。

主持“化痰类中药多途径调节肺间质纤维化抗氧化机制的研究”“慢性阻塞性肺疾病合并抑郁症的动态多模网络模型研究”国家级课题2项，“支原体肺炎的中医临床诊疗指南制订”“肺系病主要致病因子定量模拟研究”“慢性阻塞性肺疾病中医创新病因研究”等省级课题20余项。其中“肺系病病因当量分析与临床应用”等先后10次获山东省科技进步奖、中华中医药学会科技进步奖、国家科技进步二等奖等。

担任第六批全国名老中医药专家学术经验继承工作指导老师。学术经验继承人：（1）何荣，山东中医药大学附属医院中医肺病科专业，主治医师；（2）王立娟，山东中医药大学附属医院中医肺病科专业，主治医师。

先后担任第三批、第四批山东省名老中医药专家学术经验继承工作指导老师。学术经验继承人：第三批：（1）何荣，山东中医药大学附属医院中医肺病科专业，主治医师；（2）张心月，山东中医药大学附属医院中医肺病科专业，主治医师。第四批：（1）王立娟，山东中医药大学附属医院中医肺病科专业，主治医师；（2）田梅，山东中医药大学附属医院中医肺病科专业，主治医师。

培养博士后/博士近10人、硕士研究生150余人。

学术思想

一、提出“气运失常”“血运失常”“津液代谢失常”“脏腑功能失调”及“本虚标实”病机贯穿弥漫性间质性肺病病程始终的理论

认为弥漫性间质性肺病属于中医“肺痿”“肺痹”范畴，“气运失常”“血运失常”“津液代谢失常”“脏腑功能失调”及“本虚标实”是本病关键病机，

采取辨病与辨证相结合，在治疗中擅长应用虫类药，并将活血化瘀贯穿间质性肺病治疗的始终。

二、“肺毒”理论

提出“肺毒”理论，认为肺毒指肺脏气血津液失调而产生的客观存在的有毒害物质，包括痰毒和瘀毒。主张从“毒”论治间质性肺病，在补肺益肾、活血化瘀的基础上，配合解毒、攻毒之法。

三、痰、瘀、虚为慢性阻塞性肺疾病的病机关键

提出“痰、瘀、虚”为慢阻肺发病的关键环节，认为痰、瘀、虚三者互相影响共同导致慢性阻塞性肺疾病的发生，并促进病程进展。为本虚标实之病，虚在肺、脾、肾，标为痰、瘀、毒，疾病后期多为虚实夹杂、痰瘀互结、气滞血瘀痰阻脉络之证。

四、“肺生血、肺为血脏”论

肺生血指肺具有造血功能，肺为血脏主要表现在：全身之血生于肺，气血关系密切，肺与脉关系密切及肺部解剖结构特点等方面。在疾病状态下，气、血、津液密切联系，可相互影响，使得肺脏容易出现肺瘀血。

五、倡中医传统理论的科学解读

在中医肺系病基础理论研究方面，提倡中医传统理论的科学解读，将数学、化学、生物学等多学科的研究方法和理论运用到中医学的研究中，提出了“肺生血”“致病当量”“多系统相关”等中医肺系病新理论。

临床经验

一、从“瘀”论治间质性肺疾病

提出“瘀”贯穿间质性肺病病程的始终，瘀血形成后既是病理产物，又是

致病因素，在间质性肺疾病发生、发展及转归过程中占有重要的地位，临床治疗间质性肺疾病时注重活血化瘀药物的应用，如自拟间质肺仙饮中的丹参、川芎等。

二、注重虫类药在间质性肺疾病治疗中的应用

提出间质性肺疾病属中医“络病”范畴，其痰、瘀、毒胶结痹阻之势较寻常重，已非草木之品所能取效，必以“飞者升，走者降，灵动迅速，追拔沉混气血之邪”的虫类药以“搜剔络中混处之邪”，松透病根，从而达到“血无凝着，气可宣通”的目的。故临床治疗间质性肺疾病时擅长虫类药物的应用如蜈蚣、地龙等。

三、从“络病”学角度论治间质性肺疾病

间质性肺疾病反复发作，病程缠绵，耗伤正气，津聚为痰，血停为瘀，痰瘀相互影响，互为因果，痰瘀毒互结日久，闭阻肺络，从而使络脉瘀阻加重。其病理特点符合中医“络病学说”。故临床可从络病学的角度论治间质性肺疾病，治疗时注重化痰活血通络之药物的应用。

四、从“瘀”论治哮喘

对于哮喘的治疗，另辟蹊径，提出从“瘀”论治，无论是哮喘急性发作期还是缓解期，都可以灵活应用活血化瘀法，而且更应该将活血化瘀法贯穿哮喘病防治全过程，将治瘀与治气、治痰结合起来，以期祛除哮喘之“夙根”，达到治愈的目的。常用药物如川芎、赤芍、桃仁、红花、地龙等活血通络等药物。

五、“培土生金”法治疗慢性阻塞性肺疾病稳定期

肺与中焦脾胃五行相关、经络相连，并共同参与水液的代谢，在解剖及功能上关系密切。临床应用培土生金法治疗慢性阻塞性肺疾病稳定期，可以改善稳定期患者的肺功能，提高患者的生存质量和营养状态，减少急性加重的次数，改善慢性阻塞性肺疾病患者的预后，如自拟泰中济肺饮（党参、茯苓、炒白术、黄芪、五味子、麦冬、清半夏、陈皮、炙甘草等）。

六、“五辨一体”调治肺癌

在肺癌的治疗中主张中西医并重，除“辨证、辨病、辨体质”外，还创造性地提出“辨病位、辨病理”，实现“五辨一体”，多角度、多方位治疗肺癌。膏方在肺癌的治疗中，有助于预防和治疗肺癌的恶化转移，着重纠正人体的失衡状态，建立新的动态平衡，旨在“调平”，从而提高临床疗效。

七、注重中医膏方在肺癌治疗中的应用

膏方的作用涵盖疗疾和补虚两方面，可以在肺癌治疗的不同时期“辨病”培本。肺癌临床应用膏方，具有顾护脾肾、补益正气、活血化瘀、纠正体质等多方面功效，可用于手术后气血亏损的固本培元，放射治疗后阴虚血亏的养阴益气，化疗后脾肾受损的健脾补血，以及肺癌康复期间的抗复发治疗等，如临床经常应用的清肺膏、补肺膏等。

八、补肾益气法防治糖皮质激素不良反应

糖皮质激素在呼吸系统疾病中得到了广泛应用，但长期应用也显示了明显的不良反应。益气及平补肾阴肾阳可减轻糖皮质激素的不良反应，常应用沙参、麦冬、熟地黄、龟甲胶等滋阴降火、补肾益精。

九、临床擅用药对

前胡与白前，桔梗与苦杏仁，防风与徐长卿，炙麻黄与五味子，牛蒡子与射干，芦根与白茅根，防风与黄芪，丹参与川芎，露蜂房与地龙，鸡内金与砂仁，柴胡与葛根等。

十、常用经验方

太圣肃白方（炙麻黄、炒杏仁、桔梗、黄芩、平贝母、金银花、鱼腥草、甘草等）、华盖平喘方（炙麻黄、平贝母、炒苦杏仁、桔梗、黄芩、徐长卿、炒白果、甘草等）、间质肺仙饮（蜜麻黄、炒杏仁、桔梗、浙贝母、黄芩、平贝母、川芎等）、泰中济肺饮（党参、茯苓、炒白术、黄芪、五味子、麦冬、清半夏、陈皮、炙甘草等）、屏风防感方（黄芪、防风、炒白术、党参、麦冬、五味子、甘草等）、培元啸天饮（熟地黄、山药、山萸

肉、茯苓、泽泻、牡丹皮、百合、平贝母、麦冬、甘草等）、金蝉利咽方、如意解表方、退热核心方等。

擅治病种

一、弥漫性间质性肺病

擅用通络活血、以毒攻毒之法，辅以补肾固本。常用药物为炒地龙、蛤蚧、蜈蚣、全蝎、乌梢蛇、露蜂房、熟地黄、芍药、当归、丹参、淫羊藿等。

二、慢性阻塞性肺疾病

常用祛痰逐邪、通经活络、补肺益肾等治法。常用药物为露蜂房、白前、前胡、枇杷叶、炒地龙、熟地黄、人参、太子参等。

三、支气管哮喘

发作期予宣肺、利气、平喘之法，常用药物为麻黄、苦杏仁、金银花、蒲公英、徐长卿等；缓解期予益气固表、培土生金之法，常用药物为黄芪、白术、防风、露蜂房、白扁豆等。

四、肺癌

主张扶正补虚。常用药物为西洋参、太子参、党参、熟地黄、山药、山萸肉、牡丹皮、泽泻、茯苓、黄芪、炒白术、防风、蜂蜜、木糖醇、龟甲胶、鹿角胶、阿胶等。

五、肺动脉高压

首言治肺气，注重活血利水，祛痰以平为期。常用药物生黄芪、党参、茯苓、白术、丹参、川芎、川贝母、前胡、白前等。

典型医案

耿某，女，56岁，初诊2012年1月30日。主诉：反复咳嗽咳痰，伴胸闷气短1年半。

患者1年半前无明显原因出现咳嗽，咳白色黏痰，活动后胸闷气短，经抗感染治疗，效果不显，且出现气促，气短，行走或活动时明显，偶有左侧胸痛；胸部CT检查示间质性肺纤维化，胸腔镜活检病理示间质性肺炎（UIP）。病情进展较快，已使用糖皮质激素1年半（强的松80 mg，日一次口服，使用1个月后渐减，目前口服强的松10 mg，日一次，已维持4个月），症状控制不理想。患者类风湿关节炎病史9年。就诊时症见：胸闷气短、气促，活动后加重，咳嗽，痰多而黏，胸痛，情绪易波动，时有心悸，双手指间关节疼痛、晨僵，无雷诺现象，无皮疹，纳差，眠可，大便干，小便调。舌质紫暗，舌苔薄，脉沉弦。

中医诊断：肺痿（痰瘀阻肺证）。

治则：化痰平喘，活血通络，健脾补肺。

方药：丹参200 g，川芎120 g，茯苓120 g，炒山药300 g，麦冬120 g，北沙参120 g，防风120 g，蜈蚣20条，前胡120 g，白前120 g，枇杷叶120 g，炒苦杏仁120 g，桔梗120 g，甘草40 g，川贝母100 g，浙贝母120 g，蒲公英300 g，黄芩120 g，金银花300 g，肉苁蓉300 g，山萸肉100 g，生黄芪300 g，炒白术300 g，党参200 g，鸡内金60 g，砂仁60 g，蛤蚧2对，龟甲胶150 g，鸡血藤200 g，路路通200 g，桂枝50 g，木糖醇300 g。制作膏方，其中蜈蚣焙干研粉，调入放冷清膏中收膏。

二诊2012年4月3日：强的松减量至5 mg，隔日一次口服，病情较前好转，咳嗽咳痰较前缓解，仍有活动后胸闷气短，活动能力较前改善，时有疲乏感，受凉时双手指间关节疼痛，无关节肿大变形，纳可，眠安，二便调，舌质紫暗，苔薄白，脉弦细。调理宜补肺肾、通肺络。

处方：丹参300 g，川芎120 g，地龙120 g，炒山药300 g，五味子100 g，防

风120 g，蜈蚣20条，全蝎30 g，前胡120 g，白前120 g，枇杷叶120 g，炒苦杏仁120 g，桔梗120 g，甘草40 g，浙贝母120 g，蒲公英300 g，黄芩120 g，旋覆花120 g，补骨脂300 g，山萸肉100 g，生黄芪300 g，炒白术300 g，党参200 g，鸡内金120 g，砂仁120 g，海风藤60 g，鸡血藤300 g，路路通300 g，桂枝100 g，蛤蚧3对，龟甲胶150 g，鹿角胶150 g，木糖醇300 g。制作膏方，其中蜈蚣、全蝎焙干研粉，调入放冷清膏中收膏。

患者前后服用膏方调理2年，现病情稳定。

处方手迹

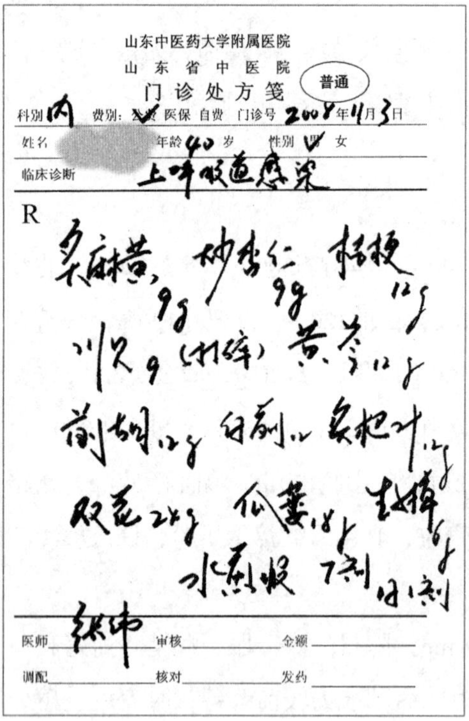
山东中医药大学附属医院
山 东 省 中 医 院
门 诊 处 方 笺　普通
科别 内　费别：公费 医保 自费　门诊号　2008年4月3日
姓名　年龄 40 岁　性别 男 女
临床诊断 上呼吸道感染
R
炙麻黄 9g　炒杏仁 9g　桔梗 12g
川贝 9（打碎）　黄芩 12g
前胡 12g　白前 12　炙杷叶 12g
双花 24g　瓜蒌 18g　甘草 6g
水煎服 7剂 日1剂
医师　审核　金额
调配　核对　发药

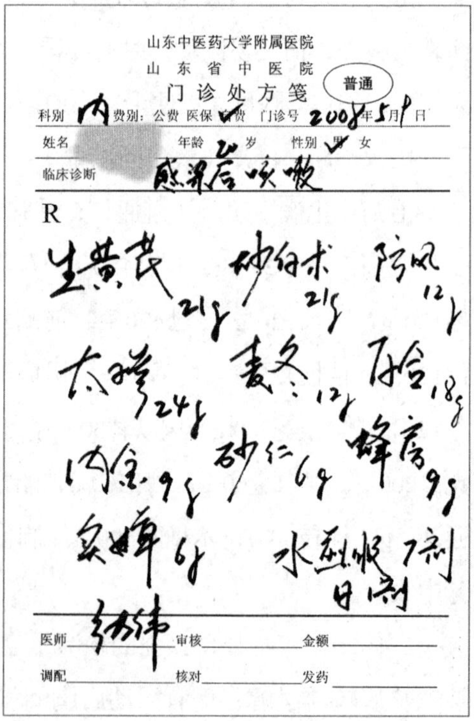
山东中医药大学附属医院
山 东 省 中 医 院
门 诊 处 方 笺　普通
科别 内　费别：公费 医保 自费　门诊号　2008年5月8日
姓名　年龄 20 岁　性别 男 女
临床诊断 感冒后咳嗽
R
生黄芪 21g　炒白术 21g　防风 12g
太子参 24g　麦冬 12g　百合 18g
内金 9g　砂仁 6g　蜂房 9g
炙甘草 6g　水煎服 7剂 日1剂
医师　审核　金额
调配　核对　发药

（田梅　整理）

陶　凯

全国名老中医药专家

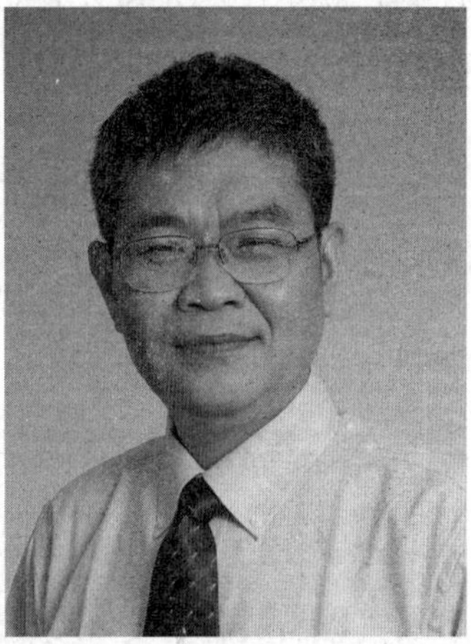

陶凯（1953—），男，满族，山东济南人。山东中医药大学附属医院肺病专业教授、主任医师。1982年毕业于山东中医学院。曾先后师承陆永昌、陈文孝等专家。曾担任山东中医药大学附属医院肺病科主任，山东省SARS、禽流感专家组成员、副组长，全国中医药学会老年医学会常务理事兼肺系专业委员会主任，全国老年学会中医研究会副主任委员，全国中西医结合学会呼吸病专业委员会常务委员，山东中西医结合学会呼吸病专业委员会主任委员，山东老年医学会膏方分会主任委员等职。主编著作有《慢性阻塞性肺疾病》《高黏血症》等6部；发表“菖蒲雾化合剂治疗慢性呼吸衰竭”“肺通治疗恶性肿瘤放化疗后间质性肺病30例近期临床观察”等40余篇论文。主持“菖蒲雾化合剂治疗慢性呼吸衰竭”（国家中医药管理局青年基金课题）、“国家新药金贝口服液治疗间质性肺疾病的开发及研究”（山东省科委95攻关课题）、“新药肺痨片治疗肺结核的研制”（国家科委863计划）等科研课题。获山东省优秀青年知识分子及优秀青年中医称号、山东省科委科学进步三等奖等省部级奖励两项。

担任2014年国家中医药管理局全国名老中医药专家传承工作室指导老师。第一批山东省中医药五级师承学术经验继承工作指导老师。学术继承人：（1）马君，山东中医药大学附属医院肺病专业，副主任医师；（2）周胜红，山东省中医药研究院附属医院中医内科专业，副主任医师。

学术思想

一、西医明确诊断，坚持中医药治疗

中西医优势互补；辨病辨证合参。大部分肺系病患者会呈现慢性情况，慢性病，就是用药无毒无害、最小剂量、长期治疗、长期调理，这是中医药治疗疾病的特点和规律。

二、急病急治，慢病缓治

切忌慢病急治，应详辨虚实。急病可用药峻猛，祛实勿忘补虚。慢病多用药温和，扶正勿忘祛实。

三、重在“整体调治”“自我调整”

患者作为一个整体，除了疾病本身，心理、环境、习惯、营养、他病等诸多因素影响疾病的发展变化，要注意综合调治，保护患者的自我调整机制。

四、重视中医体质因素

基于体质的病因分析，进一步指导临床治疗，即强调中医的“治病求本 、因人制宜 ”，治疗须一直遵循这一原则。

五、多方位立体治疗

肺系疾患疑难复杂，以中药辨证治疗施方，中成药辅助重点靶向，膏方、丸剂长期慢性调治，静脉剂救急缓解病情。

临床经验

一、益气健脾解表法治感冒

临床诊治感冒时注重益气健脾，现代人生活方式，多气虚脾虚，自拟加味参苏饮加减。

二、解毒宣肺法治疗流行性感冒

流行性感冒早期，疫毒侵袭，邪在卫气，应辛凉透邪，清热解毒（银翘散和柴葛解肌汤加减）；至流感极期，疫毒犯肺，气营两燔，应清瘟泄热，宣肺平喘（麻杏石甘汤、白虎汤加减）。

三、从痰瘀论治慢性咳嗽

遵循古训“五脏六腑皆令人咳，非独肺也”，慢性咳嗽也是“此痰夹瘀血碍气而病”。创立止咳化痰汤（炙麻黄、苦杏仁、桃仁、川贝母、浙贝母、瓜蒌、黄芩、金银花、连翘、厚朴、前胡、桔梗、半夏、丹参、芦根）加减，研制开发了山东省中医院院内制剂——止咳化痰合剂。

四、温化寒饮法治哮喘

治疗哮喘急性期，根据“病痰饮者当以温药和之”理论，善用温化痰饮药（半夏、细辛、桂枝、干姜等）。

五、从肺肾论治稳定期慢性阻塞性肺疾病

以脏腑辨证理论为指导，治虚以补肺、健脾、纳肾为法，还参合通肺络、利肺气，创制肺肾固本汤（生熟地黄、党参、黄芪、白术、山茱萸、五味子、枸杞子、沙参、川贝母、桔梗、紫菀、款冬花、丹参、当归、砂仁、鹅管石）。

六、“咳喘”缓解期治疗经验

“脾为生痰之源，肺为贮痰之器”。健脾化痰是基本治疗原则，活血化瘀是提高疗效的关键。创制健脾化痰汤（党参、白术、云茯苓、半夏、枳壳、桔梗、鸡内金、焦三仙、川贝母、黄芩、甘草）。

七、“肺痿”重症的治疗经验

根据“肺痿”重症“脏气虚衰”“耗气伤阴”的观点，制定了生脉散治本之法。《医方集解》说：“人有将死脉绝者，服此能复生之，其功甚大。”代表方剂加味麦门冬饮（红参、黄芪、麦冬、五味子、生地黄、川贝母、当归、砂仁）。方中人参味甘性温，若属阴虚有热者，合用西洋参；病情急重者全方用量宜加重。

八、扶正化瘀法治疗肺结核

正虚痨虫侵袭为肺结核基本病机，治疗上扶正与杀虫相辅相成；久病必瘀，肺结核常伴有不可逆的纤维化，故治疗应补肺气，杀痨虫，清虚热，祛瘀生新。研制肺痨片（黄芪、党参、丹参、百部等）。

九、益气养阴，清瘀化痰治疗肺间质纤维化

认为主要病机为气虚、阴虚、痰瘀热交阻，虚实夹杂，使肺气不得宣发，脾气不得运化，而致气血痰瘀阻滞于肺。故肺通以益气养阴、清瘀化痰。研制国家新药金贝口服液（由黄芪、党参、麦冬、沙参、当归、金银花等组成）。

十、常用经验方

参苏加味饮（党参、紫苏叶、炒枳壳、半夏、桔梗、连翘、蝉蜕、薄荷、芦根、浙贝母、前胡、厚朴、苍术、甘草）、柴银退热方（柴胡、金银花、葛根、生石膏、连翘、黄芩、紫苏叶、蝉蜕、薄荷、玄参、桔梗、芦根、淡竹叶）、桔梗利咽汤（桔梗、紫苏叶、蝉蜕、薄荷、麦冬、沙参、玄参、芦根、木蝴蝶、胖大海、青果、挂金灯、金银花、赤芍、板蓝根、淡竹叶、甘草）、咯血方（十大功劳叶、小蓟、旱莲草、女贞子、山萸肉、藕节、白及、金银花、连翘、蒲公英、牡丹皮、生地黄、白茅根、黄芩、知母、紫草、黄柏、三七粉、羚羊角粉）、止咳化痰合剂等。

擅治病种

一、肺间质纤维化

多方位立体治疗，分期辨治。加重期清热化痰，化瘀平喘，常用经验方止咳化痰汤；缓解期益气健脾，化痰活血，常用经验方健脾化痰汤；危急重症补气养阴，复脉活血，常用经验方加味麦门冬饮。长期慢性调治以补肺健脾益肾，清热祛痰化瘀为法，常用经验方肺通膏剂。

二、慢性阻塞性肺疾病

急性期痰辨寒热，上下虚实，常用经验方为加味小青龙汤、止咳化痰汤、清上补下汤；缓解期辨肺肾气虚、脾肾阳虚、气阴两虚，常用经验方为肺肾固本汤、加味金匮肾气丸、加味麦门冬饮。

三、哮喘

“痰饮”为“夙根”，分型辨治，轻型间歇发作，柴胡厚朴汤加味（柴胡、黄芩、半夏、厚朴、当归、炒枳壳、川贝母、丹参、连翘、紫苏叶、桔梗、甘草）；重型持续发作加味小青龙汤（炙麻黄、桂枝、干姜、白芍、细辛、五味子、半夏、丹参、厚朴、紫苏子、莱菔子等）。

四、支气管扩张

清肺解毒凉血；常用方为银翘咯血方；常用药物金银花、连翘、小蓟、十十功劳叶。

典型医案

李某，女，51岁，初诊2014年7月11日。

主诉：进行性胸闷憋气4月余。

现病史：患者4个月前受凉后出现低热、咽痛、咳嗽，于当地诊所输液治疗好转后持续未愈。2个月前患者低热复作，伴咽痛，双目浮肿，再次输液抗感染1周治疗后效果不明显。1个月前出现胸闷憋气，活动后加重，于日照市人民医院住院治疗，住院期间行肺部CT检查诊断为肺间质纤维化，给予抗感染等治疗效果不明显，后转入北京解放军总医院治疗11日，住院期间给予甲强龙40 mg 日一次静滴至今，效果不明显，持续吸氧。现症见：胸闷憋气，轻度活动后（如下床）加重，无发热，咳嗽咳痰不明显，纳食可，大便无力，眠差。面色㿠白，形体肥胖，语声无力。苔薄黄腻，脉沉弱。

中医诊断：肺痿。西医诊断：肺间质纤维化。

辨证：肺脾亏虚，痰瘀交阻。立法：补气健脾，化痰活血。

处方：人参12 g，黄芪30 g，茯苓12 g，干姜6 g，麸炒苍术12 g，清半夏12 g，麸炒枳壳12 g，栀子12 g，豆蔻9 g，连翘12 g，蒲公英18 g，麦冬12 g，紫苏叶9 g，丹参15 g，姜厚朴9 g，醋五味子6 g，生地黄12 g，白芍15 g，半枝莲12 g，甘草6 g。

治疗2周，可下地行走，激素逐渐减量，方中去人参，改党参15 g，继续服用3月。

二诊2014年10月15日。咳喘明显减轻，可平地行走，渐不吸氧，轻度腹胀。舌淡，苔薄黄腻，脉沉弱。中药上方加木香6 g、焦三仙各12 g、三七粉3 g、山药18 g。常服2个月。

患者咳喘明显减轻，可简单外出活动。

［**按语**］间质性肺炎急性加重期可以应用糖皮质激素已成共识，但疗效并非理想，长期临床实践使我们肯定了中药治疗的有效性，和西医治疗有机的结合是成功治疗的关键。注意患者的体质差异，并分析其对证候发展变化的影响，亦是辨析应予重视的一个环节。此例患者形体肥胖素是痰湿体质，故治疗宜配合健脾化痰之品。方取香砂六君子加莱菔子、厚朴、焦神曲、焦麦芽为治，此为脾虚痰阻为主者。抓住病机本质，同时加以补气活血，使病情逐渐康复。

处方手迹

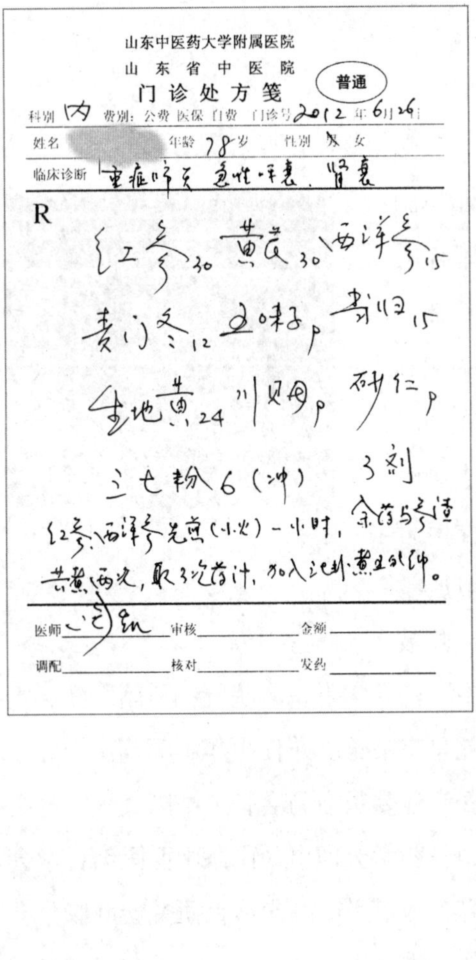
山东中医药大学附属医院
山东省中医院
门诊处方笺　普通
科别 内　费别：公费 医保 自费　门诊号　2012年6月26日
姓名 [redacted]　年龄 78 岁　性别 男 女
临床诊断 重症肺炎 急性心衰、肾衰
R
红参30 黄芪30 西洋参15
麦门冬12 五味子9 当归15
生地黄24 川贝母9 砂仁9
三七粉6（冲）　3剂
红参、西洋参先煎（小火）一小时，余药与参渣共煎两次，取3次药汁，加入三七粉煮沸冲服。
医师 陶凯　审核　金额
调配　核对　发药

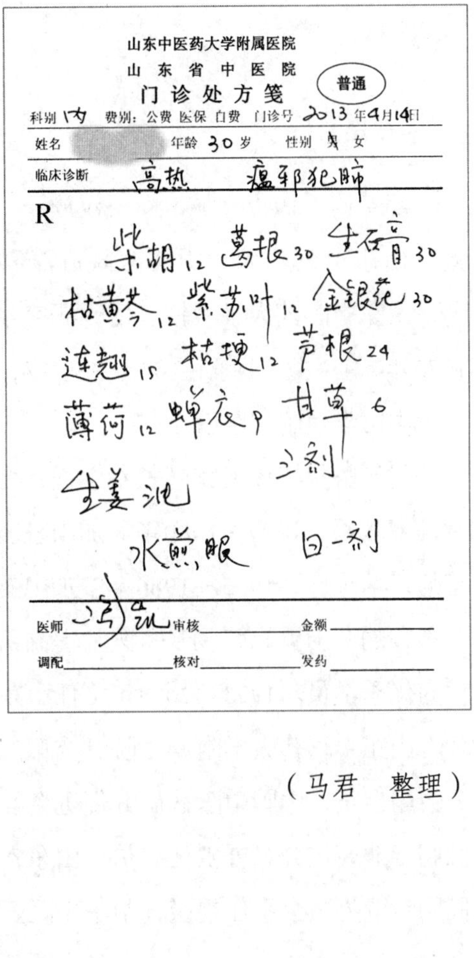
山东中医药大学附属医院
山东省中医院
门诊处方笺　普通
科别 内　费别：公费 医保 自费　门诊号　2013年4月14日
姓名 [redacted]　年龄 30 岁　性别 男 女
临床诊断 高热　瘟邪犯肺
R
柴胡12 葛根30 生石膏30
枯黄芩12 紫苏叶12 金银花30
连翘15 桔梗12 芦根24
薄荷12 蝉衣9 甘草6
三剂
生姜3片
水煎服　日一剂
医师 陶凯　审核　金额
调配　核对　发药

（马君　整理）

姜春英

山东省名中医药专家

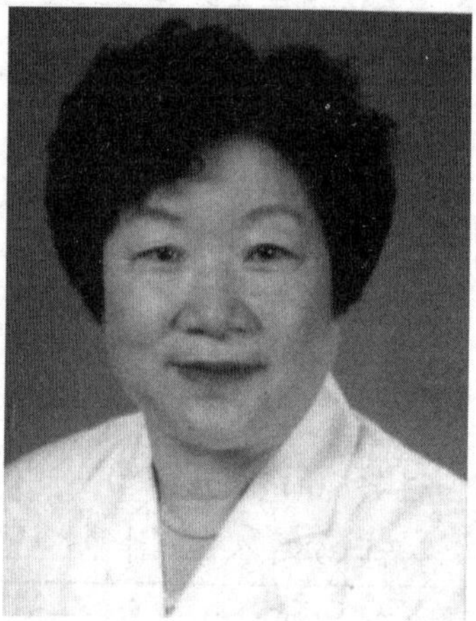

姜春英（1947—），女，汉族，山东海阳人。山东中医药大学附属医院肛肠科主任医师，山东中医药大学教授、博士研究生导师。1973年7月毕业于莱阳医学专科学校，分配到山东中医学院附属医院工作，师从于山东中医学院附属医院痔瘘名家韩长泰主任、名老中医黄乃健教授。1979～1980年参加山东医学院青年师资培训班，1985～1986年参加中国肛肠学会举办的全国首届肛肠专科医师提高班，均被评为优秀学员。1993～2008年历任山东中医药大学附属医院肛肠科副主任、主任，山东中医药大学附属医院党委第二党总支书记。兼任中华中医药学会肛肠分会副会长，中国中医药研究促进会肛肠专业委员会副会长，中国女医师协会肛肠专业委员会名誉主任委员，山东省中医药学会理事，山东中西医结合学会肛肠专业委员会主任委员，中华中医药高等教育学会临床教育研究会肛肠分会名誉副主任委员。2003年山东省中医工作先进个人，并获记二等功奖励，2007年荣获“全国卫生系统先进工作者”称号。

主要著作有《山东省各级中医医院工作人员三基训练标准·肛肠科》《肛肠病新论》《肛肠疾病研究进展》《中华痔瘘病学（现代部分）》《普通外科手术规范及典型病例点评》等9部学术专著，主持承担国家级、省级科研项目7

项，其中1项获省医学科技进步二等奖，2项获省科技进步三等奖。

2003年获山东省名中医药专家称号。2012年担任第五批全国老中医药专家学术经验继承工作指导老师，继承人2名：（1）管忠安，山东中医药大学附属医院肛肠专业，主任医师；（2）葛畅，济南市中心医院肛肠专业，主治医师。2017年成立全国名老中医药专家姜春英传承工作室，负责人管忠安主任医师。2017年山东中医药大学附属医院“薪火传承”专家，传承人博士后史学文副主任医师。

学术思想

立足阴阳学说，强调阴平阳秘，强调疾病的发生是人体阴阳失调的结果。从整体观念出发，强调局部辨证与整体辨证相结合的原则，认为魄门亦为五脏使，肛肠疾病的发生是阴阳失调导致的脏腑虚损在肛门局部的反映。治疗肛肠疾病，在强调立足肛门为消化道末端特点的同时，合理运用药物升降浮沉的特性，以补为本，以升为主，通过调摄五脏，来达到治愈疾病的目的。同时强调治疗肛肠疾病应该中西结合，内外并治，手术与辅助疗法多项并举。

临床经验

一、善用坐浴熏洗之法

治疗肛门疾病，首重中医外治法中的坐浴熏洗疗法。《素问·至真要大论》论述：“从内之外者，调其内；从外之内者，治其外；从内之外盛于外，先调其内而后治其外；从外之内而盛于内者，先治其外，而后调其内；中外部相及，则治主病”。认为中药坐浴熏洗具有疏通腠理、解毒消肿、活血通络、行气止痛、祛风燥湿、杀虫止痒之功，常用中药洗方五倍花椒汤（五倍子20 g，秦艽20 g，花椒30 g，红花15 g，透骨草20 g，黄连20 g，黄柏20 g，金银花20 g，防风20 g，甘草20 g）。熏洗方法：将上述药物用2000 mL的水浸泡30 min，武火煮沸后，文火煎至药液剩1000 mL，然后去渣将中药汤剂倾入一专用熏洗盆中，患者坐于盆上，先借助热气熏蒸患处5～10 min，待药液不烫时坐入药水中浸泡10～20 min，然后自然晾干。每日两次。方中以秦艽、防风为君，清热燥湿，祛风止痒。秦艽味辛、苦性平，可祛风邪，清湿热，又善活血荣筋，《冯氏锦囊秘录》："秦艽风药中之润剂，散药中之补剂，故养血有功。"防风味辛、甘，性微温，能祛风止痒，以祛风见长。以黄连、黄柏助君药清热燥湿、祛风止痛之力。红花外用活血通经，消肿止痛，《本草汇言》："红花，破血、行血、和血、调血之药也。"透骨草可祛风除湿、舒筋活血、散瘀消肿，佐以五倍子酸可收敛，涩可固脱，用之止血、固脱。花椒性辛温，以之温寒通阳，杀虫止痒。甘草为使药，可解毒，调和诸药。诸药共奏通经活血、祛风止痛之效。

二、肛肠手术提倡微创

无痛、微创是内痔注射治疗的最大优势，对于便血和内痔脱出的患者疗效极佳，术后肛门直肠皮肤黏膜完整无损，不影响肛门直肠正常生理功能，术后恢复迅速。常用消痔灵注射液进行治疗。此法是根据中医"酸可收敛，涩可固脱"治则治疗内痔，消痔灵是利用五倍子和明矾的有效成分精制而成。消痔灵四部注射进针法中，依次穿过黏膜→黏膜固有层→黏膜肌层→黏膜下层的最低位置，将要触及肌层时稍抬针尖使与肌层脱离再注药。注射时应注意：针管内无回血时方可注药，否则注射液注入血管会形成血栓。注射时要匀速缓推，使分布均匀，深浅适中，过深易致直肠肌层坏死，过浅易致直肠黏膜坏死，出现大出血、穿孔等严重并发症。若首次注射后效果不理想，可再次行注射术，直至内痔黏膜萎缩。消痔灵一般和2%利多卡因比例约1∶1混合，浓度过高则易致黏膜坏死。注射完毕后，轻揉注射后的痔核使药液均匀分散，纳入一至二枚栓剂。不可将内痔夹住或拉出肛门外注射；12点位的注射一定要注意保护前列腺。注射后口服或静滴抗生素3天，控制排便1天。每日早晚肛门内放入栓1枚。注射后尚无明显不良反应，不影响一般活动。在注射后可能有肛门坠胀外，无其他不适，注射后第一次排便即无痔核脱出及出血，术后5～7天痔核萎缩消失。

三、痈病之初以消为贵

肛痈初起则以消为贵，多以《医宗金鉴·外科心法要诀》之仙方活命饮清热解毒，散结消肿，活血止痛，药渣亦可煎煮后熏洗，内外合治。未成脓时采取中药内服加外用治疗，使肿痛得消，患者可免于开刀之苦。自拟消痈汤（金银花15 g，红花10 g，柴胡12 g，当归12 g，白芷12 g，陈皮6 g，浙贝母20 g，牡丹皮9 g，乳香6 g，没药6 g，穿山甲12 g，皂角刺12 g，清半夏6 g，地龙6 g，黄柏6 g，甘草梢9 g），水或酒煎服，日一剂，并将药渣外敷熏洗。方中金银花味甘性寒，善清热解毒疗疮，为“疮疡圣药”，重用为君。以当归尾、赤芍、乳香、没药、陈皮行气活血通络，消肿止痛，共为臣药。疮疡初起，邪留肌肤腠理之间，以白芷、防风相配可散结解毒，浙贝母、天花粉清热化痰散结，共奏消肿散结之功；穿山甲、皂角刺通行经络，透脓溃坚，可使脓成即溃；半夏燥湿化痰散结，均为佐药。甘草梢清热解毒利尿，并调和诸药；煎药加酒乃借其通瘀之力助药力直达病所，二药共为使药。诸药合用，可清热解毒，消肿溃坚，活血止痛。将成脓时使用仙方活命饮可使肛痈早溃，出脓则痛大减。地龙味咸性寒，可清热通络，软坚散结，常将之用于肛痈的内服药物治疗。

四、燥在大肠虚在五脏

便秘一证，燥在大肠，为腑气不通，其标实，虚在五脏，五脏虚而不调，魄门失司，开合不利，本在脏虚。创制治疗功能性便秘的方剂灵菇合剂。方中含灵芝、香菇、肉苁蓉、生白术、生地黄、决明子等，可扶正固本、益气养血、润肠通便。其中肉苁蓉温肾益精、润肠通便，白术补气健脾，生地黄养阴生津、润肠通便，决明子清肝明目、润肠通便，灵芝、香菇为药食同源之品，富含多糖类物质及膳食纤维，可扶正固本。其组方严谨，选药精当，切中病机。灵菇合剂自研制以来，治疗小儿、中青年及老年人便秘均疗效显著，十余年来经广泛临床使用，未发现明显不良作用，用之安全可靠，可长期服用。

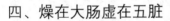

擅治病种

擅长治疗环状混合痔、高位肛瘘、高位肛周脓肿、功能性便秘、直肠脱垂、溃疡性结肠炎等肛肠科疑难疾病。

一、环状混合痔则采取“痔点位外切内扎术”

环状混合痔是痔的严重阶段，药物不能治疗，现有手术一期治疗并发症较多，是肛肠科疑难病症之一。根据痔的性质及特征，依据丰富的临床经验及理论研究，提出“痔点位”概念。“痔点位”就是每个痔所在的位置，是痔的自然形态所在，应以痔的自然形态即“痔点位”作为痔手术切口设计的依据，将可见的痔分别去除，而不是拘泥传统以肛门截石位3、7、11点“母痔区”为依据。在临床实践中，逐步完善形成“痔点位外切内扎术”治疗环状混合痔的术式，其特点及优点是以“痔点位”进行手术设计，完整切除病灶，母痔与子痔分层次处理，有效预防肛门狭窄及复发，最大限度地保留了肛门的生理功能，手术中出血减少，子痔处理简化，可缩短手术时间，术后并发症如疼痛、水肿、排尿障碍、残留皮赘等明显减轻，愈合时间缩短。

二、高位肛瘘低位切开顶端旷置清创对顶开窗引流术

高位肛周脓肿和高位肛瘘的手术治疗难点在于既要根治疾病，又要保留肛门的括约功能。认为提高高位肛周脓肿和高位肛瘘手术治愈率的关键是彻底去除病因，即内口和原发灶，并据此创“顶端旷置对口引流术”治疗高位肛周脓肿和高位肛瘘，临床上取得满意效果，后又在此基础上创用“低位切开顶端旷置清创对顶开窗引流术”。姜教授认为高位肛周脓肿和高位肛瘘形成的主要原因是腹腔内或盆腔内感染，部分是肛腺感染引起，还有很多是外伤挤压臀部和肛门部造成内部组织变性继发感染引起，因此高位肛周脓肿大部分没有内口，难以治愈、易形成肛瘘，术后复发的原因是引流不畅，采取放射状切口多口引流能较好地解决此问题。直肠后间隙是高位肛周脓肿和高位肛瘘复发的主要原

因。手术方法是在肛门后位做放射状切口，深达肛尾韧带并纵形锐性切开，有内口者一并切除内口，再在两侧肛管后间隙与坐骨直肠窝相连的部位做引流切口，既避免了对肛尾韧带的过度损伤，又使高位瘘管切开后引流通畅。挂线必须在脓腔最高点、黏膜最薄处，掌握好松紧度，使括约肌与周围组织发生粘连，边勒开边修复。

同时确立高位肛瘘手术的治疗原则是：（1）找到内口并彻底切除：内口即肛瘘的感染源，多位于后正中肛窦或其两侧，也可在肛管任何部位。内口由于炎症的不断刺激，常出现纤维变性，指诊常可触及结节或凹陷。切除内口则去除了瘘管的感染源。在高位肛瘘的治疗中，内口的处理关系到手术的成败，如不彻底切除内口，术后刀口不易愈合，愈后也容易复发。（2）瘘管管腔及顶端充分引流：高位肛瘘瘘管管腔的探查，尤其是支管的探查较为困难，肛瘘造影是临床较常用的检查方法，但是正确率只有16%。现常用核磁共振进行瘘管走行的探查，以期提高手术治愈率。清除瘘管主、支管道及盲腔是提高手术治愈率的保证。有的高位肛瘘由于位置较深，管腔狭窄，术中未能发现主管顶端盲腔，术后分泌物不断外排，切口不能顺利愈合。一侧通向肛门后正中位的半马蹄型肛瘘，有的发病初期仅发现一侧外口，术后经久不愈，分泌物仍多，经仔细检查发现对侧支管盲腔，所以手术时要特别注意对侧有否支管存在。姜老师对瘘管的处理采取近端切开引流，远端侧支搔刮引流，必要时挂线以消除无效腔，使引流更为通畅。（3）正确处理瘘管与括约肌和肛管直肠环的关系：高位肛瘘管腔较长，病变范围广，牵涉肌肉和肛周间隙较多，破坏过大会造成肛门畸形和失禁。由于肛管外括约肌在肛门节制功能中起主要作用，在治疗高位肛瘘时，应尽量保护外括约肌，以防肛门失禁。挂线疗法是中医治疗肛瘘的传统方法之一，以线或橡皮筋代刀起到慢性切割的作用，使括约肌随断随长，预防手术中切断括约肌造成肛门失禁。（4）术后换药引流通畅：高位肛瘘术后因各种原因导致引流不畅，将影响创面愈合，故引流通畅是手术成功的要点。深部瘘管切口应充分开放，内腔应小，外部伤口则相对较大，切口应足够长，深部伤口的外部面积大小应是深部面积的2倍，换药时不要遗漏盲端的清理，以使引流通畅，切口由深部向外生长，深部切口先行愈合。术后应防止浅部切口生长过速而深部尚遗留有无效腔，如外部切口生长过快应重新切开。

三、中西疗法合用治疗肛门湿疣

采用中西医结合之综合疗法治疗湿疣，以局部用药为主，消除病灶，配合全身疗法以提高机体抗病毒能力，减少复发。中西医结合治疗具有取效快、治愈率高、复发率低等优点。对单发或疣体数目较少者应首选手术切除之法，再以中药外洗止痛促愈；对疣体数目较多或拒绝手术者，可以氟尿嘧啶外涂，中药外洗宜清热解毒利湿，活血化瘀散结，药用：白鲜皮50 g，地肤子20 g，紫花地丁15 g，艾叶20 g，蛇床子15 g，金银花15 g，赤芍15 g，白芍15 g，黄柏15 g，白术15 g，苍术15 g，防风20 g，地龙10 g，川椒30 g，甘草15 g。上药用纱布包好后加水4000 mL，煎煮30分钟后先熏后洗，每日2～3次，每次15～30分钟。每剂药可重复煎煮3～4次。方用白鲜皮、苍术、白术祛风燥湿，紫花地丁、蛇床子、地肤子清热解毒止痒，金银花清热解毒，黄柏、白鲜皮、花椒、艾叶清热解毒燥湿，防风、金银花、赤芍、地龙清热解毒散结，白芍、补骨脂养血润肤防耗散太过。《本草汇言》论述："用防风辛温轻散，润泽不燥，能发邪从毛窍出，故外科痈疮肿毒、疮痍风癞诸证，亦必需也。"

典型医案

医案一

赵某，男，61岁，2014年7月18日初诊。因"肛周瘙痒反复发作半年余"来诊，自述半年来肛门反复瘙痒，便后尤为剧烈，时有轻度触痛，偶有便血，时呈点滴状，时而手纸染血，自用膏剂（具体不详）外涂效果差。大便日二三次，质软扁细，排出不畅，排便不尽感及肛门下坠感明显，时有胸闷心慌，无腹痛腹胀纳眠可，小便调。舌淡红，苔薄黄，脉细弦。专科检查：骑俯位，肛门环周皮肤粗糙、增厚、散在粟粒状突起，色素缺失呈白色，触之韧硬无弹性，肛门挛缩紧闭状，食指尖尚可伸入，肛内平滑，肛镜不能进入。

中医诊断：肛痒风。西医诊断：肛门瘙痒症。

治宜清热燥湿，祛风止痒，散结通络。方药：秦艽20 g，防风20 g，苍术15 g，白术15 g，黄连20 g，黄柏20 g，紫花地丁15 g，百部20 g，苦参20 g，地肤子30 g，补骨脂30 g，花椒20 g，细辛9 g，甘草6 g。取10剂，水煎，温洗，日二次。

8月7日复诊，用上药后症状减轻，现肛门瘙痒，无肛门疼痛，未见肛门出血，大便日二三次，质稍黏，不成形，排出欠通畅，肛门下坠感及排便不尽感减轻，纳眠可，小便调。舌淡，苔薄白，脉弦。专科检查：肛门皮肤色素大部修复，粟粒状突起物变小、减少，韧性，指诊肛门口较前松、软，食指尚可进入，肛门镜不能通过。治疗效果好，以上治疗继续应用。

8月28日三诊，肛门基本不痒，大便通畅，专科检查：肛门皮肤色素基本修复，无突起物，肛门口无挛缩，肛门镜进入肛门检查未见异常。嘱其继续同前治疗，2周后复诊已愈，后随访未再复发。

医案二

患者张某，男，1972年出生，初诊2013年11月28日，以“结肠癌术后腹痛2个月”来诊。患者2013年9月14日于齐鲁医院行腹腔镜右半结肠切除术，病理示：（结肠）中低分化腺癌伴黏液腺癌，CT示肝转移，术后化疗。自术后左腹部、背部隐隐疼痛不适，大便每日一二次，质软成形，无便血，无黏液及脓，偶尔腹胀，小便调，纳眠可。舌淡，苔薄白，脉细弱。体格检查：平卧位，腹部手术瘢痕，腹平软，未及包块，未见肠型蠕动波。辅助检查：2013年11月26日汶上县人民医院腹部增强CT示：结肠癌转移治疗后征象。

中医诊断：腹痛（气虚血瘀）。西医诊断：结肠癌术后肠粘连。治以益气健脾、活血祛瘀。

处方：黄芪12 g，枳壳9 g，炒白术20 g，灵芝12 g，三七粉（冲）3 g，党参12 g，砂仁12 g，干姜6 g，香附12 g，甘草6 g。12剂，水煎服日一剂。

二诊2013年12月23日：服药后上述症状好转，左腹部隐痛不适，大便每日一二次，质软成形，无便血，小便可，纳眠可。舌淡，苔薄黄，脉弦。上方继用16剂。

三诊2014年1月16日：服药后上述症状继续好转，左腹部隐痛不适减轻，1月9日复查CT示肝实质内低密度灶明显变小。上方继用16剂。

四诊2014年2月17日：服药后上述左腹部隐痛明显减轻，用药后在当地医院照方取药继续服用，现大便质软偏稀，每日一二次。舌淡，苔薄白，脉细弦。上方继用，加白花蛇舌草15 g、半枝莲15 g、僵蚕6 g，16剂，水煎服，日一剂。

五诊2014年3月17日：服药后上述左腹部隐痛已基本消失，用药后在当地医院取药继续服用，大便每日一二次，成形，无便血，3月10日复查CT示肝实质内低密度灶轻度增强，明显变小。2月17日方继服16剂，嘱患者若腹痛消失可停药。

患者结肠癌腹腔镜手术后腹痛，排除肿瘤复发后诊断为肠粘连。肠粘连与中医腹痛、肠结、关格等相类似，多系手术损伤肠络，渗液为痰，溢血为瘀，痰瘀互结，阻碍腑气通降，不通则痛。以膈下逐瘀汤合人参健脾丸加减，益气、健脾、活血、祛瘀，患者症状渐减轻，经复查CT示肝内转移灶亦明显减小，效果明显。

处方手迹

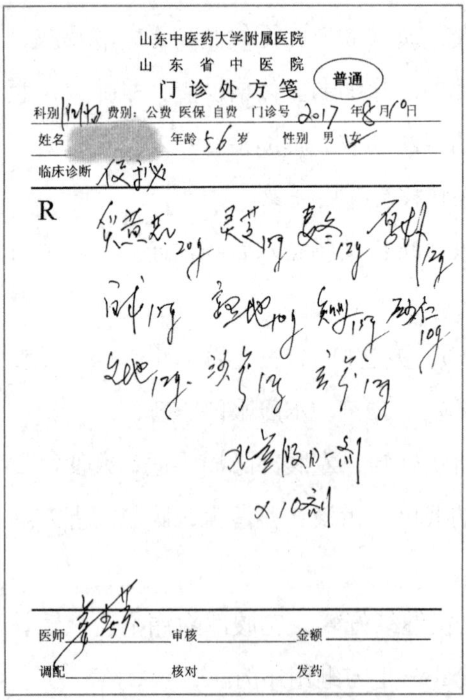
山东中医药大学附属医院
山东省中医院
门诊处方笺　普通
科别 [illegible] 费别：公费 医保 自费 门诊号 2017年8月10日
姓名 [redacted] 年龄 56 岁 性别 男 女
临床诊断 [illegible]
R
[illegible]
水煎服日一剂
×10剂
医师 [illegible] 审核 金额
调配 核对 发药

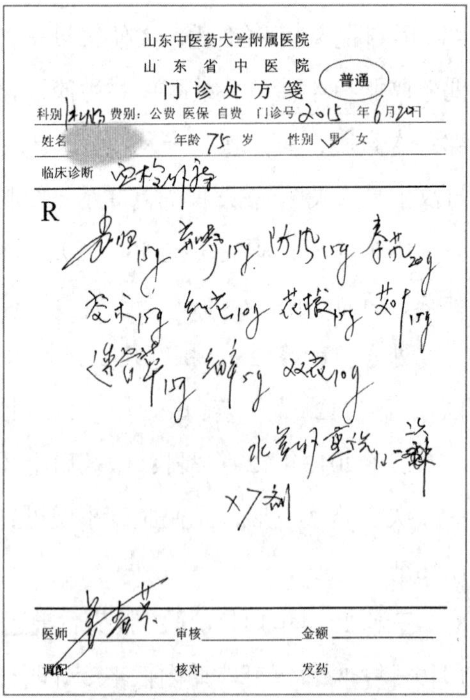
山东中医药大学附属医院
山东省中医院
门诊处方笺　普通
科别 [illegible] 费别：公费 医保 自费 门诊号 2015年6月20日
姓名 [redacted] 年龄 75 岁 性别 男 女
临床诊断 [illegible]
R
[illegible]
×7剂
医师 [illegible] 审核 金额
调配 核对 发药

（管仲安　整理）

路广晁

山东省名中医药专家

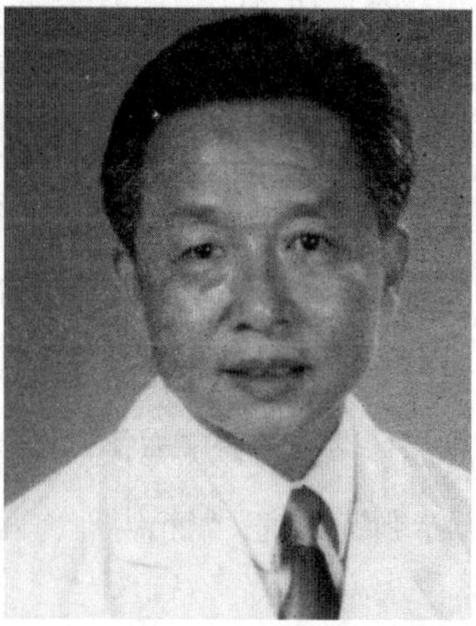

路广晁（1953—），男，汉族，山东聊城高唐人。山东中医药大学附属医院中医脾胃病科专业教授、主任医师，全国名老中医周次清教授学术继承人。1978年毕业于山东中医学院，1996年起在山东中医药大学附属医院任中医内科副主任，消化内科主任、硕士研究生导师，于2011年晋升为三级主任医师。曾担任中华中医药学会内科脾胃病专业委员会常委，山东中医药学会脾胃病专业委员会主任委员，山东省行为科学学会卫生健康专业委员会副主任委员。2007年9月被山东省卫生厅授予“山东省名中医药专家”称号，2008年2月被山东省卫生厅授予“山东省十佳医师”荣誉称号。

主要编著有《消化道炎症与溃疡病防治186问》《全科疾病治疗学》《中医理化诊断学》《历代名医临证经验精华》《胃癌》等著作；发表“周次清教授诊治病毒性心肌炎的经验”“萎缩性胃炎的辨证治疗”“周次清教授诊治病窦综合征经验述要”“胃石症中医辨治探析”“周次清诊治冠心病的经验”等60余论文；主持“慢性肝炎中医辨证规律与超声直方图相关因素的研究”“健脾利胆片治疗胆囊炎的临床与实验研究”等科研课题；获省部级奖励二等奖1项。

曾担任山东省五级中医药师承教育项目第二批继承工作指导老师。学术经验继承人：（1）许凤华，山东中医药大学附属医院中医脑病科专业，副主任医师；（2）姚晓东，山东中医药大学附属医院中医心病科专业，副主任医师。

学术思想

从整体观念出发，重视人体五脏六腑的协调统一，形成了“阴平阳秘，精神乃治”“亢则害，承乃制”的生理病理观；遵循“治病必求其本，本于四时五脏之根也”“胃为五脏之本源，人身之根蒂”的思想，强调调理脾胃为本，形成了“补中焦，调升降，畅情志”的治疗观。健运脾胃用药注重以平补为贵，补阴而不碍脾胃，养阴不生湿，化湿不伤阴，补气而不滞气，行气而不伤气。形成了独具特色的以调理脾胃为核心、以整体观念为指导的脾胃病治疗思想体系。脾胃气充，则脾胃健运，气血生化源源不断，则心有所主，肝有所藏，肺有所宣，肾精得养，五脏得安。

临床经验

一、分期论治溃疡性结肠炎

提出脾胃虚弱与湿热毒邪相互胶结是溃疡性结肠炎的主要病理特点。脾虚为本，湿热为标，急性期以湿热为主，缓期以脾虚为著。溃疡性结肠炎的治疗活动期以辨治局部为主、全身为辅，缓解期则以辨治全身为要、局部为辅的原则，并结合以结肠给药的治疗方法。创制了溃结Ⅰ号方（黄连、木香、蒲公英、败酱草、地榆炭、椿根白皮、炒白芍、焦白术、生甘草）、溃结Ⅱ号方（黄芪、党参、茯苓、炒白术、木香、黄连、炒白芍、败酱草、山药、生甘草）和灌肠方生肌愈疡汤（地榆炭、炒槐米、黄连、黄柏、败酱草、白及、儿茶、枯矾、生甘草）。

二、消化性溃疡的治疗经验

胃溃疡多实、多热，活动期以脾胃湿热并重者多见，故多以清热化湿、行气和胃为法，方以半夏泻心汤化裁，对于湿热中阻者，多以清化平胃汤为主；十二指肠溃疡多虚、多寒，活动期以脾胃虚寒证多见，治以温中散寒、行气健脾，方以温中活血汤（黄芪、桂枝、白芍、高良姜、香附、白芷、荜拨、甘草）加减。

三、从瘀论治慢性胃痛

依据叶天士《临证指南医案》“久痛入络”，认为慢性胃痛初起邪在气分，入于脏腑，气机逆乱而作痛，久则入于络，气血不行，提出“久痛必瘀”的学术观点，制订了从瘀论治慢性胃痛，以调和气血，和胃止痛为基本法则，常用方如丹参饮、失笑散等。

四、益气养阴法治疗功能性便秘

认为气虚津亏，腑气不通是功能性便秘的根本病机，提出滋阴养液，补气润肠基本治疗大法。创立补气润肠汤（黄芪、生白术、生地黄、麦冬、玄参、当归、肉苁蓉、莱菔子、决明子）加减。

五、胃石症的治疗经验

提出胃石发病关键在于“胃气郁滞，失于通降”的观点，认为气滞、食停、痰浊、血瘀既为促进胃石形成的重要因素，又是本病的主要病理产物。制订了胃石治疗应以调畅中焦气机，疏导胃腑壅滞，引痰浊积滞之邪下行外出，以使邪去正安的基本治则。同时指出本病治疗时应始终遵循《黄帝内经》中结者散之、坚者消之的原则，辅以软坚散结消石之法。创制了胃石汤（枳实、槟榔、大黄、芒硝、连翘、煅瓦楞子、鸡内金、莪术）。

六、临床擅用药对

酸枣仁与五味子，百合与地黄，砂仁与莱菔子，黄连与吴茱萸，白术与枳实，半夏与黄连，炒山药与鸡内金，黄芪与山药，栀子与淡豆豉，木香与黄连，芍药与甘草，桑椹与夜交藤，延胡索与川楝子，三七粉与白及，乌贼骨与浙贝母，白豆蔻与佩兰，莲子与芡实，肉桂与黄连，黄连与紫苏叶，半夏与生姜，陈皮与竹茹。

七、常用经验方

清化平胃汤、旋覆降逆汤、胃逆汤、胃康舒胶囊（党参、半夏、黄连、黄芩、干姜、吴茱萸、枳实）、疏肝利胆汤、痛泻香连汤、益胃汤、温中活血汤（黄芪、桂枝、白芍、高良姜、香附、白芷、荜拨、甘草）、补气润肠汤（黄芪、生白术、生地黄、麦冬、玄参、当归、肉苁蓉、莱菔子、草决明子）、溃结Ⅰ号方（黄连、木香、蒲公英、败酱草、地榆炭、椿根白皮、炒白芍、焦白术、生甘草）、溃结Ⅱ号方（黄芪、党参、茯苓、炒白术、木香、黄连、炒白芍、败酱草、山药、生甘草）、肠舒安方（党参、炒白术、茯苓、炒山药、薏苡仁、莲子、炒白芍、防风、陈皮）、胃石汤（枳实、槟榔、大黄、芒硝、连翘、煅瓦楞子、鸡内金、莪术）。

擅治病种

一、反流性食管炎

疏肝解郁、和中降逆；常用经验方为旋覆降逆汤；常用药物有柴胡、枳实、白芍、栀子、旋覆花、竹茹。临证肝郁甚者酌加佛手、香橼、合欢皮等偏于柔润的理气解郁之品；对夹湿夹热者，遵循“化湿防辛燥，清热勿过寒”的原则，选配芦根、蒲公英、马齿苋之属，酌情选用黄连、黄芩等苦寒之剂；夹瘀者可选理血活血之物，慎用攻破，药选降香、桃仁、丹参、三七之属。治疗中遵循辨病施药，不论何种证型，常加中和胃酸、护膜宁络之品，制酸多选黄连、吴茱萸、煅瓦楞、乌贼骨之属，护膜宁络可选加白及、藕节之类。

二、慢性萎缩性胃炎

益气养阴，活血通络；常用方叶氏养胃汤、益胃汤、丹参饮等。

若胃寒痛甚加山柰、荜拨、川椒、白芷；便溏加薏苡仁、莲子肉、炒山药、白扁豆；食积者加炒谷麦芽、鸡内金；脘腹胀满者加砂仁、炒莱菔子。同时还结合胃镜下黏膜的表现进行微观辨证，如黏膜变薄苍白，黏膜下血管清晰可见，胃壁蠕动减弱，证属气虚为主，治以健脾益气，以党参、黄芪、甘草、茯苓、白术等为主；如黏膜光滑，变薄变脆，颜色以红为主，分泌物少，证属阴虚为主，治以养阴益胃，以太子参、生地黄、麦冬、石斛、枸杞子等滋阴之品为主；若见到胃镜下黏膜暗红、水肿，或黏膜粗糙不平，有结节隆起呈颗粒状或鹅卵石样，或有瘀点瘀斑等，证属血瘀为主，治以活血化瘀，加用丹参、川芎、莪术、三七等；若伴有不同程度的肠上皮化生或不典型增生，酌加莪术、白花蛇舌草、薏苡仁等以达清热解毒、活血消瘕之目的，并尚有一定的抗癌作用，利于癌前病变的恢复。

三、溃疡性结肠炎

活动期以清热燥湿解毒、化瘀止血为主，佐以益气健脾；常用方自拟溃结Ⅰ号。常用药物黄连、木香、蒲公英、败酱草、椿根白皮、炒白芍、焦白术、生甘草。热盛者，加白头翁、苦参；肛门下坠者，加枳壳、槟榔；便下鲜血量多者，加炒槐花、地榆炭；下血色黯者，加丹参、当归；腹痛有定处者，加大黄、莪术；心烦易急者，加莲子心。活动期患者常配合局部给药，予中药保留灌肠以加强清热解毒、祛湿敛疮、凉血止血之功，灌肠方常用药物：炒槐花、地榆炭、苦参、黄连、败酱草、儿茶、枯矾、白及、三七粉等。缓解期治疗以益气健脾为主，辅以清热燥湿，化瘀解毒；常用方自拟溃结Ⅱ号方。

四、肠易激综合征

疏肝健脾，常用自拟肠舒安方加减。若年老体衰，久泻不止，中气下陷宜加黄芪、升麻，重用党参、白术益气健脾升阳；若兼苔厚腻、纳呆者，加藿香、佩兰、陈皮、焦三仙等芳香醒脾开胃；若胸胁脘腹胀满疼痛，可加柴胡、香附、佛手、合欢皮、木香等理气止痛；久泻反复发作，可加乌梅、五味子、焦山楂、甘草等酸甘敛肝，收涩止泻；若泄下滑脱不禁，或虚坐努责者，可加用诃子、罂粟壳、石榴皮、莲子肉等涩肠止泻。若脾阳虚衰，阴寒内盛，腹中冷痛，手足不温，宜用附子理中丸加吴茱萸、肉桂以温中散寒；若久泻不止，中气下陷，而致脱肛者，可用补中益气汤以健脾止泻，升阳举陷。

典型医案

医案一

患者，女，38 岁，2006年8月 20 日初诊。患者半年前因琐事与家人争吵后出现泛酸、反食，餐后尤甚。近1个月来泛酸加重伴胸骨后灼热，吞咽不利，口干苦，心烦急躁，嗳气，脘痞，纳少，大便正常。舌质偏红，舌苔薄黄腻，脉弦细滑。胃镜检查示食管炎，食管下段黏膜斑片状充血，散在糜烂面，累及食管黏膜 1/3 周圈。病理检查示：食管黏膜慢性炎症改变。

中医诊断：吐酸（肝胃郁热证）。西医诊断：反流性食管炎。

治则：疏肝泄热，和胃降逆。

处方：方用自拟胃逆汤加减。柴胡 12 g，枳实12 g，白芍18 g，栀子9 g，旋覆花（包）12 g，竹茹12 g，黄连9 g，吴茱萸3 g，合欢皮 30 g，蒲公英30 g，佛手12 g，白及20 g。7剂，水煎400 mL，晨起及晚间睡前温服，日一剂，并嘱忌过饱，忌食辛辣油腻。

二诊2006年8月27日。药后诸症皆减，食纳渐增。原方续服12剂。

三诊2006年9月 9 日。泛酸、嗳气及胸骨后灼热感皆消失，舌淡红，苔薄白，脉弦细。处方：柴胡9 g，枳壳9 g，白芍15 g，莲子心6 g，旋覆花（包）2 g，竹茹12 g，黄连9 g，吴茱萸3 g，蒲公英30 g，佛手12 g。10剂，水煎 400 mL，晨起及晚间睡前温服，日一剂。

四诊2006年9月19日。患者复查胃镜显示正常食管黏膜相，未见炎症改变。遂停药。

医案二

患者，男，56岁，2007年 8月 27 日初诊。胃脘隐痛、痞闷感2年余，喜温喜按，绵绵不休，伴腹胀、嗳气。患者形瘦声低，神疲乏力，手足不温，口干，纳少，睡眠尚可，大便调。舌质红，少苔，沉细涩。电子胃镜示慢性萎缩性胃炎。病理示萎缩性胃炎伴中度肠上皮化生。

中医诊断：痞满（气阴亏虚，血瘀阻络证）。

治则：益气养阴，活血通络。

处方：太子参30 g，白芍30 g，石斛15 g，枸杞子15 g，麦冬15 g，知母20 g，丹参20 g，檀香10 g，砂仁9 g，莪术9 g，白花蛇舌草24 g，当归9 g，焦山楂30 g，佛手12 g，甘草6 g。7剂。水煎300 mL，晨起及晚间睡前温服，日一剂。

二诊2007年 9月3日。药后诸症皆减，食纳渐增。原方续服15剂。

三诊2007年9月18日。胃痛、脘痞、腹胀、嗳气等皆消失。舌红，苔薄白，脉沉细。嘱服下方善后。方药：黄芪30 g，太子参 30 g，炒白术15 g，茯苓20 g，半夏9 g，陈皮9 g，丹参20 g，檀香10 g，砂仁9 g，莪术9 g，白花蛇舌草24 g，白蔻9 g，鸡内金15 g，佛手12 g。共服药3个月。

四诊2007年 9月18日。患者无明显不适，复查电子胃镜示慢性浅表性胃炎，病理示轻度肠上皮化生。嘱服胃复胶囊善后。

处方手迹

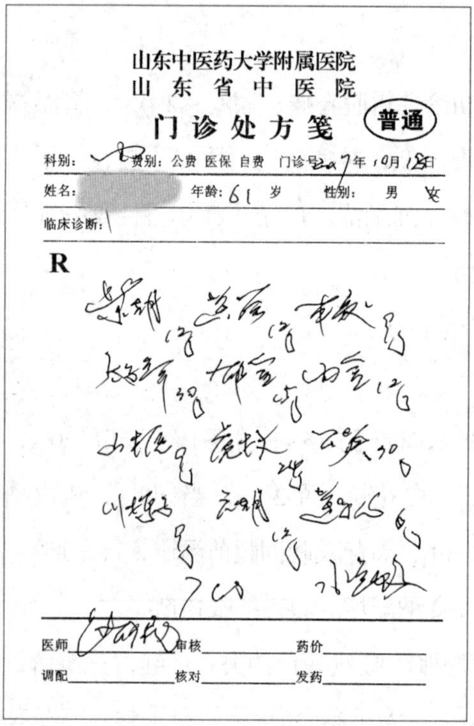
山东中医药大学附属医院
山东省中医院
门诊处方笺 普通
科别： 费别：公费 医保 自费 门诊号 2017年10月18日
姓名： 年龄：61岁 性别：男 女
临床诊断：
R
7付 水煎服
医师 审核 药价
调配 核对 发药

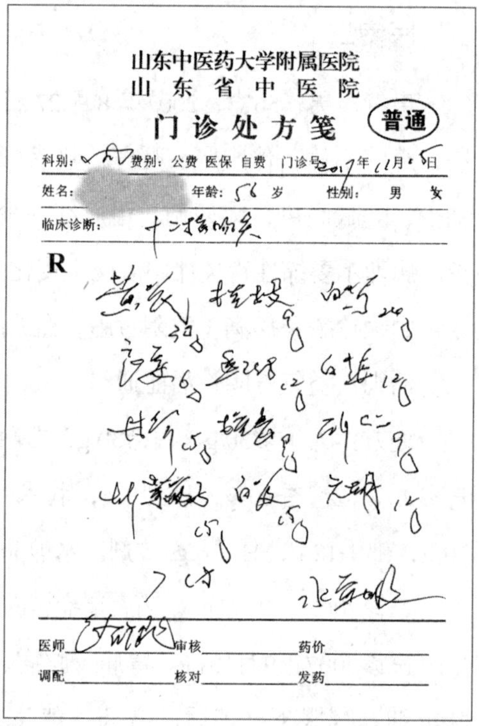
山东中医药大学附属医院
山东省中医院
门诊处方笺 普通
科别： 费别：公费 医保 自费 门诊号 2017年11月15日
姓名： 年龄：56岁 性别：男 女
临床诊断：十二指肠炎
R
7付 水煎服
医师 审核 药价
调配 核对 发药

（路士华　整理）

包培荣

山东名老中医、山东省名中医药专家

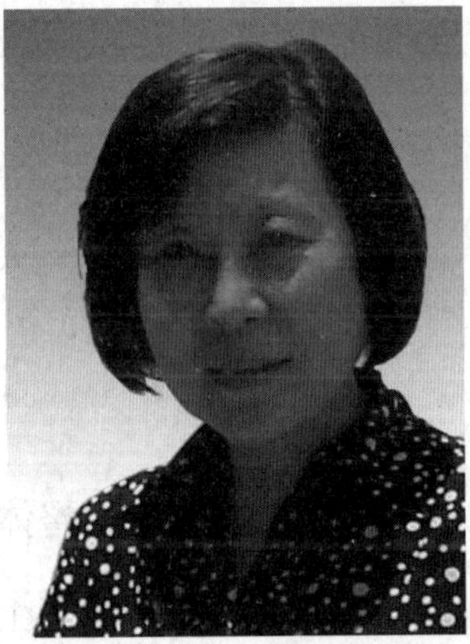

包培荣（1953—），女，汉族，山东沂源县人。山东中医药大学附属医院中医心病科专业、急诊科、重症医学科教授、主任医师。1977年毕业于山东中医学院中医系，留校在山东省中医院工作，师承全国名老中医吕同杰先生。1995年任省中医急诊科副主任（全面主持工作），同年荣获“全国中医急症先进工作者”称号。1999年任科主任，为山东省中医药管理局重点学科学术带头人，2000年聘任为主任医师，2005年任ICU（重症医学科）主任，国家中医药管理局中医急诊基地学术带头人，2009年任综合内科主任。2007年荣获全国首届“全国优秀中医临床人才”、第二届“山东省名中医专家”、山东省首批“山东省知名医学专家”称号，2008年荣获山东省危重病学术委员会八大优秀创始人，2017年荣获第二届十大“山东名老中医”荣誉称号等。

1996年担任中华中医药学会急诊分会学术委员。1998年任国家中医药管理局胸痹急症协作组山东分组组长（主任委员），并担任中华中医心病专业委员会常委、山东省病理生理学会危重病医学委员会常委、山东中西医结合心血管学会副主任委员、山东省医学会重症医师学会副主任委员、山东中西医结合急诊学会副主任委员、山东省预防专业中毒学术委员会副主任委员、山东省医学会危重病质量控制中心专家、《山东中医杂志》编委等。

主要编著有《吕同杰中医学术经验集》《中西医结合重症医学》等著作；发表“治疗慢性心衰宜重视调理升降”“《金匮要略》胸痹心痛与急性冠状动脉综合征”“《伤寒论》对多脏器功能障碍综合征治疗的启示”“免疫损伤性心脏病的中医辨治思路”“水气病对于充血性心力衰竭的启示”“《内经》卒心痛论述对急性冠脉综合征辨治的启示”“论中西医结合治疗危重病的整体观”等论文。

担任第一批山东省五级中医药师承教育工作指导老师，学术继承人：（1）董晓斌，山东中医药大学附属医院中医急诊重症医学科专业，副主任医师、副教授；（2）赵浩，山东中医药大学附属医院中医急诊重症医学专业，副主任医师、副教授。

学术思想

一、天人相应，整体观念，不可不明

中医学认为人的病理生理与自然是统一的整体，人体五脏六腑的生理功能亦是相互关联密不可分的，重视整体观念是中医临床辨治的精华所在，不可不明。如心主血脉，经脉通心，心为五脏六腑之大主，厥心痛可由诸经气机逆乱上冲于心脉所致，五脏六腑皆可令心痛，反之，心病、心痛也可累及他脏经脉出现相关病症。临床诊病既要看到树木，又要看到森林，具备天人相应及整体观念，方能制胜。

二、沟通表里，运行气血，贵在通络

有诸外必有诸内，皮毛、腠里与五脏六腑息息相关，均有玄府、络脉相通。如中医在卒心痛中所提取的“痛”与“寒”的抽象概念，痛必有寒，阳虚则外寒，寒因阳亏，阳亏则因于脉络不通。无论何邪痹阻脉络或伤及胸阳清旷之野，即导致心阳不振，胸阳不展，阳虚不达；气机阻滞，阳郁不达，均可生

“寒”，表达出络脉阻塞、不通则痛的病理现象。气血阻滞，阳气不能通里达表的基本病机提示病情发展的深度，重病入络，辨证论治贵在通络。

三、顾护脏真，扶正为本

五脏皆有脏真，脏真是五脏功能储备之体现，脏真亏虚为诸病之本。五脏元真通畅，人即安和。若外有所感、内有所伤，均可引起脏腑、经络、气血之间互用失常，水津代谢生变，发生各种疾病，是为五脏元真受损的初始因素。而大虚大羸之人，五脏真元亏损，脏腑气化失职，营血亏耗，气阴不足，则极易发生阴阳失和、五脏气机逆乱、升降失常，出现三焦不通、邪陷心包、机窍闭塞等危证。病症无论虚实、先后，皆以顾护脏真为本。

四、心病辨治，注重双心，不局限于心

辨治心病，既注重血脉与神明并治，同时又不局限于治疗心病，五脏六腑皆致心病。补后天之脾胃，固先天之肾气，调理五脏之脏真，纠正脏腑之偏颇，把握整体治疗之大纲。如健脾和胃则生化气血，断生痰之源；调理枢机则气机疏泄调达，除瘀血之根；益气养血补益心肺，则气帅血濡，滋养五脏元真。调血脉，重七情，视病变之无穷，总以阴阳为本，“燮调阴阳，以平为期”的辨证治疗观为临床之关键。

五、调理气机，不忘升降

气之在人，和则为正气，不和则为邪气，各种致病因素均可导致气机失和，引起脏腑经脉功能失常，从而发生诸多病症，故气生百病，临床治病以调气为先。出入升降是机体新陈代谢的需要，出入废则神机化灭，升降息则气立孤危。临床辨治，首当考虑开阖枢机，调畅气机，注重升降，立方用药始为得当。

六、明辨标本，既病防传

临床救治当分辨病之急缓、重轻、先后，急治其标，缓治其本。未病先防，既病防变，病愈防复，先时治疗。阻截病传途径，先安未受邪之地。明辨标本，既病防传，治病求本，标本兼治，祛邪以扶正，扶正以祛邪的治疗观是辨证施治之核心。

七、勤求古训，博采众长

中医学是人类的财富，现代医学是科学的进步，科学并无中医、西医之隔阂，医者应摒弃门户之见，勤求古训，博采众长。现代中医应传承古训，中、西医相互借鉴，优势互补。发掘祖国医学遗产，发扬光大，才能做好临床。

临床经验

一、急则治标，清热化痰、祛瘀通络

不稳定型心绞痛（UA）多属于中医痰热瘀血互结、风痰内动、痹阻络脉的病理机制，自拟清热化痰、祛瘀通络之络脉舒通颗粒剂，使痰热清、瘀血除，而络脉得通，心痛自解，取得显著效果。组方由黄连、天竺黄、水蛭、蜈蚣、川芎等组成。制法：黄连、天竺黄、蜈蚣、川芎水煎提取，浓缩后加入水蛭粉，拌匀后低温干燥，粉碎后制粒装袋。规格为每袋3 g，每次1～2袋，餐后半小时冲服，每日3次。黄连清热泻火，为君药；地龙通络化痰为臣药；川芎活血行气止痛为佐使之品。诸药合用，清热化痰，祛瘀通络，效专力宏，使脉络中壅滞顽痰死血得以尽除，脉道通利，气血流畅，正气自复，而心痛易愈。络脉疏通对不稳定型心绞痛、支架后再狭窄、ACS及PCI介入前后治疗应用，对稳定粥样斑块、保护血管内皮功能、改善冠脉血流灌注等均获良效。

痰瘀阻络、风火扰心是冠心病快速性心律失常的重要病机之一，应用络脉舒通颗粒剂治疗冠心病快速性心律失常等亦获良效。

二、内外并治，从咽治心、咽心同治

病毒性心肌炎（VMC）发生发展过程中，外感温热毒邪是其重要病因病机之一。遵循“温邪上受，首先犯肺，逆传心包”的病理机制，以《内经·灵枢·经脉第十》所论“心手少阴之脉，起于心中……其支者，从心系上挟咽……”等经络理论为理论基础，在辨证论治、内服汤药基础上，据先师吕同

杰先生咽炎糖方进行剂量改良，制成咽炎糖配合含化治疗。喉为肺系，咽喉又为手少阴心经所过，是心经直通入心之门户，故采用内外并治之法，开创从咽治心、咽心同治、内外并调的VMC治疗新方法，于临床获得显著疗效。在此基础上，将利咽清心之咽炎糖扩展应用于无咽部病变的VMC患者，亦收良好疗效。咽炎糖组成主要为硼砂、玄明粉、珍珠粉、薄荷、冰片、白砂糖等，制成粒状，每粒约5 g，含化，每次1粒，每隔2小时1次，每日6粒。3个月为一疗程，共治疗1个疗程。

临床上又将病毒性心肌炎分为邪毒侵心、热伤气阴、心脾两虚三种证型，分别予以黄连解毒汤、养阴清肺汤、归脾汤加减辨证论治，皆收良效。

三、健脾益肾，燮理阴阳，益生调脂

血脂异常增高属于中医痰湿、痰瘀等范畴。究血脂代谢紊乱之因，与中医脾肾理论密切相关，嗜食肥甘，耗伤脾胃，气血津液代谢失调，导致痰热生风、风痰闭窍之危象。脾失健运，变膏脂为痰浊，“痰为百病之母”，可致心脑血管及各系统器官病变。肾为先天之本，脾阳根于肾阳。肾主五液，内寓真阴真阳，“阳化气，阴成形”，肾阳旺有利于膏脂布化，肾阴足有利于膏脂贮藏。如肾阳亏虚则脾阳无以温煦，津液不能气化，脾精失于敷布，促生痰浊。年逾四十，肾精渐衰，气化功能减弱，则清从浊化。治疗中运用健脾益肾之法，可达化痰调脂之目的。

健脾益肾的许多中药不仅有调脂作用，对胃肠道益生菌微生态亦有类益生元样作用，可通过修复肠黏膜损伤、改善胃肠道环境等促进益生菌的定植和繁殖，纠正肠道菌群失调。自拟健脾补肾方：党参、炒白术、茯苓、陈皮、薏苡仁、泽兰、鸡内金、山楂、郁金、炒山药、菟丝子、黄精、炙甘草等，与双歧杆菌三联活菌进行临床试验研究，结果表明治疗组血清胆固醇、三酰甘油、低密度脂蛋白含量与对照组有显著性差异。

四、益气健脾，宽中除满，补泄兼行治腹胀

ICU患者若严重腹胀并持续存在，则预后极差。胃肠道内细菌过度繁殖，细菌易移位，引起肠源性肺损伤、肠源性脓毒血症而加剧MODS的发展。病重耗气，中气亏虚，故腹满不减，减不足言，也可出现气滞腹满，胃虚呕逆，心

腹胀满，痞满不食。由于汗多伤阳，气滞不行，不可以徒补，补之则气愈滞；亦不可以攻伐，攻之则阳益伤，当以人参、甘草、生姜助阳气，以厚朴、半夏行滞气。此证予以补泄兼行之法。治法：益气健脾，宽中除满，补泄兼行。代表方剂为厚朴生姜半夏人参汤加减：厚朴、生姜、半夏、甘草、人参、泽兰、香薷等。以水1.2 L，煮取300 mL 分3次温服。

五、通腹泻热，急救真阴，通腑肃肺

ICU重症脓毒症肠道缺血和缺氧所导致的所谓细菌和毒素“移位”学说是形成MODS的重要病理改变之一。全身炎症反应可在较短时间内造成肠上皮细胞损伤，从而造成肠道细菌和毒素移位，故有学者称胃肠道为MODS的“始动器官”，是内源性细菌毒素的主要来源。常见便秘、腹满、腹痛、喘促、小便不利、大便燥结、头昏目眩、烦躁，脉弦滑有力，舌苔黄厚而腻或黄燥。治法：通腑泄热，急救真阴。方用大承气汤加减：大黄、枳实、川厚朴、芒硝、炒莱菔子等。“肺与大肠相表里”，脏腑同治也是中医治疗ALI/ARDS的重要方法。对腑实便秘者，应用大承气汤以泄热去实，可达通腑肃肺之效。上中二焦热结者应用凉膈散加减。

六、和胃化饮，镇肝降逆治呕吐

重症脓毒症患者胃肠功能紊乱，相当于中医暴吐，胃气虚弱，挟饮上逆证。治法：和胃化饮，镇肝降逆。方剂应用旋覆代赭汤加减：旋覆花（包煎）、人参（先煎）、代赭石、炙甘草、半夏、熟大黄、紫苏梗、大枣、生姜等。水煎服，日3次。

七、补脾回阳，温涩固脱治腹泻

患者出现泄泻不止或便脓血、色赤暗，白多红少，腹痛绵绵，小便不利，舌淡苔白，脉沉弱。为脾肾阳虚，寒湿凝滞，滑脱不禁之证。治法：补脾回阳，温涩固脱。代表方剂以桃花汤加减：赤石脂、干姜、薏苡仁、芡实、诃子等。水煎服，日3次分服，亦取良效。对于重症腹泻，下利清谷、腹痛肠鸣，畏寒喜暖，时欲热饮，舌淡苔白，脉沉细紧等急慢性阳虚证，治法常用温阳散寒止痛，方药应用桃花汤配合四逆汤、附子理中汤加减。

八、开合并用，宣降同施，散寒化饮

中医典籍记载的由外感、创伤、产后、温病、失血、痈疽等明确诱因可致“喘证”“暴喘”“支饮”等病症，与ALI/ARDS在发病原因、临床表现等方面密切相关，也是ALI/ARDS在医学典籍中的最早记载。充分运用中西医结合方法，配合小青龙汤加减治疗ALI/ARDS，开合并用，宣降同施，使外风寒解，内饮痰瘀消退，诸症自除。由此拓宽临床治疗路径。

九、制方遣药特点

选方用药视其病症之缓急、轻重、长幼、体质、性别及有无药物过敏。善用膏（膏方）、丹、丸、散各类方药。据病情常采用内外并治之法。

方药力求药味清灵，药专力宏，药性鲜明。关注脾胃，考虑口感。做到理气适中，升降适宜，寒温适度，辛热慎用。祛邪治标峻猛之药常伍以健脾护胃之品，饭后半小时口服，杜绝碍胃之弊；补益之品则佐用行气之药，循序渐进给药，补而不滞，防止腻膈之嫌。

十、常用对药

党参与黄芪、白术与枳壳、茯苓与玫瑰花、葛根与降香、天麻与钩藤、杜仲与桑寄生、清半夏与黄连、夏枯草与浙贝母、当归与豨莶草、炒酸枣仁与柏子仁、胆南星与石菖蒲、当归与川芎、蜈蚣与地龙、土茯苓与徐长卿、白芍与甘草、延胡索与香附、红景天与绞股蓝等。

擅治病种

冠心病心绞痛、PCI再狭窄、心肌炎、心肌病、心律失常、高脂血症、高血压病、肺心病、风心病、心力衰竭、脓毒症、内科杂病等。

典型医案

张某，男，57岁，2016年11月8日初诊。主诉心悸胸痛6个月余，加重1个月，伴纳呆、吞咽困难、反食、胃中嘈杂及咳嗽。近月余心悸难忍，胸骨后闷痛，时有绞痛剧烈放射到肩背咽喉，昼夜发作，夜不能寐，时有水米不进，严重消瘦。同时伴有失眠、虚弱、焦虑。曾求治于各大医院均无良效，并拒绝手术治疗。既往有冠心病、高血压病、高脂血症等，在常规治疗中。检查Hotler提示多导联ST段平直下移0.1 mV，室上性期前收缩8760次/24小时，短阵性房性心动过速、HRV提示迷走神经张力增高。食管测压、食管胃钡餐等检查均提示胃食管弥漫性痉挛症（重度）。舌质暗，苔白厚腻，脉弦细、结、代、促。

中医诊断：心悸，胸痹，反胃，噎膈。

治则：和胃降逆，疏肝安神，益气养血。

方药：柴胡15 g，白芍15 g，生甘草6 g，炒白术15 g，茯苓30 g，紫苏梗20 g，川厚朴20 g，郁金15 g，延胡索30 g，当归15 g，川芎20 g，远志15 g，天麻15 g，钩藤30 g，合欢花15 g，三七粉（冲服）3 g，生姜3片，大枣6枚为引。7剂，水煎服，每日一剂，三餐后半小时口服。

二诊2016年11月15日。服上方7剂，心悸、胸痛、反食、咳嗽均减，患者精气神有所改善，树立了治病信心。舌质淡红，苔微黄腻，脉弦细偶有结代。以上方去钩藤，加清半夏9 g、黄连9 g、吴茱萸3 g，14剂，水煎服，每日一剂，三餐后半小时口服。

三诊2016年12月6日。诸症大减，舌质淡红，苔薄白略显湿滑，脉弦细。上方去远志，加龙眼肉30 g，继服。后略加修改守方2个月，病情逐渐改善。

四诊2017年3月22日复诊，诸症消失，体重增加，精气神恢复。继续巩固治疗，中药分别隔日一剂或隔2～3日一剂以巩固治疗1个月善后。

治疗5个月，经查Hotler+HRV及胃食管钡餐，均已恢复正常。停药后随访至今（8个月），无复发。

［**按语**］弥漫性食管痉挛症（DES）是一种由多种因素促成的上消化道动

力障碍性疾病，发病机制尚不明确，为食管源性胸痛的常见病因之一。DES可引起胸痛、心律失常、吞咽困难、反食、胃中嘈杂及咳嗽等，由于食管和心脏有共同的神经支配，可伴发心律失常，现认为食管蠕动刺激使迷走神经兴奋性反射性增高可能是本症的发病机制。迷走神经兴奋时，由于心房肌的不应期短和复极的不一致性，可能激发房性异位活动或导致房内微型折返，诱发快速性心律失常、窦性心动过缓或结性心律等，甚至发生“食管性晕厥”。食管迷走神经受刺激，经气道迷走神经传出，可导致支气管平滑肌痉挛，黏膜充血水肿和分泌增加，出现咳嗽、胸闷、气急等症状。上述病理机制符合中医心悸、胸痹、反胃、噎膈范畴，其治在于和胃降逆、疏肝安神、益气养血而获效。体现了心病并不局限于心，五脏六腑病变皆可影响于心的理念。辨治当顺应脏腑之间五行生克规律，使气机升降出入有序，气帅血脉相互贯通，病乃愈。

处方手迹

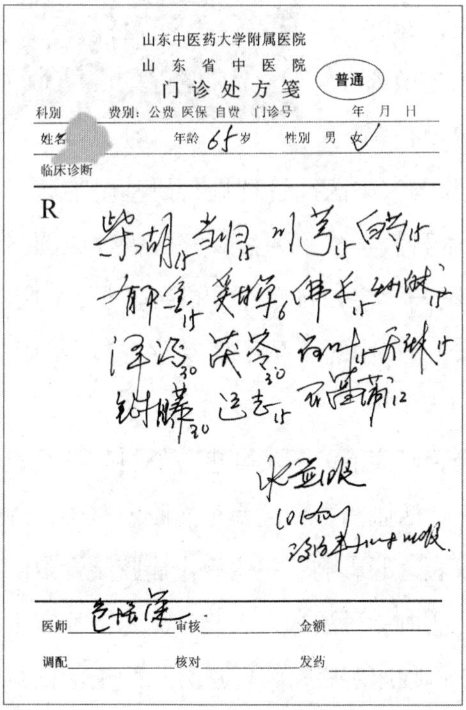
山东中医药大学附属医院
山东省中医院
门诊处方笺 普通
科别 费别：公费 医保 自费 门诊号 年 月 日
姓名 年龄 65 岁 性别 男 女
临床诊断
R
医师 包培荣 审核 金额
调配 核对 发药

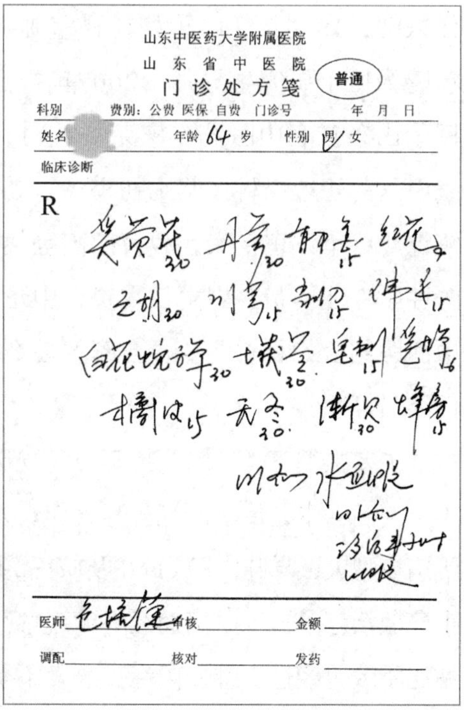
山东中医药大学附属医院
山东省中医院
门诊处方笺 普通
科别 费别：公费 医保 自费 门诊号 年 月 日
姓名 年龄 64 岁 性别 男 女
临床诊断
R
医师 包培荣 审核 金额
调配 核对 发药

叶 青

山东省名中医药专家

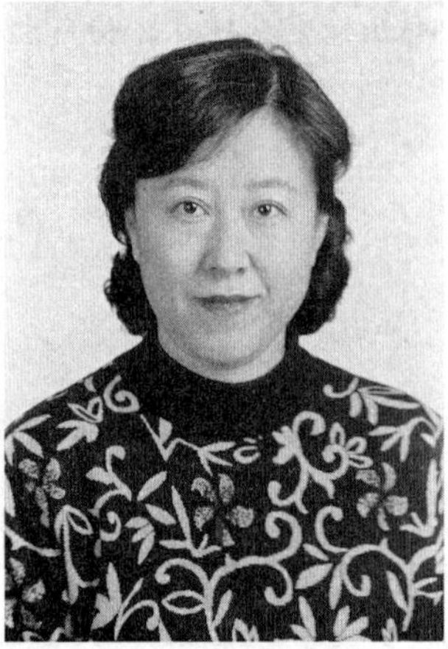

叶青（1954—），女，汉族，山东青岛人，山东省名中医，山东中医药大学附属医院中医妇科专业主任医师，教授，博士研究生导师。1991年师承全国首批名老中医专家郑惠芳主任医师，为郑惠芳名老中医药专家传承工作室负责人；1979年考取医师资格，1999年任主任医师；1996年任中医妇科科室副主任，2009年聘为博士研究生导师，2007年被山东省政府授予山东省名中医药专家荣誉称号；曾担任国家中医药管理局科技奖励初审评审委员和国家中医药管理局科研基金临床研究课题终审评审专家，教育部高等教育本科教学水平评估专家。曾任中国中医性学专业委员会副主任委员，中华中医药学会妇科专业委员会委员，山东中西医结合妇科专业委员会副主任委员，山东中医不孕不育专业委员会副主任委员等职。

主要主编有《〈胎产指南〉〈盘珠集胎产症治〉》《郑惠芳妇科临证经验集》《名老中医传承研究》等著作；发表"活血消癥和化瘀止痛胶囊对子宫腺肌病模型大鼠异味内膜VEGF及Bcl-2蛋白表达的影响""化瘀止痛胶囊合敷脐止痛散治疗子宫腺肌病痛经临床观察""活血补肾法加宫腔镜分离术治疗宫腔粘连所致月经过少继发闭经、继发不孕57例临床观察""郑蕙芳从脾论治妇科病的经验”“参芪固冲方治疗围绝经期无排卵性子宫出血临床观察”等50余篇论文。

学术思想

一、肾精阴血亏虚为本，肾阳不足为重

肾主生殖为先天之本，妇女以血为本，月经病论治提出固护肾气阴血为首要，兼顾肝脾心。调理月经注意根据月经不同时期阶段，擅用滋肾养血、温肾调经法调理。临证有滋肾益精、温补肾阳、补养肝肾、健脾养心的侧重不同，用药时滋阴不忘阳，补阳不忘阴，分清虚实主次的关系而调补治之。

二、脾虚肝郁，以和为贵

脾胃为后天之本，气血生化之源，妇科病论治中强调时时注意健脾益气，扶正固本，擅用和中的方法施治。肝为藏血之脏，其性条达，女子以肝为先天，尤以经前期及中年期伴有经行乳胀等症，治以疏肝解郁、行气理血方法，总宜使肝气柔和为要，擅用疏肝健脾、养肝益肾等法。

三、重视气血，通补结合

气血是妇女经、孕、产、乳的物质基础。故在妇科病调治中须重视调补气血。临证尤其擅长活血化瘀法的临床应用，如对于月经后期、过少、闭经的辨治中，根据月经期的不同阶段，在益肾养血的基础上，施以活血化瘀通经诸法，使补中有活，通中有养；子宫腺肌病以血瘀为主，痰湿郁热互结兼有气虚，治以活血清热，行气除痰，兼以补气。崩漏以瘀热虚或气虚血瘀，冲任失固为主。治疗又当活血凉血益气或益气活血止血。

四、气血消长，分期论治

根据患者月经前后体内气血消长及冲任虚实变化特点，结合临床经验，对于崩漏、子宫腺肌病、盆腔炎等病症，采用分期论治法。在经后期、经前期、

行经期中采用两期或三期治疗法，如崩漏采用两期论治法，即出血期活血凉血止血或益气活血止血，血止期再采用调补固冲法治疗，简便灵活。

五、中西汇通，兼收并蓄

以中医为主体，西医为补充，兼收并蓄。临床坚持以中医中药为本，辨证施治为主要原则，中医辨证与辨病相结合。

临床经验

一、月经后期、过少、闭经、不孕以益肾养血活血为要

月经后期、过少、闭经以肾虚血亏为本，血瘀为标，属本虚标实之证。多因经期产后余血未净，邪气乘虚而入，瘀滞冲任胞宫，或因反复流产刮宫，重伤胞宫冲任，致使肾精衰少，肾气亏损，无精化血，或产后离经之血留而为瘀，阻滞冲任胞宫，损伤肾气，精血不足，冲任血海亏虚，因虚致瘀，气血失调。故肾气亏虚、精血不足、瘀血阻滞为发病的主要病机之一，治疗采用补肾养血活血为主。治疗不孕症，主张补肾养血，调经种子。肾为先天之本，元气之根，主藏精，主生殖。先天禀赋不足、肾气未充，后天诸虚劳损、人流刮宫金刃所伤，均可导致肾中精气亏虚，冲任不足或瘀阻冲任，不能摄精成孕。治疗时应以补肾养肝、养血活血、调补冲任为主，辨证时又要分清阴阳气血，有所侧重。

二、崩漏、月经过多出血期，祛瘀贯穿始终

崩漏、月经过多疾患多为瘀热虚互患，冲任损伤，不能制约经血所致，临证在出血期主张不能专攻止血，当推陈出新，活血化瘀，使瘀去新生，止血而不留瘀。平时则正本清源，固本善后。结合临床制订“活血化瘀，凉血止血，益气扶正”的治疗大法，以妇血平方通补兼施，标本兼顾。若崩漏出现月经后期不来，来后流血不止，B超示子宫内膜厚者，认为此为瘀血阻滞，旧血不去

新血难安。正所谓“瘀血不去，新血不生”“故凡血证，总以祛瘀为要”，又因崩漏流血量多，气随血泻，故治疗应以活血祛瘀，兼以益气。以桂枝茯苓丸加减，创制坤宁活血汤治之，使邪去正安，经血自止，为重建月经周期奠定基础。围绝经期女性则因崩漏日久、月经量过多，耗气伤脾，每见气虚之证，气虚不能统血与瘀血阻滞出血互为因果，形成气虚血瘀之证，气虚为本，血瘀为标。治疗以益气活血止血，创制参芪固冲止血方治之。若流血过多呈暴崩之势者，多用举元煎重用人参、黄芪，或参附汤频服。

三、子宫腺肌病、痛经治以活血消癥，清热消痰兼以益气

子宫腺肌病、痛经的发病，认为多为经期、产后、术后气血耗伤，血室正开，外邪乘虚而入，与血搏结，致使离经之血客于胞中，形成瘀滞。瘀血又可反果为因，变生他病，如瘀阻冲任，不通则痛，发为痛经；瘀血阻滞，新血不得归经，冲任不固，易致月经过多或者经期延长；瘀血内阻，必影响气机运行，气机不利而为滞，气滞血瘀必然阻碍津液的输布，津聚液停为湿成痰，血瘀、气滞、痰湿、瘀热之间互为影响，终致胶结不解，瘀结日久而发为本病。病情缠绵难愈，耗伤正气，气虚运血无力，又可进一步加重血瘀。根据患者月经前后体内气血消长及冲任虚实变化特点，提出了子宫腺肌病的病机为血瘀气滞、热瘀痰互结兼有气虚，并拟活血消癥、清热化瘀兼益气扶正为治疗大法，使气血通顺，瘀滞得化，诸症消而疼痛自止。创制活血消癥方和化瘀止痛方分期内治法与敷脐止痛散外治法治疗。平素脾气虚弱者常配以六君子或香砂六君子丸调理。

四、胎漏、胎动不安、反复自然流产，治以益肾健脾安胎

胎漏、胎动不安、反复自然流产，多由于肾气亏虚，脾失健运，胎失所系。肾为生殖发育之本源，能载胎系胎，脾为后天之本，气血生化之本源，气以载胎，血以养胎。若先天不足，肾气虚弱，或多次流产刮宫损伤肾气，或素有脾虚，过劳思虑，脾运失职。而肾虚脾弱，总以肾虚为主，致冲任不固，不能固摄胎元。治以益肾健脾，培补先后二天，使肾旺脾健，气血充足，胎有所系。多以寿胎丸、泰山磐石散、胎元饮等加减。另外，反复自然流产者应孕前调理，孕后需注意及早保胎，以静养胎，首忌交合，调畅情志，生活有节，围

产保健等。

五、慢性盆腔炎以清热活血利湿，兼顾肝肾脾

慢性盆腔炎虽有寒、热、湿之不同，但主要以湿热瘀结为主。湿热之邪与瘀血盘踞下焦，相结阻于冲任，气血运行受阻。《傅青主女科》载："夫带下俱是湿症。"张从正提出"皆从湿热治之""热宜清而湿难除"，湿性黏滞，导致盆腔器官的粘连和积液，所以治疗要注意祛湿。且"血不利则为水"，瘀血湿热阻滞可导致诸脏腑气机不利，气血运行不畅，有碍肾精的充养及肾气的化生，病程日久耗伤脾气。故治疗以清热活血，利湿祛瘀，酌加益肾健脾之品，亦有扶正之意。月经前期随冲任气血变化，小腹胀痛，乳房胀痛者，常以逍遥散或丹栀逍遥散加减以疏肝清热活血。

擅治病种

一、月经后期、过少、不孕症

月经后期，月经量减少并逐渐加重，或伴有不孕症者，多属肾气亏虚，精血不足。治疗重点在于补肾益精养血，加入少许活血行气之品以通畅气血。经后期治以滋肾养肝，养血调冲，常用自拟滋肾养血方：熟地黄、当归、枸杞子、山萸肉、女贞子、黄精、菟丝子、香附、甘草等。月经中后期至经前期，治以温肾补肾，养血活血，常用自拟益肾活血方：菟丝子、川断、当归、淫羊藿、熟地黄、茯苓、川芎、鹿角胶、川牛膝等。

二、崩漏

崩漏根据不同的年龄阶段，治疗亦有不同。青春期、育龄期崩漏出血期，治以活血化瘀，凉血止血，佐以益气扶正。师承郑惠芳自拟妇血平方：益母草、马齿苋、茜草、三七粉、白术等。围绝经期崩漏出血期，治以益气固冲，化瘀止血。自拟参芪固冲止血方：党参、黄芪、白术、生牡蛎、益母草、仙鹤

草、升麻等。崩漏血瘀型出血期，活血祛瘀，益气止血。坤宁活血汤：三七粉（冲）、益母草、桂枝、桃仁、赤芍、党参、甘草等。

三、子宫腺肌病

子宫腺肌病治疗以活血化瘀贯穿始终，以活血化瘀、消癥止痛为主，兼顾益气扶正，既可防攻邪太过，损伤正气，又有利于正气恢复，以达扶正祛邪之目的。月经干净后或平时用自拟活血消癥方：丹参、香附、五灵脂、浙贝母、党参、鸡内金、连翘、生牡蛎、夏枯草等。月经期用自拟化瘀止痛方：五灵脂、白芍、延胡索、乳香（制）、没药（制）、血竭、香附、三七粉、甘草等。

四、胎漏、胎动不安、滑胎

胎漏、胎动不安或有习惯性自然流产史者，在早期妊娠或早早孕时即开始保胎治疗，治以益肾健脾，养血安胎。自拟益肾健脾安胎方：菟丝子、炒杜仲、桑寄生、党参、山药、白术、续断、阿胶、黄芪、黄芩、陈皮等。

五、慢性盆腔炎

慢性盆腔炎的治疗以内服中药为主，配合中药灌肛及中药渣外敷综合治疗法。

（1）内治法，治以清热活血利湿，行气化瘀止痛，佐以健脾益肾。自拟盆炎方：连翘、丹参、赤芍、三棱、香附、酒灵脂、川断、茯苓、甘草等。

（2）外治法，治以清热活血，祛瘀止痛。① 自拟灌肠方：蒲公英、败酱草、三棱、莪术、制乳香、没药、皂角刺等。水煎灌肠。② 自拟药渣外敷：连翘、蒲公英、丹参、赤芍、透骨草等。

典型医案

赵某，女，29岁，初诊2010年9月20日。月经后延伴量减少3年，未避孕未孕2年。患者以往月经规律，30～32天一行，4～5天干净。2007年因人流后月经出现后延，血量逐渐减少，周期40～60天一行，量较前减少，近半年加重，为以往月经量的1/3，色淡红，无血块，偶伴经行小腹隐痛，2～3天干净。末次月经（LMP）9月11日（距上次56天），量少，色淡红，有小血块，伴经前小腹坠痛，2天即净。白带较少，色白，偶有异味，无阴痒。G_2A_2（2006、2007年分别行药流、人流各1次）。纳眠可，大便日一行，小便调。舌淡红，苔薄白，脉细。2010年3月在省级西医院查内分泌示卵巢功能低下，给予周期治疗3个月，停药后月经仍然后拖量少。来诊时B超示：子宫及双侧附件未探及明显异常，子宫内膜薄0.3 cm。诊断为月经后期，过少，继发性不孕症。属肝肾亏虚，精血不足证。治宜补肾养肝，填精益血。自拟滋肾养血方：熟地黄15 g，菟丝子12 g，枸杞子9 g，黄精9 g，女贞子12 g，山萸肉9 g，旱莲草12 g，鹿角胶6 g，当归12 g，香附12 g，丹参9 g，川芎9 g，陈皮19 g，甘草6 g。水煎服，日一剂，7剂。

二诊2010年9月27日：服药平妥，病史同前，LMP 9月11日（距上次56天），量少。纳可，二便调，偶有失眠，多梦。舌淡红，苔薄，脉沉细。处方：上方去黄精、旱莲草、山萸肉、女贞子，加淫羊藿18 g、续断12 g、夜交藤12 g以温肾养血活血。水煎服，日一剂，14剂。

三诊2010年10月13日：服药无不适，纳眠可，舌淡红，苔薄白，脉沉细。处方：上方去熟地黄，加肉桂6 g、川牛膝15 g、王不留行9 g，以温肾活血通络。14剂。

四诊2010年11月3日：患者述月经于10月20日来潮（距上次40天），血量少，血色较前红，3天干净，无其他不适。续予上法调理治之。

十五诊时，患者2011年8月因停经60天，阴道少量流血2天，B超示早孕，见胎芽胎心。诊为胎动不安，治以益肾健脾安胎，处方：菟丝子18 g，续断15 g，炒杜仲15 g，熟地黄12 g，桑寄生15 g，党参15 g，山药18 g，阿胶（烊化）11 g，白术9 g，黄芪12 g，黄芩6 g，陈皮9 g。水煎服，日一剂。予以上方加减治疗至B超提示3个月妊娠，自动停药。后家属来求通乳方时告知，生一女婴，母女健康。

处方手迹

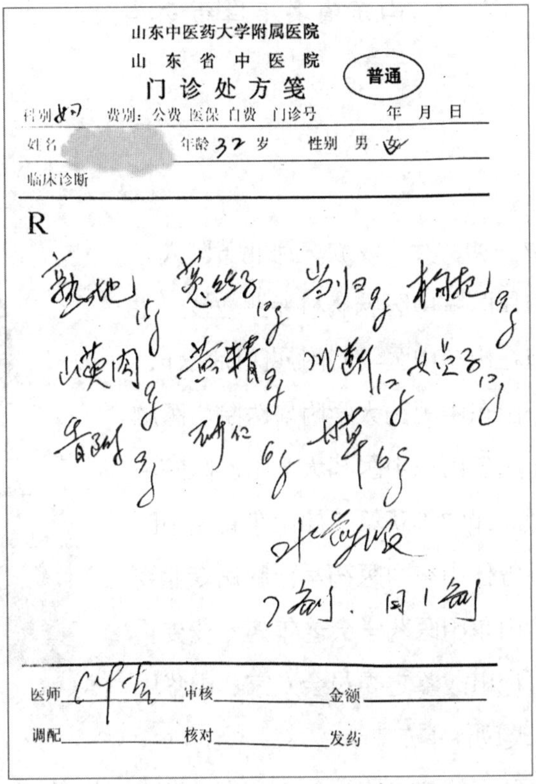

山东中医药大学附属医院

山 东 省 中 医 院

门诊处方笺　普通

科别 妇　费别：公费 医保 自费　门诊号　年 月 日

姓名　年龄 32 岁　性别 男 女

临床诊断

R

熟地 15g　菟丝子 10g　当归 9g　枸杞 9g

山萸肉 9g　黄精 9g　川断 12g　女贞子 12g

香附 9g　砂仁 6g　甘草 6g

水煎服

7剂，日1剂

医师 叶青　审核＿＿＿＿　金额＿＿＿＿

调配＿＿＿＿　核对＿＿＿＿　发药

胡志强

山东省名中医药专家

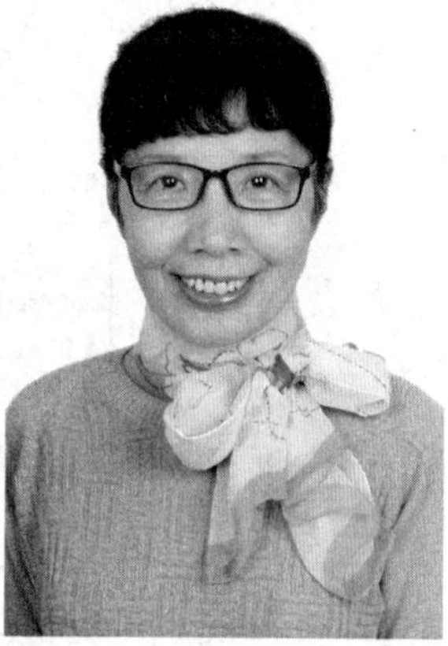

胡志强（1957—），女，汉族，河北黄骅人。山东中医药大学附属医院中医脑病科专业教授、主任医师。1982年起在山东中医学院附属医院工作，1992～2004年担任山东中医药大学附属医院中医脑病科主任，2002年起任山东中医药大学附属医院中医脑病科主任医师。2007年获第二届山东省名中医药专家荣誉称号。曾任山东中医药学会脑病专业委员会副主任委员、山东中医药学会老年病专业委员会委员、山东省医疗事故鉴定委员会专家、中华中医药学会科学技术奖励评审专家。

主要编著有《脑血管病治疗学》等著作；发表“舒天宁冲剂治疗偏头痛的临床实验研究”“舒天宁颗粒对无先兆偏头痛患者生活质量的影响”“一种紧张型头痛动物模型的建立与评价”等论文，协同翻译欧洲偏头痛指南“EFNS偏头痛药物治疗指南 EFNS特别工作组修订报告”。主持研究的“舒天宁冲剂治疗血管性头痛的临床研究”2002年获山东省科学进步奖三等奖，“复方芎甘冲剂对紧张型头痛的临床研究”2008年获山东中医药科学技术三等奖，“舒天宁颗粒干预偏头痛患者生存质量治疗方案优化研究”2013年获山东中医药科学技术奖二等奖。

共培养统招、在职、留学生硕士研究生76名，多次荣获“优秀带教教师”“学生最喜爱的十大导师”等称号。

担任第五批山东省五级中医药师承教育工作指导老师。学术经验继承人：（1）吴宏赟，山东中医大学附属医院中医脑病科专业，副主任医师；（2）苗莉莉，山东省立第三医院康复专业，副主任医师。

学术思想

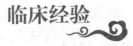

学术思想强调中国传统“中和”思想。《礼记·中庸》云：“中也者，天下之大本也；和也者，天下之达道也。”《黄帝内经》论述：“上下相通，寒暑相临，气相得则和”，将人体正常的平衡状态称之为“和”。故治疗上以恢复人体“和”的状态为原则，所谓“因而和之，是谓圣度”。具体到处方用药，以中正平和为特色，不偏不倚，用药兼顾，不追求标新立异，不峻猛称奇。

临床经验

一、临证重视痰瘀同治

脑病科疾病有病种繁多、症状复杂、疑难病多的特点。痰之为病，复杂多变，随气机升降，周身内外、五脏六腑均可受害，“诸般怪症皆属于痰”“百病多由痰作祟”。痰瘀既生，又可成为致病因素。痰阻气滞，血行不畅则瘀血；瘀血阻滞，水津敷布运行不利，则又可聚而为痰，二者互为因果，可相互转化。治疗推崇唐容川所谓“痰水之壅，由瘀血使然，但去其瘀，则痰水自消”，强调痰瘀同治。注重根据生痰致瘀的原因不同，运用不同治法，或疏肝理气，或健脾益气，或清热利湿，或温阳或滋阴等，不离辨证论治，提高了临床疗效。

二、五脏之中重肝脾

肝“体阴而用阳”，主疏泄，主藏血。肝气畅达全身气机，对维持全身脏腑、经络、形体、官窍等功能活动的有序进行具有重要作用。肝脏病变多样，病机传变复杂，可影响多个脏腑。“见肝之病，知肝传脾”，肝脏病变最易横逆犯脾，而且脾胃为后天之本，主司水谷精微的化生，濡养肌肉四肢百骸。故临床处方用药多顺应肝之条达之性，补肝体，调肝用，防肝逆，顾护脾胃。

重视痰瘀和注重肝脾是不可分割的。肝脾为本，痰瘀为标，肝脾功能的失调导致了痰瘀的产生，痰瘀又可加重肝脾的损伤。临床治疗强调在复杂多变的疾病过程中，谨守病机，分清轻重缓急、先后主次之不同，或缓则治本，或急则治标，或标本兼治，不离辨证论治。

三、用药上追求简洁

准确辨证是基础，将全面诊察病人后获取的临床资料分析综合，准确辨证，才能丝丝入扣、有的放矢的治疗；巧用一药多效的药物，绝大多数中药都具有两种或两种以上功效，在配伍时还会产生更多效应，这样就无须再额外加药，可显著减少处方药味；分清轻重缓急，不分缓急，所有药物同时应用，不仅仅导致药味繁多，且配伍不当容易出现药效相互牵制，反而不利于疾病治疗。

四、用方时不拘于经方、时方

提出无论经方、时方，最终都要通过医家应用于患者，辨证准确，恰合病情，才能见效，非要拘泥于是经方还是时方，就丧失了临床实践的意义，孤立地谈经方好还是时方好，不会有结果。因此，在临床用方时完全从患者病情出发。

五、重视人文关怀

认为人文关怀是医学中不可或缺的重要组成部分。强调“医乃仁术”“以人为本”，将“治愈”这个概念从“结束疾病”改为“改善患者的生理功能和生存水平”。通过倾听、交流、开导等方法促进患者的心理健康，使患者掌握疾病的保健知识，减轻心理负担，积极配合治疗，更好地促进疾病的康复。

擅治病种

一、头风病（偏头痛）

头风病病因虽有种种不同，但其急性发病时头痛剧烈，总以“不通则痛”为主。肝通过升发先天之气、水谷精气、自然之气等上输于头面清窍。若肝主疏泄功能失常，则气机失调，情志失和，且产生痰、瘀等病理产物。所以，气火上逆为始动因素，痰瘀阻滞为病理变化。治疗上强调疏理气机、化痰祛瘀、通络止痛，自拟舒天宁方，其组成为天麻、卷柏、川芎、白芷、珍珠母、栀子、香附。因临床应用疗效良好，被批准为医院制剂，即天麻止痛颗粒（原名舒天宁颗粒）。

二、项痹（颈椎病）

项痹往往表现为颈项部拘急疼痛，痛势不剧，常因外感、劳累诱发加重，内外合邪，拘急作痛为主要病机。治疗上，柔筋缓急，调养气血为治疗大法。在《伤寒论》以芍药甘草汤治疗“脚挛急”后“其脚即伸”的启发下，临床应用芍药甘草汤加味治疗项痹疗效较好，逐渐形成了自拟方复方芍甘柔筋汤。该方由白芍、炙甘草、柴胡、川芎、羌活、木瓜、葛根组成。

三、失眠（失眠症）

失眠有虚实两端。常因情志刺激而诱发，肝失疏泄，肝气郁滞；或痰热生成之后，留滞于脏腑、经络之间，阻碍气机运行，导致气机不畅。气行则血行，气滞则血瘀。素体亏虚，或劳倦伤脾，阴血不足，心失所养，故见失眠。针对不同病机，灵活选用方剂。肝气郁结者，逍遥散加减；痰热扰神者，轻则黄连温胆汤加减，重则礞石滚痰丸加减；瘀血明显者，血府逐瘀汤加减；心脾两虚者，归脾汤加减。

四、中风病（脑血管病）

治疗中风病重在调理气机。中风病虽有风、火、痰、瘀、虚诸多病理因素，总以气机逆乱为病机关键。《医学发明》将其概括为“和脏腑，通经络，便是治风”。故治疗时抓住病机根本，气逆者降气、气陷者升提、气郁者理气、气脱者固脱、气虚者补益，总以恢复气机正常升降出入状态为着手点。调理气机，兼以清火、化痰、祛瘀，提纲挈领，一法之中兼具多法，恢复脏腑功能。

五、颤证（帕金森病）

颤证的治疗强调辨证与辨病相结合。震颤和肌强直是帕金森病的主要症状，也是治疗的重要靶点。帕金森病多从“风”论治，有肝阳化风、痰热生风、瘀血生风、阴虚生风和血虚生风等，疾病后期甚至有阳虚生风或阴阳两虚，在辨证用药的同时，配合具有缓解高肌张力的药物，如防己、鳖甲、白芍等。而帕金森病非运动症状，如多汗、便秘、失眠、焦虑、烦躁等，更是中医优势所在，在整体辨证论治的基础上，使用相应药物。

典型医案

刘某，女，43岁，2013年5月23日初诊。因“左侧头痛7年，加重1个月”来诊。患者7年前因家庭琐事导致郁怒寡欢出现左侧头痛，头痛常于经期前后发作，曾自服中药治疗，效可。近1个月又因恼怒导致头痛加重。症见：左侧头部呈持续性跳痛，甚至感觉头胀如裂，严重时伴恶心呕吐，畏光畏声，持续六七小时，可自行缓解或睡眠后减轻。头痛部位不固定，前额、左侧颞部及左侧枕部尤甚，可连及耳痛，发作频繁。伴目赤，乏力，白天易困倦，心慌，左耳耳鸣，右下肢麻木。纳可，眠一般，易醒，多梦，二便调。舌红，舌底见瘀斑，苔黄厚腻，脉弦数。

中医诊断：头风病（风火上扰，痰瘀互结）。西医诊断：偏头痛。

处方：天麻15 g，卷柏12 g，川芎12 g，白芷12 g，珍珠母15 g，栀子15 g，

浙贝母15 g，玫瑰花15 g，菊花15 g，荜茇12 g。每日一剂，水煎服。共7剂。

嘱按时服药，并保证充足的休息和睡眠时间，自己调节情绪，尽量保持稳定、乐观的心理状态，遇事要沉着冷静，学会客观、理智地对待事情，不要过喜、过悲、过怒、过忧。

二诊：患者1周内头痛未发作，耳鸣减轻，心悸较前好转，仍乏力，口干，双膝关节发凉，劳累后麻木，眠差，多梦易醒。舌淡红、苔微黄，脉弦细。上方加百合、炒酸枣仁、太子参各30 g，继服21剂。

三诊：患者自述服药期间，头痛未发作，偶耳鸣，精神体力可，纳眠可，舌淡红，苔微黄，以上方配伍滋肾健脾药做膏方1剂。随访半年头痛未发作。

［**按语**］本案患者因家庭琐事，郁怒不得发泄，肝气郁滞不畅，络脉失于条达拘急而头痛；月经前后，肝疏泄失职，头痛加重。气郁化火，日久肝阴被耗，肝阳失敛而上亢。近1个月又因大怒导致头痛加重，怒则气上，清阳受扰而头痛。肝气乘脾，脾失健运，水液运化失常，湿热内生，水液停聚形成痰，气机不通，血运不畅，瘀血自生，痰瘀阻络，不通则痛。方中天麻标本兼顾，可平肝潜阳，息风化痰，清利头目，祛风止痛；川芎、白芷、卷柏皆能祛风，还可以行气解郁，活血化瘀止痛；珍珠母平肝潜阳，定惊安神；浙贝母清热化痰，开郁散结；菊花入肝经清泻肝火；玫瑰花疏肝解郁，活血止痛；荜茇止痛，还可开郁除痰，散上焦浮热。同时配合心理疏导，耐心安抚。二诊心慌好转，眠差，乏力，口干，气阴两虚、心神不安之象明显，故给予百合养阴清心安神，炒酸枣仁养血安神，太子参滋阴益气，健脾安神。三诊患者诸症减轻，仍耳鸣乏力，故配伍滋肾健脾药膏方缓图。

处方手迹

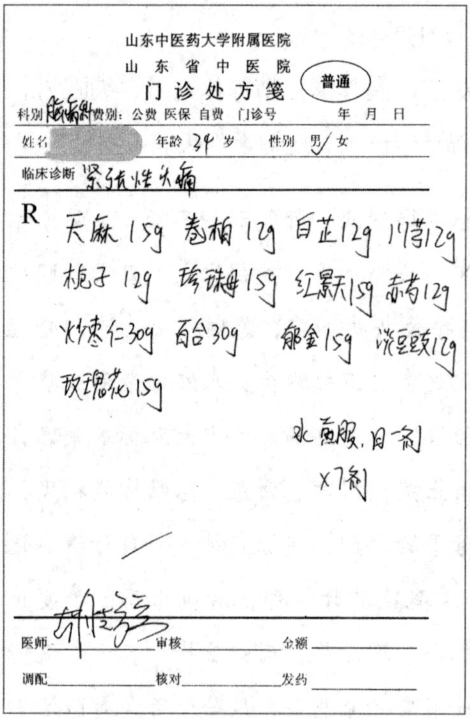
山东中医药大学附属医院
山 东 省 中 医 院
门 诊 处 方 笺　普通
科别 脑病科 费别：公费 医保 自费 门诊号　　年 月 日
姓名 [redacted] 年龄 34 岁 性别 男✓ 女
临床诊断 紧张性头痛
R
天麻15g 卷柏12g 白芷12g 川芎12g
栀子12g 珍珠母15g 红景天15g 赤芍12g
炒枣仁30g 百合30g 郁金15g 淡豆豉12g
玫瑰花15g
水煎服，日一剂
×7剂
医师　审核　金额
调配　核对　发药

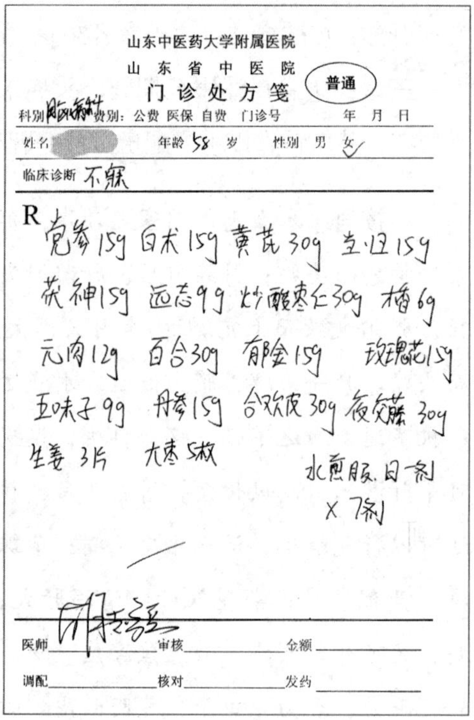
山东中医药大学附属医院
山 东 省 中 医 院
门 诊 处 方 笺　普通
科别 脑病科 费别：公费 医保 自费 门诊号　　年 月 日
姓名 [redacted] 年龄 58 岁 性别 男 女✓
临床诊断 不寐
R
党参15g 白术15g 黄芪30g 当归15g
茯神15g 远志9g 炒酸枣仁30g 木香6g
元肉12g 百合30g 郁金15g 玫瑰花15g
五味子9g 丹参15g 合欢皮30g 夜交藤30g
生姜3片 大枣5枚
水煎服，日一剂
×7剂
医师　审核　金额
调配　核对　发药

（吴宏赟　整理）

李燕宁

山东省名中医药专家

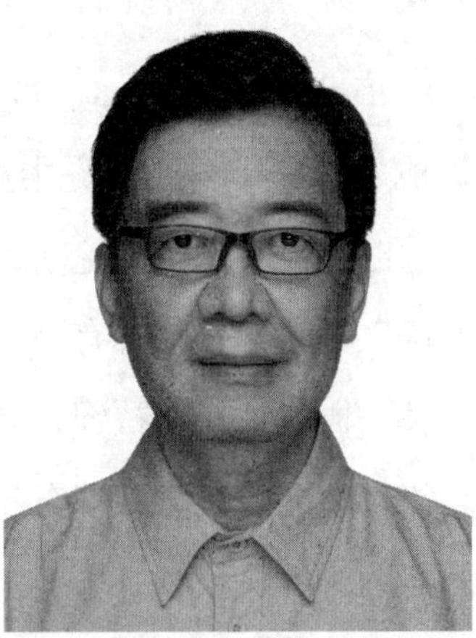

李燕宁（1957—），山东济南人，男，汉族，山东中医药大学附属医院儿科主任医师、教授；1982年毕业于山东中医学院后留山东省中医院济世行医，1998年被遴选为中医儿科学硕士研究生导师，并始任科室主任、教研室主任；师从南京中医药大学汪受传教授，2009年博士毕业并开始任中医儿科学博士研究生导师。

2011年荣获全国第二届中西医结合贡献奖，2012年起享受国务院政府特殊津贴，先后获山东省名中医药专家、山东省优秀中医临床学术带头人、山东省优秀研究生指导教师等荣誉，先后任世界中医药学会联合会儿科分会副会长、中华中医药学会儿科分会常务理事、全国高等中医药教育学会儿科分会副理事长、山东省中医药学会儿科专业委员会主任委员等职务。

先后编著"十一五"国家重点图书《今日中医儿科》，"十一五"国家重点图书《中医儿科学》，全国高等中医药院校研究生规划教材《中医儿科临床研究》，新世纪全国高等医药院校规划教材《中西医结合儿科学》《中医儿科学》以及《儿科心鉴》等；主持国家科技部"小儿急性上呼吸道感染优化中医治疗方案的研究""中医药治疗儿童哮喘缓解期的研究——固本防哮饮治疗儿童哮喘缓解期肺脾气虚证的临床观察”以及“以小儿肺炎为示范建立辨证规范及中医疗效评价方法体系的研究”等课题，获中华中医药学会科学技术奖二等奖等。

2014年遴选为第二批次山东省五级中医药师承教育工作指导老师。学术经验继承人：（1）宋惠霄，山东中医药大学附属医院儿科专业，副主任医师、副教授；（2）吴金勇，山东中医药大学临床学院儿科专业，讲师、主治医师。

学术思想

济世行医近四十载，始终本主中医，亦未偏执一隅，西医之优循道而用，形成了“宁中勿西、先中后西、中医为主、中西并举”的中西观。践行整体观、时地制宜、辨证论治，坚持辨病与辨证结合的识辨观。“邪之所凑，其气必虚”不尽然，复感有因郁火致，抽动症常责土木、表里之失和；幼儿稚阴稚阳体，固宜扶正以祛邪，更要邪去正始安，诸此正邪虚实观。感受邪气，经表再半而后入里；津液输布异常，湿痰为患三焦，常驱邪祛湿、和解少阳、通畅三焦的施治观。

临床经验

一、脏腑体用，所主及藏，五行相关

人是一整体，生理协调、病理影响。脏腑皆有体用，如肝心均体阴而用阳；脏有主藏，如肝藏魂、心藏神。脏腑之间，生克制化，密切相关。心脏体阴而用阳，《难经》载“损其心者，调其营卫”，营卫即血气之体用；心主藏神，凡心疾患均应调心气、和心血、安心神。心肝君将，藏血疏气，神魂并

往，常需疏肝。小儿感冒，在肺卫，易累脾，扰心神、动肝风。哮喘常发，肺壅气逆，金不制木，亦多肝郁。厌食之病，脾胃纳化，“土得木而达”。秋季腹泻，主责之脾，然季应于肺，复肺宣肃以健脾运。多发性抽动症，土壅土虚、木郁木贼、水泛水亏，魂越神蒙。诸如此类。

二、推崇经典，擅用柴胡、桂苓之剂

稚弱芽儿，易受邪、易内积，临床多表里同病，治需和解而兼顾。柴胡之剂，常谓和解表里，实能兼顾表里，或单方，或合桂枝剂、苓桂剂等，任儿表实或表虚，里实或里虚，大有可为。

临证喜用、善用经方，柴桂剂治疗感冒、血管神经性头痛、多发性抽动症、癫痫、扁桃体炎、肠系膜淋巴结炎，小柴胡汤、黄芪桂枝五物汤治疗复感儿，麻杏石甘汤、小青龙汤、桂枝茯苓丸、苓甘五味姜辛汤治咳喘、遗尿、鼻衄，半夏厚朴汤治疗腺样体肥大、慢性咽喉炎、鼻炎、鼻窦炎等等。

三、今儿病证，湿蕴热积，为患甚多

现今生活改善，饮食常厚味，居处多温暖，易致湿内蕴、郁化热，湿热蒸盛，疾患甚多，感冒有暑湿、湿热犯表，肺炎喘嗽有湿热闭肺，哮喘有湿热蕴肺，厌食有湿热蕴脾，泄泻有湿热下迫，心肌炎有湿热侵心，手足口病等多湿热蒸盛，不胜凡举，常需归温病而从卫气营血、三焦辨证之法。

四、邪毒务祛尽，病解方正安

毒邪，无论外来，亦或内生，六淫、痰、瘀、积等，对哮喘、肺炎、心肌炎、肾病综合征、手足口病等多种疾病影响甚大，当“祛邪务尽”，择用清热、解毒、祛湿、祛痰、活血、化积等药物。

五、精方炼药，擅善对联，剂有动静

擅用药对，僵蚕、蝉蜕，痉挛性咳嗽可疏风解痉、宣肺利咽，麻疹、猩红热、风疹等可祛风止痒，高热惊厥、夜啼、多发性抽动症、癫痫可镇静安神、息风止痉，泄泻、湿疹可祛风胜湿，应用广泛；合欢花、合欢皮，一入肝经气分，一入肝经血分，顾肝体用；尚有柴胡、前胡，金银花、红花，炒麦芽、生麦芽，桑叶、桑白皮，青皮、陈皮，青风藤、海风藤，枳实、枳壳，板蓝根、山豆根，紫草、茜草、旱莲草等。方剂之眼，点睛灵动，异功散之陈皮、止嗽散之荆芥、逍遥散之薄荷等，断不可缺。

擅治病种

一、肺系病证

对于反复呼吸道感染、咳喘等病症，强调不能惟“邪之所凑，其气必虚”是从，必须分清虚实。其虚者责于肺脾肾，均为小儿生理不足之脏。因于肺者，常因气候、温度变化而病，选玉屏风散、黄芪桂枝五物汤等；因于脾者，常因饮食不慎而发，选异功散、参苓白术散等；因于肾者，常因劳累、活动过多而作，选金匮肾气丸、河车大造丸等。其实者多责之郁火内蒸，常汗出腠理疏松而易感外邪，治当清泄郁热，多选黄连内疏汤。

对咳喘疾患的辨治理验俱丰，重视肺主宣肃、治上如羽、娇脏牝脏，提出“哮发突然，勿忘平喘”“哮久多郁，酌情疏肝”“久哮多瘀，酌情活血”的观点，常用桂枝加厚朴杏子汤、小青龙汤、厚朴麻黄汤、四逆散、麻杏石甘汤、定喘汤、茵陈蒿汤、金水六君煎等方。

二、脾系病证

主张并践行“阴土阳土、分治兼顾”的对立统一思想，治脾升清、温运、甘淡，宜藿香、苍术、荷叶、山药、白扁豆等；治胃清降、甘润，宜竹茹、沙参、麦冬、玉竹等。胃阴虚之厌食、呕吐选益胃汤、养胃增液汤，脾阴虚之泻秘选中和理阴汤、无比山药丸、枳术丸。

遵《黄帝内经》“土得木而达”，尤其厌食，喜用疏肝悦脾和胃之麦芽、佛手、薄荷、玫瑰花等。

泻主在肠，咳病在肺，常多并见，如秋季腹泻，提出“上咳下泻调其中”，咳重泻轻，寒选麻黄加术汤，热用葛根芩连汤；泻重咳轻，实选胃苓汤，虚用参苓白术散；咳泻并重，陈平汤。久泄自拟健脾止泻散（麸炒苍术、炒山药、车前子、诃子、炙甘草），敛涩需备“舌净、腹软、溲清”之征。

三、心肝病证

临证践行调心气、和心血、安心神，解毒活血。早期清热湿之毒，中后期祛痰瘀之毒；早期行气解郁，后期益气养阴；早期清热活血，中期行气活血，后期补益活血；早期清热安神，后期养心安神；酌合疏肝、悦脾等法。据证选银翘散、瓜蒌薤白半夏汤、柴胡陷胸汤、丹参饮、天王补心丹、桂枝甘草汤、枳实薤白桂枝汤、养心汤等治疗心肌炎，黄连温胆汤治愈频发期前收缩，炙甘草汤治愈Ⅱ度Ⅱ型房室传导阻滞。

从“风、痰、气、虚、瘀”及五脏、情志着手，择柴胡剂、桂枝剂、温胆汤、五虎追风汤、大定风珠、大秦艽汤等方，治疗注意力缺陷多动症、多发性抽动症、惊风、癫痫等疾病。

典型医案

医案一：哮喘

王某某，男，5岁，2007年9月17日初诊。诉咳喘4天。4天前外出受凉出现咳嗽、喘憋；1天前于济南市中心医院静滴病毒唑、头孢类抗生素，口服博利康尼。刻下症：频咳憋闷夜重，痰多黄黏难咳，喉间哮鸣，恶心，纳差，口渴不欲饮，睡眠欠安，小便黄，大便不爽。形体偏胖，面色黄，口唇咽红，听诊双肺呼吸音粗，可闻及哮鸣音。舌红苔黄腻，脉弦滑数。支气管哮喘史3年。

中医诊断：哮喘（湿热哮）。

治则：清热利湿，化痰平喘。

方药：茵陈蒿15 g，栀子12 g，石韦9 g，车前草12 g，秦艽15 g，苦参9 g，浙贝母12 g，瓜蒌9 g，炒莱菔子15 g，炙甘草6 g。4剂，日一剂，水煎服。

二诊2007年9月21日。咳减喘消，夜间及晨起咳嗽，痰多易咳，纳差、恶心，小便黄，大便先干后溏，咽红，舌红苔薄黄腻，脉滑。上方加虎杖15 g，6剂。

医案二：多发性抽动症

蒿某某，女，7岁，2004年2月25日初诊。半年前开始眨眼睛，感冒、紧张加重，近日眨眼频繁，并现耸肩，于齐鲁医院诊断为“多发性抽动症”。刻下症：眨眼，耸肩，纳眠可，二便调。咽稍红，舌略红，苔薄白，脉弦。

中医诊断：抽动障碍（土虚木亢）。

治则：扶土抑木。

方药：柴胡12 g，黄芩9 g，半夏9 g，桂枝9 g，赤芍12 g，白芍12 g，僵蚕9 g，蝉蜕9 g，炒酸枣仁15 g，钩藤（后入）15 g，炙甘草6 g。7剂，日一剂，水煎服。

二诊2004年3月4日。症状稍轻，舌脉同上。上方加天麻12 g、细辛3 g、川芎9 g，7剂。

三诊2004年3月11日。眨眼及耸肩、腹部抽动减少，但打乒乓球较多，手腕动作又多，晨起手腕痛，夜间抽鼻子，大便头干，三日方下，首方加羌活9 g、防风9 g，7剂。

四诊2004年3月18日。明显减轻，偶咳嗽，无涕，晨起咽干略痛，纳差，舌红苔少，色白略黄，咽红。首方加板蓝根15 g，7剂。

五诊2004年3月25日。症轻，舌红苔黄略厚，上方加黄连6 g，7剂。尽剂而愈。

处方手迹

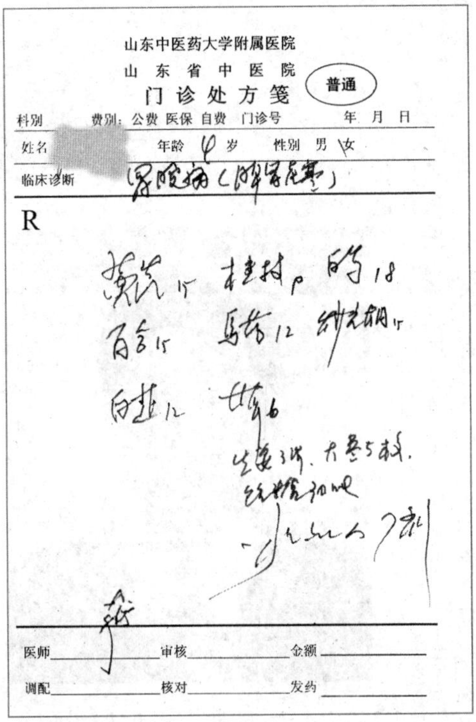
山东中医药大学附属医院
山 东 省 中 医 院
门 诊 处 方 笺　普通
科别　费别：公费 医保 自费　门诊号　年 月 日
姓名　年龄　岁　性别 男 女
临床诊断
R
医师　审核　金额
调配　核对　发药

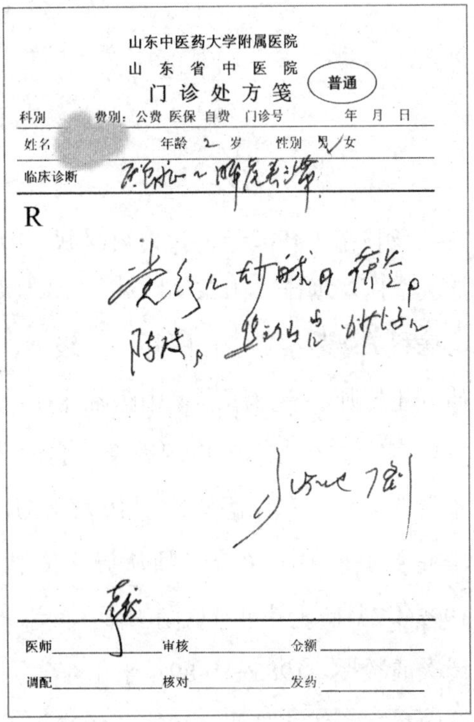
山东中医药大学附属医院
山 东 省 中 医 院
门 诊 处 方 笺　普通
科别　费别：公费 医保 自费　门诊号　年 月 日
姓名　年龄　岁　性别 男 女
临床诊断
R
医师　审核　金额
调配　核对　发药

（张葆青、宋惠霄　整理）

杨传华

山东名中医药专家

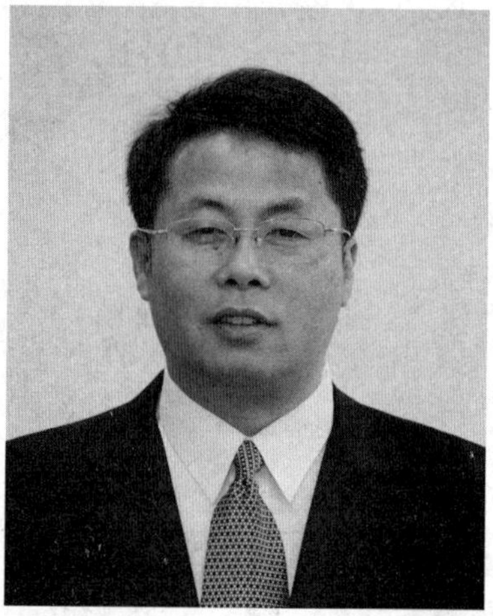

杨传华（1962—），男，汉族，山东平原人。医学博士、山东中医药大学附属医院心病科二级教授、主任医师（二级）、博士研究生导师、高血压国家中医临床研究基地首席专家、泰山学者特聘教授。1985年7月本科毕业于山东中医学院；1992年7月硕士毕业于山东中医学院，师从周次清教授；1995年7月博士毕业于山东中医学院，师从周次清教授。1985～1989年于山东省胸科医院内科担任住院医师；1995～1998年于山东中医药大学内科教研室担任讲师；1998年至今于山东中医药大学附属医院工作，历任副主任医师、主任医师、副院长、院长等职务。

现任高血压国家中医临床研究基地主任、山东中医药大学高血压研究所首任所长、国家中医药管理局“血脉理论及应用技术研究室”主任、中国中西医结合影像学杂志社社长，国家中医药管理局“十一五”重点专科建设项目老年病协作组组长、国家中医药管理局“十一五”重点专科建设项目高血压协作分组组长、国家中医药管理局“十二五”重点专科老年组组长、国家中医药管理局中医心病学学科带头人，兼任中华中医药学会理事、世界中医药学会联合会第一届心血管病专业委员会常务理事、世界中医药学会联合会高血压专业委员会会长、中国民族医药学会高血压分会会长、世界中医药学会联合会高血压专业委员会心血管病专业委员会副会长、中国中西医结合学会高血压专家委员会副主任委员、中国中西医结合学会养生康复专业委员会副主任委员，山东省医学会副会长、山东省中医药学会第四届理事会副理事长、山东中医药学会络病专业委员会主任委员、山东省中西医结合学会活血化瘀专业委员会副主任委员，并担任《世界中西医结合》《中国中西医结合影像学杂志》《中西医结合心脑血管病杂志》编委。曾获省政府二等功两项、中国医院协会颁发的全国优秀院长、全国百名杰出青年中医、中华中医药科技之星、山东省优秀科技工作者、山东省有突出贡献的中青年专家等荣誉称号。

2008年作为第一责任人和主答辩人，带领团队为我院成功申报国内唯一的重点研究高血压病的国家中医临床研究基地，获得山东省首次最大规模的中医专项建设经费（3.5亿元）。主持制订的《眩晕病（原发性高血压）中医诊疗方案》和《眩晕病（原发性高血压）中医临床路径》，已由国家中医药管理局医政司正式发布实施成为行业标准。牵头制订了国家《高血压分级诊疗服务中医技术方案》，并于2015年12月1日由中华人民共和国国家卫生和计划生育委员会颁布实施。2015年根据国家中医药管理局的标准化工作要求，主持制订了第一部高血压中医临床诊疗实践指南。2016年主持研制的“补肾和脉颗粒”签约合作成果转让瑞阳制药有限公司。

牵头主持国家“十一五”科技支撑计划项目中医治疗心血管科常见病研究、科技部“重大新药创制”科技重大专项、国家中医药行业专项中医药防治高血压的优势评估与转化应用、国家自然科学基金等国家级和省部级高血压病防治研究课题20余项，累计国拨经费2000余万元；作为课题负责人获省部、厅级科研奖励10余次，其中山东省科技进步一等奖1项（第一位）、山东省科技进步奖二等奖2项（第一位），实现了我院省科技进步一等奖“零”的突破。

在国内外核心期刊发表学术论文120余篇，其中SCI收录12篇，主编《从肝脾肾论治高血压》《高血压中医治疗精粹》等5部专著，参编著作多部。

担任第四批、第五批山东省五级中医药师承教育工作指导老师，学术继承人：（1）吴迪，山东省中医院，主治医师；（2）孟宪卿，山东省中医院，主治医师；（3）丛丛，山东中医药大学，主治医师；（4）刘杨，山东省中医院，主治医师。

学术思想

一、提出从肝脾肾论治高血压的理论框架

在传承先师周次清教授“从肝肾分期论治高血压”专病学术思想的基础上，通过长期、系统的临床实践和大规模、系列化的临床研究，重新梳理和分步归纳，逐步发展和形成了以肝、脾、肾三脏为病机轴心，涵盖高血压的病因辨识、病机演变、证候分期、治法方药的“从肝脾肾论治高血压”的应用理论框架。高血压的病机变化以肝失疏泄、脾失健运、肾气亏虚为辨识着力点，呈现“初病在肝、病中由肝及脾、久病入肾”的病程进展特点和“中青年在肝、中老年及肾”的年龄分布特点；遵循方证对应原则，在肝、脾、肾的脏腑病位层面选取代表性证候，阐释从肝脾肾论治高血压的基本指导框架，为证治体系的创新提供了应用理论依据，进一步完善了从肝、从脾、从肾论治指导高血压中医防治学术体系。

二、建立“血脉同治与血管保护相关性”的科学假说

创新性开展了血脉理论的应用研究，建立了高血压病“血脉同治与血管保护相关性”的科学假说。率先在国内提出“血脉病”新概念，有计划地开展“构建血脉理论框架→探索‘血脉病’演变规律→验证血脉方证对应疗效→明确血脉效应途径”等系统化研究，逐步建立“‘血脉病’与血管疾病（主要是动脉疾病）的统一性→老年高血压肾虚证与大动脉功能改变的相关性→补肾气、和血脉治法指导方证对应辨治的有效性→提高早期血管保护和心脏保护效应”等系列化科学假说，利用研制有效复方新药、优化综合干预方案及发现效应途径等多种工作路径，阐述“血脉病”病因病机变化的完整性，显著提升中医临床诊疗水平，增强中国特色高血压防治技术的自主创新能力。

三、提出“高血压病-络病相关”的科学假说

以高血压病心血管重塑作为研究切入点，通过探索具体疾病进程的病理生

理机制，对络病理论予以诠释，进而形成了新的科学假说："血管重塑体现了络病的微观化自然病程，治络之法和治络之药可能有助于高血压结构改变的逆转，表现为血管保护作用，有希望改善疾病结局。"

四、提出快速心律失常"实在心肝、虚在心肾"的辨治规律

专注于中医药防治心系疾病的相关研究，在中医药防治快速性心律失常的分子生物学机制、新技术和新药开发领域，总结了快速心律失常"实在心肝、虚在心肾"的病证规律，在国内首次以"清心火、养心阴、安心神"新治法指导组方"快律宁"，显著提高了抗室上性快速性心律失常的疗效。

临床经验

一、从肝脾肾论治高血压

根据方证对应的原则，在肝、脾、肾每一病理环节及其脏腑转化的不同阶段灵活采用对应的治法和方药。初期在肝，代表证型为肝火亢盛证，自拟调肝降压散（柴胡、香附、佛手、夏枯草、栀子、黄芩、牡丹皮、菊花、钩藤）；病情进展出现肝气乘脾，或脾胃损伤，脾失健运，代表证型为痰瘀互结证，方选归脾汤加味；久病由肝、脾及肾，由实转虚，代表证型为阴阳两虚证，自拟补肾和脉方（黄芪、黄精、桑寄生、淫羊藿、女贞子、怀牛膝、泽泻、川芎、当归、地龙）。

二、以"清心火、养心阴、安心神"治疗心悸病

认为本病病位在心，与其他脏器紧密相关，病因多归结于邪气扰心，心中气血阴阳亏虚，心主神明，气虚无力助血运行，血脉瘀滞，心神失养，心悸之疾故而发作。病机为本虚标实，本虚多以气血虚为主，或兼有阴阳亏虚，标实以血瘀为主，或兼有痰饮。中药组方以黄芪、党参、五味子、当归、川芎、生龙骨、生牡蛎等为主要组成。

三、依“调畅气机，活血止痛”之法辨治胸痹心痛

“气为血之帅”“气行则血行”，心气虚不能帅血以行，血行缓慢，瘀血内阻，不通则痛，治疗上注重调和气血，以益气活血方为基本方，常用黄芪、丹参、赤芍、青皮、郁金、地龙、枳壳、红花、桃仁等。

四、针对心衰病心肾阳虚的基本病机，确立“温阳益气、活血利水”为治疗大法

方选以生脉散合保元汤加减，常常配以川芎、赤芍、丹参、当归、红花等活血药，泽泻、茯苓、猪苓、车前子、冬瓜皮等利水药，临证处方，随症加减，疗效显著。

五、善用药对，中西药理相参

在治疗心血管系统相关疾病中，标本兼治，通补兼施，巧用药对，在具体组方时常中西医药理互参，选用当归、川芎活血行气，仙茅、淫羊藿温阳补肾，丹参、赤芍活血化瘀，益母草、桑寄生活血利水、温阳补肾，黄连、半夏辛开苦降，共同发挥协同作用，改善患者病情，提高临床疗效。

六、博采众长，辨证与辨病相结合

综合近现代名老中医经验，认为辨病有助于对疾病发生发展的基本病理变化过程有总体的把握认识，辨证有助于抓住疾病某一阶段的病理变化特点，辨证与辨病相结合更能掌握疾病的内在变化规律。

擅治病种

一、原发性高血压

初期在肝，自拟调肝降压散（柴胡、香附、佛手、夏枯草、栀子、黄芩、牡丹皮、菊花、钩藤）；兼有气滞血瘀，宜加桃仁、红花、丹参；兼有肝火扰心，宜加龙骨、牡蛎、珍珠母、黄连、莲子心；兼有肝风内动，宜加羚羊角、

钩藤、珍珠母、石决明、夏枯草。中期在脾，方选归脾汤加味；兼有肝郁乘脾，宜加黄连、竹茹、枳实、半夏；兼有痰瘀阻络，宜加瓜蒌、薤白、乳香、没药、郁金、降香、丹参；或见猝然昏倒，半身不遂，口舌歪斜，肢体麻木或手足拘急，宜加石菖蒲、郁金、地龙、僵蚕、全蝎、白术、茯苓、半夏；属肝胃不和者，加吴茱萸、黄连、瓦楞子、赭石。久病及肾，自拟补肾和脉方（黄芪、黄精、桑寄生、淫羊藿、女贞子、怀牛膝、泽泻、川芎、当归、地龙）。

二、冠心病

从气血论治，分别采用益气活血、宣痹温阳、行气止痛、化痰通络之法治疗冠心病。常用经验方为血府逐瘀汤、逍遥散、桃红四物汤、补阳还五汤等。常用药物有丹参、葛根、赤芍、党参、黄芪、地龙、红花、郁金、陈皮、青皮、半夏、黄连、瓜蒌等。

三、快速性心律失常

创造性总结了阴虚火旺型快速性心律失常“实在心肝、虚在心肾”的病症规律，从“清心火、养心阴、安心神”立法，自拟快律宁方使心火得清、心阴得复、神有所归、心有所养。全方由生地黄、黄连、苦参、当归、酸枣仁、柏子仁等组成。

四、慢性心力衰竭

本虚标实是慢性心力衰竭的病机本质。其中本虚即是气血阴阳亏虚，标实即是瘀血阻滞、水湿内停。以“温阳益气、活血利水”为治疗大法，方选以生脉散合保元汤加减，常用活血药物有川芎、赤芍、丹参、当归、红花等，利水药多为泽泻、茯苓、猪苓、车前子、冬瓜皮等。

五、病毒性心肌炎

根据正邪虚实的不同分期治疗，初期（急性期）风热邪毒内侵，多以清心解毒为主，方选银翘散加减，常用药物有金银花、连翘、陈皮、牛蒡子、赤芍、玄参、黄芩等；后期（慢性期）气阴亏虚，治以益气养阴，方选生脉散加减，常用药物有人参、黄芪、麦冬、五味子、酸枣仁、柏子仁等。

典型医案

患者，男，58岁，2015年5月6日初诊。

主诉：发作性头晕、头胀痛4个月余，加重7天。

病史：自述高血压8年余，最高血压在180/90 mmHg。平素口服替米沙坦、卡托普利、琥珀酸美托洛尔缓释片、硝苯地平缓释片、丹参滴丸，血压一般控制在150/90 mmHg左右，心率65次/分。身高168 cm，体重85 kg。头晕，头胀痛，伴有心慌、胸闷、气短，后背胀痛，活动后加重，休息后30～60分钟自行缓解，并伴有上腹部不适，疼痛，腹胀，嗝气后腹部不适缓解，口中泛酸，纳差，眠可，二便调。舌质淡红，苔黄厚腻，脉弦滑。

辅助检查：ECG示窦性心律，下壁异常Q波，侧壁梗死可能（陈旧性），QT间期延长。尿常规：红细胞96.75个/μL。血清：直接胆红素28.62μmol/L，总胆红素34.71μmol/L，总胆固醇6.43 mmol/L，低密度脂蛋白4.16 mmol/L，高密度脂蛋白2.31mmol/L，载脂蛋白AL 167.28 g/L，载脂蛋白B 48.5 g/L，尿酸116μmol/L。

病因病机分析：结合病人症状体征，体重指数（BMI）≥28 kg/m为肥胖，并综合脉症四诊合参，分析指出，平素饮食辛辣油腻，损伤脾胃，脾失健运，痰湿内生，痰湿日久不祛，郁而化热，湿热内蕴，上泛清窍，则头晕头胀。

中医诊断：眩晕病（痰浊湿热型）。西医诊断：高血压（2级，很高危，治疗后）。

治法：燥湿化痰，清热和中。

方药：苍连汤加减。组方：苍术12 g，黄连9 g，干姜6 g，半夏9 g，茯苓18 g，白芷12 g，陈皮12 g，青皮12 g，牡丹皮12 g，厚朴9 g，砂仁9 g，甘草6 g，煅瓦楞子30 g，吴茱萸6 g。14剂，水煎服，日一剂。

方中配伍干姜，干姜辛热，与黄连配伍寒热同用、辛开苦降，善清中焦湿热，寒热错杂；配白芷辛散温通，入阳明胃经，善于治疗阳明经头痛；青皮辛散温通，入胃经，行气作用较强，配以陈皮增强调理中焦脾胃气机之功，恢复中焦全身枢纽功能，使中焦气机畅通，气顺则痰消；牡丹皮辛苦微寒，清热凉血活血，病人心脏侧壁可能有陈旧性心梗，配伍以活血化瘀；厚朴辛苦温，入脾胃大肠肺经，燥湿消痰，下气除满，与陈皮、苍术等配伍能除中焦湿热，脘腹胀满。煅瓦楞子能够制酸止痛，用于肝胃不和胃痛泛酸，配伍甘草等增强抑酸止痛之功。吴茱萸辛热，配以黄连辛开苦降，条达气机，同时，与煅瓦楞子等同用增强制酸止痛的效果。西药服用硝苯地平控释片30 mg，每日一次。嘱患者减轻体重15 kg，低盐低脂饮食，戒烟限酒，适当运动。

复诊头晕、头胀明显改善，腹痛、泛酸减轻，纳可，测血压136/80 mmHg，继服21剂，巩固疗效。

处方手迹

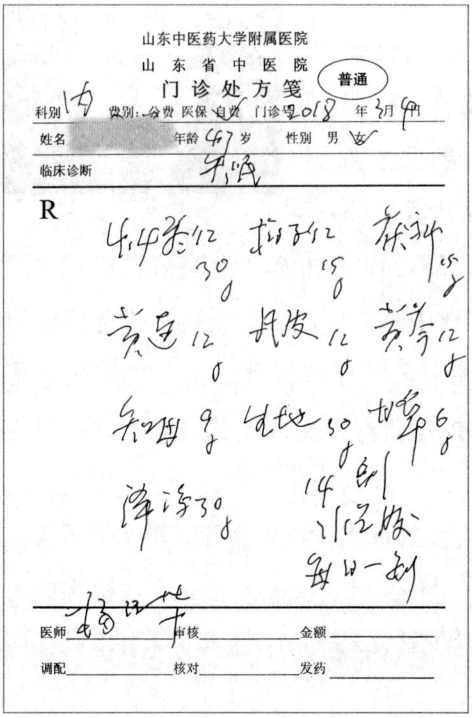
山东中医药大学附属医院
山东省中医院
门诊处方笺　普通
科别　费别：公费 医保 自费　门诊号　年　月　日
姓名 [redacted]　年龄　岁　性别　男　女
临床诊断
R
医师　审核　金额
调配　核对　发药

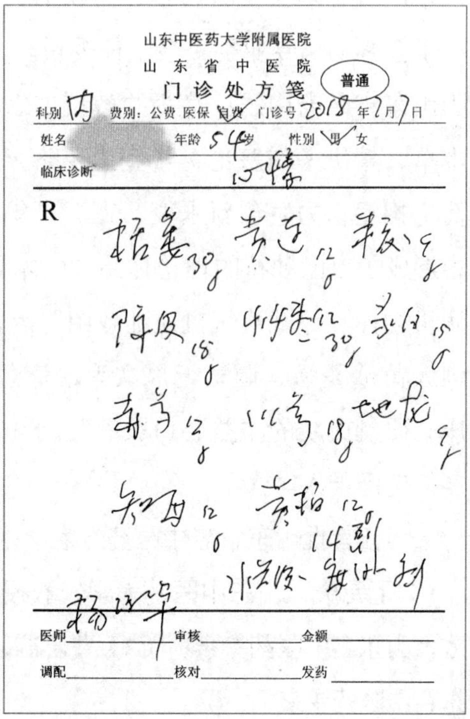
山东中医药大学附属医院
山东省中医院
门诊处方笺　普通
科别　费别：公费 医保 自费　门诊号　年　月　日
姓名 [redacted]　年龄　岁　性别　男　女
临床诊断
R
医师　审核　金额
调配　核对　发药

（杨洁　整理）

卢尚岭

山东省名老中医药专家

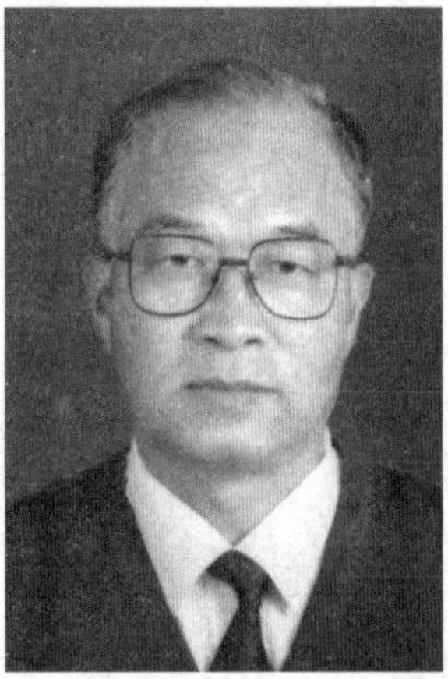

卢尚岭（1936—），男，汉族，山东单县人。山东中医药大学教授、主任医师。1966 年毕业于山东中医学院，留校任教并于附属医院从事临床工作。曾任中华中医药学会内科学会委员，山东中医药学会常务理事、副秘书长，山东中医药学会心脑病专业委员会主任委员。1995 年被评为山东省名老中医。卢尚岭教授理宗岐黄，熟读本草，精研《伤寒论》《金匮要略》，勤求古训而不拘泥，力主创新求变，在五十年的从医生涯中形成了自己独特的理论体系和学术思想。20世纪80年代初发表论文“中风病机初探”“试谈气机逆乱致中”等，在中医界引起巨大反响。据此理论自创大黄瓜蒌汤、调气熄风饮等治疗急性中风，疗效显著，至今仍应用于临床。研制成功的“益心口服液” 于1992 年获得卫生部新药证书，并批量生产，广泽于人。

担任首批山东省老中医药专家学术经验继承工作指导老师。学术继承人：（1）丁元庆，山东中医药大学，教授，主任医师，国家首批优秀中医临床人才，山东名中医药专家；（2）曹志群，山东中医药大学，教授，主任医师，山东名中医药专家。

学术思想

卢尚岭教授崇尚《黄帝内经》“百病皆生于气”的论断，强调气的升降出入为人体生命活动的基本形式，认为气机逆乱为诸病之本，施治注重调理气机。

一、气机失调为百病之根

认为气是构成宇宙间一切物体的基本物质，一切物体的形成和毁灭都是气运动的结果。正如“形气相感而化生万物”（《素问·天元纪大论》），“天地合气，命之曰人”（《素问·宝命全形论》）。对于人来说，气不仅是构成机体的基本物质，还是指维持机体生命活动的动力，如《灵枢·决气篇》说“上焦开发，宣五谷味，熏肤、充身、泽毛，若雾露之溉，是谓气”。人的生命活动全靠气的正常运动维持，气对人体来说犹如“天与日”一样重要。“有气则生；无气则死”的气，是指正常运动的气即正气。异常运动的气，是邪气，能伤害机体，引起种种疾病。《灵枢·九针论》说：“气乱于心，则烦心密嘿，俯首静伏；乱于肺，则俯仰喘喝，按手以呼；乱于肠胃，则为霍乱，乱于臂胫，则为四厥；乱于头，则为厥逆，头重眩仆。”故气机和调则百病不生，一有不调则诸疾蜂起，所以又有“百病皆生于气”之说。

二、气机失调肝郁为先

气机失调，肝郁首当其冲。认为气机升降出入动关五脏六腑，究其大要有二，一为肝气之疏泄，一为脾胃之升降。肝气疏泄为气机升降之动力，脾胃为气机升降出入之枢纽，两者缺一不可。卢尚岭教授认为，举凡气机失调的病证，大多先起于气机郁滞不畅，而情志失调是其常见病因。肝者将军之官，谋虑出焉，气机郁滞，责在肝气；胆者，中正之官，决断出焉，“凡十一脏取决于胆”，各脏皆赖胆气以为和。肝气条达，则一身之气机调畅。肝气一郁，诸郁遂生，脏腑经脉气血亦皆随之而病。大凡头痛、胸痹、心悸、腰腹疼痛、经闭疼痛等病证莫不由此而发。因此肝郁为诸郁之首。

三、调畅气机为治病大法

卢尚岭教授遵循丹溪先生之训导，推崇“气血冲和，万病不生，一有怫郁，诸病生焉。人身诸病多生于郁。”重视调气法的应用，治病善用疏肝解郁法，认为只有气机调畅，气血津液运行有序，其痰、火、瘀、滞才能消除。调理气机，使脏腑气机升降有序，出入有节，则阴阳平衡，气血和调，机体趋于新的阴平阳秘状态，此乃贯穿疾病防治全过程的根本大法。

临床经验

一、临症用药，效专力宏

卢尚岭教授中医理论深厚，对中医药的理论运用自如，同时熟谙本草药性，临证经验丰富，用药源于经典，又多有发挥，尤其是对中药、方剂运用更是不拘一格，又暗含玄妙，君臣佐使组方规整，方如其人洒脱飘逸，方法多变，又恰到好处。往往药味较少，但药量突出，效专力宏，对益母草、土茯苓、丹参、葶苈子、石菖蒲、附子、川乌、枳实、细辛、生地黄、麦冬、蜈蚣等常常使用大剂量。其大剂量用药一般遵循以下原则：病在下，重剂以达病所；病情重，峻剂以求速效；病程长，非重不取；单味药，独行必取其重。如细辛，辛温而散，功能发散风寒、温肺化饮、祛寒定痛。临床常用治各种痛证、寒饮伏肺之喘证、清窍闭塞之鼻渊（鼻炎、鼻窦炎）、荨麻疹等。在用量上不拘于“细辛不过钱”的传统认识，认为其辛散温通非大量不效，临床常用至15～30 g，每获奇效，未见有不良反应者。

二、治疗中风，首创气机升降理论

中医四大难症“风、臌、痨、噎”，中风病为首。对于风的病因、病机，历代争论不休。卢尚岭教授根据气机升降出入是脏腑经络、阴阳气血生理活动之基本形式的理论，在国内率先提出了“气机升降逆乱是中风病病机的关键，调理气机是治疗中风病的根本大法。”认为痰、火、瘀、滞等均由气机升降逆乱、气血津液运行失常所致，故“气机升降逆乱是本，痰、火、瘀、滞是标”。又认为中焦通上连下，为气机升降之枢纽，调理气机必以调畅中焦为首务。先后在国家级刊物发表“中风病机初探”“试谈气机逆乱致中风”等论文，在中医界引起巨大反响。据此理论自创大黄瓜蒌汤、调气熄风饮等治疗急性中风，投之得当，常收“气得上下，五脏安定”，痰、火、瘀、滞迅速消散之效。

三、治疗冠心病，力主益气化瘀

对于冠心病，卢尚岭教授通过仔细观察冠心病的临床表现，广泛查阅文献，根据《灵枢经》“手少阴气绝则脉不通”，《黄帝内经》“厥逆上泄，阴气竭，阳气未入，故卒然痛死不知人”的论述，认为冠心病心绞痛主病在气，有虚实之分，而以气虚为本，且贯穿于病程之始终。气虚涉及脾心肺肾诸脏，终致元气亏虚。元气既虚，变证多端，其中尤以元气不足，阴火内盛，以致心不主令为常见，一则神不安舍、烦躁不宁，一则血脉失于主宰，脉络瘀阻。气虚推动无力，则血瘀、痰阻、寒凝、腑气不畅等常随之而至，构成“虚中夹实、以虚为本”的病机特点。治以补益元气、活血通络、养心安神为大法，自拟益心汤为主治之方，疗效甚佳。据此研制成功的“益心口服液”，于1992 年获得卫生部新药证书，并批量生产，广泽于人。

擅治病种

擅治各种心脑血管疾病及内科疑难杂病，病种涵盖内、外、妇、儿科。

一、急性脑血管病

中风病病机复杂，急性期以邪实为主，邪实虽有风、火、痰、瘀、气之分，但以气机逆乱为病机特点，因此，治疗急性中风当以调气为主。主要治法如下。

1. 通腑以畅中焦

中焦通上连下，为气机升降之枢纽，故调理气机，必以调畅中焦为首务。而通畅中焦，验在腑气，药以大黄、枳实为主。大黄苦寒，色黄气香，长于入中焦，畅利脾气，复具泻火、散瘀、活血之力。枳实辛苦，入脾胃大肠经，能升清降浊，为畅利中焦、调理气机之佳品。卢尚岭教授根据其药性特点，结合自己的临证经验，创制调气息风饮（生大黄9 g、全瓜蒌30 g、枳实30 g、胆南星9 g、土鳖虫12 g）、大黄瓜蒌汤（前方去枳实）等以大黄、枳实、瓜蒌为主药，以通腑调气为主要功效的方剂。方中生大黄配枳实通腑泄热，畅利中焦，调畅气机；全瓜蒌、胆南星清热化痰，土鳖虫活血逐瘀，共奏调畅气机、泻热化痰、逐瘀行滞之功。对急性中风病，凡腹胀便滞，苔黄垢浊，脉沉弦滑者，随证投之，待大便通畅三五日，则腹胀消失，厚浊腻苔渐退，其痰热积滞之象渐平。中焦通畅，气血异常趋于平和，经脉渐通，正所谓“气得上下，五脏安定”，痰火瘀滞遂失，而中风㖞僻不遂诸症亦常随之改善。

2. 调气以化痰浊

痰是中风之主要病理因素之一，痰浊或痰热内阻，蒙窍阻络是中风之主要病机。痰因气而生，气有不调，津不顺行，痰自内生，故治痰亦当先调其气。《丹溪心法》曰：“善治痰者，不治痰而治气，气顺则一身之津液亦随之而顺矣。”故中风病治痰要在调气。治气之品颇多，卢尚岭教授独钟于枳实（枳壳），认为该药为利气佳品，又善治痰。在《三因极一病证方论》温胆汤的基础上，重用枳壳（或枳实），加入开窍通络之品，名曰加减温胆汤，药用枳壳（或枳实）、茯苓各30 g，半夏、陈皮、竹茹、远志各12 g，石菖蒲15～30 g，郁金20 g，蜈蚣5条。方中重用枳壳（实）配陈皮、半夏疏利气机，以治痰之本；二陈配竹茹、石菖蒲、郁金、远志化痰宣窍通络；蜈蚣善逐瘀而通血脉，共成理气化痰、消瘀通络之功。主治中风中经络证属气机失调、痰瘀互阻者，症见㖞僻不遂，肌肤麻木，头晕目眩，舌质偏黯，苔厚腻，脉弦滑者。

3. 镇肝以平冲逆

肝郁气逆，风阳火热亢逆上冲、气血逆乱，直犯于脑，亦为中风病机之一端。因此，平镇肝木之亢逆，疏达肝气，亦属中风调气之法。凡中风患者头痛、眩晕、面色潮红、烦乱多怒、舌质红、脉弦劲有力，宜用此法。处方则沿用张锡纯《医学衷中参西录》之镇肝熄风汤，方中怀牛膝、代赭石、生龙骨、生牡蛎、龟甲为镇肝阳、降逆气之要药；而生麦芽、茵陈、川楝子之疏达肝木上升之清气，也十分重要。盖因肝阳逆气虽当潜降，而肝之清气亦当升发，故处方中之生麦芽、茵陈、川楝子绝不可缺，并视为调畅气机之一大关键。

4. 理气以助行血

瘀血内阻，经脉痹阻为中风㖞僻不遂之主要机制。瘀血为死阴，不能自行，惟赖气以行之，是以中风治瘀须以调气为先。血府逐瘀汤为常用方剂。血府逐瘀汤实为疏肝调气之四逆散与桃红四物汤的加味方，临证常加蜈蚣、水蛭、莪术以逐瘀通络；石菖蒲、郁金、远志以化痰利窍。

综上所言，中风病机，要在气机升降逆乱，调理气机之逆乱是治疗急性中风的根本大法，而调气之要，重在肝脾。

二、冠心病

卢尚岭教授精于冠心病的治疗，常从气立论。他认为冠心病虚者因元气虚衰，实者则因气滞不展，治疗分为补气、调气两大法则。

1. 大补元气以治其为本

冠心病多发于中老年人，人至中年以后，元气渐虚，脏腑失调，若因先天不足，后天调摄失慎，则可引发本病。卢教授根据《灵枢·经脉》“手少阴气绝则脉不通，脉不通则血不流”及《素问·举痛论》“厥逆上泄，阴气竭，阳气未入，故卒然痛死不知人”理论，结合《脾胃论》“脾胃气衰，元气不足，而心火独盛，心火者，阴火也……火与元气不两立，一胜则一负”学说，认为本病之所以临床常见胸痛胸闷，心悸气短，憋气懒言，神倦乏力，常易汗出，心烦失眠，面色潮红，烦劳则甚，尤以急性心肌梗死而上症明显，是因为其病机为元气虚衰、虚火内生、心脉痹阻所致。制益心汤方，药物组成：人参9～12 g，麦冬30～60 g，五味子6～12 g，当归9～30 g，石菖蒲9～15 g，知母20～30 g。方中人参、麦冬、五味子为生脉散，为治疗热伤元气、汗出不止、脉虚数之主方。元气虚衰易致血瘀，故配当归既能补血，又能活血通脉，并可润肠通便。气虚津不化而成湿，石菖蒲辛温芳香，能醒脾化浊，善开心窍，《本草纲目》谓之能治“心痛卒死”。元气亏虚可致虚火内生，使心不主令，伍以知母清心降火，活血通脉，养阴除烦。诸药合用，具有大补元气、养阴除烦、活血通脉、利水通便的作用。

加减：心律失常之频发室性期前收缩加苦参15 g、香橼皮12 g、白头翁20 g，疏郁清热；心动过速加黄连15 g、栀子15 g，清热宁心；失眠多梦，烦躁不安加生地黄（先煎）30～60 g、百合30 g，清心养阴安神；心力衰竭，尿少憋喘者加葶苈子30～60 g、桂枝6～10 g、王不留行9～12 g、车前子15 g，化气行水；气阳俱虚，症见虚汗频频，四肢不温，舌淡脉微，血压降低，加炮附子12～15 g、炙甘草9 g，回阳救逆；心痛甚者，加降香10 g、郁金15 g，祛瘀通络。

2. 疏肝解郁以治其标

部分发病年龄较早、病程较短、身体状况较好的病人以胸中气机郁滞不畅为主，以胸部闷痛、胀痛多见，伴胸闷、憋气，每因情志因素诱发或加剧，心电图在发作时可见缺血改变，平素则见慢性冠状动脉供血不足。卢教授认为此病机符合《金匮要略》所载“胸痹心中痞气，气结在胸”的论述。气机郁结，壅滞不畅，胸阳不展为其病机，气滞日久，既可郁而化火，又能使血脉不和而变生痰浊、瘀血。治疗当以调气为先，组方疏解汤，药物组成：柴胡15～20 g，白芍15～24 g，枳实15～30 g，郁金15～20 g，莪术9～12 g，香附9～12 g，薄荷9 g。方中柴胡入肝胆经，入肝则疏肝解郁，调畅气机，入胆则调和少阳枢机，伍白芍之敛，力能柔肝，养血缓急，二者散敛相济。枳实性降，善降气宽胸开结，气郁胸中，用之最宜，量且宜大，三药合用实为四逆散之功。郁金配莪术辛开苦降，郁金性寒为血中之气药，善于行气解郁，凉血祛瘀。莪术辛温为气中之血药，能行气中之血，善消瘀止痛，合用行气活血，开郁止痛。香附配薄荷，芳香性平。长于疏肝解郁，理气止痛。诸药合用，则气机畅达，血行通畅，火、瘀、痰诸邪无以生成。

加减：气郁化火，心烦易怒加黄连15 g、栀子15 g、牡丹皮12 g疏郁清热；频发性室性期前收缩加苦参15 g、白头翁20 g，降火宁心；急躁不安，失眠多梦加百合30 g、生地黄30 g，清心安神；心悸怔忡加生龙骨30 g、生牡蛎30 g，镇心安神；心痛甚加檀香12 g、降香12 g，行气祛瘀止痛；痰阻胸闷加瓜蒌30 g、清半夏12 g、陈皮6 g，化痰开胸；火郁便秘加蒲公英30 g、大黄9 g，泻火通腑；伴高血压而面赤头痛加夏枯草15 g、白蒺藜20 g，泻火清肝。

三、心力衰竭

卢尚岭教授认为心气虚衰是心力衰竭发病的根本原因，心阳虚衰是心气虚衰发展加重的必然阶段，血瘀是心力衰竭的重要病理环节，痰浊、水饮是心力衰竭发展的最终结果，心阴虚是心阳虚的病理基础。心气虚导致的心阳虚、心阴虚为此病之本，由心气虚、心阳虚导致的瘀血、痰浊、水饮为此病之标。其治疗心力衰竭常根据急性发作期、缓解期、稳定期的不同病机特点，分期论治。

1. 急性发作期

心力衰竭急性发作期主要表现为元气大亏、阳气暴脱，汗出湿冷，四肢不温，呼吸微弱，或上气喘急，或大便自利，或脐腹疼痛，面色苍白，脉微欲绝。其基本病机为心气虚衰，心阳暴脱。治宜大补元气、温阳固脱，方选参附汤加味。参附汤为回阳固脱之要剂，《医宗金鉴》云："补后天之气无如人参，补先天之气无如附子，此参附汤之所由立也。"又曰："人参具有回阳气于垂绝，却虚邪于俄顷之能，附子更可引补气药行十二经，以追复散失之元阳"。常用方剂：红参20 g，炮附子30 g，山萸肉30 g，五味子9 g，肉桂9 g。唇甲青紫，瘀阻心脉者加桃仁、红花、莪术、川芎、土鳖虫以活血通络；四肢浮肿、腹大如蛙，阳虚水泛者，加车前子、葶苈子、大腹皮、猪苓等以利水消肿。

2. 心力衰竭缓解期

心力衰竭缓解期的主要病机为气阴两虚，水瘀阻肺。治宜益气养阴，泻肺利水，方用自拟心衰方：人参20 g，麦冬30~60 g，王不留行12 g，葶苈子30～60 g。其中麦冬甘寒，养阴生津，兼补心肺脾胃之气，又善利水消肿，清心肺之热，具有滋而不腻、补而不滞之特点。凡心气亏虚或心肺气虚，不能主血脉、帅血行，以致心脉瘀阻，血瘀水停，小便短少，肢体肿胀，脘腹胀满，即各种心脏病之心力衰竭，无论苔腻与否，皆必重用麦冬为主药，一般每剂30～60 g，重则可达90 g。葶苈子味辛苦，性寒，功能下气行水。治肺壅喘急，痰饮咳嗽，水肿胀满，其质轻清，治心衰重症亦必重剂用之。如水液停积，为喘为肿，因于肺者，用之以泻肺行水。若遇心气不足，推动无力，水液内停，亦为必用之品，常用葶苈子配麦冬、人参。若水液停滞因于肾气不化者，也常用本品泻肺，以利水之上源，俾源清而流洁，惟用量宜重。病情重者，一为邪气炽盛，一则正气大亏，若不取重剂，邪势不能速平，而正气难以扶持。大剂葶苈子（30～45 g，甚则可用至60 g），峻泻其水，以求标本兼治

3. 心力衰竭稳定期

心力衰竭稳定期，病机随体质而变，当观其脉证，知犯何逆，随证治之，但总以大补元气、活血通络、除烦安神为主。方选自拟益心汤：人参12 g，麦冬30 g，五味子9 g，当归、知母、石菖蒲各12 g。

典型医案

医案一

郭某，男，39岁。心悸胸闷半年余。自述胸闷憋气，阵发性胸痛，心悸，多梦易醒，脘胁胀满，食欲不振，大便干结，舌质红，苔薄黄，脉弦时结。心电图示频发多源性室性期前收缩。

中医诊断：心悸，证属肝郁化火，上扰心神。

治则：疏郁清火，宁心安神法。

方药：柴胡24 g，白芍24 g，枳实15 g，栀子24 g，郁金15 g，黄连12 g，苦参20 g，秦皮15 g，白头翁20 g，蒲公英30 g，茵陈15 g，柏子仁20 g，紫苏梗12 g。6剂，水煎服。

二诊：心悸胸胁胀闷减轻，期前收缩偶发，大便转稀，仍食少，舌质略红，苔薄白，脉弦。上方改栀子12 g，加砂仁12 g、生麦芽30 g，12剂。

三诊：胸闷憋气已不著，心悸时作，失眠，体倦乏力，苔薄黄，脉弱。首诊方去郁金、黄连、苦参、茵陈、紫苏梗，加茯苓30 g、远志12 g、炒酸枣仁30 g、合欢皮30 g，12剂。

四诊：期前收缩基本消失，心悸偶作，舌正苔薄白。据上方出入，水丸一料，以资巩固。随访1年，室性期前收缩未复发。

医案二

张某，女，48岁，胸闷胸痛2个月，情绪激动易诱发，每次持续3分钟左

右，伴心烦、失眠、头晕，口干口苦，汗多，舌质红，苔薄黄，脉弦。心电图示：Ⅱ、aVF、ST段略下移，T波低平。

中医诊断：胸痹（肝郁化热，瘀血阻络）。

治则：疏肝解郁，清热活血。

方药：柴胡、白芍各24 g，枳实15 g，莪术12 g，合欢皮30 g，黄连20 g，栀子24 g，清半夏15 g，炒五灵脂15 g，炒酸枣仁30 g，肉桂3 g（后入），紫苏梗12 g。3剂，水煎服。

二诊：胸闷胸痛、口干口苦减轻，然郁怒加重，小便急痛，苔薄黄，脉弦。上方去黄连、肉桂、清半夏、炒五灵脂，加乌药12 g，槟榔9 g，佛手12 g，紫石英30 g，郁金15 g，茯苓30 g，远志12 g，6剂。诸症若失，体力渐增，苔薄白，脉弦缓。上方加红花9 g，6剂，以资巩固。

处方手迹

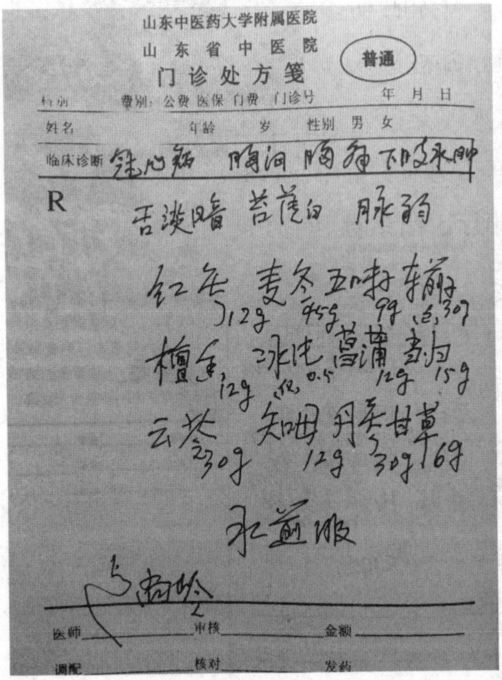

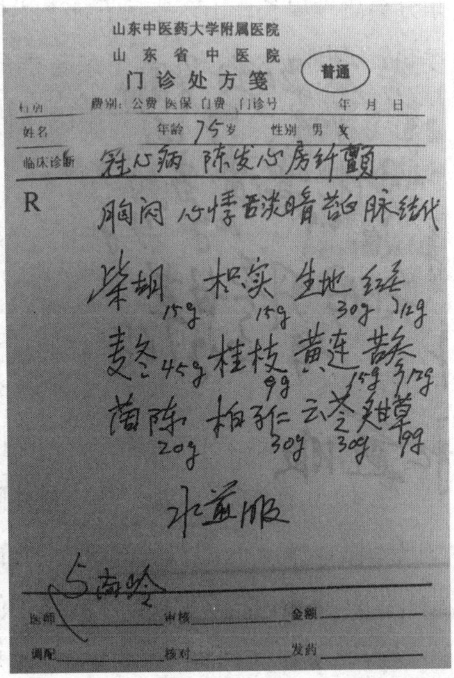

李碧

山东省名中医药专家

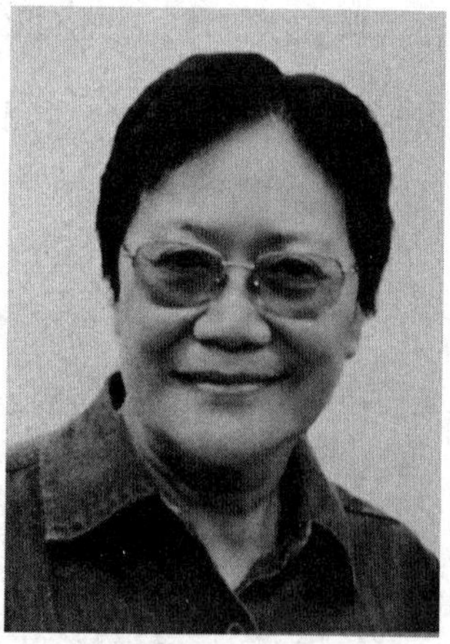

李碧（1931—），女，汉族，籍贯广东省新会县。中国致公党党员。历任山东省中医药研究所、山东省中医院主治医师、副主任医师、主任医师；山东中医药大学教授，硕士研究生导师。山东中医药大学学术委员会委员，《山东中医杂志》《山东中医药大学学报》审稿专家，中西医结合研究会山东分会副理事长，山东省第五届、六届、七届政协委员；中国致公党第一届山东省委员。并被选入《中国当代中医名人志》《中国当代人才荟萃》《世界优秀医学专家与人才名典》《东方之子》等书。1983年开始享受国务院政府特殊津贴；2003年12月山东省人事厅、山东省卫生厅授予山东省名中医药专家称号。

李碧教授少年时代曾在香港居住，抗日战争胜利后从香港回到大陆。1950年北上就读于齐鲁大学医学院，1952年院系调整，齐鲁大学和白求恩医学院合并为山东医学院，1955年毕业于山东医学院。毕业后，在山东省医学院附属第一医院（现山东省立医院）任内科住院医师。1958年参加山东省第一届西医学习中医班，拜山东省名老中医王玉符先生为师，历经三年，获中央卫生部颁发的西医学习中医毕业文凭。1975年任山东中医学院内科教研室主任和山东中医学院附属医院内科主任，1980年晋升为副教授，副主任医师，1984年批准为硕士研究生导师，1987年被聘为教授，1993年于山东中医药大学退休。李碧教授撰有“脏腑用药与代表方剂”“对于补中益气汤甘温除热的体会”“津血同源，肾为唾的研究”“穿山甲复方治疗泌尿系统结石”“苦参通淋方治疗泌尿系统感染50例”“黄苏汤治疗浊邪中阻化热型慢性肾衰临床观察”“遗尿症”“唾液蛋白与脾肾两虚、气血不足关系的探讨”“130例无黄疸肝炎脉象的研究”等文章。合作项目有“舌象实验室检查复方及临床意义”“阴虚阳虚证病人舌象观察指标的初步分析”“不同证型患者舌象观察指标的研究”。曾与山东省立中医院首任院长刘惠民先生研究“中医脉象仪的研制”，先后总结了28种脉象图形并对300余例临床脉象作了系统分析和总结，使中医脉象理论能用现代化科技成果表现和证实。“中医不同辨证患者舌苔细胞脂酶反应的初步探讨”获山东省教育委员会科学技术进步论文三等奖。“中医不同辨证与唾液蛋白含量变化的关系”获山东省科协第三届科学技术优秀论文三等奖。“舌诊教学幻灯片的研制”获山东省中医药大学科学技术成果二等奖。主要著作有山东教育出版社出版的《中医内科学》。

学术思想

一、辨病与辨证相结合中西合璧

辨证论治是中医学独特的诊疗特点，是运用中医学理论辨别分析疾病以确立证候从而论证其治则治法方药的思维和实践过程，是认识和解决某一疾病过程中主要矛盾的手段。辨病是对疾病的辨析，以确定疾病的诊断为目的，从而为治疗提供依据，是认识和解决某一疾病过程中基本矛盾的手段。中医诊断应与西医诊断同步进行并加以区别，从而更好地中西医结合，而不是中西医凑合。先要用西医学的手段和方法，明确是什么疾病，然后按中医辨证论治，也就是先辨病再辨证、中医与西医相结合；从而提高中医的诊治水平，提高辨证的准确率，克服处方用药的盲目性。李碧教授主张以辨病为先，以辨证为主的临床诊治原则，从而辨病与辨证相结合中西合璧。

二、治肾而不局限于肾，注重整体

李碧教授认为整体观念是中医学最主要的理论特点之一，体现在人体自身的整体性和人与自然、社会环境的统一性。心、肝、脾、肺、肾五藏，生理上存在相辅相成的协同作用和相反相成的制约作用，病理上亦必然相互影响。李碧教授认为中医治疗肾脏病，应当从整体出发，注重治肾，而不拘泥于肾。临床上常见的肾脏疾病有肾小球肾炎、肾病综合征、IgA肾病、尿路感染、肾衰竭等。其症状多见水肿、腰痛、血尿、蛋白尿、高血压等。李碧教授在肾脏病治疗上宗《素问·经脉别论》之旨："饮入于胃，游溢精气，上输于脾，脾气散精，上归于肺，通调水道，下输膀胱，水精四布，五经并行。"并根据《景岳全书·肿胀》论述："凡水肿等证，乃肺脾肾三脏相干之病。盖水为至阴，故其本在肾；水化于气，故其标在肺；水唯畏土，故其制在脾。"从肺、脾、肾三脏为主进行辨证立法，兼以调理肝、心二脏，建立了以三脏为主，注重整体的独特治肾理论体系。

三、顾护胃气贯穿治疗肾病始终

《素问·平人气象论》论述："人以水谷为本，故人绝水谷则死，脉无胃气亦死。"脾胃同居中焦，主司人体饮食物的消化以及精微物质的转输，胃气的盛衰，关系到人体生命活动的强弱及生命的存亡，故临证时，要时刻注意保护此胃气，慎用大苦大寒、伤脾败胃之品，否则胃气衰败，百药难施。

四、慎用"肾毒性"中药治疗肾脏病

李碧教授强调治疗肾脏病处方用药过程中避免使用具有肾脏损害的中草药，避免因病致病。如常见的肾毒性中草药有关木通、广防己、青木香、天仙藤、马兜铃、寻骨风等含有马兜铃酸的中药；文献报道苍耳子、苦楝皮、牵牛子、土贝母、芦荟、巴豆、益母草、厚朴、泽泻、雷公藤、朱砂等中药也具有不同程度的肾毒性。因马兜铃酸肾病呈不可逆性进展，所以应以预防为主，对含有马兜铃酸的中药应用应当谨慎，尽量不用或少用，同时应警惕个别病人即使低剂量也可引起肾脏损害，纠正"中药安全无毒"的错误认识。

临床经验

一、解毒利咽法治疗肾脏病

该法适应于急性肾小球肾炎及肾病综合征、慢性肾小球肾炎、IgA肾病等每因上呼吸道感染而反复发作，甚至肾功能受损者。临床表现以肺经咽喉证候为主，如咽喉红肿疼痛，咽干，咽喉部有物阻感，清嗓则舒，也可见干咳无痰或少痰，鼻塞流涕，发热，小便不利或涩痛，或有轻微水肿，舌质红舌苔薄黄，脉象浮数或弦滑数。尿常规检查常有蛋白尿和（或）有红细胞尿。常用方药为自拟银翘桔梗汤，药用金银花、连翘、桔梗、白花蛇舌草、玄参、山药、白扁豆、石韦、白茅根。李碧教授在临床中注重清热解毒法的应用，认为热邪容易兼有湿邪，湿邪日久容易化热，而成湿热阻滞证候，湿热证常常贯穿肾脏病的始终，或湿热为主正虚为辅；或正虚为主湿热为辅，而成虚实夹杂证候。湿热不除，蛋白难消。常见有的患者由于体内感染灶的存在，如慢性咽炎、扁桃体肿大、皮肤感染、痤疮等，致使蛋白尿长期难消；或有的患者蛋白尿缓解后却因为感染而反复发作。“感染灶”中医辨证多为湿热证或热毒证，因此多喜于处方中加用金银花、蒲公英、白花蛇舌草、石韦、白茅根等清热利湿而无苦寒败胃之弊的平和之品提高疗效。尤其喜用石韦、白茅根两味清利之品，使湿热自小便而除，湿热得除，精微布散正常，则尿蛋白易于转阴。

二、脾肾双补法治疗肾脏病

此法适用于慢性肾小球肾炎、肾衰竭、IgA肾病、糖尿病肾病等，证属脾肾气阴两虚者。常见症状有倦怠乏力，面色不华，纳呆食少，腰膝酸软，小便不利或小便涩痛，舌质淡，舌苔薄白，脉象虚弱，或舌质红苔少，脉象弦细。或有不同程度的肾功能损害。化验检查蛋白尿轻重不一，血尿或多或少，此证型患者病程往往较长。治以益气健脾、滋阴补肾。方用参芪地黄汤加减脾肾同治、气阴兼顾。

药用：生黄芪、太子参、生地黄、熟地黄、山茱萸、山药、茯苓、牡丹皮、枸杞子、菟丝子、石韦、白茅根。李教授强调熟地黄虽有较好的补肾填精作用，但是药性黏腻，阻碍脾胃，因肾脏病患者都有不同程度的消化道症状，而且服药时间均较长，所以使用时应注意药量和配伍，药量不宜太大，一般9～12 g，宜同时配伍理气健脾药如陈皮、砂仁等以防治其偏性。伴有肾衰竭、大便干燥者加入大黄3～15 g，保持患者每日排软便2～3次。慎用或不用血肉有情滋腻之品，如阿胶、鹿角胶、紫河车等，因本品均属于动物蛋白，本身含有大量的氨基酸，肾功能低下时无力将氮质排出体外，再服用本品增加了氮质的摄入量，从而使血中肌酐、尿素氮升高。

三、化瘀泻浊法治疗慢性肾衰竭

此法适用于慢性肾衰竭患者以湿浊瘀血内阻之标证邪实为主，无明显关格、癃闭之急症。李教授认为慢性肾衰竭是肾脏病变晚期的危重病症，其病本乃脾肾精气亏虚、脏腑失养，而湿浊瘀血内阻、气血津液运行失调为标。长期临床观察发现瘀血既是肾小球疾病进程中形成的病理产物，同时又作为一个致病因素，长期作用于机体，使病机复杂化，缠绵难愈。常见症状：肾衰日久，面色晦暗或面色黧黑，肌肤甲错，口中氨味，口中黏腻，或水肿日久不消，小便不利，舌质紫黯，或有瘀斑、瘀点，舌苔黄腻或白厚腻，脉象弦涩或弦滑。治以活血化瘀、利湿泻浊。方用自拟化瘀泻浊汤加减，药用：丹参15 g，赤芍药12 g，白芍药15 g，大黄（后下）10 g，六月雪30 g，红景天10 g，石韦30 g，白茅根30 g。

四、清热通淋法治疗肾脏病

该法用于急慢性肾小球肾炎、肾病综合征等合并泌尿系感染或单纯性泌尿系感染、前列腺炎等疾病出现下焦湿热证候者。肾与膀胱同居下焦，《素问·灵兰秘典论》说："膀胱者，州都之官，津液藏焉，气化则能出矣。"肾为主水之脏。其尿频、尿急、尿痛多由肾与膀胱之湿热蕴结下焦、气化不利所致。《诸病源候论》论述："诸淋者，由肾虚而膀胱热故也。"其治重在清热利湿通淋。症状常见：小便频急，尿道涩痛，小腹拘急不适，腰痛，大便干结，舌苔黄腻，脉象弦滑。方选五味消毒饮合八正散加减。药用：金银花30 g，连翘

12 g，紫花地丁12 g，蒲公英12 g，萹蓄10 g，瞿麦10 g，车前草15 g，炒栀子6 g，石韦15 g，白茅根30 g，白芍药15 g，川牛膝15 g。李老师强调慢性肾脏病、肾病综合征患者应用免疫抑制剂者及糖尿病肾病的患者，体质较差，抵抗力下降，容易并发泌尿系感染，一旦发生感染，应立即做尿一般细菌培养及药物敏感试验，选用强有力的抗生素积极中西医结合治疗，以防病情突变。

五、滋肾降火法治疗肾脏病

此法适用于IgA肾病、隐匿性肾小球肾炎、慢性肾小球肾炎、过敏性紫癜性肾小球肾炎等以血尿为主要表现和少量蛋白尿者。证属肾阴不足、虚火亢盛。临床常见症状：腰膝酸软，头晕耳鸣，口干咽燥，五心烦热，潮热盗汗，小便短赤，大便干结，舌质红少苔，脉象弦细。治以滋阴降火、清热凉血。方用知柏地黄汤合二至丸加减。药用：生地黄12 g，山茱萸15 g，山药15 g，牡丹皮10 g，茯苓15 g，知母6 g，黄柏6 g，女贞子15 g，墨旱莲15 g，白茅根30 g。

擅治病种

善治慢性肾小球肾炎、肾病综合征、IgA肾病、尿路感染、慢性肾衰竭等疾病。

典型医案

患者，男，38岁，农民，聊城市人，2008年4月5日初诊。自述患“肾炎”4年，在当地服秘方治疗，疗效不佳来诊。现症见：腰酸乏力，双下肢轻微水肿，面色不华，纳呆食少，小便不利，大便干结，舌质淡边有瘀斑，舌苔薄白，脉象虚弱。血压140/95 mmHg。辅助检查：尿常规提示尿蛋白（++），潜血（++），红细胞57个/μL。血常规：红细胞3.5×10^{12}/L，血红蛋白91 g/L。血生化：肌酐287 μmol/L，尿素氮12.5 mmol/L，尿酸453 mmol/L。ECT：右肾中度受损，左肾轻度受损。中医诊断：水肿，虚劳。西医诊断：慢性肾小球肾炎，慢性肾功能不全，继发性贫血，高血压病。治以健脾补肾、化瘀泻浊。方用参芪地黄汤合化瘀泻浊汤加减。药用：生黄芪30 g，太子参30 g，熟地黄12 g，山茱萸15 g，茯苓15 g，枸杞子12 g，菟丝子15 g，石韦15 g，白茅根30 g，丹参15 g，赤芍药12 g，白芍药15 g，大黄（后下）10 g，六月雪30 g，红景天12 g。水煎服，日一剂。服用上方20剂后水肿消退，160剂后化验肾功能、尿常规指标均恢复正常。遂以上方加减配水丸一料继续服用，调理善后。

［**按语**］慢性肾衰竭，又称慢性肾功能不全。是由于多种慢性肾脏疾病或累及肾脏的全身性疾病引起的慢性进行性肾实质损害，致使肾功能减退，肾脏不能维持其排泄代谢废物、调节水盐和酸碱平衡、分泌和调节各种激素代谢等基本功能，从而出现氮质血症、代谢紊乱和各系统受累的一系列临床症状的综合征。李老师认为慢性肾衰竭其病机为脾肾亏虚、湿浊瘀血阻滞。在疾病发展过程中，以正虚（脾肾亏虚）为本，邪实（湿浊瘀血）为标，两者互为因果，虚实并见。在治疗上应以正虚为纲，邪实为目，把正虚和邪实有机结合加以论治。以正虚为主者，治以扶正固本，兼以祛邪。以邪实为主者（外感，或脾胃失和、恶心呕吐等），治以祛邪为主，待邪去再予以扶正。本案患者来诊时，以正虚为主，故用脾肾双补法，扶助正气以治本，化瘀泻浊法祛除邪实以治标。两法合用，标本兼治，故能取得满意效果。

处方手迹

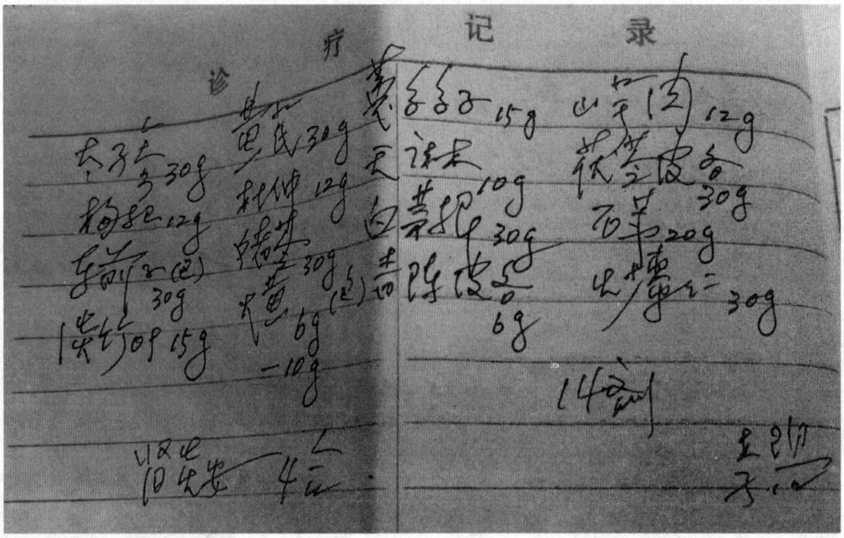

（吕允涛、李青　整理）

薛一涛

山东名中医药专家

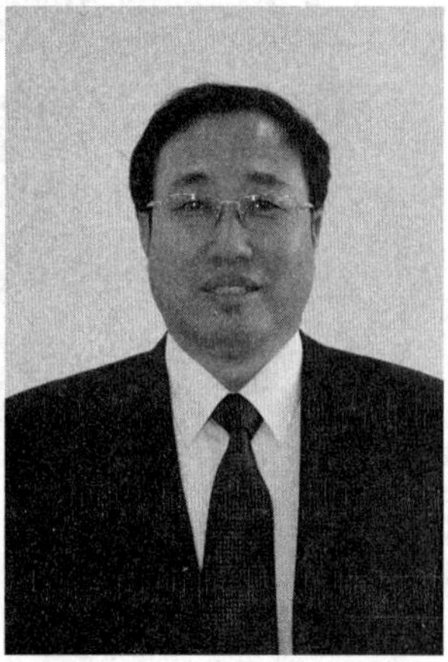

薛一涛（1961—），男，汉族，山东莱阳市人；山东中医药大学附属医院中医心病科二级教授、主任医师（二级）。1984年7月毕业于山东中医学院，获医学学士学位；1989年7月毕业于山东中医学院，硕士研究生学历，获医学硕士学位，师从王永安教授；2015年获山东大学医学博士学位，师从高海青教授。1984～1986年于山东省中医药研究所临床部工作；1986～1989年于山东中医学院攻读硕士学位；1989年至今于山东中医药大学附属医院工作，先后担任医务部副主任，党委副书记，副院长等职务。是山东省名中医药专家、山东省有突出贡献的中青年专家。兼任中华中医药学会心病分会名誉副主任委员，中国中西医结合学会心血管疾病专业委员会常务委员，山东省医师协会副会长，山东省妇幼协会副会长，山东中医药学会活血化瘀专业委员会主任委员、膏方专业委员会主任委员等职。先后荣立二等功2次、三等功1次，荣获全国卫生系统先进工作者、全国中医药应急工作先进个人、山东省十佳医师、山东省优秀科技工作者、山东省第二届优秀中医医院院长等多项荣誉称号。

发表学术论文近70篇，其中SCI两篇，分别在*Clinical research in cardiology*发表“Investigating the role of a cute mental stress on endothelial dysfunction: a systematic review and meta-analysis"（IF: 4.560），在*Heart.lung and circulation*发表"Effect of anger on endothelia-derived vasoaction factors in spontaneously hypertentive rats"（IF：1.438），在《中国中西医结合杂志》《中华中医药学刊》《上海中医药杂志》《中国中医急症》等核心期刊发表关于心力衰竭研究的文章14篇。

主持课题近20项，其中国家自然科学基金2项，分别为"从线粒体动力学探讨益气温阳中药提高心力衰竭运动耐量的机制研究""复心汤提出物干预心衰左室重构的靶向治疗研究"；国家中医药重大行业专项"中医护理模式及技术标准示范研究"；国家中医药管理局科技项目"冠心病气滞血瘀证患者个性特征与血管内皮功能关系的研究"；国家科技"重大新药创制"专项山东省专项资金配套计划项目"山东国家综合性新药研发技术大平台/新药临床评价基地、中药新药临床评价研究基地建设"；山东省自然科学基金"复心汤对心衰心肌细胞凋亡信号转导分子Caspase-8及凋亡相关基因Bcl-2 mRNA表达的影响"；山东省重点研发计划"心衰病阳虚水泛证诊断量表及代谢机制研究"；山东省科技攻关项目"依据'异病同治'理论对心律失常气阴两虚证中医治疗方案的研究"；另有山东省中医药科技发展计划等项目10余项。研究内容包括温阳中药与心力衰竭、冠心病与情志因素、早期高血压与情志因素、心律失常与异病同治理论、中医护理模式与技术标准示范等多个学科领域。

获科技进步奖10项，其中山东省科学技术奖一等奖1项（第五位）、三等奖2项（第一位、第三位），分别为"提高中医降压质量的关键技术及转化应用""冠心病情志因素与血管内皮功能损伤的关系及中药干预""苍术油治疗骨质疏松症的实验及临床研究"；山东中医药科学技术奖一等奖2项，分别为"复心汤治疗慢性心力衰竭的基础及临床研究""中医护理模式及技术标准示范研究"；中国老年保健医学研究会科学技术奖三等奖1项，"复心汤对心衰心肌细胞凋亡信号转导分子Caspase-8及凋亡相关基因Bcl-2 mRNA表达的影响"；中国中西医结合学会心血管专业委员会科学技术奖二等奖1项，"复心汤治疗慢性心力衰竭作用靶点的机制研究"、三等奖1项；山东省卫生政策研究一等奖2项，"规范中医药诊疗临床路径的研究""城市公立医院综合改革对三级中医医院就诊患者医疗行为的影响调查”；山东软科学优秀成果三等奖1项“中药新药临床评价基地建设研究”等。

担任第三批、第五批山东省五级中医药师承教育指导老师。学术继承人：（1）魏希进，山东省中医院，副主任医师；（2）吴彤，山东省中医院，主治医师；（3）刘伟，山东中医药大学，副主任医师；（4）郝浩，山东省中医院，主治医师。

学术思想

薛一涛教授总结中医古籍及历代医家治疗心力衰竭之经验，认为其病机主要为本虚标实，气血、水湿、痰瘀交互为病，病位在心，涉及肺、脾、肾诸脏，并创制治疗慢性心力衰竭的验方——复心汤，取得显著临床疗效。通过2项国家自然科学基金面上项目、1项山东省自然科学基金的资助，分别从细胞凋亡、细胞信号转导通路等方面证实了温阳中药“复心汤”抗心力衰竭的多靶点、多途径的作用机制。为温阳中药多靶点、多层次治疗心力衰竭提供了理论依据。

薛一涛教授认为情志因素在冠心病、高血压病发生发展的过程中起着至关重要的作用，从分子生物水平探讨了情志因素在冠心病及高血压病发生发展的影响，对中医不同情志（喜、怒、忧、思、悲、恐、惊）在冠心病及高血压病的发生发展中的作用进行了系统研究，为中医病因学说提供了客观依据，研究表明，不同的情志因素在冠心病及高血压病的发生发展中起着不同的病理生理作用，对冠心病及高血压病的预防和治疗具有重要意义。

临床经验

一、温阳活血利水法治疗慢性心力衰竭

薛一涛教授认为慢性心力衰竭的基本病机为气（阳）虚血瘀水停，属于本虚标实之证，心气、心阳虚衰为本，瘀血、水饮、痰浊为标。本虚标实、虚实夹杂为其病理特点。心阳虚是病理基础，血瘀是中心病理环节，水饮和痰浊为主要病理产物，治疗当温阳复心，活血利水。

二、从气机升降辨治冠心病

薛一涛教授认为治疗冠心病可以从气机升降失常的角度入手，肝从左升，肺从右降，在气机升降过程中，脾随肝亦从左升，胃亦随肺从右降。当肝在左升的过程中被阻滞，肝气就会郁在胸胁，出现胸闷胸痛、胁痛。肝气在胸部上升的过程中，到达颈关后，通道变窄，气机很容易被郁在这里，造成肩背的胀痛。肝如果升不起来，脾也会随着郁滞，出现心下痞满的症状。脾阳被郁滞就会出现手脚发凉、手心出汗等表现。如果肝升不上去，肺胃必不能降，患者就会出现呃逆、呕吐、咳嗽等。因此，整个气机升降就好比太极图，升已而降，降已而升。

三、从“气有余便是火” 辨治心律失常

虽然大家的保健意识不断增强，但是人们的医学知识尤其是中医知识都相对匮乏，这就导致很多人滥用补气补阳之品，这与朱丹溪所在金元时期有相似的医学时代背景。所以阳气有余所致虚火，在心律失常中常见，亦更加符合朱丹溪所言 “气有余，便是火”的本意，如此，滋阴降火是治疗心律失常的重要治则，从“气有余便是火”的角度辨治心律失常，具有较好的临床疗效。

四、金水相生法治疗老年高血压

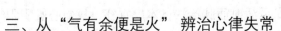

薛一涛教授认为人过半百，肾气自半，肾精不足是老年高血压的主要原

因，肾精不足，肾水不能滋养肝阴，导致脑髓失充、肝风内动、肝阳上亢，而发头痛头晕。治疗当从肾入手，通过肺肾同补，金水相生，以补肺而达到补肾的目的。肺为气之主，肾为气之根，通过补肺气，有助于肾气的封藏，养肺滋肾，金水相生，以助肾封藏之功，临床疗效显著。

擅治病种

善于治疗心力衰竭、冠心病、高血压、各种心律失常（如心房纤颤、各种室性期前收缩、房性期前收缩等）、心肌炎、心肌病、风心病等心血管疾病及老年病等。

一、心衰病

中医学的心衰病相当于西医学的“心力衰竭”，薛一涛教授认为心力衰竭的病机主要为本虚标实，气虚血瘀水停，痰瘀交互为病，病位在心，涉及肺、脾、肾诸脏，并创制治疗慢性心力衰竭的验方——复心汤（附子、淫羊藿、葶苈子、当归、泽泻、黄柏），取得显著临床疗效。慢性心力衰竭病机多属“本虚标实”，标实应区别寒凝、气滞、痰浊、血瘀的不同，本虚又应区别阴阳气血亏虚的不同，标实当泻，针对寒凝、气滞、痰浊、血瘀而通阳通脉、疏理气机、泄浊化痰、活血化瘀，尤重活血通脉治法；本虚宜补，权衡心脏阴阳气血之不足，有无兼见肺、肝、脾、肾等脏之亏虚，补气温阳，滋阴益肾，纠正脏腑之偏衰，尤其重视补益心气之不足。

二、胸痹心痛病

中医学的“胸痹心痛病”相当于西医学的冠状动脉粥样硬化性心脏病，薛一涛教授从气机升降理论阐释胸痹心痛病的治疗，以四逆散合失笑散、丹参饮为基础方（柴胡、白芍、炒枳实、甘草、蒲黄、五灵脂、丹参、砂仁）进行辨证加减，临床效果颇佳。胸痹的致病因素很多，大都与外邪内侵、饮食失调、情志失调、劳倦内伤、年迈体虚等因素有关，并且在分型上也较为烦琐，不能体现出中医动态变化的过程，从气机升降角度，抓住胸痹的病机，以调其升降为大方向，不失为一种治疗胸痹心痛病的可行思路。

三、心悸病

中医学的心悸病相当于西医学的心律失常，薛一涛教授认为，忧思恼怒或情志内伤、体虚劳倦、感受外邪等多种病因长期作用于人体，以致气血阴阳亏损，心神失养，或痰浊、瘀阻滞心脉，扰乱心神。病位在心，而与肝脾肾肺四脏密切相关。其病机以本虚标实为主，虚系指五脏气血、阴阳的亏虚，心神失养；实为气滞、血瘀、痰浊、火郁、水饮扰动心神。并指出心悸属于一个临床症状，可见于很多疾病。薛一涛教授依据“异病同治”理论，急则治标，缓则治本，无论是房性心律失常、室性心律失常，还是心动过速、心动过缓，均依据辨证论治大法，气阴两虚者方选当归六黄汤，阴虚火旺者方选黄连阿胶汤加减，心肾阳虚者方选潜阳封髓丹并桂枝甘草龙骨牡蛎汤加减，心虚胆怯者方选安神定志丸加减，痰湿壅盛者方选黄连温胆汤，瘀血内阻者方选血府逐瘀汤加减。

四、眩晕病

中医学的眩晕病相当于西医学的高血压，薛一涛教授善于运用补虚泄实法治疗眩晕，认为头为清空，诸阳之会，患病非虚即实。虚者多年事已高，肾气亏虚，清阳不升而致脑失所养、神不安舍，故而眩晕，治疗当补肾安神，方选六味地黄丸加减；实者多性情急躁易怒，郁怒则伤肝，肝失疏泄，巅顶为足厥阴肝经之所主，故出现巅顶部痛；然肝气乘脾，致脾运失常，酿生痰浊，蒙浊清窍，故头晕，方选天麻钩藤饮加减。薛一涛教授强调，要避免和消除能导致眩晕发生各种内外致病因素，针对本病各症候的不同，治疗可根据疾病的标本缓急来采取不同的治疗方法，标实者采取平肝潜阳息风、清热化痰、祛瘀的方法治其标，本虚者采用滋补肝肾、补益气血、健脾养心的方法治其本，以达到标本兼治的目的。对于眩晕病患者的临床治疗，采用补虚泄实法对眩晕病症治疗，能有效地改善患者的临床症状，减少并发症的发生，起到促进患者康复的临床作用。

典型医案

医案一

魏某，男，67 岁，2012 年 11 月 7 日初诊。主诉：胸闷、气短20余年，加重伴心慌1周。

病史：患者有冠心病史20余年，心肌梗死病史2年余，心脏支架植入术后1 年。3个月前出现胸闷、气短症状，于当地医院治疗效果不明显，近1周来症状加重。现症见：胸闷、气短伴心慌，偶有憋喘，活动后加重，全身乏力，双下肢轻度水肿，平素易出汗，心情烦躁，纳可，寐一般，二便调。舌紫暗、苔白，脉细。

2012年11月2日心脏彩超示：左室射血分数 44%，左室前后径57 mm，肺动脉收缩压 54 mmHg。提示：（1）陈旧性心肌梗死（心尖部室壁瘤形成，二尖瓣钙化并中度关闭不全，主动脉瓣钙化并中度关闭不全，三尖瓣轻度关闭不全，中度肺动脉高压）；（2）符合高血压型心脏病超声改变；（3）左室收缩功能减退（左室充盈异常）。心电图示：（1）窦性心律；（2）陈旧性广泛前壁心肌梗死；（3）慢性冠状动脉供血不足。BNP：1100 pg/mL

中医诊断：胸痹；心衰病。证型：心阳虚衰，血瘀水停。西医诊断：冠心病，PCI 术后，心功能级 Ⅲ 级（NYHA 分级）。

治法：温阳复心，活血利水。

方药：复心汤加减。制附子15 g，葶苈子30 g，淫羊藿30 g，当归15 g，泽泻15 g，茯苓30 g，茯苓皮30 g，干姜15 g，桂枝12 g，炒白术15 g，猪苓15 g，甘草6 g，大枣10枚，生姜3片。7剂，水煎服，每日一剂。

2012 年11月14日二诊。患者胸闷、气短、心慌症状有所好转，无明显憋喘，全身乏力感略有减轻，心情烦躁感缓解，双下肢仍轻度水肿，易出汗，纳可，寐差，难入睡，二便调。舌紫暗、苔白，脉细。原方去干姜，加黄芪30 g，黄芩15 g，黄连 12 g，黄柏15 g，蜜百合15 g，夜交藤30 g。继服14剂。

2012年11月28日三诊。患者胸闷、气短、心慌明显减轻，全身乏力感、烦躁感及双下肢水肿均较前减轻，出汗减少，纳可，寐可，二便调。舌暗，苔白，脉细。上方加浮小麦 30 g，嘱守方继服1个月。

2012年12 月31日四诊。复查心脏彩超示：左室射血分数55%，左室前后径55 mm，肺动脉收缩压31 mmHg。提示：（1）陈旧性心肌梗死（心尖部室壁瘤形成，二尖瓣钙化并中度关闭不全，主动脉瓣钙化并中度关闭不全，三尖瓣轻度关闭不全）；（2）符合高血压型心脏病超声改变；（3）左室收缩功能减退（左室充盈异常）。BNP：286 pg/mL。

患者病情较前明显好转。原方制水丸，每次 20 丸，日服 2 次，以巩固疗效。

医案二

孙某，男，66 岁，禹城人，2015 年 9月 23 日初诊。主诉：持续性胸痛 10小时。

患者自述近日出现持续性胸痛，心慌，胸闷，活动后加重，心烦，气短，无头痛头晕，服西药（具体不详）效果不显著，纳一般，眠可，二便调。舌质红，舌苔四周白、中间苔黑厚腻，脉弦。既往高血压十余年，血压最高达173/105 mmHg。

诊断：胸痹心痛病。证属肝郁气滞，肝脾升降失常。

治法：疏肝解郁，调和肝脾气机。

方药：四逆散合失笑散加减。柴胡12 g，白芍60 g，炒枳实15 g，甘草6 g，蒲黄9 g，五灵脂9 g，丹参30 g，砂仁9 g，川芎12 g，延胡索15 g，三七粉3 g，冰片1 g，全蝎9 g。7剂，水煎服，每日一剂。

2015 年9月30日二诊。患者自述服药后效可，胸痛、心慌、胸闷、烦躁减轻，纳眠可，二便调，舌质红，苔白、中间黑苔颜色变浅，脉弦。守上方继服7剂。

2015 年10月7日三诊。患者无明显不适，纳眠可，二便调，舌红苔白，脉弦。继续守上方4剂。

由本院药房蜜炼成丸，每丸9 g，每次1丸，日2次。电话随访，患者诉其服药丸1个月后已无明显不适。

处方手迹

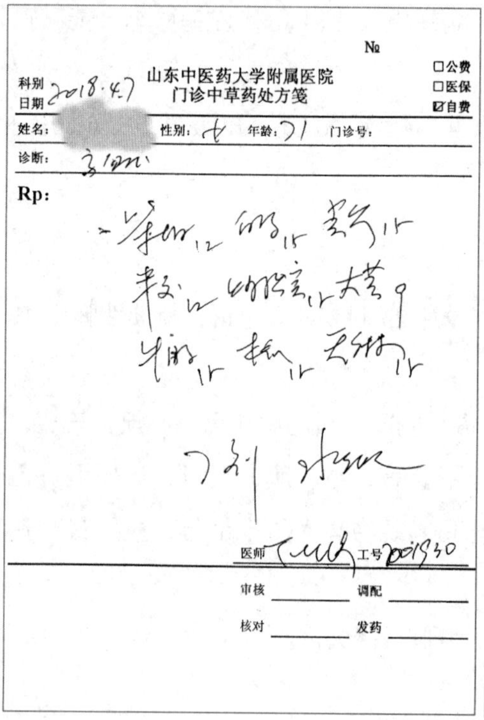
№
山东中医药大学附属医院
门诊中草药处方笺
□公费 □医保 ☑自费
科别
日期 2018.4.7
姓名：[redacted] 性别：女 年龄：71 门诊号：
诊断：
Rp:
医师 工号
审核 调配
核对 发药

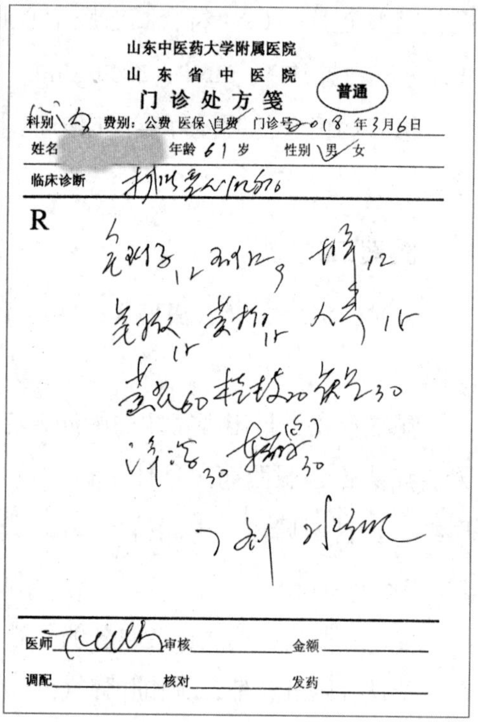
山东中医药大学附属医院
山 东 省 中 医 院
门 诊 处 方 笺
普通
科别 费别：公费 医保 自费 门诊号 2018 年3月6日
姓名 [redacted] 年龄 61 岁 性别 男 女
临床诊断
R
医师 审核 金额
调配 核对 发药

连 方

山东名中医药专家

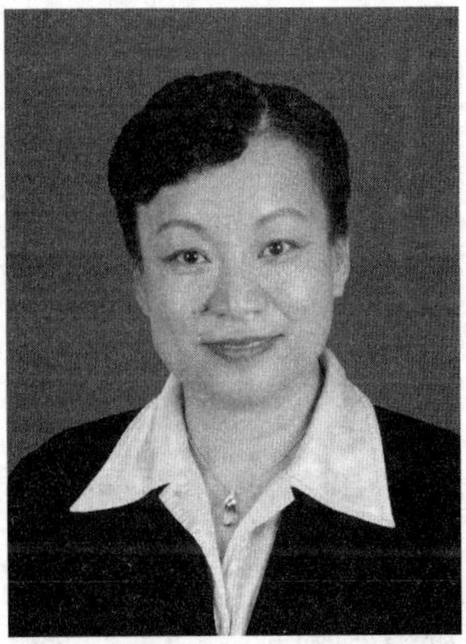

连方（1957—），女，汉族，山东威海荣成人。山东中医药大学附属医院中西医结合生殖与遗传中心主任医师，二级教授。曾师承国医大师夏桂成、全国名中医孙宁铨以及田代华教授。2002年起任山东中医药大学附属医院妇二科（中西医结合生殖与遗传中心）主任，2009年起任妇科教研室主任。享受国务院颁发的政府特殊津贴；2013年获山东省名中医等荣誉称号；任中国中医药研究促进会妇产科与辅助生育专业委员会主任委员，中华中医药学会妇科专业委员会副主任委员，中国中西医结合学会生殖医学专业委员会副主任委员，人类生殖与胚胎学欧洲学会委员。获全国卫生计生系统先进工作者，首届中国百名杰出青年中医，全国首届杰出女中医师，山东省富民兴鲁劳动奖章，荣获全国和省“三八红旗手”、山东省卫生技术拔尖人才、山东省千名知名技术专家等荣誉称号。第九届全国人大代表，山东省政协常委。

主编《中西医结合生殖医学》《中西医结合妇产科学》《中医妇科学》等著作及教材；发表“The Effects of Chinese Medicines for Tonifying The Kidney on DNMT1 Protein Expressionin Endometrium of Infertile Women during Implantation Period”“Effects of Erzhi Tiangui Granule on Time Expessions of Integrin β 3 and Its

Ligand Osteopontin in the Endometrium during COH.” “二至天癸颗粒增强子宫内膜CTmRNA表达的临床研究”等200余篇论文。

创立了全国首家中医系统内获得卫生部批准开展人类辅助生殖技术的中西医结合生殖与遗传中心。获国家专利3项，国家级科技进步二等奖1项，省部级科技进步一、二等奖5项。先后主持和承担国家自然基金、山东省自然基金及省医药卫生科技项目12项。其中“导管扩张术和活血祛瘀中药治疗输卵管阻塞的临床与实验研究”获1994年山东省科委科技进步二等奖；“中医生殖轴理论在多囊卵巢综合征和辅助生殖中的转化应用与发展”获2011年度教育部高等学校科学研究优秀成果奖（科学技术进步奖）一等奖；“补肾在体外受精-胚胎移植技术中的应用”获2012年山东省科技进步二等奖。2014年“多囊卵巢综合征病证结合研究的示范与应用”或国家科技进步二等奖。2015年“中医药在辅助生殖技术中的基础与临床转化研究”获全国妇幼健康科学技术奖科学技术成果一等奖。

先后担任第三批、第四批山东省五级中医药师承教育工作指导老师。学术经验继承人：（1）张建伟，山东中医药大学附属医院中西医结合生殖与遗传中心，主任医师；（2）张宁，山东中医药大学附属医院中西医结合生殖与遗传中心，副主任医师；（3）孙振高，山东中医药大学附属医院中西医结合生殖与遗传中心，副主任医师；（4）刘卉，山东中医药大学附属医院妇科，副主任医师。

学术思想

总结归纳连方教授主要学术经验，主要有四个方面：补肾中药提高辅助生殖技术过程中卵细胞质量；补肾中药联合针刺理疗提高子宫内膜容受性；祛瘀解毒法治疗子宫内膜异位症的疗效及机理探讨以及她独创的“子宫内膜异位症与血瘀蕴毒”理论；卵巢与子宫的脏腑相应关系与“肾主生殖”理论。

临床经验

一、精准调周，提高卵细胞质量

根据月经周期不同的生理变化，在月经“四期理论”的基础上将月经周期分为八期论治：月经期，活血调经，祛瘀生新，重在祛瘀；经后初期，养血滋阴，以阴助阴；经后中期，养血滋阴，佐以助阳；经后末期，滋阴助阳，阴阳并重；排卵期，活血补肾，重在促新；经前早期，补肾助阳，激发阳气；经前中期，补肾助阳，维持阳长；经前晚期，补肾助阳，疏肝理气。

二、针灸联合腔内理论提高子宫内膜容受性

取穴子宫、三阴交、足三里，针刺联合腔内理疗，作用于冲脉、任脉和督脉三脉之源——胞宫，调节肾-天癸-冲任-胞宫轴，调整胞宫之阴阳平衡，起到暖宫助孕功效。大量的临床实践证明腔内短波理疗联合针刺改善IVF患者子宫内膜血供，改善了卵泡膜血流，优化了子宫内膜种植条件，进而提高了临床妊娠率。其作用机理可能与改善微循环，协调整体生殖内分泌环境，从而改善子宫内膜容受性。

三、首创子宫内膜异位症“瘀毒”理论

根据子宫内膜异位症病程长、病情缠绵难愈、复发率高等特点，提出其病机是血瘀日久蕴毒，转化为瘀毒，瘀毒伤络，共同构成对机体的损害。其病理基础是“瘀毒”，治宜祛其瘀，解其毒，通其络，止其痛。据此，创立祛瘀解毒、通络止痛之祛瘀解毒方。方中红藤、玫瑰花为主药。两药合用可活血化瘀、清热解毒，共同消除久留之瘀血、解除所蕴之毒邪。血瘀日久化热，蕴而成毒，方用金银花、连翘可清热解毒、消痈散结。丹参活血化瘀、凉血消痈通络。牡丹皮、赤芍有清热解毒、凉血活血散瘀之效。牡丹皮清热凉血、活血化瘀。赤芍清热凉血、散瘀止痛，能清血分实热，散瘀血留滞。

诸药合用，共奏祛瘀解毒、通络止痛之功效，使久瘀得消、蕴毒得解，络通则痛止。

擅治病种

擅治疑难病症，尤擅调经、助孕、安胎。

一、输卵管阻塞性不孕

对于输卵管间质部和峡部的阻塞，连方教授主张用中药配合输卵管导管介入治疗。在X线下应用同轴导管导丝将阻塞部位扩通。术后活血化瘀中药，并配合药渣外敷、盆腔理疗。对于输卵管壶腹远端、伞端阻塞者，根据患者年龄采用补肾中药联合辅助生殖技术或者腹腔镜治疗。

二、多囊卵巢综合征性不孕症

提出本病治宜补肾调冲、燥湿化痰，结合月经的周期性、节律性，调肾中阴阳，促进排卵达受孕之目的。行经期因势利导活血化瘀通经，方选桃红四物汤；经后期助阴长，补肾益阴，因痰湿为标，佐以燥湿化痰，促进卵泡发育，自拟二至天癸方合启宫丸（药物组成：女贞子、墨旱莲、菟丝子、枸杞子、熟地黄、当归、川芎、白芍、制香附、苍术、陈皮、制半夏、茯苓、炙甘草）；经间期活血化瘀、通络消癥，促进卵泡排出，予桂枝茯苓胶囊或红花逍遥颗粒；经前期助阳生，温补肾阳，气血双调，增强黄体功能，为胚胎的种植生长提供良好的条件，自拟参芪寿胎丸方（药物组成：党参、黄芪、菟丝子、桑寄生、杜仲、续断、白芍、炒白术、黄芩、醋香附、甘草）。

三、子宫内膜异位症

连方教授认为“血瘀蕴毒”伤络是引起子宫内膜异位症气血阴阳失调的基本病机，在疾病的发展过程中，瘀、毒二者常交互错杂，共同构成对机体的损害。并依据子宫内膜异位症的病机确定了“活血祛瘀、解毒散结”的基本治则，认为活血化瘀、解毒散结之法有机结合，能解除瘀、毒交互错杂之势，使癥瘕积聚之有形之物缓缓消融于无形之中。治疗从瘀毒论治，创立祛瘀解毒方。其基本方为：大血藤、玫瑰花、金银花、连翘、丹参、当归、白芍、川芎、生地黄、炙甘草。

四、胎漏、胎动不安

连方教授根据《医学衷中参西录》中“寿胎丸”方加减化裁，创制参芪寿胎丸方以补肾益气，固冲安胎。补中寓疏，温中寓清，补而不滞，温而不燥，气血双调，阴阳并补。从先天以养胎元，从后天以养胎体，使先天之肾气得后天之养而生化无穷，肾中精气充盛，脾胃气血旺盛，脾肾合治，脾肾旺则胎无恙。方药如下：菟丝子、槲寄生、盐续断、盐杜仲、党参、黄芪、麸炒白术、醋香附、白芍、黄芩、炙甘草。

典型医案

患者，女，29岁，已婚，因“连续自然流产3次，未避孕未再孕2年”于2014年9月17日首诊。既往曾于2008年行人工流产术。2010年孕60余天自然流产。2011、2012年2次因胚胎停育于孕50余天行刮宫术。后未避孕未再孕。患者平素月经规律，14岁，5～7天/31天，量中，色红，少量血块，无痛经。末次月经2014年9月11日，量色质同前。平素自觉乏力，纳眠可，小便可，大便质稀。舌体大小适中，舌质淡红，边有齿痕，苔薄白，脉沉缓无力。否认肝炎、结核等传染病史，无外伤、手术、输血史，无药物过敏史以及家族遗传病史。（1）2013年5月于当地医院行子宫输卵管造影术（HSG）示：宫腔显影，常大，双侧输卵管显影，盆腔弥散尚可。（2）2013年8月生殖抗体示：抗精子抗体（AsAb）（+），抗卵巢抗体（AovAb）（+），余均为阴性。（3）妇科检查无明显异常。（4）生殖内分泌示：FSH 8.57mIU/mL，LH 6.34 mIU/mL，E_2 61 pg/mL，P 0.69 ng/mL。经阴道B超示：内膜0.56 cm，宫颈内探及数个小无回声区，左侧卵巢内探及7～8枚小卵泡，右侧卵巢内探及7～8枚小卵泡。

中医诊断：不孕症（脾肾两虚型）。西医诊断：继发性不孕症；习惯性流产。

中药给予二至天癸方加减。处方：菟丝子18 g，女贞子15 g，枸杞子15 g，黄芪15 g，党参15 g，炒山药15 g，酒山萸肉15 g，炒白术12 g，白芍12 g，熟地黄12 g，当归9 g，墨旱莲15 g，炙甘草6 g。每天一剂，水煎服。月经第5天起服用，连续20天。西药地塞米松片0.375 mg，每天1次口服；维生素C 300 mg，每天3次口服；维生素E 100 mg，每天1次口服。连续治疗3个周期后复查，患者自觉体力充沛，纳眠可，二便调，生殖抗体转为阴性。

12月26日患者复诊，欲调理后试孕。末次月经12月24日。12月26日内分泌示：FSH 6.45 mIU/mL，LH 6.21 mIU/mL，E_2 56 pg/mL，P 0.21 ng/mL；舌质淡红，苔薄白，脉沉缓。给予二至天癸方加减，11剂，每天一剂，水煎服；麒麟丸6 g，每天2次，口服，11天。2015年1月1日予桂枝茯苓胶囊1.23 g，每天3次，口服3天。1月4日予二仙调经方加减（淫羊藿15 g、菟丝子15 g、续断15 g、杜仲15 g、炒山药15 g、熟地黄12 g、白芍12 g、当归9 g、炙甘草6 g），10剂，每天一剂，水煎服；定坤丹10.8 g，每天1次，口服10天。上方案连续治疗2个周期。

三诊：3月4日门诊复查，尿妊娠试验阳性，当日血激素示：E_2 137 pg/mL，P 27.69 nmol/L，β-HCG 506mIU/mL。予保胎治疗，嘱密切观察腹痛及阴道流血情况。

处方手迹

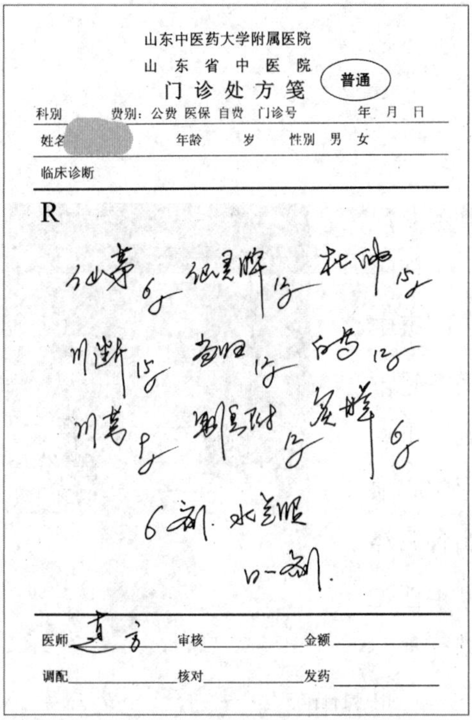

山东中医药大学附属医院
山 东 省 中 医 院
门诊处方笺　普通

科别　　费别：公费 医保 自费　门诊号　　　年　月　日

姓名[redacted]　　年龄　　岁　性别 男 女

临床诊断

R

仙茅6g　仙灵脾12g　杜仲15g
川断15g　当归12g　白芍12g
川芎6g　制香附12g　炙甘草6g
6剂，水煎服
日一剂

医师 连方　审核　　金额
调配　　核对　　发药

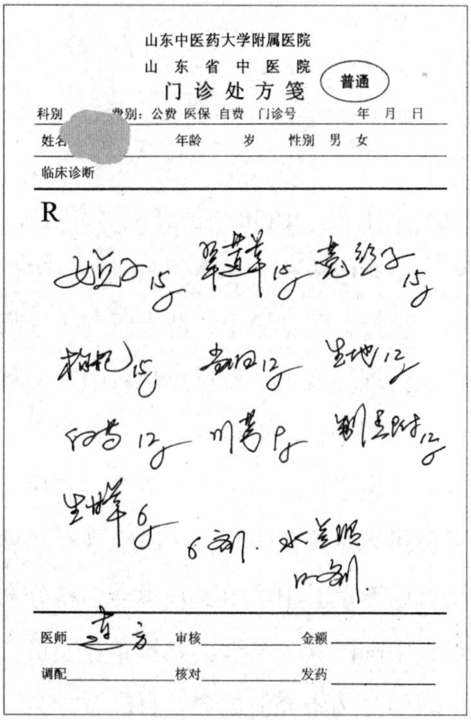

山东中医药大学附属医院
山 东 省 中 医 院
门诊处方笺　普通

科别　　费别：公费 医保 自费　门诊号　　　年　月　日

姓名[redacted]　　年龄　　岁　性别 男 女

临床诊断

R

女贞子15g　旱莲草15g　菟丝子15g
枸杞15g　当归12g　生地12g
白芍12g　川芎6g　制香附12g
生甘草6g　6剂，水煎服
日一剂

医师 连方　审核　　金额
调配　　核对　　发药

王东梅

山东名中医药专家

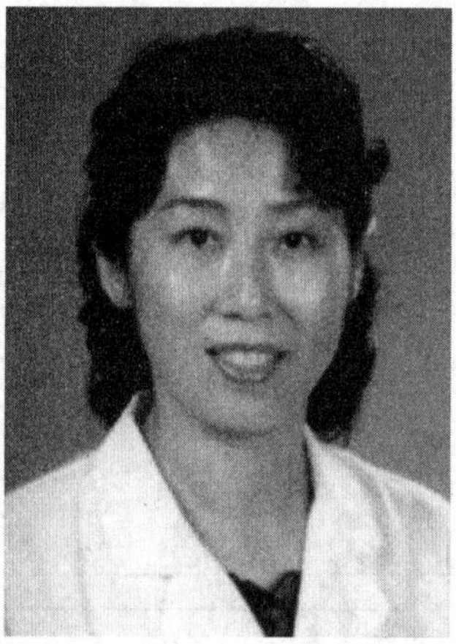

王东梅（1958—），女，汉族，山东龙口人。山东中医药大学附属医院妇科主任，主任医师，教授，医学博士，博士研究生导师。国家中医药管理局及山东省重点学科中医妇科学学科带头人，国家临床重点专科、国家“十二五”重点专科建设项目、山东省中医专科专病诊疗中心项目负责人。国家中医临床研究基地拓展病种月经病首席专家。中华中医药学会妇科分会副主任委员，中国民族医药学会妇科专业委员会副会长，中国中医药研究促进会妇科流派分会副会长，世界中医药学会联合会妇科专业委员会常务理事，山东中医药学会妇科专业委员会主任委员，山东省医学会计划生育分会副主任委员。山东名中医药专家，全国首届杰出女中医师，山东省十佳女医师。人事部、卫生部、国家中医药管理局“九五”期间全国老中医药专家李广文教授学术经验继承人。

从事妇科临床、教学、科研工作三十余年，对不孕症、多囊卵巢综合征、异常子宫出血、痛经等疾病有较深入的研究。发表学术论文60余篇。出版学术专著《妇科常见病中医论治》，主编《妇产科病学》，副主编与参编多部。主持省部级科研课题4项，获省部级科技进步三等奖1项；参加国家级、省部级课题多项，获省部级科技进步二等奖1项，三等奖2项。

学术思想

根据女性生理病理特点，形成了重肾、肝、脾与气血的学术观点；根据生理周期的不同阶段，强调分期用药的治疗观点。

临床经验

一、调补肾、肝、脾

月经是女性最显著的生理特点，其产生与调节有赖于五脏化生和贮藏的精、气、血，临证治疗月经病以调补肾、肝、脾为主，尤重调理肾的功能。肾藏精，主生殖，女性孕育有赖于肾中精气的充盛和肾中阴阳的平衡协调。临床治疗不孕症、胎漏胎动不安、滑胎等善用填肾精、补肾气、温肾阳、滋肾阴之法。

二、调理气血

妇人以血为本，经、孕、产、乳以血为用。气为血帅，血为气母，气血失调是妇科重要的病机。临证善用补气、理气、养血、活血等法治疗妇科疾病。

三、妇科出血性疾病抓住虚、热、瘀的特点

出血是妇科常见症状，气虚不摄、血热所迫以及瘀血阻滞、血不归经都可导致出血，临证善用补气升提固摄、滋阴清热凉血、活血化瘀之法治疗妇科出血性疾病。对妇科疑难急重病崩漏，创新性地提出“肾—天癸—冲任轴不稳定，而以肾的功能不稳定为主，导致子宫蓄溢失常”的发病机制新论点。注重年龄发病因素，形成不同年龄阶段分别采取补肾、调补肝肾、滋肾泻火的治疗新思路。

四、选方用药，传承创新

作为全国老中医药专家李广文教授的学术经验继承人，选方用药传承老师“简、便、效、廉”的特点；创制方剂的同时，在老师创制的新方基础上化裁新方。

擅治病种

一、多囊卵巢综合征（PCOS）

提出PCOS的发生主要是由于肾—天癸—冲任轴失衡，致肾、肝、脾等脏腑功能失常，脏腑功能失常为本，痰湿、血瘀阻滞为标的发病机制，并指出肾阳虚是PCOS的重要病机。临证治疗以温补肾阳为主，在老师李广文教授石英毓麟汤的基础上化裁新方调经毓麟汤。

二、不孕症

很多疾病都可导致不孕，强调首先要寻找病因，中西合参，取长补短。除了辨证，还要采用相应的检查和检验方法，如内分泌激素检查、B型超声、输卵管通液或子宫输卵管造影、基础体温（BBT）测定、宫腔镜、腹腔镜检查等，治疗做到有的放矢，事半功倍。

三、出血性月经病

对崩漏、月经先期、月经过多、经期延长等出血性疾病，抓住虚、热、瘀的病因病机，辨证施治。同时按照月经周期的不同时期分期用药。创制方剂丹栀二至方、温肾止血方。在老师李广文教授崩漏通用止血方的基础上化裁新方仙草举元煎。

四、痛经

根据地域特点，针对其主要证型，以温经散寒、化瘀止痛为治法。非经期中成药缓图其本，经前经期6剂汤剂止痛，创制香延止痛方。

五、胎漏、胎动不安、滑胎

根据肾主生殖、肾能系胎的中医理论，治疗以补肾为主。创制芩术寿胎丸、固胎止血方。

典型医案

医案一

患者，女，23岁，学生，未婚。因月经延后4年、停经6个月、黄体酮撤退性出血1天，于2010年9月7日初诊。月经3～4天/40天，时有二三个月一行，量不多，日用巾3片，色可，经行无不适，平日时有腰酸。8月24日就诊于山东大学齐鲁医院，B超示子宫后位，6.7 cm×3.7 cm×3.4 cm，形态规则，宫壁回声欠均质，子宫内膜0.7 cm，居中，回声欠均质，LOV：3.5 cm ×2.2 cm，ROV：3.6 cm×2.0 cm；血FSH 7.24 mIU/mL，LH 50.96 mIU/mL，PRL 25.16（<24.1）ng/mL，E_2 114.7 pg/mL，T 0.97 ng/mL（<0.82），TSH、FT_4、FT_3均正常，给予孕酮撤血，末次月经2010年9月6日（距上次月经6个月），量较多，色紫红。达英35嘱月经第五天服。纳眠可，二便调。身高160 cm，体重50 kg，体毛稍多，面部无痤疮，无家族糖尿病史。舌淡红，苔白，脉细。

中医诊断：月经后期（肾虚证）。西医诊断：PCOS。

治宜温肾助阳调经，予调经毓麟汤。6剂，水煎服，每日一剂，连服3天停1天。

2010年9月15日二诊：服药平妥，纳眠可，大便稍干。舌淡红，苔白，脉细。上方加玄参15 g继服。

2010年12月14日三诊：已服达英35三个月，每周期服用调经毓麟汤12剂。末次月经12月初。量中，5天净，现白带少，大便时干，舌淡红，苔白，脉细。上方加桑椹9 g，12剂。

此后患者继服中药，末次月经1月15日，量少，3天净。后月经仍后延，2011年3月9日齐鲁医院复查血FSH 5.82 mIU/mL，LH 4.426 mIU/mL，PRL 6.61 ng/mL，E_2 47.03 pg/mL，T 0.29 ng/mL。舌淡红，苔白，脉细。中药上方加巴戟天、鸡血藤。4月初因月经近3个月未行，予黄体酮胶囊口服，停药半个月月经仍未行，4月23日外院B超示：子宫6.3 cm×3.6 cm×2.5 cm，子宫内膜0.45 cm，LOV：2.6 cm×1.8 cm，ROV：3.2 cm×1.8 cm。再服达英35三个周期。中药继服，仍以调经毓麟汤加鸡血藤、紫河车、麦冬等。2011年11月予中药联合人工周期三个疗程。

2012年2月14来诊：末次月经2月10日（人工周期），量较前稍少，无明显不适。舌脉同前。予调经毓麟汤加巴戟天、仙茅、山茱萸、桑椹、鹿角胶各9 g，紫河车粉3 g（免煎颗粒），12剂。服药平妥，量中，色质可，5天净，2月28日前见透明拉丝白带，上方加麦冬15 g，12剂。月经于3月11日来潮，3月24日见透明拉丝白带，纳眠可，小便调，大便干。舌脉同前，上方12剂。

2012年11月19日来诊：自上次就诊后，每月服中药上方12剂，月经5天/30天，量中，色质正常，经期无不适。平日大便干，余无不适。

予膏方：太子参150 g，生晒参50 g，紫石英150 g，淫羊藿150 g，当归120 g，川芎60 g，白芍150 g，续断120 g，川牛膝150 g，香附120 g，肉桂60 g，巴戟天90 g，山茱萸90 g，桑椹90 g，枸杞子120 g，玄参120 g，生山药150 g，生黄芪200 g，制何首乌120 g，陈皮90 g，杜仲120 g，葛根300 g，菟丝子120 g，制黄精120 g，牡丹皮90 g，大枣100 g，核桃肉200 g，黑芝麻200 g，冰糖250 g，阿胶250 g，龟甲胶100 g，鹿角胶100 g，黄酒400 mL。

2013年4月23日来诊：服膏方平妥。停用药物4个月余。月经规律，4～5天/30天，量中等，色正常，夹血块，经前乳胀，经行小腹胀。平日白带量正常，月经中期可见透明拉丝白带，纳眠可，偶有大便干，两日一行，小便调。舌淡红苔白脉细。2012年2月14方加葛根30 g，10剂后停药。

2017年10月告知，停药后至今月经周期正常。

医案二

患者，女，32岁，因月经三四月一行多年，未避孕5年余未孕，于2012年5

月24日初诊。经期3～4天，量中，色质可，经行无腹痛。平日无明显不适。末次月经3月6日（距上次3个月），量中色可，有血块，4天净。现停经2个半月，白带量少，纳眠可，二便调。2010年10月子宫输卵管造影：左侧输卵管上举通而不畅，右侧输卵管间质部阻塞，遂行腹腔镜盆腔粘连松解、双侧输卵管整形术、双侧输卵管系膜囊肿电切术和双侧卵巢楔切术、美蓝通液术和宫腔镜检查术。其后输卵管通液示通畅。男方精液常规未见异常，优生四项、抗体五项检查均正常。曾用黄体酮、达英35、枸橼酸氯米酚、HMG、果纳芬等治疗，B超监测未见优势卵泡。2011年10月22日查血LH 4.83 mIU/mL，FSH 5.73 mIU/mL，PRL 7.68 ng/mL，E_2 83 pg/mL，T 0.55 ng/mL。今日B超示：子宫前位，7.9 cm×4.4 cm×3.0 cm，子宫内膜：0.7 cm，LOV：3.4 cm×1.9 cm，ROV：3.2 cm×2.1 cm。双侧卵巢探及多个囊性回声，超声印象：PCO。妇科检查无明显异常。身高158 cm，体重77 kg，体毛稍多，面部无痤疮，无家族糖尿病史。舌淡红，苔白，脉细。

中医诊断：不孕症；月经后期。证属肾虚血瘀。西医诊断：PCOS（原发不孕，月经稀发）；腹腔镜盆腔粘连松解、双侧输卵管整形术后。

先予黄体酮肌注3天，嘱月经2～4天复查内分泌5项、TSH、FT_3、FT_4、INS、GLU。

2012年6月7日二诊：末次月经5月31日（黄体酮撤血），量少，色黯无血块，无不适，4天净。纳眠可。二便调。2012年6月3日血FSH 8.65 mIU/mL，LH 10.75 mIU/mL，PRL 142.10 mIu/mL，E_2 81.4 pg/mL，T 0.227 ng/mL，INS 11.44 uIU/mL，血糖 4.96 mmol/L，甲功三项均正常。

治以活血通络，温肾调经，予中药通任种子汤（李广文教授经验方）加薏苡仁30 g、紫石英30 g、淫羊藿30 g，12剂，水煎服，日一剂，连服3天停1天。达英35，每日一片。

2012年7月10日三诊：服药平妥。末次月经7月3日，量较前多，日用巾4～5片，色质可，经期偶小腹隐痛，4天干净。舌脉同前。遂行子宫输卵管造影术：左侧输卵管上举（Ⅴ类），右侧迂曲（Ⅳ类）。达英35继服2个疗程，中药上方加红藤15 g、蒲公英9 g，每周期12剂。

2012年9月4日再诊：服药无不适。已服达英35三个月。末次月经9月1日，量较前稍少，色红，夹少量血块，未净。纳眠可，二便调。舌脉同前。次日血FSH 6.13 mIU/mL，LH 5.69 mIU/mL，PRL 101.6 mIu/mL，E_2 54.31 pg/mL，T 0.358 ng/mL，三酰甘油（TC）1.89 mmol/L（0.4～1.7）。予中药上方6剂，月经干净后服；枸橼酸氯米芬（CC）每日50 mg，连服5天，戊酸雌二醇每日1 mg，两药均于月经第5天开始服。至10月4日BBT单相，黄体酮撤血。给予调经毓麟汤加薏苡仁30 g、巴戟天9 g，CC每日100 mg，连服5天，戊酸雌二醇每日1 mg，2个疗程，其中第一疗程BBT双相，11月10日行经，第二疗程单相，肌注黄体酮后于2013年1月2日行经。中药上方及CC与戊酸雌二醇继服。暖宫孕子丸3盒，1月16日测左右各有一优势卵泡，给予HCG 1万U肌注，中药促排方（经验方）2剂。1月19日B超左右侧卵泡消失，子宫内膜1.55 cm，子宫直肠凹积液3.0 cm ×1 cm，予固肾安胎丸3盒。BBT双相。末次月经1月31日，量中，色质可，4天净，舌脉同前。上述治疗继用。

2013年4月1日来诊，停经2个月，BBT高温相已18天，3月29日自测尿HCG阳性，恶心，无阴道流血，无小腹坠及疼痛，无腰酸，伴上感，咳嗽。纳眠可，二便调。舌淡红，苔白，脉细。

诊断：早孕？给予芩术寿胎丸加桔梗9 g、紫苏叶9 g、炙枇杷叶9 g，6剂。4月8日B超：宫内妊娠囊1.85 cm×1.25 cm。印象：早孕（符合6⁻孕周）。舌脉同前，上方加陈皮9 g。因血孕酮较低，给予黄体酮40 mg，肌注日1次。地屈孕酮10 mg，日2次。4月22日B超宫内妊娠囊3.83 cm×2.55 cm，头臀长1.51 cm，胎心161次/分，规律。予固肾安胎丸 3盒。6月4日多普勒示胎心158次/分。随访至8月份，妊5个月余，已感胎动，体安。

处方手迹

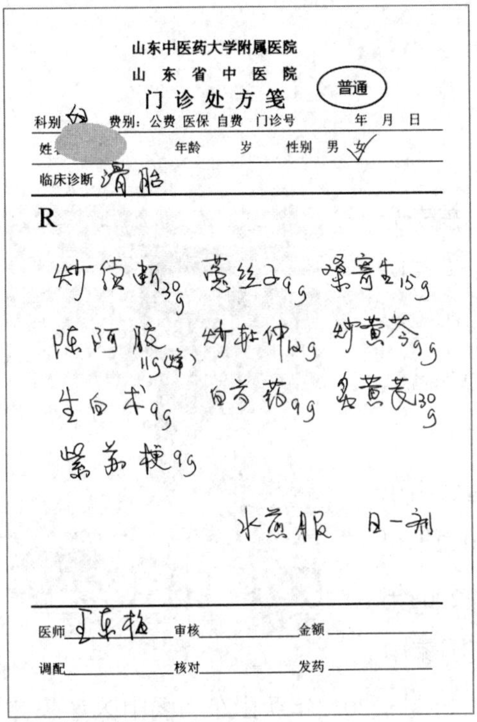
山东中医药大学附属医院

山 东 省 中 医 院

门诊处方笺　普通

科别 妇　费别：公费 医保 自费　门诊号　年　月　日

姓名　年龄　岁　性别 男 女✓

临床诊断 滑胎

R

炒续断30g　菟丝子9g　桑寄生15g

陈阿胶11g(烊)　炒杜仲12g　炒黄芩9g

生白术9g　白芍药9g　炙黄芪30g

紫苏梗9g

水煎服　日一剂

医师 王东梅　审核　金额

调配　核对　发药

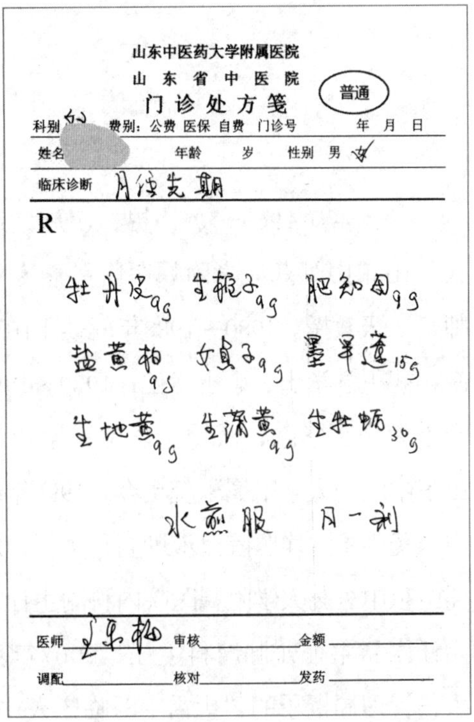
山东中医药大学附属医院

山 东 省 中 医 院

门诊处方笺　普通

科别 妇　费别：公费 医保 自费　门诊号　年　月　日

姓名　年龄　岁　性别 男 女✓

临床诊断 月经先期

R

牡丹皮9g　生栀子9g　肥知母9g

盐黄柏9g　女贞子9g　墨旱莲15g

生地黄9g　生蒲黄9g　生牡蛎30g

水煎服　日一剂

医师 王东梅　审核　金额

调配　核对　发药

齐元富

山东名中医药专家

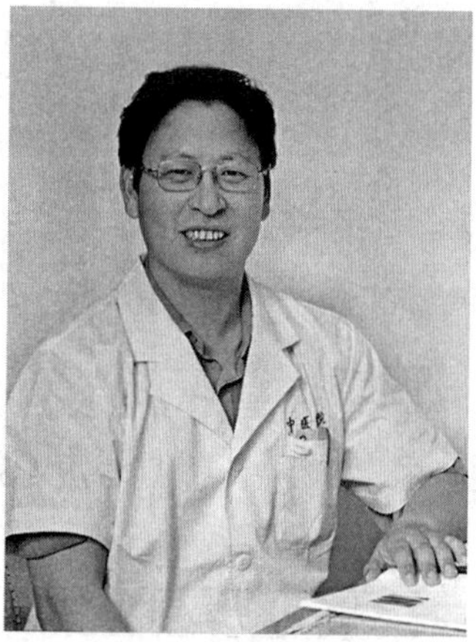

齐元富（1963—），男，汉族，山东寿光人。山东中医药大学附属医院肿瘤专业主任医师、二级教授。1980～1988年就读于山东中医学院，获医学学士、硕士学位；1989～1992年就读于上海中医学院，获博士学位；毕业后工作于山东中医药大学附属医院至今。1996年起任山东中医药大学附属医院血液肿瘤科主任，2002年起任山东中医药大学附属医院内科副主任，2008年始任内科主任兼肿瘤科主任；2007年获国家中医药管理局授予的“优秀中医临床人才”称号；2013年获山东省名中医等荣誉称号；2016年起享受国务院颁发的政府特殊津贴；兼任山东省中医药学会副会长，山东中医药学会肿瘤专业委员会名誉主任委员、山东中西医结合学会肿瘤专业委员会主任委员、中华中医药学会肿瘤分会常委、中国医师协会中西医结合分会肿瘤专家委员会副主任委员等职。

主要编著《肿瘤病实用方》《肿瘤病经方论治》《中医特色方药丛书血液病》等专著；发表“中西医结合治疗晚期非小细胞肺癌临床优化方案研究”“纳米雄黄对肺癌A549细胞增殖影响及其机制的探讨”“六神丸以毒攻毒治疗非小细胞肺癌临床研究”“中药逆转肿瘤多药耐药的前景探讨”“活血化瘀方药治疗大肠癌及其肿瘤转移的理论探讨”“肿瘤相关性抑郁及其相关因素

分析”等论文。

主持多项科研课题，其中国家科技支撑计划2项；其主持的“攻毒治法六神丸对RAS影响肿瘤血管生长的实验研究”获山东省科学技术三等奖；“攻毒治法抗肺癌术后复发转移及其作用靶点研究”获山东中医药科学技术一等奖；“活血化瘀抗肿瘤的基础与临床研究”“焦中华临证经验、学术思想研究”“肿瘤病经方论治”获山东中医药科学技术二等奖。

担任第三批山东省五级中医药师承教育工作指导老师，学术继承人：（1）刘寨东，山东中医药大学附属医院肿瘤专业，副主任医师；（2）徐晓卿，山东中医药大学附属医院肿瘤专业，副主任医师。

学术思想

一、调畅气机，气顺则瘀滞之邪自去

气机郁滞不通，机体升降出入障碍，则湿可聚而成痰、血可凝而留瘀，邪可结而成毒。譬如空中污浊，风不行则聚而成霾，而大气一通，则阴霾立消。

二、扶正培元，正足则驱邪之力自盛

正气不足是形成肿瘤的内因。气不足则邪气入之易，驱之难。固护正气，一气元气充沛，则邪即不能侵，又不能留。

三、攻毒清热，毒去热消则积聚得化

邪毒是肿瘤发病的外因。作为正邪争斗的矛盾另一方面，有时候起着决定性作用。去得一分邪气，则留得一分正气，消得一分癌瘤。

四、病证相兼，对焦靶点则事半而功倍

辨病还需辨证，病、证结合，才能抓住疾病的本质，才能锁定靶点而加以施治。辨病把目标对准了肿瘤，但需要辨证来用中医的视角让目标更清晰。换言之辨证让我们对焦了攻击目标，但需要用现代医学的辨病来把握根本的方向。

五、综合施治，相得兼行则收效益彰

肿瘤病机复杂，正虚邪实同在，用药不应太过专一，既不可专注于攻邪，亦不应专注于扶正，可针对病机综合几种治法遣药，如理气药配化痰散结药再加分健脾药。临证强调全身治疗与局部治疗相结合，如化疗、放疗、微创、药物注射等结合起来应用。

临床经验

一、药简力宏，贵在精专

肿瘤病因病机较为复杂，症状表现多样，若用药时面面俱到，药力则会互相制约，不利于迅速奏效。临证时须于复杂中洞察明细，化繁为简，量症施药，集中药力专攻主症、兼攻次症。

二、多取经方，配伍严谨

仲景治病皆以正邪立法，肿瘤论治当从此入手，加之经方简洁精练、配伍严谨，临证可选经方为基础。总结中医治疗肿瘤五法为培本扶正法、活血化瘀法、清热解毒法、软坚散结法、以毒攻毒法。

三、善用对药，相辅相成

遣方选药时常两两为对或三药为伍，这些药物在性味、主治上多有协同之妙，故合而用之，相辅相成，相得益彰。善用药对，如蛇莓伍白英解毒散结、沙参配麦冬滋阴益胃、黄芩配桑白皮清泻肺热等。

四、权衡攻补，以人为本

肿瘤病强调分期治疗、攻补权衡。早中期患者邪实多见，治疗多攻邪为主；晚期患者正气大衰，治疗以补为主、慎用攻逐；并强调肿瘤患者长期疾病困扰，情志多抑郁，临证时态度宜缓和，以人为本。

五、与时俱进，结合药理

药理研究证实很多中药具有明确的抗肿瘤作用，临证时将中药药理研究成果与传统中医药理论相结合，与时俱进，往往增效。如常用的白花蛇舌草、半枝莲、重楼等。

擅治病种

一、肺癌

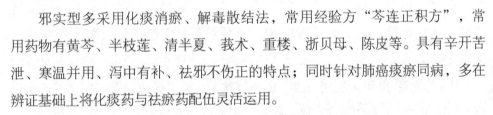

正虚型多采用益气养阴、化痰散结法，常用经验方“芪贞固本方”，常用药物有生黄芪、女贞子、太子参、菟丝子、沙参、百合、薏苡仁、炒白术、枳壳等。于养阴药中加入行气药，使补而不滞，同时强调健脾补中，培土生金，使水液输布和血行正常，则痰瘀自消。

邪实型多采用化痰消瘀、解毒散结法，常用经验方“芩连正积方”，常用药物有黄芩、半枝莲、清半夏、莪术、重楼、浙贝母、陈皮等。具有辛开苦泄、寒温并用、泻中有补、祛邪不伤正的特点；同时针对肺癌痰瘀同病，多在辨证基础上将化痰药与祛瘀药配伍灵活运用。

二、肝癌

疏肝理气、解毒散结；柴胡疏肝散加减；常用药物有柴胡、郁金、金钱草、虎杖、泽泻、佛手、枳壳、香附、川芎、蒲公英、露蜂房等。

三、胃癌

理气和胃、解毒散结；常用方为六君子汤加味；常用药物有陈皮、清半夏、茯苓、炒白术、枳壳、青皮、厚朴、佛手、炒麦芽、重楼、白花蛇舌草等。

四、肠癌

益气健脾、解毒化瘀；常用方为四君子汤合二陈汤加减；常用药物有党参、茯苓、炒白术、薏苡仁、厚朴、合欢皮、陈皮、清半夏、莪术、蛇莓、白英等。

五、乳腺癌

疏肝解郁、解毒散结；常用方为逍遥散加减；常用药物有柴胡、当归、白芍、川楝子、郁金、皂角刺、夏枯草、合欢皮、玫瑰花、莪术等。

典型医案

患者王某，男，68岁，2013年8月23日初诊。1年前患者因长期咳嗽、迁延不愈就诊当地医院，行CT检查，提示右肺上叶占位，考虑肺癌。遂行手术，术后病理示腺癌。2012年11月10 日始行化疗6个周期，选用一线方案培美曲赛联合顺铂，化疗反应轻，可耐受。现患者咳嗽不甚，少痰，无痰血，偶感胸闷气短，胁肋部时有疼痛，乏力，常汗出，纳可，眠可，二便调，近期体质量平稳。舌红少津，苔薄黄，脉弦细。查体浅表淋巴结未触及肿大。既往无吸烟史。

中医诊断：肺积（气阴两虚、痰瘀互结）。患者久病正虚，加之手术、化疗，气阴更伤，且肺失宣降，脾失运化，痰瘀互结发为本病。

治则：益气养阴，化痰散结。

方药：生黄芪30 g，女贞子30 g，白芍45 g，黄芩9 g，麦冬30 g，沙参30 g，炒白术15 g，紫菀15 g，款冬花15 g，葶苈子15 g，薤白24 g，菟丝子30 g，紫苏梗15 g，白花蛇舌草30 g，白前30 g，白芷30 g，延胡索30 g，生甘草15 g。12剂，水煎服，每日一剂。

二诊2013年9月6日。服药平妥，患者乏力，胸闷气短较前减轻，偶咳嗽无痰，仍有自汗，胁肋处时有疼痛，眠差，纳可，二便调，体力可，舌苔稍黄，脉弦细。方药：上方加知母9 g，地骨皮30 g，诃子30 g，酸枣仁30 g，煅龙牡各30 g，生黄芪改45 g，白芍改60 g。12剂，水煎服，日一剂。并嘱患者行ECT，探查骨转移情况。

三诊2013年9月22日。无咳嗽咳痰，出汗症状明显改善，乏力减轻，仍偶胸闷气短但次数较前减少，纳眠可，小便调，大便不成形。舌红苔薄白，脉弦细。ECT提示右肋骨转移。方药：生黄芪30 g，女贞子30 g，麦冬30 g，沙参30 g，地骨皮30 g，炒白术15 g，薏苡仁30 g，茯苓30 g，葶苈子15 g，薤白24 g，菟丝子30 g，白花蛇舌草30 g，柴胡15 g，白芍60 g，白芷30 g，延胡索30 g，威灵仙45 g，生甘草15 g。12 剂，水煎服，日一剂。并嘱应用破骨细胞抑制剂，每月1次，建议全面复查，综合评估，进一步诊疗。

患者坚持服用中药治疗，先后就诊24次，根据病情变化调整方药，现患者右胁肋仍时感疼痛，无其他不适，纳眠可，二便调，体力可，舌质红，苔薄白，脉弦细。建议患者定期复查，根据病情变化制订合理方案。

处方手迹

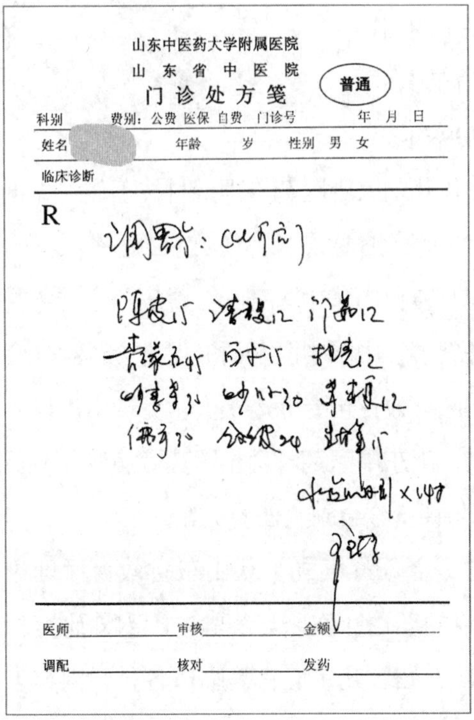
山东中医药大学附属医院
山东省中医院
门诊处方笺　普通
科别　费别：公费 医保 自费　门诊号　年 月 日
姓名 [redacted] 年龄 岁 性别 男 女
临床诊断
R
医师　审核　金额
调配　核对　发药

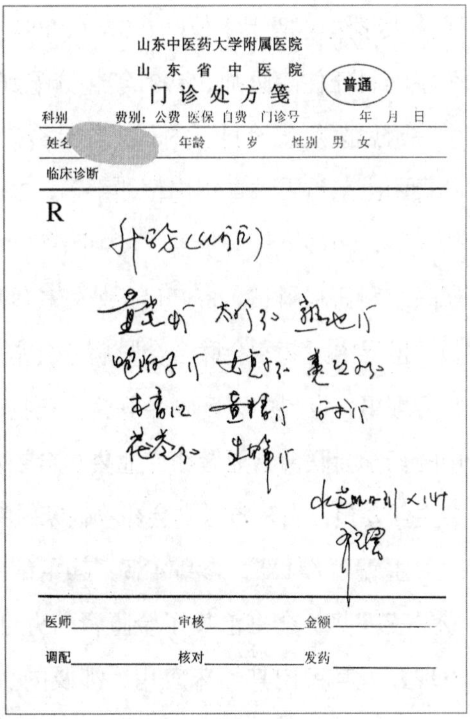
山东中医药大学附属医院
山东省中医院
门诊处方笺　普通
科别　费别：公费 医保 自费　门诊号　年 月 日
姓名 [redacted] 年龄 岁 性别 男 女
临床诊断
R
医师　审核　金额
调配　核对　发药

张法荣

山东省名中医药专家

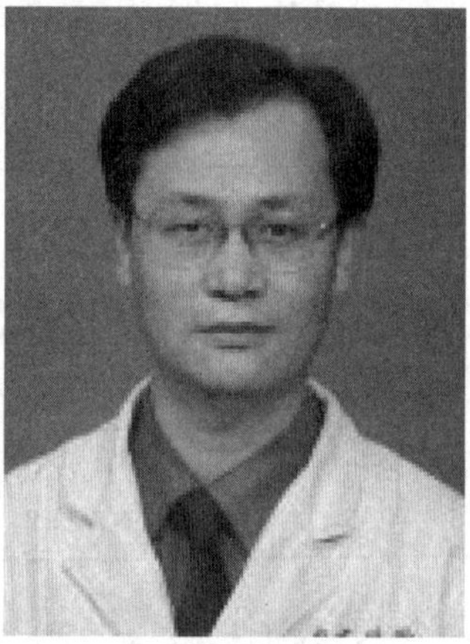

张法荣（1965—），男，汉族，山东昌乐人。山东中医药大学附属医院肾病专业主任医师、教授、博士研究生导师，现任学生党总支书记。1982年开始在山东中医学院中医系学习，1991年获黑龙江省中医研究院中医内科硕士学位，2000～2003年师从张洪斌教授，并获山东中医药大学医学博士学位。1987～1988年在昌乐中医院内科任住院医师，1991年起分配到山东中医学院附属医院急诊科、内科工作至今。1999年获共青团山东省委“青年岗位能手”，2005年获国家中医药管理局科技工作“先进个人”，2011年获山东省“名中医药专家”等荣誉称号。曾任山东中医药大学附属医院科研科科长、资产设备处处长等职。兼任中华中医药学会肾病分会常务委员，世界中医药学会联合会肾病分会常务理事，中国中医药研究促进会肾病分会常务理事，世界中医药学会联合会药物临床疗效评价专业委员会常务理事，世界中医药学会联合会亚健康专业委员会委员，山东中医药学会中医药肾病专业委员会主任委员，山东省医学会药物临床研究与评价分会副主任委员等。

主编著作1部，参编4部。其主编的《金匮肾气丸》获山东省教育厅理论成果三等奖，全书汇集了金匮肾气丸证治的理论、临床与实验的国内外研究新发现，尤其突出其临床应用，涉及内、外、妇、儿、五官等临床各科，内容丰富、翔实，较为充分地反映了当代研究的最新成果。在省级以上学术刊物发表论文70余篇，如2007年《中国实验方剂学杂志》“熟地、苍术及两者不同配伍比例保护大鼠残余肾和抑制转化生长因子的实验研究”，研究结果显示1：1是两者用于保护残肾功能的最佳配伍比例；2016年在《中国实验方剂学杂志》上发表名为“基于骨髓基质细胞自噬和旁分泌探讨黑地黄丸治疗肾性贫血的作用机制”的论文，证明黑地黄丸具有抑制肾性贫血大鼠骨髓基质细胞自噬水平达到促进其旁分泌作用，该课题获国自然科学基金资助。

主持完成或参与国家级、省部级和厅局级课题12项；获省部级和厅局级奖励8项；其中主持课题“熟地、苍术配伍抵抗大鼠肾脏纤维化的实验研究”于2006年获得山东省科学技术进步二等奖，研究结果揭示了熟地黄、苍术配伍应用可以通过调补脏腑气血之亏虚，降低5/6肾切除慢性肾功能衰竭模型大鼠血肌酐水平，纠正贫血状态，抑制肾组织转化生长因子β1（TGF-β1）的蛋白表达，减少TGF-β1在肾组织中的mRNA含量，从而改善细胞的生存环境，减轻肾小球系膜增生及细胞外基质积聚，起到保护肾功能，延缓肾脏纤维化过程的作用。并提示熟地黄与苍术配伍应用疗效优于单用，且以1∶1的配伍比例为最佳，说明两者具有中药配伍的相使作用。

学术思想

从医三十载，勤求古训，博采众方，主张古为今用，既注重借鉴汲取前贤用药之精华，又密切结合现代药理研究成果，用药经典又不失灵活。强调临证时从整体观念出发，以辨证论治为主线，辨病与辨证相结合，整体辨治，依法选药，精心配伍。提倡“精中医”且“通西医”，衷中参西，即在精研中医学的同时要熟悉掌握现代医学知识，明确中西医各自的有所为和有所不为，做到中西医有机结合。重视治病求本，肾脏病病程较长，病位在肾，肾虚为主，故益肾是治疗的根本大法；湿热瘀血是关键的病理因素，同时不能忽略疾病之标，标本兼顾，达到邪祛本固、阴阳协调的理想状态。

临床经验

一、善于滋补

强调肾乃先天之本，脾为后天之源，重视“养先天促后天、补后天滋先天”，提出滋补当脾肾同补的观点，滋肾勿忘健脾，使滋而不腻；补脾勿忘温润肾中真阳，因火能生土。结合临床实际，自拟加味黑地黄丸（苍白术、熟地黄、黄芪、人参、山药、山茱萸、巴戟天、干姜、当归、牡丹皮、泽泻），具有脾肾同补、气血双盈之功效，用于治疗各种慢性肾脏病、老年病等以脾肾两虚证为根本的病证，临床每获佳效。

二、擅用经方

中医之历史，上溯几千年，《黄帝内经》《伤寒论》《金匮要略》等古籍经历了历史长河的大浪淘沙，最终作为古籍中的经典呈现在现代人的眼前，指导着现代中医的发展。当勤求古训，博采众方，源于古籍，回归古籍，主张古为今用，常在尊重古籍的基础上适当加减，临床上取得了很好的疗效。例如大小柴胡汤、柴胡桂枝干姜汤等柴胡系列方，颇有心得，广泛应用于各种内科疑难病症。

三、重视“心肾相交”理论

心属火，藏神；肾属水，藏精。两脏互相作用，相互制约，以维持正常的生理活动。肾中真阳上升，能温养心火；心火能制肾水泛滥而助真阳；肾水又能制心火，使不致过亢而益心阴。正因如此，全身上下之阴阳方可协调。拟用交泰丸加味（黄连、肉桂、麦冬、茯神、熟地黄、山萸肉、人参、石菖蒲、远志、五味子、酸枣仁）以引其上下之相交，而肾气自通于心，心气自降于肾，水火既济，方能生生不息。

四、善用气机升降理论治疗疾病

中焦乃人体阴阳气血、水火气机升降之枢纽，调节着胃气的降浊、脾气的升清、心火的下达、肾水的上奉、肺气的肃降、肝气的升发。中焦胃气对人体气机升降有主动的调节和控制作用，即胃气的斡旋作用。临证擅长应用半夏泻心汤加减（半夏、党参、黄连、黄芩、干姜、茯苓、陈皮、砂仁、大枣、炙甘草）治疗气机失调所致各种疾病，临床收效良好。

五、组方思路以平为期

临证组方、遣方用药犹如战场选将，必须遵守一定的原则，方可药到病除，所以组方时强调：中正平和，刚而不猛，柔而不懦，温而不燥，凉而不寒，清而不枯，浊而不凝，通而不暴，攻而有守，补中带调；肾脏病病程漫长，在辨证论治的同时勿忘疏肝和顾护脾胃。

擅治病种

擅治内科和男科病证，病种涵盖慢性肾脏病、老年病、前列腺炎（增生）等男科疾病、更年期综合征以及各种内科疑难杂症等。

一、慢性肾脏病

对于慢性肾脏病，西医治疗主要是包括降压、降脂、改善肾脏循环、纠正贫血、改善钙磷代谢、肾脏替代治疗等在内的一体化治疗，更重视发挥中医药的独特优势，强调其治疗应以补肾健脾、祛湿活络排毒为原则，通过长期临证经验总结，自拟益肾排毒汤（熟地黄、黄芪、酒大黄、鬼箭羽、六月雪、土茯苓、石韦、炒杜仲、当归、鸡血藤、桃仁、川牛膝），随症加减治疗慢性肾脏病。

二、老年性疾病

随着经济的发展，人口老龄化问题日益突出，老年性疾病的发生率也逐年上升；通过临证总结，发现老年病的基本病机为肾虚血瘀。遵循治病求本的原则确立补肾活血的治疗原则，通补兼施，临证常用参芪地黄汤合补阳还五汤加减（黄芪、党参、熟地黄、山药、山茱萸、淫羊藿、牡丹皮、茯苓、丹参、当归、川芎、桃仁），达到气血调畅、气旺血活的目的，临床防治老年病方面取得了良好的临床疗效。

三、前列腺疾病

前列腺疾病是男科常见疾病，其发病日渐增多，表现为小腹不适、尿频、尿急、尿失禁以及夜尿增多等，虽不属大病恶病，但患者痛苦不堪，严重影响生活质量。临证常用活血通络、利湿散结法治疗前列腺增生，自拟方组成：水蛭、土鳖虫、三棱、莪术、皂角刺、鸡血藤、虎杖、益智仁、乌药、黄柏、滑石、甘草；常用清热利湿、理气活血法治疗前列腺炎，自拟方组成：柴胡、青皮、野菊花、金银花、蒲公英、败酱草、虎杖、连翘、王不留行、穿山甲、滑石、甘草，随症加减。

四、尿路感染（结石）

尿路感染（结石）作为肾内科临床常见病，中医药治疗有其独特优势，尤其对于一般治疗收效甚微或者病情缠绵难愈者（属中医劳淋范畴）更为突出。劳淋治疗主张益气养阴、清心利湿，临证常用清心莲子饮（莲子、黄芪、党参、黄芩、麦门冬、地骨皮、柴胡、车前子、茯苓、甘草）；泌尿系结石常用四金排石汤（金钱草、海金沙、郁金、鸡内金、石韦、滑石、酒大黄、冬葵子、车前子、牛膝、王不留行、白茅根），随症加减，每获佳效。

五、更年期综合征

更年期综合征又称围绝经期综合征，多发生于中老年女性，其主要表现为烘热汗出、面色潮红、骨蒸潮热、失眠甚至夜不能寐等。根据《黄帝内经》中“七七，任脉虚，太冲脉衰少，天癸竭，地道不通，故形坏而无子也”，又“肝肾同源”理论，强调其治疗当以调补肝肾、滋阴养血为原则，临证常选择一贯煎或滋水清肝饮或杞菊地黄丸加减（生地黄、熟地黄、当归、白芍、酸枣仁、山萸肉、茯苓、山药、柴胡、栀子、牡丹皮、泽泻）。

典型医案

医案一

患者吴某某，女，57岁，2016年8月18日初诊。双下肢重度水肿半年。患者半年前因双下肢水肿就诊于滨医附院，行肾穿刺示膜性肾病Ⅱ期，给予醋酸泼尼松片12片、环磷酰胺、利尿、补充白蛋白、降脂、抗凝、改善循环等治疗至今无效，前来我院。症见：双下肢重度水肿，周身乏力，腰酸腰痛，自汗，无盗汗，偶有心慌气短，纳可，眠一般，小便泡沫多，夜尿2次，大便可。舌质淡，苔白厚，脉沉弱。现口服醋酸泼尼松片9片、钙尔奇D、洛丁新、辛伐他汀、黄葵胶囊、百令胶囊等。查血总蛋白58.4 g/L，白蛋白28.9 g/L，尿酸451 μmol/L，三酰甘油4.0 mmol/L；尿蛋白定量8.39 g/24 h；尿常规：蛋白（3+），潜血（-）。

中医诊断：水肿（脾肾两虚，水湿泛滥）。西医诊断：膜性肾病。

治则：补肾健脾，利水消肿。

方药：（1）口服西药中成药不变。（2）环磷酰胺继用至8.0 g。（3）汤剂处方：党参30 g，生黄芪60 g，生地黄12 g，熟地黄12 g，水蛭6 g，桃仁12 g，山药12 g，山萸肉12 g，泽泻30 g，茯苓30 g，牡丹皮10 g，鬼箭羽24 g，车前子（包煎）30 g，芡实12 g，金樱子12 g，莲须12 g，泽兰30 g。14剂，日一剂，水煎服，早晚温服。

二诊2016年9月1日，双下肢水肿、腰酸腰痛减轻，乏力不减，小便泡沫多。舌淡苔白厚，脉沉弱。查尿蛋白定量8.49 g/24 h。上方去车前子，改生黄芪90 g，加滑石12 g，21剂；其他用药不变。

三诊2016年9月22日，仍双下肢轻度水肿、乏力，偶腰酸腰痛，小便泡沫。舌淡苔白，脉沉细。查尿蛋白定量6.92 g/24 h。上方去泽兰、泽泻，改芡实30 g，28剂；激素减1片。

四诊2016年10月20日，双下肢无明显水肿，仍乏力，时心慌，烦躁，纳眠可，小便泡沫减少。舌淡苔白，脉细略数。查血白蛋白33.9 g/L，三酰甘油

3.19 mmol/L；尿蛋白定量4.65 g/24 h，尿常规：蛋白（3+），潜血（-）。上方加炒栀子12 g，42剂；激素减1片。

五诊2016年12月1日，双下肢无水肿，仍乏力、烦躁，纳眠可，小便泡沫减少。舌淡苔白，脉细。查血白蛋白37.2 g/L，三酰甘油2.2 mmol/L；尿蛋白定量2.42 g/24 h。上方改炒栀子6 g、茯苓12 g，42剂；激素减至6片。

六诊2017年1月12日，仍乏力，小便泡沫减少。舌脉同前。查尿蛋白定量0.9 g/24 h。上方去炒栀子6 g，42剂；激素减至4片。

七诊2017年2月23日，稍乏力，小便泡沫减少。舌脉同前。查尿蛋白定量0.42 g/24 h。上方改生黄芪60 g，加菟丝子24 g，42剂；激素减1片。

八诊2017年4月6日，无明显不适，舌淡苔白，脉弦。查血白蛋白39.2 g/L，三酰甘油2.1 mmol/L；尿蛋白定量0.68 g/24 h。上方42剂；激素减1片。

九诊2017年5月25日，无明显不适，舌脉同前。查尿蛋白定量0.30 g/24 h。上方改生黄芪30 g，42剂；激素2片。

十诊2017年7月6日，无明显不适，舌脉同前。查血白蛋白41.2 g/L，三酰甘油1.9 mmol/L；尿蛋白定量0.23 g/24 h。嘱上方42剂后可停药；激素减1片。

医案二

患者岳某某，男，45岁，2005年9月6日初诊，发现血肌酐升高年余（肌酐178 μmol/L），曾就诊于齐鲁医院，给予尿毒清、药用炭片等治疗。为求中医治疗来我院，现症见：腰酸腰痛，周身乏力，素畏寒，偶头晕头痛，偶胸闷气短，偶恶心，纳眠可，小便伴泡沫，夜尿4～5次，大便调。舌暗红，苔黄腻，脉弦。查血肌酐205.6 μmol/L，尿素11.5 mmol/L；尿常规：蛋白（2+），潜血（+）。

中医诊断：肾劳（脾肾两虚，浊瘀内蕴）。西医诊断：慢性肾功能不全（失代偿期，CKD4期）。

治则：补肾健脾、祛湿活络排毒。

处方：生大黄（后下）9 g，石韦30 g，六月雪30 g，炒杜仲30 g，鸡血藤30 g，生黄芪45 g，淫羊藿15 g，苏叶10 g，黄连12 g，葫芦巴21 g，桃仁12 g，当归12 g，土茯苓30 g，虎杖30 g，川牛膝30 g，甘草6 g。嘱7剂，日一剂，水煎服，早晚温服。

二诊2005年9月13日，症见：腰酸腰痛、乏力、畏寒较前缓解，偶头晕头痛、胸闷气短，大便日1～2次，舌暗红，苔黄腻，脉弦。嘱上方去淫羊藿，改生大黄12 g，加用橘红12 g。14剂，水煎服。

三诊2005年9月27日，症见：轻微腰酸腰痛，无明显畏寒，纳呆，大便日2～3次，舌淡红，苔腻，脉弦。查血肌酐172.1 μmol /L，尿素氮9.16 mmol/L；尿常规：蛋白（+），潜血（+）。嘱上方去橘红、葫芦巴，加用陈皮12 g、神曲30 g。28剂，水煎服。

四诊2005年10月25日，症见：偶腰酸腰痛，稍乏力，饮食改善，大便日2～3次，舌脉同前。嘱上方改生大黄9 g，减紫苏叶、黄连，42剂，水煎服。

五诊2005年12月13日，症见：偶有腰酸腰痛，稍畏寒，纳眠可，舌淡红，苔腻，脉弦。查血肌酐162.1 μmol /L，尿素氮9.16 mmol/L。上方改生黄芪30 g，减陈皮、神曲，60剂，水煎服。

六诊至六十三诊，2～3个月复诊1次，病情稳定，血肌酐维持在150～230 μmol/L；尿常规：蛋白（+～++），潜血（+-～+）。

六十四诊2017年11月9日，偶有腰酸腰痛，舌淡红，苔腻，脉弦。查血肌酐192.7 μmol/L，尿素氮8.9 mmol/L，白蛋白37 g/L；尿常规：蛋白（+），潜血（+-）。嘱原方继用。

医案三

患者胡某，女，52岁，2016年8月12日初诊。双下肢凹陷性水肿5个月余，加重10天。患者于5个月前无明显诱因出现双下肢水肿，于当地医院就诊，诊断为肾病综合征，经西医系统治疗好转出院。但双下肢水肿不消，特来求诊中医。现症见：双下肢凹陷性水肿，劳累后加重，偶有腰酸腰痛，自觉胸闷气短，腹部胀满，进食后尤甚，纳眠可，大便调。舌淡红，苔薄白，脉弦细。尿常规：尿蛋白（+），潜血（+-）。血总蛋白72 g/L，白蛋白41 g/L，尿素5.60 mmol/L，肌酐85 μmol/L。

中医诊断：水肿（中焦气机升降不利，水湿内停）。西医诊断：肾病综合征。

治则：辛开苦降，化气利水。

方药：半夏9 g，黄连6 g，黄芩9 g，干姜6 g，党参30，黄芪30 g，炒白术

18 g，山药12 g，茯苓35 g，杜仲30 g，续断20 g，薏苡仁30 g，车前子（包煎）30 g，甘草6 g。嘱7剂，日一剂，水煎服，早晚温服。

二诊2016年8月19日，双下肢水肿较前减轻，胸闷、气短、腹胀也好转，偶有头晕头痛，嘱原方加川芎20 g，继用7剂。

三诊2016年8月26日，双下肢水肿不显，无明显胸闷气短、腹胀、头晕头痛，嘱上方改黄芪20 g，继服7剂。

四诊2016年9月2日，双下肢无水肿，无不适，舌淡红，苔薄白，脉弦。查尿常规：尿蛋白（+-），潜血（-）。嘱继服7剂以巩固疗效，后停药。

处方手迹

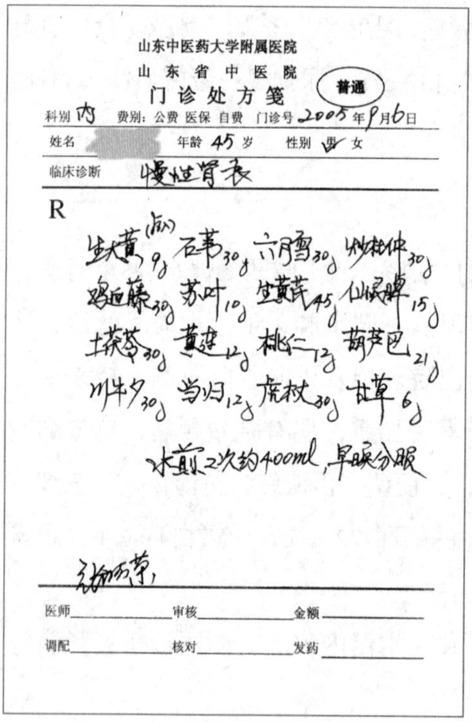
山东中医药大学附属医院
山东省中医院
门诊处方笺 普通
科别 内 费别：公费 医保 自费 门诊号 2005年9月6日
姓名 [redacted] 年龄 45 岁 性别 男 女
临床诊断 慢性肾衰
R
生大黄(后下)9g 石韦30g 六月雪30g 炒杜仲30g
鸡血藤30g 苏叶10g 生黄芪45g 仙灵脾15g
土茯苓30g 黄连12g 桃仁12g 葫芦巴21g
川牛膝30g 当归12g 虎杖30g 甘草6g
水煎二次约400ml，早晚分服
医师 审核 金额
调配 核对 发药

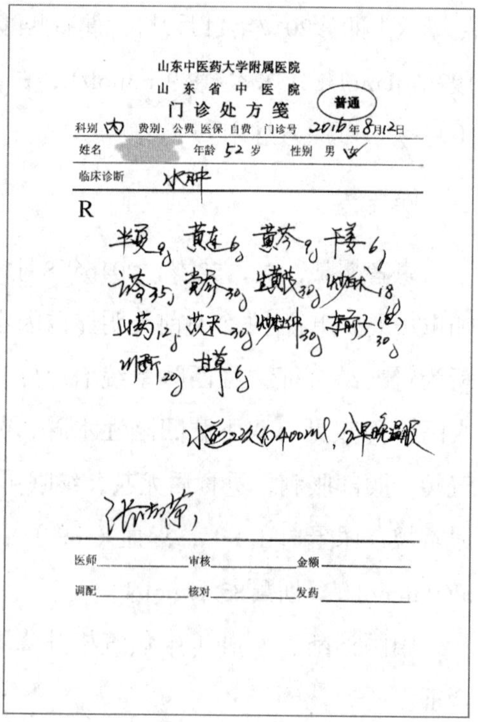
山东中医药大学附属医院
山东省中医院
门诊处方笺 普通
科别 内 费别：公费 医保 自费 门诊号 2016年8月12日
姓名 [redacted] 年龄 52 岁 性别 男 女
临床诊断 水肿
R
半夏9g 黄连6g 黄芩9g 干姜6g
茯苓35g 党参30g 生黄芪30g 山茱萸18
山药12g 苍术30g 炒杜仲30g 车前子(包)30g
川断20g 甘草6g
水煎二次约400ml，分早晚温服
医师 审核 金额
调配 核对 发药

王仁忠

山东名中医药专家

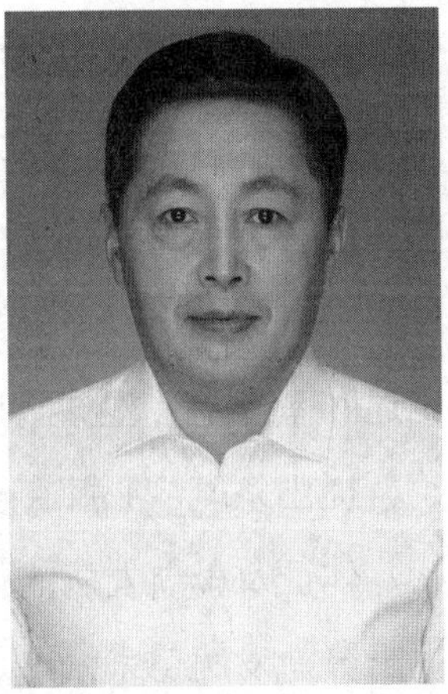

王仁忠（1964—），男，汉族，山东省烟台市人。山东中医药大学附属医院耳鼻喉科主任、教授、主任医师、医学博士、博士研究生导师，山东省名中医药专家，山东中医药大学耳鼻喉科教研室主任，山东省首批优秀中医临床人才。现任山东中医药学会耳鼻喉专业委员会主任委员，中华中医药学会耳鼻咽喉分会常委，中华中医药学会耳鼻喉科分会外治学组组长，中国中西医结合学会眩晕病专业委员会常委，中国中西医结合学会耳鼻喉科专业委员会委员，山东省医师协会常委。毕业于山东中医学院中医专业本科，1988年毕业后一直在山东中医药大学附属医院耳鼻喉科工作至今，2009年开始担任耳鼻喉科主任至今。1997～2000年师从姜静娴教授攻读中医方剂学硕士研究生，2002～2005年师从张珍玉教授攻读中医基础理论博士研究生，有着扎实的中医理论功底，从事中医耳鼻喉科疾病的理论与临床研究近三十年，擅长运用中西医结合方法治疗耳鼻喉科疑难杂症，如突发性耳聋、耳鸣、眩晕、嗓音病、鼻窦炎等病。尤其擅长运用中医特色疗法干预儿童鼾症、慢性扁桃体炎的反复发作、慢性咽炎、咽部异感症、喉源性咳嗽、过敏性鼻炎等病疗效显著。

主编著作2部，副主编3部，参与“十二五”“十三五”国家级规划教材《中医耳鼻咽喉科学》的编写。主持国家中医药管理局标准化项目——鼻鼽的中医临床诊疗指南的修订及鼻窒的中医临床诊疗指南的修订；主持山东省科委科技发展计划项目1项，山东省中医药管理局项目3项，获得山东省科技进步三等奖1项，山东省教委科技进步三等奖1项，山东省中医药科技进步三等奖2项，发表论文20余篇。2009年获得山东中医药大学教学管理先进个人。被聘为山东省名中医药专家。多次荣获山东省科学技术奖、山东中医药科学技术奖。

学术思想

继承和发展是中医学的两大基本任务，也关乎中医的未来。对于中医鼻病理论的研究就是在继承和挖掘古人对鼻病理、法、方、药方面的认识，更好为临床鼻病的研究和治疗打下一个好的基础。

在“宗气与鼻鼽发病的相关性研究”中，通过梳理历代医家对宗气理论论述的基础上，根据张珍玉教授多年对宗气理论的研究，进一步来提升宗气理论，提出宗气—心肺—鼻三位一体的整体观。并通过对鼻鼽临床发病特点、症状、体征及鼻鼽发病的体质因素、环境因素、时空因素等的临床调研与分析，提出鼻鼽发病与宗气不足有着密切的相关性。提出变应性鼻炎中医药防治的综合方案，并通过检测患者诱导辅助性T淋巴细胞亚群Th1和Th2比值来验证变应性鼻炎中医药防治综合方案科学合理性，其目的是寻求变应性鼻炎规范、合理、易于推广的中医药综合防治方案，达到最佳治疗效果。

《灵枢·口问》曰：“人之嚏者，何气使然？岐伯曰：阳气和利，满于心，出于鼻，故为嚏。”据此提出变应性鼻炎发病的实质是阳气失于和利，包括阳气虚和阳气郁两种证型，建立变应性鼻炎阳气虚和阳气郁两种证型的诊治标准，为临床变应性鼻炎的治疗提供新的思路。并开发出治疗变应性鼻炎的院内制剂鼻敏康合剂，在治疗变应性鼻炎方面提出新的思路。

在西医变应性鼻炎“阶梯式治疗”方案的启发下，通过梳理古代文献，特别是《黄帝内经》中有关喷嚏产生机理，以及对变应性鼻炎患者进行的大规模中医临床调研，从循证医学角度总结变应性鼻炎证治规律，提出变应性鼻炎的发病是阳气失于和利的新发病观，治疗上应以和利阳气为主线。并在此基础上提出变应性鼻炎中医“阶梯式治疗方案”，建立“辨体 — 辨病 — 辨证”的诊疗模式。

另外，依据《黄帝内经》“胆移热于脑，则辛頞鼻渊，鼻渊者，浊涕下不止也”的理论，通过临床观察，提出了鼻渊（鼻窦炎）的发病以肝胆湿热居多，并在多年临床与实验研究的基础上开发出院内制剂鼻窦清合剂，在山东中医药大学附属医院临床应用十余年取得了很好经济效益和社会效益。还开发了鼻腔外用中药黄柏滴鼻液治疗鼻炎、鼻窦炎也取得很好的疗效。

近期研究针刺翼腭神经节治疗耳鼻喉科相关疾病，通过刺激翼腭神经节，使突发剧烈刺激唤醒紊乱的中枢神经系统对传入信号做出迅速的反应。并根据局部情况，对失控的自主神经做出相应调整，进而促使神经递质和神经肽的释放，以调节鼻黏膜血管的张力和血流。该机理运用于过敏性鼻炎，可有效改善喷嚏、流涕及迎风流泪等症状。

同样，通过针刺翼腭神经节以调节腮腺、泪腺分泌，均能有效改善消化液、钙盐的正常分泌以及泪囊液的正常分泌。在治疗鼻病的过程中，发现对以下疾病也有改善，包括面肌痉挛、面神经麻痹、感音神经性耳聋、原发性耳鸣、分泌性中耳炎、三叉神经痛、下颌关节紊乱、近视、干眼症、消化道溃疡、牙龈出血、痛经、腰痛、中风后遗症（语言不利）、椎管狭窄伴梨状肌痛。

擅治病种

一、变应性鼻炎（过敏性鼻炎）

依据《黄帝内经》理论，提出变应性鼻炎发病的实质是阳气失于和利，包括阳气虚和阳气郁两种证型，建立变应性鼻炎阳气虚和阳气郁两种证型的诊治标准，为临床变应性鼻炎的治疗提供新的思路。并开发出治疗变应性鼻炎的院内制剂鼻敏康合剂，在治疗变应性鼻炎方面提出新的思路。研究通过针刺翼腭神经节治疗过敏性鼻炎等耳鼻喉科相关疾病取得很好临床疗效。

二、儿童鼾症

临床中总结出儿童鼾症的中医药干预措施，措施包括：扁桃体啄治技术加中药干预腺样体肥大加灌灸三伏贴。通过综合干预大多数患儿可以明显改善临床症状，免除手术。

三、耳鸣耳聋

通过中药辨证调理、针刺翼腭神经节、静脉中药等中西医结合综合治疗手段，可以明显改善耳鸣耳聋的临床症状。

四、喉源性咳嗽（变应性咳嗽）

通过中药及灌灸三伏贴综合治疗可以明显改善和预防本病的发生。

五、眩晕

所在科室拥有先进的眩晕诊疗设备，对中枢性和周围性眩晕做出明确诊断，并根据不同眩晕给予不同治疗，包括耳石症手法复位、中医中药的辨证治疗、针灸治疗、前庭康复训练等系统治疗。

典型医案

医案一

潘某某，女，3岁，2017年11月1日初诊。家长叙述患儿感冒后出现睡眠打鼾月余，张口呼吸，睡眠有憋气、鼻塞，无睡眠呼吸暂停，近期无感冒，无发热，白天鼻腔通气可，无鼻涕，无喷嚏。舌淡红，苔薄白。专科检查：双侧扁桃体Ⅲ度肿大，黏膜色不红，咽后壁无充血红肿，无分泌物附着。头颅侧卧平片示腺样体肥大。

中医诊断：慢乳蛾（相当于西医的慢性扁桃体炎、腺样体肥大，发于儿童一般称为“儿童鼾症”，现代医学大多采取全麻下手术摘除治疗）。本病例由患儿脾胃虚弱，饮食不当，食积化生痰热，加之外感寒邪之后，诱发本病。

治法：益气健脾，化痰散结。

方药：党参9 g，盐橘核6 g，清半夏6 g，玄参12 g，浙贝母9 g，牡蛎12 g，醋穿山甲6 g，山慈菇6 g，荔枝核6 g，炒僵蚕6 g，夏枯草6 g，山药15 g，白芷6 g，石菖蒲6 g，白术9 g，茯苓9 g。7剂，水煎服，日一剂，早晚温服。配合双侧扁桃体啄治。

二诊2017年11月9日。服上方7剂，打鼾症状减轻，出现轻微腹痛，大便干结，舌质稍红，苔薄黄，上方加砂仁9 g、醋鸡内金9 g、瓜蒌12 g。7剂，水煎服，日一剂，早晚温服。配合进行第二次双侧扁桃体啄治。

三诊2017年11月16日。服上方7剂，夜间睡眠基本无打鼾，无腹痛，大便正常，舌质淡红，苔少，继用上方7剂巩固疗效。配合第三次双侧扁桃体啄治。嘱患者继续随诊。

医案二

刘某某，女，69岁，2017年10月30 日初诊。自述鼻干、咽干8年，经检查诊断为干燥综合征，多次治疗无效，现鼻干、咽干，无鼻痛，无鼻塞、流涕，无喷嚏，无咽痛、咽痒，无咳嗽咳痰。舌红少苔，脉沉细。专科检查：鼻中隔无偏曲，双侧下鼻甲无肿大，鼻腔黏膜干燥，有少量鼻干痂；双侧扁桃体无肿大，咽后壁慢性充血，无淋巴滤泡增生。

中医诊断：鼻槁、慢喉痹（本病应属于现代医学干燥综合征的范畴，是一种免疫系统疾病，一般以缓解症状为主，目前暂无根治办法）。综合其症状舌苔脉象当属肺肾阴虚证。阴虚火旺，虚火上炎，灼伤津液，进而气血瘀滞，咽喉及鼻窍失于濡养所致。

治法：应滋养肺肾，益气养阴，生津润燥。

方药：百合30 g，生地黄24 g，熟地黄15 g，玄参12 g，川贝母9 g，桔梗6 g，甘草6 g，天冬15 g，麦冬15 g，白芍12 g，当归12 g，龟甲12 g，炒白术30 g，乌梅12 g，阿胶12 g。7剂，水煎服，日一剂，早晚温服。配合针刺左侧蝶额神经节，针感明显。

二诊2017年11月6日。服上方7剂，鼻干咽干症状稍有改善，舌红，苔白而干，脉沉数。调整中药处方，加强滋养肺肾之阴的药效，兼清里热，以知柏地黄汤加减。方药：知母12 g，黄柏9 g，熟地黄15 g，山药24 g，山萸肉12 g，牡丹皮9 g，茯苓15 g，泽泻12 g，肉桂6 g，百合30 g，炒白术20 g，陈皮9 g，砂仁12 g。7剂，水煎服，日一剂，早晚温服。配合针刺右侧蝶额神经节，针感明显。

三诊2017年11月13日。服上方7剂，鼻干咽干明显改善，现咽中唾液增多，舌红少苔，脉沉数。继用上方治疗，7剂，水煎服，日一剂，早晚温服。配合针刺左侧蝶额神经节，针感明显。嘱患者继续随诊，配合针刺蝶额神经节。

处方手迹

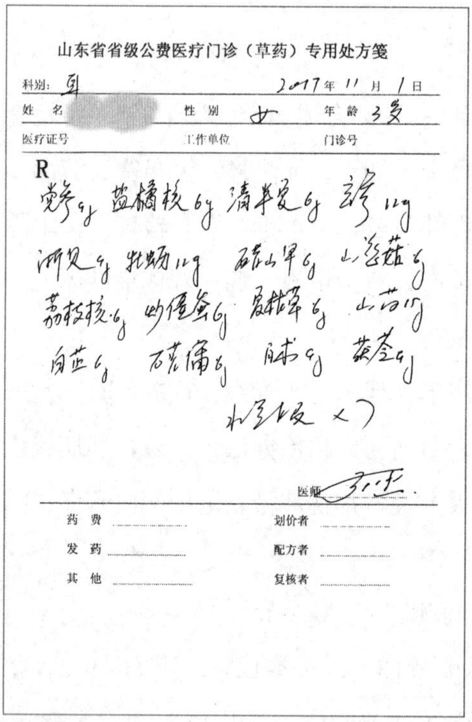

山东省省级公费医疗门诊（草药）专用处方笺

科别：耳　2017年11月1日

姓名 [redacted]　性别 女　年龄 3岁

医疗证号　工作单位　门诊号

R

医师

药费　划价者

发药　配方者

其他　复核者

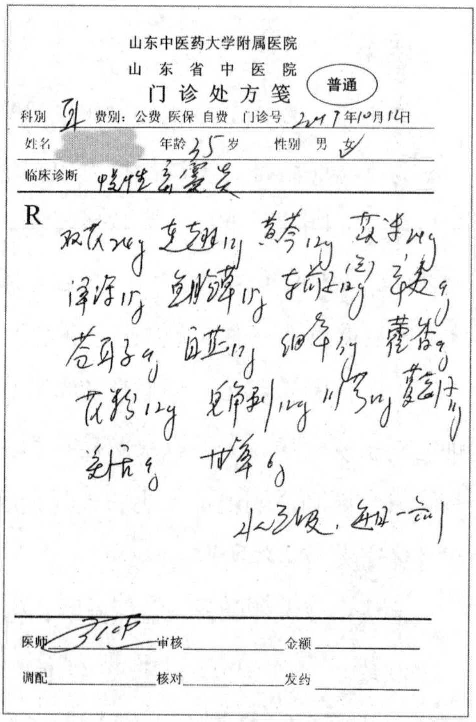

山东中医药大学附属医院

山东省中医院

门诊处方笺　普通

科别 耳　费别：公费 医保 自费　门诊号　2017年10月14日

姓名 [redacted]　年龄 35岁　性别 男 女

临床诊断

R

医师　审核　金额

调配　核对　发药

丁元庆

山东名中医药专家

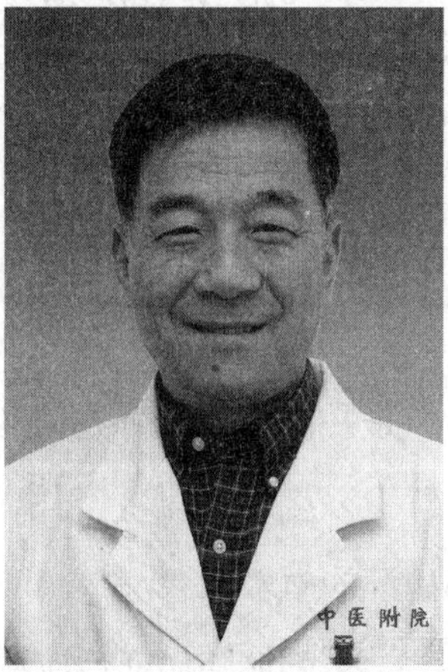

丁元庆（1957—），男，汉族，山东日照人。山东中医药大学中医内科学教授、附属医院脑病科主任医师。师承李克绍教授攻读《伤寒论》硕士研究生，毕业后从事中医内科学教学与临床工作，曾拜师卢尚岭教授，是卢教授的学术继承人。2013年获山东名中医药专家称号；曾任山东中医药大学附属医院神经内科主任、中医内科教研室主任等职。现任山东中医药大学附属医院中医经典科主任。

著有《神经精神病经方论治》《精神病实用方》《丁元庆临证辨思录》等著作。发表“邪实治肝胃与正虚补脾肾是中风病的基本证治规律”“对火热致中学说源流与现状的考察及认识”“近20年中风病研究的回顾”“中风病与温病的比较研究”“关于睡眠对中风发病影响的几点探讨”“从《伤寒论》少阴病探讨卧寐异常的病机与证治”“头痛六经分证”“《内经》营卫理论回顾”“对营卫实质的认识与思考”“从卫气探索血糖与糖尿病病机”“营卫与血压及高血压发病的相关性探讨”“营卫失常与中风发病的相关性探讨”等论文。

担任第五批山东省五级中医药师承教育指导老师。学术继承人：（1）宋婷，山东中医药大学附属医院，主治医师；（2）徐胤聪，山东中医药大学，主治医师。

学术思想

秉承《黄帝内经》宗旨，遵循《伤寒论》六经辨证，重阳气、贵阴精。强调养生应顺天时，治病需形神兼顾。通过长期临床实践，形成看天看人看病的临证理念，治病善于和调阳气，滋阴填精，通调营卫。

一、以《黄帝内经》为宗旨，追求阴阳平衡

1.“阴平阳秘”是人体正常状态，也是临证追寻之目标

人体变化起于阳气，诸如火热、内风、诸郁内结等邪气常因阳气失常而成。故医家更应重视阳气变动。

2. 营卫为阴阳之用

阴阳本不可见，可见者惟营卫，病则为寒热。营卫昼夜消长、循行不已，即是阴阳变化的外在征象，故从营卫可以见阳气，从营卫可以见神机，进而从营卫以燮理阴阳。应用营卫理论阐述慢病病机，形成通调营卫治疗慢病及精神病证的学术思想。

3. 强调脑病证治应注意宣阳调气

阳气病变，必然累及元神，伤及脑髓。此外，大凡周期性、波动性或阵发性疾病多与阳气消长、营卫变化相关。又气者血之帅，“气有一息之不运，则血有一息之不行。”因此，宣通阳气，调达气机是临证首务。

4. 重视阳气，不忘阴精

阴阳不可离。张介宾曰：“以寒热见阴阳则阴阳不可混，以精气见阴阳则阴阳不可离”。故无论认识生理功能抑或病机变化，皆应重阳气又不远阴精。

二、六经辨证为指导

六经辨证适用于外感、杂病证治。用六经辨证方法，论治头痛、眩晕、不寐、口僻、抑郁症、焦虑症、胃肠病等常见病、疑难病。

三、发挥火热、痰热致病机理，用以阐释脑病火热、痰热致病机理

基于《素问·至真要大论》火热病机以及刘完素火热与朱震亨痰热等病机理论，结合临床，不断补充、完善与发展，形成火热责在阳气旺盛，有阳气才能生火热的理论认识。将重阳气的思想扩展到对火热致病机理的阐述及临床实践。

1. 强调火热致病的普遍性与脑病火热病机的多样性

提出火热病邪是脑病重要致病因素，开展脑病火热、痰火、痰热致病机理与证治研究。火热病邪既可径直犯脑，扰乱神明，闭塞清窍，化火生风；又能灼伤液津、聚生痰瘀、壅滞气机，久则耗气伤阴，引起继发病变。倡导清热泻火法用于脑病临床，善于化裁使用经方。如用葛根芩连汤、小陷胸汤、白头翁汤等治疗脑病，随症加减应用。

2. 脑病痰热证的发挥

痰热是临床常见病因。诸如中风、痴呆、痫证、躁狂、不寐、头痛、眩晕、健忘、郁证、抑郁症、焦虑症等，均可见痰热证候；痰热久结，伤阴耗气，提出清热化痰与养阴益气，通络荣脑并举的治法。

临床经验

一、从肝胃实、脾肾虚论治中风

1. 急性中风，治重火热

火热致中具有以下特征：（1）急暴性；（2）阶段性；（3）挟气、挟痰、挟瘀。急性中风的风火、风阳、火热等病理因素根在气机逆乱，《素问·阴阳应象大论》曰："阳之气，以天地之疾风名之"。《中风斠诠》曰："五志之极皆生火，火焰升腾则风亦动"。阳气病变将风火、肝紧密联系在一起。

"气有余便是火"，火热能化风，治风当先顺气，气顺则火热不生，内风不起。故临床治疗急性中风重在清泻火热，泻火要在调畅气机。故《医林绳墨》曰："善治风者以气理风"。

2. 提出中风邪实治肝胃，正虚补脾肾的证治规律

治肝如调气、降火、平肝、潜阳、镇肝等；治胃常用通腑泄热、化痰通络、和中降逆、泻浊导滞，或肝胃并治。气虚宜补脾，益气活血、益气养阴、益气化痰等治法皆由此出；阴虚见于肝肾，以肾阴亏虚为本，故阴虚治宜滋肾填精，而滋阴潜阳、滋阴活血、滋阴化痰则是其变法。邪实与正虚难以绝对分开，故治肝胃与补脾肾常相兼并用。

3. 中风阴虚证治

《临证指南医案·中风》论病机有“精血衰耗”之说。阴虚当补，育阴以滋补肝肾为要，用味厚滋降之物，直入下焦，补阴精之不足。强调肝肾阴虚，木失水涵，肝阳偏亢，阳化风动，内风动越，为阴虚中风之病机，故育阴熄风中宜加镇潜平肝之品，尤以介类为佳。饮食调养不可疏忽。

4. 积极开展中风预防研究

在“火热致中”的基础上，系统研究火热病邪与人迎脉积（颈动脉粥样硬化）形成、发展、危害、转归之关联，用清热泻火法加以干预，采用清热泻火、化痰散积为基本方法治疗人迎脉积。

二、构建头痛六经辨证体系

1. 倡导六经分证论治头痛。进而建立头痛六经辨证体系。

2. 结合临床，提出内伤头痛重视太阳、厥阴的观点。

3. 临证崇尚经方，巧用风药，精于配伍。葛根汤、葛根芩连汤、白头翁汤、黄芪桂枝五物汤、柴胡桂枝汤皆为临床所常用；将风药灵活应用于头痛证治中。如葛根芩连汤治疗湿热头痛，葛根汤治疗颈源性头痛，陈茶芽煎治疗顽固性头痛，酸枣仁汤治疗紧张型头痛等。

4. 用药别具一格。头痛擅用白鲜皮、苦参、天麻、何首乌、玄参、土茯苓等；虫类药则以蝉蜕、僵蚕为主。

5. 创制头痛新方。如平肝实脾方、玄参天麻汤、泻火平肝方、头风方治疗偏头痛、丛集性头痛；菊花方治疗紧张型头痛等。

三、急性口僻从阳明论治

总结出从阳明论治急性口僻的规律，临证擅用经方。本病责在阳明经脉受病，面部筋脉失养。治从阳明着眼，祛邪通络，补虚扶正。常用葛根汤、桂枝加葛根汤、黄芪桂枝五物汤化裁。

四、用阳气与神机理论指导抑郁症证治

首倡“阳郁神颓”是抑郁症重要病机，提出“神颓志衰”是其复杂临床表现之核心。倡导“宣阳开郁”为治则，临证常用桂枝汤、竹皮大丸、三物白散、小陷胸汤、桂枝人参汤等，擅用桂枝、白芍、炙甘草、龙骨、牡蛎、川贝母、瓜蒌、人参等。

五、用营卫理论指导脑病证治

营卫理论是《黄帝内经》的重要内容，对认识与研究神经功能以及神经疾病具有指导作用。无论是运动、感觉、自主神经、人体的节律性变化以及神经病变，多可用营卫理论阐释，并能指导临床处方用药。以营卫理论指导，认识不寐、麻木、痿证、汗证、微风（面肌痉挛）、中风、肉苛等，用经方论治，临证常用桂枝汤、葛根汤、麻黄汤、黄芪桂枝五物汤、桂枝茯苓丸、桃核承气汤、侯氏黑散、顾步汤等。

六、形神合一，重视调神

将重阳气的思想落实到临证。神生于阳气，养生健身，治病延年，皆应以神为本，故临证重视调神。（1）依据《黄帝内经》营卫睡眠理论，探索不寐病机，崇尚“神主”说。深入分析当代不寐病机特征，其中对郁热、痰热、瘀热、火热、阴虚不寐病因及证治多有阐发，临证长于使用清热、开郁、化痰、活血、凉血、柔肝安神等方法。（2）治疗微风（面肌阵挛），在辨证论治的基础上，常加入重镇安神、养血安神之品。（3）治疗抽动症每加安神之品，神安则静，内风乃平。（4）治疗痛证，必需调神。诸痛皆由心主，心动则诸疾蜂起，心寂则万病皆息。痛证兼顾调神，常常事半功倍。

七、善用经方

将葛根芩连汤用于中风临床，对火热证、痰热证、湿热证，皆可随证而施，火热加栀子、夏枯草、生地黄、当归；痰热证加瓜蒌、天竺黄、半夏、炒莱菔子；湿热加茵陈蒿、泽泻、滑石粉；痰瘀痹阻合桂枝茯苓丸；痰热郁结则合小陷胸汤；阴伤加生地黄、麦冬、玄参、石斛；气耗加党参、黄芪。其他如

用白头翁汤治偏头痛、狂证等，柴胡桂枝汤治偏头痛等位症，桃核承气汤、麻黄连翘赤小豆汤、柴胡桂枝干姜汤等治痤疮，当归贝母苦参丸治疗肝经湿热瘀阻之郁证、胁痛、淋证、便秘、头痛等。

擅治病种

擅治脑病、内科杂病以及疑难病症，病种涵盖内、外、妇、儿科。

一、脑血管病

脑为元神之府，又为清虚之府。只受脏腑清气，不耐浊气干扰。脑病邪实常见风、火、痰热、痰浊、瘀血，治宜祛邪；虚证不外气血阴阳不足，脑髓空虚，治当补益气血阴阳，填精生髓；兼以调神益智。

1. 不寐

提出少阴心肾水火升降导致卧寐异常。心肾藏水火、主精神，故从少阴调治卧寐异常。病机不出正虚邪实两方面，正虚主要见于阴虚、血虚，邪实主要有郁热、瘀热、痰热等。

2. 提出中风营分证证治

该证多见于出血性中风，也常见于糖尿病并发中风，证似温病热扰心营，实由素体阴亏，瘀热内生，扰于心营，又称中风热扰心营证。常用的安宫牛黄丸、白虎汤、黄连解毒汤、防风通圣丸、清瘟败毒饮、清营汤、加减复脉汤以及一二三甲复脉汤、大小定风珠等，临证皆可随证应用。

3. 抑郁症

病机要在阳气郁痹，神机颓废。治疗抑郁症须畅达阳气，以鼓舞脏腑气化，振奋精神，又能杜绝痰热瘀等邪气孳生。振奋神机，宁心安神是治疗抑郁症的重要方法。以桂枝汤化裁，创制开郁振颓汤、宣阳开郁汤等。

4. 人迎脉积

阳明火热灼脉、灼津、灼血，导致人迎脉损伤，痰瘀凝结，导致人迎脉积。火热日久，耗气伤阴，导致痰热瘀结、气阴损伤的复杂病机变化，形成中风的发病基础。提出清热泻火、活血散积法治疗人迎脉积，用葛根黄芩黄连汤加味进行临床干预。

二、脾胃病

1. 根据中焦主司升降出入的原理，用“实则阳明，虚则太阴”病机理论，发半夏泻心汤组方之秘，临证以之化裁，治疗痞满、胃痛、呕吐、腹胀、泛酸以及不寐、头痛、痤疮等病证。

2. 木植土中，木能疏土。常用“疏肝和胃法”治疗胃痛、痞满、腹胀、便秘、泄泻等。用温肾健中法治疗久泻。自拟天麻白术汤、加减胃关煎等。

三、心血管病

心、血、脉、神明与阳气五位一体，以此立论辨识心病。治疗胸痹、心痛、心悸等，常用方剂有桂枝甘草汤、炙甘草汤、黄芪桂枝五物汤、生脉散、保元汤以及补阳还五汤、当归四逆汤等；用大柴胡汤合白头翁汤治疗肝胆湿热瘀阻心悸；用小陷胸汤、瓜蒌薤白半夏汤治疗胸痹。

四、儿科疾病

1. 小儿外感发热，咳嗽

从邪犯肺卫治疗外感发热，擅用疏风透热法、清热凉营法等；遵从《黄帝内经》咳嗽皆“聚于胃，关于肺”的论述，临床擅用二陈汤、六安煎、桑菊饮。

2. 儿童抽动症

提出“识证从风，治求心肝”的观点，用以指导临床。并创制清肝方、宁心方等。

典型医案

患者，男，68岁，退休干部，2005年3月23日初诊。入睡困难2个月。

不易入睡，常常依赖安眠药，入睡前汗出较多。因睡眠不足，以致血压升高，伴头痛、头晕、头胀，耳鸣，乏力，健忘，生活无规律。

诊见：老年男性，形体略胖，面色微红，面部皮肤微感油垢，唇红。舌质暗，舌苔薄微黄，脉浮滑数。

诊断：不寐。辨证：肾阴亏虚，阳旺神浮。高年肾亏，不耐烦扰，阳气失潜，龙雷之火不藏，难以入寐。

治法：滋肾养阴、潜阳安神。

处方：熟地黄24 g，当归15 g，百合30 g，珍珠母30 g，丹参18 g，淡竹叶9 g，川贝母9 g，沉香粉（后下）6 g，知母15 g，怀牛膝15 g，天麻15 g，桑螵蛸30 g。7剂，日一剂。水煎2次，午、晚餐后1小时温服。

二诊2005年3月30日。自述睡前汗出减，乏力减轻，头痛、头晕消失，情绪稳定，记忆力下降，耳鸣卧位明显。舌质暗红，苔薄黄，脉微浮滑弦。病见转机，肾阴亏虚，心火不降，前方合交泰丸，滋肾填精与降火安神兼顾。

处方：黄连9 g，肉桂（后下）6 g，熟地黄24 g，百合30 g，珍珠母30 g，丹参18 g，川贝母9 g，怀牛膝15 g，天麻15 g，桑螵蛸30 g。7剂，水煎服，方法同前。

三诊2005年4月13日。睡眠已有明显改善，入睡时间在30分钟以内，睡前汗出基本消失，一夜可睡5～6小时；中午能休息20分钟，耳鸣较重。舌质暗红，苔薄黄少，脉浮略滑。

处方：百合30 g，生、熟地黄各15 g，麦冬30 g，珍珠母30 g，茯苓30 g，石菖蒲15 g，知母15 g，怀牛膝15 g，肉桂（后下）6 g，桑螵蛸30 g，黄连9 g，苦桔梗12 g。7剂，水煎服，方法同前。

四诊2005年4月20日。睡眠渐入佳境，已不服用安眠药4天，二便正常。舌质红，苔薄中微黄，脉弦略滑。处方：上方去石菖蒲，加茵陈18 g。7剂，水煎服，方法同前。

五诊2005年4月27日。睡眠基本正常，不需安眠药即能入睡迅速，夜间可睡6~7小时，中间有时觉醒。耳鸣减轻，精神、情绪良好。白天时有困倦感，午休可以睡眠30～60分钟。舌质红暗，苔薄黄少，脉滑。处方：上方去肉桂，改茵陈24 g。6剂，水煎服，方法同前。

随访1年，睡眠良好，血压基本正常。

处方手迹

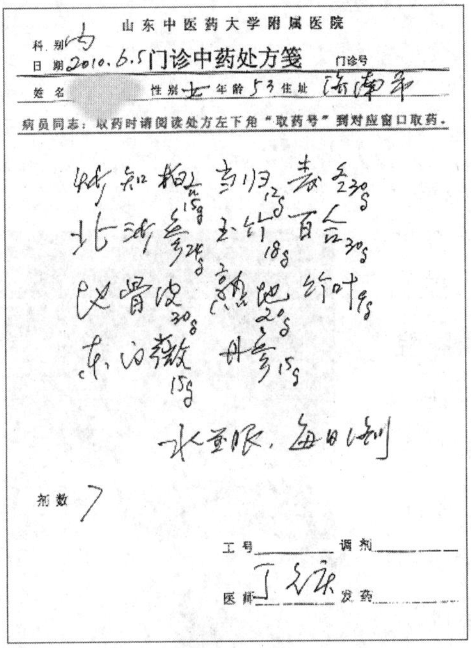

山东中医药大学附属医院

科别 内

日期 2010.6.5 门诊中药处方笺 门诊号

姓名 性别 女 年龄 53 住址 济南市

病员同志：取药时请阅读处方左下角“取药号”到对应窗口取药。

炒知柏各15g 当归12g 黄芪30g

北沙参24g 玉竹18g 百合30g

地骨皮30g 熟地24g 竹叶9g

东白薇15g 丹参15g

水煎服，每日1剂

剂数 7

工号 调剂

医师 丁元庆 发药

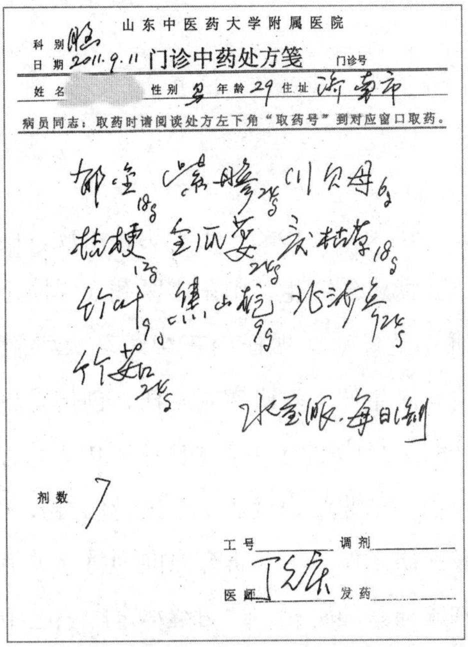

山东中医药大学附属医院

科别 肺

日期 2011.9.11 门诊中药处方笺 门诊号

姓名 性别 男 年龄 29 住址 济南市

病员同志：取药时请阅读处方左下角“取药号”到对应窗口取药。

郁金18g 柴胡24g 川贝母6g

桔梗12g 全瓜蒌24g 炙枇杷叶18g

竹叶9g 焦山栀9g 北沙参24g

竹茹24g

水煎服，每日1剂

剂数 7

工号 调剂

医师 丁元庆 发药

毕荣修

山东省名中医药专家

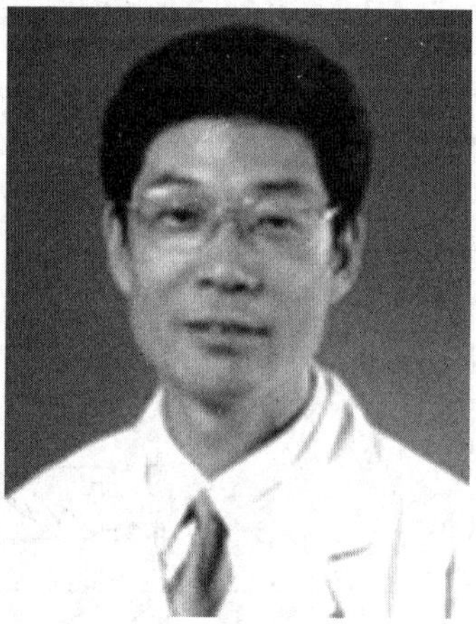

毕荣修（1962—），男，汉族，山东寿光人。博士研究生，山东中医药大学博士、硕士研究生导师，现任山东中医药大学附属医院骨科副主任，教研室副主任，创伤骨科主任。1985年7月毕业于山东中医学院中医系，获学士学位。毕业后一直从事中医骨伤科教学、临床及科研工作，主要研究方向为骨与关节损伤的临床与基础研究。学习继承全国名老中医邵光湘、曹贻训、于光华、张志刚教授学术理论和丰富经验。2007年就读于南京中医药大学，攻读中医骨伤科学博士学位。现担任中国中西医结合学会骨伤科分会委员，中华中医药学会骨伤科分会创伤专业委员会委员，山东中西医结合学会骨伤科分会副主任委员，山东中医药学会骨伤科分会脊柱专业委员会副主任委员。

主编有《全国中医药专业技术资格考试大纲与细则：中医骨伤科学专业（中级）》《骨伤科典型创伤病例精解》等著作；作为副主编，编写《中医正骨学》；参与编写《中西医结合骨伤科学》《中医骨伤科学》《骨伤科手术学》等教材。主持课题“带旋髂深髂骨瓣移植及中药治疗股骨头缺血性坏死的临床及实验研究”获山东省科技进步三等奖；“关节止痛胶囊对关节软骨蛋白多糖代谢的作用机理探讨” 获山东省医学科技创新成果三等奖。目前承担国家自然科学基金科研课题1项，省级课题4项。发表“MSCT三维重建技术对肱骨近端骨折分型及治疗的指导意义”“关节止痛胶囊对膝骨性关节炎模型血清、关节液中自由基水平影响的研究”等学术论文30余篇。

曾荣获2001～2002年度山东中医药大学优秀共产党员；2002年被评为山东中医药大学先进工作者；2007年被评为校“优秀青年教师指导教师”、校“十大优秀教师”。荣获2009、2011年度山东中医药大学十大优秀教师，2010年山东中医药大学附属医院学生最喜爱的十大优秀导师，2011年度山东中医药大学优秀共产党员，2012年山东中医药大学科教兴鲁先锋共产党员称号。

担任第五批山东省五级中医药师承教育工作指导老师。学术继承人：（1）管东辉，山东中医药大学附属医院骨科，副主任医师；（2）王式鲁，山东中医药大学附属医院骨科，讲师。

学术思想

继承中医传统骨伤科的学术特色，注重整体观念。人体是一个有机结合的整体。内部脏腑与外部筋骨在功能活动上有机联系，协通作用，相互影响；在病理变化上相互影响联系、相互传变而产生复杂多变的病理变化。“肢体损于外，则气血伤于内，营卫有所不贯，脏腑由之不和”。

注重气、血、津液。气、血、津液是构成人体的基本物质，是脏腑、经络等组织器官进行生理活动的物质基础。骨科疾病与气血的运行失常有密切的关系，既可以单独形成气虚、气滞、血虚、血瘀等单纯气、血方面的病症，也可以形成气滞血瘀、气虚血瘀等综合病症。并且气血的病理变化也相互影响，气的运行失常，气滞、气虚，便无力推动血液在脉内的运行，从而导致血瘀，进一步发展，血瘀又阻碍了气的运行，形成恶性循环。因此在治疗过程中坚持气血并重。同时在继承中医传统骨伤科学术特色的基础上，积极研发自制中药制剂，突出中医辨证，发挥中医骨伤手法整复、夹板固定、整体与局部康复的学术优势，积极开发院内制剂和中医特色疗法，彰显中医骨伤科发展的强大优势和勃勃生机。

临床经验

一、注重四诊合参

“欲知其内者，当以观乎外；诊于外者，斯以知其内。盖有诸内者形诸外”。通过望、闻、问、切的方法，得到疾病外在的临床表现，通过辨证、分析，了解疾病的本质。

二、注重补益肝肾

肾主生髓长骨，肝体合筋，肝肾同源，肝藏血、肾藏精，肾脏功能失常，精失去调节，骨骼也会出现病变，骨的病变也影响肾脏，导致肾脏病变。“诸筋者，皆属于肝”，筋的运动自如取决于肝脏的濡养。肝脏发生病变，筋的营养不足，功能就会衰退。老年人行动缓慢，容易劳累，就是肝脏功能减退、筋失滋养的原因。肝肾同源，肝藏血、肾藏精，肝肾之间为母子关系。肝肾与筋骨关系密切，生理上相互为用，参与人体运动，病理上肝肾亏虚则导致筋骨功能失常，易产生骨科疾病。

三、注重中西合参

致力于运用中医药及中西医结合的方法治疗骨科常见病、多发病、疑难病。始终坚持以传统手法正骨复位配合小夹板外固定，遵循动静结合、内外兼治、三期用药的原则，结合现代医学，对四肢常见骨折、部分开放性骨折、骨折后遗症等配合手术治疗，成功对复杂性损伤、复合性损伤、多发性损伤、多脏器损伤和创伤并发症与多科室协同救治，并成功开展了手术治疗骨盆骨折、髋臼骨折及高能量暴力所致四肢骨、关节等复杂损伤。

四、强调筋骨并重，注重早期功能锻炼

主张骨折后要在医生指导下积极锻炼未受伤的关节，循序渐进，能避免

关节僵硬、挛缩和肌肉萎缩。采用轻按摩的方法自我按摩，可促进局部血液循环，有利于骨折的恢复。

五、未病先防，主张积极预防骨折发生

提出从练功强身、饮食调摄、防止外伤等方面积极预防骨折的发生，未病先防。

擅治病种

擅治四肢骨、关节损伤及骨坏死、骨软骨退行性疾患。

一、四肢骨关节损伤

以整体观念和辨证论治为理论核心，遵从“动静结合、筋骨并重、内外兼治、医患合作”四大治疗原则，继承“摸、接、端、提、推、拿、按、摩”正骨八法，并在此基础上不断总结个人经验，长期临床实践形成了自己特有的骨折复位手法。同时运用中药促进骨折愈合，按初、中、后三期辨证施治，用药攻补兼施，寒凉适度，并重用理气活血之品。并擅长运用国际先进的AO、BO、CO理论和技术与器械治疗大批骨盆骨折、髋臼骨折及高能量暴力所致四肢骨、关节等复杂损伤。

二、股骨头缺血性坏死

认为坏股骨头坏死的发病机制系在肝肾亏虚的基础上，外伤、邪气的入侵，阻碍了股骨头的气血运行，使之失去濡养所致。关键在于“缺血”，缺血是股骨头坏死的首发因素，并存在于股骨头坏死发病过程的始终。而脉络瘀阻在缺血的过程中起关键性作用。对于股骨头缺血性坏死分期辨证论治，早期自拟活血通脉汤加减口服，中期带旋髂深血管蒂髂骨瓣移植配合活血通脉汤口服，后期采用人工关节置换。

三、膝骨性关节炎（OA）

认为本病以肝、肾、脾亏虚为基础，加之外力劳损，而致筋骨失养及气血瘀滞，脾肾亏虚，温煦失职，气化失常，运化失司，湿浊内生，气滞、血瘀、湿浊作祟，膝关节为肿为痛，久则骨质增生、硬化，渐成本病。此外，本病易感受外邪而和它病同生，缠绵难愈。本病病位在筋骨，与肝、肾、脾关系密切。其病机概而论之有虚（肝、肾、脾、精、血）、瘀（血瘀）、湿（内湿）三端。病性多为本虚标实。发作期以气滞血瘀湿阻标实为主，缓解期以肝肾脾亏虚、精血不足本虚为主。创制的苍膝通痹胶囊（医院制剂）可有效改善软骨的营养，促进软骨的修复、再生，可有效地缓解OA的临床症状，恢复膝关节功能，延缓了骨关节炎的形成和进一步发展。

典型医案

患者为老年女性，左膝关节肿痛半个月。患者自半个月前始无明显诱因出现左膝关节肿胀，疼痛，蹲起时明显，行走不利，晨起时加重，活动后减轻。曾在当地医院就诊，拍片示左膝关节骨质增生，给予口服药物治疗，效果不佳。体格检查：左膝关节稍肿胀，皮肤颜色正常，浮髌试验（+），髌骨研磨征（+），关节间隙压痛（+），以胫骨平台内侧明显。左膝关节穿刺，抽出色黄，黏性液体约200 mL。左膝X线片示：左膝关节骨质增生，关节间隙变窄。舌质暗，苔薄白，脉弦细。

辨证为气滞血瘀，治以活血化瘀、行气止痛。药用苍膝通痹胶囊，3粒，日3次。

二诊患者经7日治疗后，左膝关节疼痛明显缓解，未再肿胀，仍疼痛，蹲起时疼痛较前明显减轻。继续给予苍膝通痹胶囊治疗，药用二十余日疼痛消失。

处方手迹

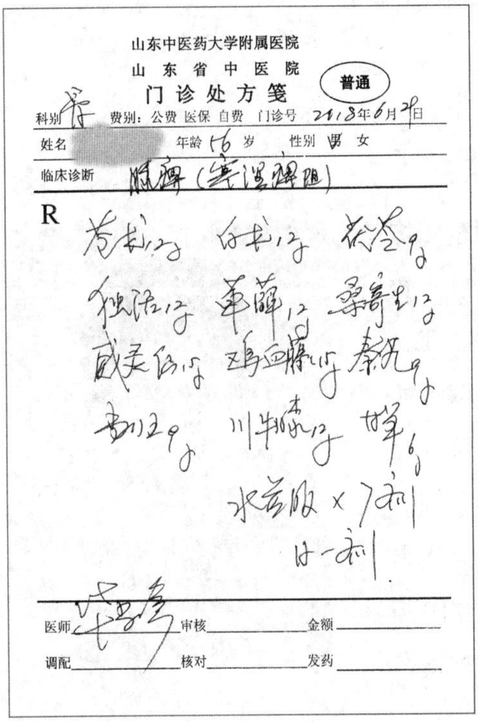

山东中医药大学附属医院
山东省中医院
门诊处方笺　　普通

科别 毕　费别：公费 医保 自费　门诊号　2018年6月29日

姓名 [redacted]　年龄 56 岁　性别 男 女

临床诊断 腰痹（寒湿痹阻）

R

苍术12g　白术12g　茯苓9g

独活12g　萆薢12g　桑寄生12g

威灵仙15g　鸡血藤15g　秦艽9g

当归9g　川牛膝12g　甘草6g

水煎服 ×7剂

日一剂

医师 毕荣修　审核　金额

调配　核对　发药

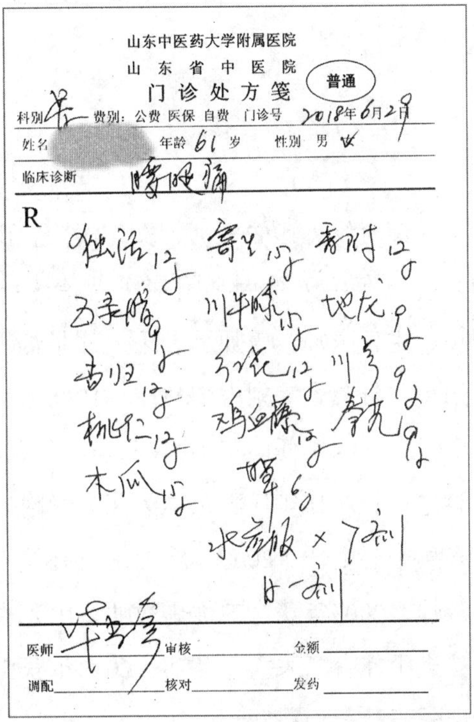

山东中医药大学附属医院
山东省中医院
门诊处方笺　　普通

科别 毕　费别：公费 医保 自费　门诊号　2018年6月29

姓名 [redacted]　年龄 61 岁　性别 男 女

临床诊断 腰腿痛

R

独活12g　寄生15g　香附12g

乌梢蛇9g　川牛膝15g　地龙9g

当归15g　红花12g　川芎9g

桃仁12g　鸡血藤15g　秦艽9g

木瓜15g　甘草6g

水煎服 ×7剂

日一剂

医师 毕荣修　审核　金额

调配　核对　发药

（王式鲁　整理）

谭奇纹

山东省名中医药专家

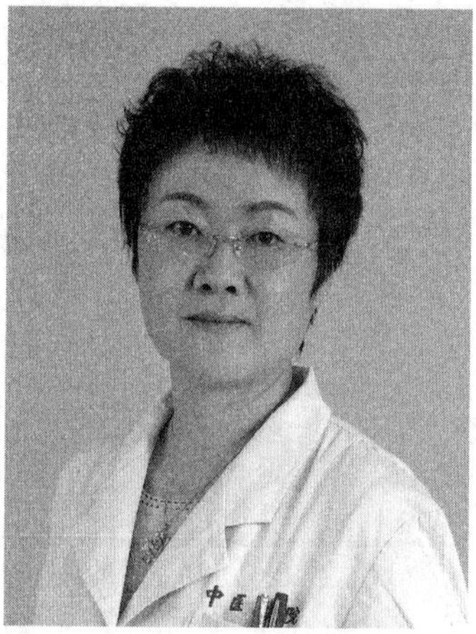

谭奇纹（1962—），女，汉族，山东潍坊人。山东中医药大学附属医院治未病中心教授、主任医师。曾师承国医大师张灿玾教授、山东省针灸名家刘玉檀教授；1998年考取医师资格，2004年任山东中医药大学附属医院针灸科主任；2016年任山东中医药大学附属医院治未病中心主任。2008年获山东省高校十大优秀教师；2009年获全国优秀教师；山东省中医药先进工作者，荣立二等功；2013年获山东省名中医药专家等荣誉称号。

主要编著有《常见病针刺手法精读》《针灸临床治疗学》等著作；发表“Specific Correlation between the Hegu Point（LI4）and the Orofacial Part：Evidence from anfMRIStudy. Evidence-based”“基于肌电反应的合谷穴与面口部联系机制研究”“针刺预处理对大鼠心肌缺血再灌注氧化应激损伤的保护作用”等论文。

担任第四批山东省五级中医药师承教育工作指导老师。学术经验继承人：（1）陈新勇，山东中医药大学附属医院针灸专业，主治医师；（2）韩晶，山东中医药大学附属医院针灸专业，副主任医师。

学术思想

中医对人体生理的认识可归结为阴阳两方面多因素的动态平衡，即“阴平阳秘”的机体最佳自和稳态。主张调和阴阳、通畅元真为诊疗大法，重视整体，察色按脉，讲究辨证，针药结合，处方精简，针道独特，手法轻捷，针感舒适。临床治疗注重调养神气、平衡脏气、通调经气、祛除邪气，察其“不和”，调其“自和”，使机体达到“阴平阳秘，精神乃治”的自和稳态。

临床经验

综各家之长，重诊法之奥，继药物之妙，取针灸之巧。

一、对“通畅元真”见解独到

张仲景在《金匮要略》首篇提出“若五脏元真通畅，人即安和”的观点，强调了“五脏元真通畅”是人体达到健康状态的基本条件，也是治愈疾病要达到的最终目的。尽管疾病临床表现多端，其病机都离不开脏腑经络元真不畅的基本状态。临证应用针刺、艾灸或药物从通畅脏腑经络五脏元真这一思路出发，广泛应用于疑难杂症临床防治。

二、擅“夹脊针法”针道独特

“华佗夹脊穴”依督脉、傍足太阳、邻背俞穴，承接督脉与足太阳之经气，同背俞穴脏腑之气汇集处的特异，异背俞穴之恐伤脏腑的不足，以夹脊代背俞扩大了背俞穴临床应用范围，结合颈胸腰骶解剖各异、夹脊穴取法有别、刺法不同，总结了针道独特“夹脊针法”，对于脏腑组织和器官的疾病具有良好的治疗作用。

三、重“调养神气”索源创新

从广义上讲神气是中医生命观的核心，关于生命的起源、生命的本质、生命的运动等都必须依赖于神气来体现。《黄帝内经》中“得神者昌，失神者亡”之论述，阐明了神气之得失决定着生命之存亡；“精神内守，病安从来”，“故养神者，必知形之肥瘦，荣卫血气之盛衰。血气者，人之神，不可不谨养。”均强调了养“神气”。临床治疗遵古而不泥古，结合现代研究，注重心脑间经脉相连互络，基于“心脑同治”“从心治脑”“从脑治心”，兼顾气血阴阳，重调养神气。

四、精“针药并用”未病先防

早在2000多年前中国医学的古圣先贤们就开创了中医 “治未病”的预防思想，临床中精于针灸结合、针药并用、手法调理、心理疏导等调治机体紊乱。针法轻巧舒适，用药辨证精准，独创调理手法。

擅治病种

擅治亚健康状态、疲劳综合征、偏颇体质、失眠、健忘、焦虑抑郁状态及更年期综合征、耳鸣耳聋、颈肩腰腿痛症及胃肠疾病等慢性病调养。

一、心脑神志疾患

失眠、健忘、焦虑抑郁状态等心脑神志疾患，系由脏腑机能紊乱，邪气阻滞，阴阳平衡失调，营卫气血运行失常，神志不宁所致。辨证可以虚实为纲。实者多郁、火、痰作祟；虚者有气血阴阳之分。病位心、脑为主，涉肝、脾、肾及腑。针灸治疗以督脉、膀胱经病厥阴经穴为主，临床据证辨析，掌握分寸，补泻兼施，随证治之。

二、亚健康状态调理

亚健康状态的发生是由于先天不足、劳逸失度、起居失常、饮食不当、情志不遂、居处不慎、年老体衰等因素，引起机体阴阳失衡、气血失调、脏腑功能失和所致。因此，通过调和阴阳，调达气血即可调整脏腑功能，使其从亚生理状态转至正常的生理状态，达到预防疾病发生“治未病”的目的。《素问·调经论》有言：“五脏之道，皆出于经隧，以行血气，血气不和，百病变化而生。”临床应调阴阳、疏血气，令调达，而致和平。

三、颈肩腰腿疼痛性疾患

颈肩腰腿痛属中医“痹证”范畴，劳损过度、外伤筋脉或年老体弱，外感风、寒、湿邪乘虚侵入，留滞于肌肉、筋骨与经络，致使肌肉、筋骨气血津液运行不畅，经络阻滞不通，久之寒湿贼风，痰浊瘀血，互为胶结，凝聚不散，流注于筋骨关节，经脉不通而致疼痛。临证注重审辨其病位、病变性质和发展趋势。注重中西合参，择时择机择法，临床屡验不败。

典型医案

患者，女，41岁，2015年5月7日初诊。入寐困难半年余。近十余年因工作压力较大，睡眠欠佳，症情时作时止，近半年来尤为加重，以入寐困难为主，每晚服用舒乐安定1片可睡4～5小时，伴头晕耳鸣、口干心烦、胁肋时痛、纳差、腰酸乏力。月经迟发。舌质红，少苔，脉细小数。

中医诊断：不寐。此由肾水亏，心阳亢，水火不济，心肾不交，以致神不守舍。

治则：壮水制火，交通心肾，调气安神。

针灸处方：四神聪、天柱、风池、T4～5夹脊、肾俞、神门、三阴交、太溪，均双取；进针得气，T4～5夹脊、神门泻法，肾俞、三阴交、太溪补法，天柱、风池平补平泻，留针20分钟，日一次。

二诊2015年5月11日。夜寐稍安，然仍易醒，余症见改善。久病经多法治疗而不效者，殆与气血失衡有关，加内关双取，继上调其血气令其调达。

三诊2015年5月18日。入寐及精神明显好转，头晕耳鸣减轻，停用舒乐安定。但仍乏力，见口干。加脾俞、足三里，继上治疗。

四诊2015年5月25日。治疗15次后，睡眠明显改善，每夜可睡6～7小时，精力较前明显好转，食量增加，余症基本消失。上法每周2次调理，嘱加强体质锻炼两周，患者已可酣然入眠无明显不适，停止治疗。

［**按语**］心为神气之宅，肾为精气之舍。本患者头晕耳鸣、腰酸乏力、月经迟发为肾精不足之征，口干心烦、胁肋时痛乃阴亏火旺兼郁，舌红脉细数皆虚火上炎之象。泻T4～5夹脊、神门清心安神；补肾俞、三阴交、太溪壮水源而制阳光。天柱、风池益髓海定神志。二诊加内关宁心宽胸安神。三诊加脾俞、足三里以调补脾胃、补益气血而安神明。

处方手迹

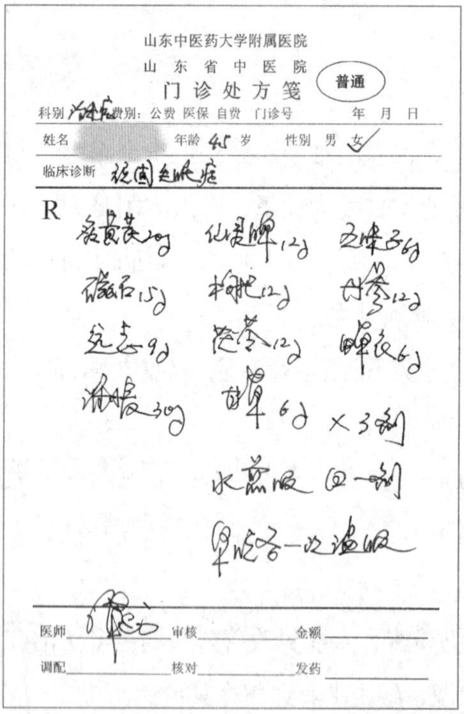

山东中医药大学附属医院

山东省中医院

门诊处方笺　普通

科别　费别：公费 医保 自费　门诊号　年　月　日

姓名　年龄 45 岁　性别 男 女✓

临床诊断 围绝经期症

R

炙黄芪20g　仙灵脾12g　五味子6g

磁石15g　枸杞12g　丹参12g

远志9g　茯苓12g　陈皮6g

浮小麦30g　甘草6g　×3剂

水煎服　日一剂

早晚各一次温服

医师＿＿＿　审核＿＿＿　金额＿＿＿

调配＿＿＿　核对＿＿＿　发药＿＿＿

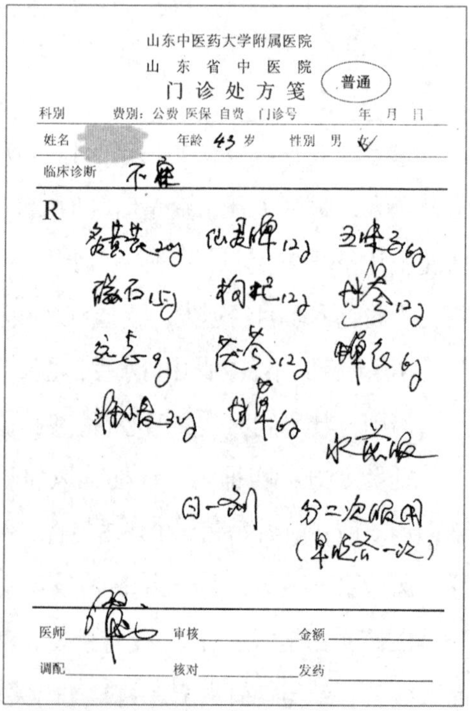

山东中医药大学附属医院

山东省中医院

门诊处方笺　普通

科别　费别：公费 医保 自费　门诊号　年　月　日

姓名　年龄 43 岁　性别 男 女✓

临床诊断 不寐

R

炙黄芪20g　仙灵脾12g　五味子6g

磁石15g　枸杞12g　丹参12g

远志9g　茯苓12g　陈皮6g

浮小麦30g　甘草6g

水煎服

日一剂　分二次服用

（早晚各一次）

医师＿＿＿　审核＿＿＿　金额＿＿＿

调配＿＿＿　核对＿＿＿　发药＿＿＿

（谭奇纹　整理）

王中琳

山东名中医药专家

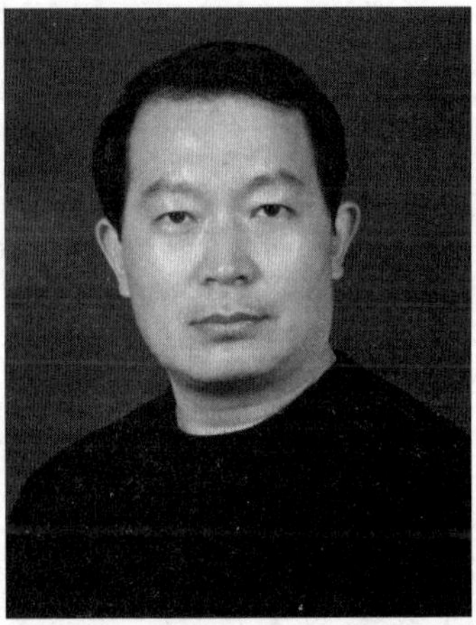

王中琳（1965—），男，汉族，山东临沂平邑人。山东中医药大学附属医院中医脑病科专业教授、主任医师。1989年7月毕业于山东中医学院中医系，1991年9月师从著名学者刘持年教授，获医学硕士学位。2000年9月至2003年7月师从著名中医学家王新陆教授攻读神经内科专业博士学位研究生，获医学博士学位。1994年起在山东中医药大学附属医院中医脑病科任职，从事中医内科学临床、教学与科研工作，两次荣获山东中医药大学先进工作者称号。为山东名中医药专家，全国优秀中医临床人才，山东省五级中医药师承教育项目第四批指导老师，齐鲁时病流派学术传人，山东省高层次优秀中医临床人才学术骨干，国家中医药管理局中医师资格认证中心考试命审题专家，国家中医药管理局中医药重点学科建设项目中医脑病学后备学科带头人，中华中医药学会内科分会心身医学专业委员会秘书长，山东省老年医学研究会睡眠障碍专业委员会副主任委员，山东中西医结合学会神经内科专业委员会委员。

近年来作为课题负责人和课题组主要成员参加国家自然科学基金、国家中医药管理局、山东省中青年科学家奖励基金、山东省中医药管理局、山东省教委等单位资助的课题8项，获山东省科技进步奖等奖励3项，厅局级科研奖励2项。在省级以上核心期刊发表论文87篇。获“新型腰椎穿刺针”专利1项。

学术思想

一、注重研究运用中医经典理论指导临床诊治多学科疾病

熟稔中医经典，理遵《内经》《难经》，方崇《伤寒》《金匮》，药重《神农本草经》，临证注重运用传统中医的方法诊治疾病，精求中医诊法要义，擅识病证、方证、药证和药性，主张临证不宜分科太细，凡为中医者，应能诊治内、外、妇、儿等多学科疾病，而非局限于内科单一专业的病种。

二、“形神合一”的整体辨证思维

发挥中医脉诊特色，融合运用传统脉法、微观脉法、情感心理脉法辨析患者的体质状态、病因病机、个性特点、精神心理等，凸显“形神合一”的整体辨证思维，更加准确地指导辨证论治。

三、广猎本草著作，熟谙中药性味

上自神农本经，下逮诸家本草，莫不兼收并蓄，博闻强记，是以遣方用药别具一格，临床疗效常出人意料。

四、擅用古方、经方

从事脑病科专业，临证擅用古方、经方治疗本专业常见病，如失眠症、中风病、抑郁症、焦虑症、头痛、腰椎间盘突出症等，笃求处方用药与脉证相应以取得疗效。

临床经验

一、精研脉诊，灵活运用脉诊对证候、疾病和患者心理的信息捕捉指导临证

擅用情感心理脉法评判患者性格心理状态，对治疗老年早期认知功能障碍、失眠症、紧张型头痛、抑郁症、焦虑症以及躯体形式障碍等精神心理性疾病颇有心得。

二、潜心研究《辅行诀》，重视肝气虚证的研究

提出“肝气虚”是抑郁症、焦虑症、失眠症、眩晕、紧张型头痛、周围神经病变等疾病的重要病机之一，较为完备地总结了肝气虚证候，病因病机和诊断治疗，对完善中医学理论具有重要意义。

三、治疗头痛心法独特

如治外感头痛，要在疏络而不恃发汗解表；疗头风，立祛风通络大法；气虚空痛，要在斡旋中气；热厥头痛，宜升阳散火；血虚风激络急，贵在养血和营；情志怫郁头痛，药宗疏泄肝郁大法；伤神头痛，安神定志为法；髓海不足头痛，补肾填精可借奇经捷道等。

四、从“血浊”辨治高脂血症

从“血浊”立论，阐释高脂血症的基本病机在于脾虚失健或脾运不及，浊邪污血；治疗的重点，采用补脾助运、消壅散滞、化浊行血等方法，以截断浊生之源，或清除已存在的浊邪，扭转已有的病理状态。由于脾土功能失调与“土失木疏”或“木郁土壅”的病理变化有关，在用药上适当辅以疏达肝胆之气，调畅气机的药物以扶助脾运。

擅治病种

一、治疗失眠症独辟蹊径

认为临证存在诸多肝气虚证、心肾阳虚证、寅时失眠之肺虚肝郁证等，须认真辨识，否则囿于传统阳盛阴衰而不知变通，必致不效。擅用大补肝汤、桂枝甘草龙骨牡蛎汤合潜阳丹、补肺调肝汤变化以应对之，疗效颇能令人称奇。

二、三叉神经痛治重阳明

从阳明主面立论，认为三叉神经痛病发主责在阳明，风火痰瘀痹阻阳明经脉为其重要病机，治疗当从阳明入手，以疏通阳明经脉为治疗大法，并从内外因两方面就常见证治进行归纳，确立了针对风寒外袭、风热上犯、胃火上冲、气虚血弱、风痰阻络、胆胃郁热、胃阴不足、瘀阻脉络的辨治八法，丰富了三叉神经痛的临床辨治内容。

三、从少阳、阳明两端立论，治疗特发性面神经麻痹

提出了邪犯少阳，阳明络阻是特发性面神经麻痹的基本病机，其发病本于少阳，标在阳明。此少阳、阳明包括少阳经与阳明经，但又非仅仅是经络问题，而是以经络辨证作为病位辨证的基础，同时包含了脏腑辨证、阴阳辨证、气血津液辨证等综合辨证。邪气侵犯少阳，枢机不利，少阳、阳明经络因此阻滞，导致了特发性面神经麻痹的发病。故治疗当以和解少阳之邪，疏通阳明经络为基本治法，方选小柴胡汤合升麻葛根汤化裁。

四、基于《黄帝内经》理论，从脾胃论治老年性痴呆

认为脾胃功能异常关乎老年性痴呆的发生发展，提出其发病机制为：脾胃虚弱，气血津液生化乏源，则五脏六腑失于濡养，脑髓化生不足；脾胃虚弱则清阳不升，浊阴不降；脾胃虚弱又可致水湿内停，积聚为痰，阻痹气机，血行

不畅，留而成癖，痰浊癖血上蒙清窍，致使神机失用，发为痴呆。临证治疗以强健脾胃为要，方重《金匮要略》薯蓣丸化裁。

五、外感性眩晕从少阳论治

强调眩晕不独为内伤所致，更须重视外感性眩晕。认为外感邪气（六淫邪气或疫毒之邪）郁遏少阳之气，致少阳气机失枢是外感性眩晕的基本病机，治以和解少阳为法，方用小柴胡汤合泽泻汤疗效显著。

典型医案

医案一：眩运宁方治疗眩晕

宗某，女，69岁，2016年1月6日入院。主诉：头晕3天。

病史：患者三日前于劳累后出现头晕，头重脚轻，甚时感天旋地转，恶心呕吐，一日二三度发，每发持时在30分钟至1小时，始初休息尚可缓解，渐至静卧也不能止。发病至今已呕吐5～6次，呕吐物为胃内容物。伴见口苦心慌，耳鸣如蝉，舌咽干燥，纳呆寐少，二便尚调。舌质淡略暗，边有齿痕，苔白腻，脉沉弦滑。

病因病机："阳气者，烦劳则张"，病起劳累，致令阳气烦张，邪犯少阳，气机逆乱，上扰清窍，故见眩晕耳鸣，恶呕诸症。口苦咽干，舌痕苔腻，脉沉弦滑，为少阳郁遏，风火挟痰湿蒙窍之象。

诊断：眩晕。证属邪犯少阳，风痰上扰。

治法：和解少阳，化痰定眩。

方药：以自拟眩运宁方治疗。柴胡20 g，黄芩12 g，清半夏9 g，党参12 g，泽泻30 g，白术12 g，茯苓15 g，天麻12 g，钩藤30 g，槐角30 g，仙鹤草30 g，炙甘草3 g，生姜6片，大枣（掰）4个。水煎取汁400 mL，日一剂，分早晚温服。

调方加减：服1剂眩晕大减，3剂眩晕止，诸症消失。后以此方加红景天15 g，再服7剂巩固，患者头晕未再发作。

医案二：大补肝汤治疗焦虑状态

陈某，女，17岁，2012年4月13日初诊。主诉：精神紧张、恐惧3个月余。

病史：患者近3个月因学习压力大出现精神紧张，终日惕惕，渐至恐惧难抑，偶有濒死感。诊时症见：神情凝重，低头少语，两手握紧微颤，家人代述其平时胆小多疑，善太息，食少乏力，严重时坐卧不宁，患者常述头昏梦魇，心悸胸闷，或周身紧束不适。舌质淡红，苔白，脉沉紧而动。心电图和头颅MR检查均无异常。

病因病机：经云“肝气虚则恐”。患者生性胆怯多疑，善太息，为肝气虚个性体质，复因精神压力大，情志过极更损肝气，故现恐惧难安、头昏梦魇、乏力少语（“肝主语”）等症。肝气虚，木不生火，可见心悸胸闷；木不疏土，又为头昏食少。舌脉均为肝气虚、神魂不安之征。

中医诊断：郁证。病机为肝气虚，神魂浮越。西医诊断：广泛性焦虑症。

治法：调补肝气，安魂定志。

方药：以大补肝汤加减。桂枝12 g，干姜9 g，五味子12 g，山药 15 g，牡丹皮15 g，淡竹叶9 g，茯苓30 g，旋覆花（包煎）12 g，厚朴12 g，紫苏叶9 g，桔梗12 g，清半夏9 g，乳香9 g。7剂，水煎服，日一剂，分早晚温服。

二诊：患者诉诸症悉减，心境渐安，药已中病，效不更方，原意续进14剂。

三诊：偶有惊恐，夜能安卧，已无梦魇，脉气已少动乱之象。以前方去乳香，加北沙参30 g、炙甘草6 g，继服14剂以稳固疗效。2个月后随访告愈。

医案三：失眠

刘某某，女，56岁，2010年12月7日初诊。主诉：寐难2年余。

病史：失眠2年余，曾服近百剂中药并配合西药治疗，效不显。症见：入睡困难，甚则彻夜难眠，夜间惊恐不安，伴见面色晦暗，神疲乏力，头晕耳鸣，视物模糊，咽中如有物梗，肢体酸痛。舌质淡，苔薄白，脉弱。

病因病机：肝气之盛衰与睡眠息息相关，《素问经注节解·外篇·诊要经终论》云：“肝气少，故令欲卧不能眠”，可见肝气虚是不寐的重要病机之一。肝藏魂，开窍于目，又主身之筋膜。肝气虚则血不归肝，无以濡养神魂，神魂浮越不能归舍可导致失眠，恐惧多梦。头晕神疲，肢体酸痛，视物模糊，舌淡脉弱等均为肝气虚之见症。

诊断：不寐病。证属肝气虚。

治法：补肝气，安神魂。

方药：大补肝汤加减。桂枝12 g，干姜9 g，五味子9 g，旋覆花（包煎）12 g，淡竹叶6 g，川芎9 g，知母9 g，酸枣仁15 g，赭石15 g，茯苓15 g，炙甘草3 g。7剂，水煎服，日一剂，分早晚温服。

二诊：服7剂后睡眠较前有所改善，诸症悉减。去赭石，加牡丹皮15 g，14剂。后患者自行按上方服近3个月，症愈。

医案四：三叉神经痛

张某，女，50岁，2013年11月12日初诊。主诉：右侧面部疼痛1个月，加重2天。

病史：患者1个月前突然出现右侧面部阵发性闪电样疼痛，说话、洗脸、咀嚼皆可引起疼痛，持续数分钟后缓解，就诊于某省级医院，诊为三叉神经痛。患者因服用西药不能忍受其不良反应故来求诊。症见：右侧面颊阵发性电击样疼痛，面色红赤，烦躁易怒，口气臭秽，大便干结，小便短涩，夜寐梦多，舌红唇紫，苔薄黄，脉弦数有力。

病因病机：三叉神经痛属中医“面痛”范畴，病位在头面，头为诸阳之会，面主要由阳明、少阳所主，五脏六腑气血皆上注于头面。故凡因脏腑功能失调，或邪气外感，导致气火上犯头面，或痰瘀痹阻经脉，或气血失和，络脉失养等，均可发生面痛。本案患者面红唇紫，急躁易怒，大便干结，小便短涩，夜寐梦多，舌红唇紫，脉弦数有力，为肝胆气火上僭、痰瘀阻络之征，故应清降肝胆郁火，调气化痰通络。

西医诊断：三叉神经痛。中医诊断：面痛。证属肝郁化火，痰瘀阻络。

治法：清降肝火，化痰通络。

方药：以茵陈蒿汤、泻心汤、小陷胸汤、升降散变化。蝉蜕9 g，僵蚕9 g，片姜黄6 g，大黄（后入）9 g，茵陈30 g，栀子12 g，黄芩12 g，全瓜蒌30 g，黄连9 g，清半夏9 g，虎杖30 g，桃仁9 g。7剂，水煎至400 mL，日一剂，分早晚温服。

二诊面部电击样痛消失，轻微抚摸已不引起疼痛，吃饭咀嚼时痛甚，大便仍干，舌红苔黄，脉弦数有力，前方加苏木12 g，改酒大黄12 g，7剂，水煎服。

三诊面部疼痛次数及程度均减，心情愉悦，后以丹栀逍遥散配合大黄䗪虫丸治疗近2个月病愈。

医案五：中风病—中经络

逄某，男，75岁，2014年1月10日初诊。主诉：右侧肢体活动不利2个月余。

病史：患者素体薄弱，2个月前于家中晨起时出现右侧肢体活动不利，言语謇涩，当地医院诊断为脑梗死而住院治疗，出院时症状好转但患者仍存在右侧肢体无力、言语不利等症状，遂来诊。诊见：右侧肢体活动不利，偶有饮水呛咳，言语謇涩，口干喜温饮，腰软背拘紧，神倦乏力，纳呆眠差，小便细涩，大便微溏。舌质淡黯，苔薄白，脉沉紧。

病因病机：患者年老体虚，脾胃肾弱，营卫气衰，时值天冬凌气寒，邪气感而入中脉络，发为偏枯、语謇，正所谓"络脉空虚，风邪入中"，此本虚标实之证也。腰背拘紧，言邪滞足太阳经，营卫郁闭；邪由太阳内传于其相表里之足少阴肾，经云："内夺而厥，则为瘖痱，此肾虚也"，故呛咳语謇，腰软尿涩；中虚失养，则见神倦乏力，纳呆眠差，大便微溏诸症。

本证病位在足太阳、少阴，足太阴、阳明。病机为表里气逆，营卫失和，邪滞络闭。治以宣通表里，透达营卫，补虚和络。方用《古今录验》续命汤化裁。

中医诊断：中风病—中经络。证属内虚邪中，营卫郁闭。

治法：宣通表里，透达营卫，补虚和络。

方药：《古今录验》续命汤加味。生麻黄9 g，桂枝9 g，苦杏仁9 g，生石膏12 g，当归12 g，川芎6 g，干姜9 g，人参9 g，芡实18 g，玉竹15 g，生甘草9 g。服7剂，水煎至400 mL，日一剂，早晚两次温服。

二诊：服用前方7剂，患者右侧肢体肌力稍增，腰背觉较前轻松，精神情绪转佳，大便质软成形，仍饮水呛咳，言语欠畅，身体乏力，眠差，小便细涩，舌黯红，苔薄白，脉沉弦。前方加苦参9 g、灵磁石30 g。14剂。

三诊：患者右侧肢体活动不利明显好转，语言表达较之前流畅，饮水偶有呛咳，食欲增加，睡眠改善，小便轻微涩感，大便正常。嘱上方改生麻黄6 g，去人参、玉竹，加党参18 g、天门冬15 g，继服以进一步改善病情。

处方手迹

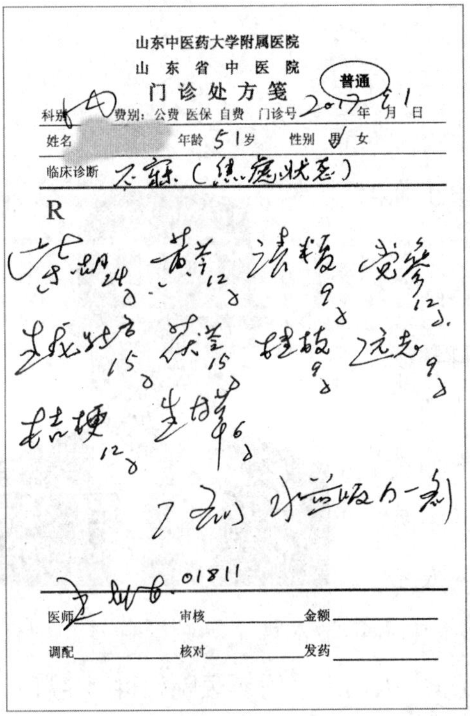
山东中医药大学附属医院
山 东 省 中 医 院
门诊处方笺　普通
科别　费别：公费 医保 自费　门诊号　2017年　月1日
姓名　年龄 51岁　性别 男 女
临床诊断 不寐（焦虑状态）
R
医师　审核　金额
调配　核对　发药

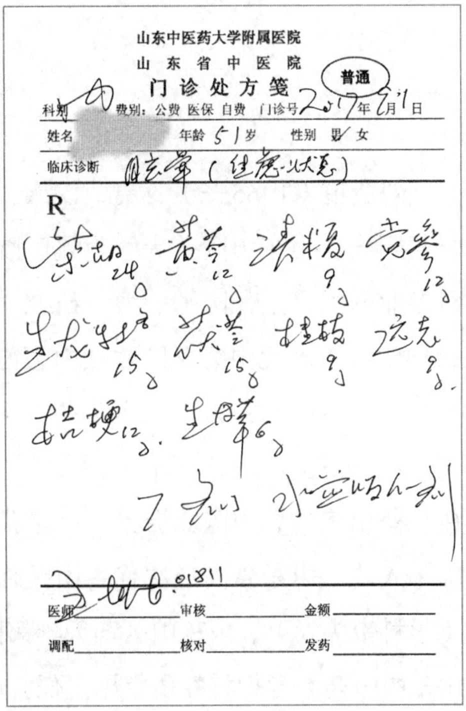
山东中医药大学附属医院
山 东 省 中 医 院
门诊处方笺　普通
科别　费别：公费 医保 自费　门诊号　2017年　月1日
姓名　年龄 51岁　性别 男 女
临床诊断 眩晕（焦虑状态）
R
医师　审核　金额
调配　核对　发药

（王中琳　整理）

刘金星

山东名中医药专家

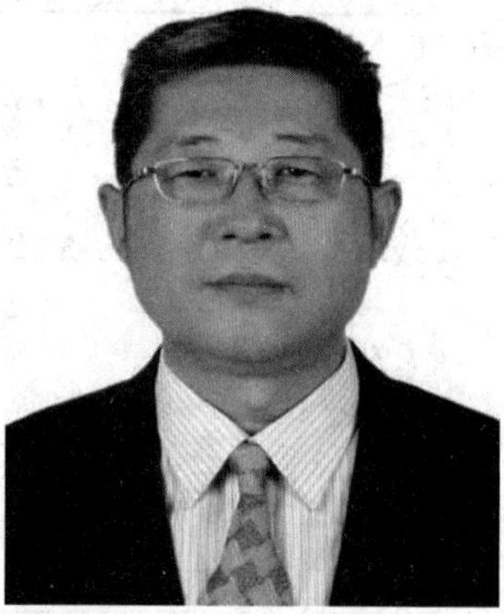

刘金星（1965—），男，汉族，山东临沂蒙阴人。山东中医药大学附属医院中医妇科专业教授、主任医师、博士研究生导师。1988年考入湖北中医学院攻读中医妇科学硕士学位；1993年考入成都中医药大学攻读中医妇科学博士学位，师承国医大师刘敏如教授。获山东省名中医药专家、全国优秀中医临床人才、山东省高层次优秀中医临床人才（学科带头人）、山东中医药大学第四批中青年学术骨干等荣誉称号。现任山东中医药大学妇科教研室副主任，山东中医药大学附属医院妇科副主任；任中华中医药学会民间传统诊疗技术与验方整理研究分会副主任委员、中华中医药学会妇科分会常务委员、山东中医药学会妇科专业委员会副主任委员、山东省疼痛研究会妇产科委员会副主任委员、世界中医药学会联合会妇科专业委员会理事、《社区医学杂志》编委、《山东大学学报（医学版）》审稿专家等职。

出版专著2部，参编著作14部。主要编著有《中医妇产科学》（中医药学高级丛书）（副主编）、《中医妇科学》（高等中医药院校教学参考丛书）（编委）、《中医妇科学》（普通高等教育“十一五”国家级规划教材、全国普通高等教育中医药类精编教材）（编委）、《中西医结合妇产科学》（卫生部“十二五”规划教材、全国高等中医药院校教材、全国高等医药教材建设研究会规划教材）（编委）、《中西医结合妇产科学》（全国中医药行业高等教育“十三五”规划教材、全国高等中医药院校规划教材）等；发表“养精汤促排卵的临床及实验研究”“疏肝理气、化瘀止痛法治疗慢性盆腔炎120例”“固冲止血汤治疗无排卵型功能失调性子宫出血的临床观察”等论文60余篇。

主持完成的“益精补肾颗粒促排卵的研究”获山东省科技进步三等奖，作为第二负责人主持完成国家“十一五”科技支撑计划项目“慢性盆腔炎中医四联疗法的优化及诊疗规范研究——慢性盆腔炎中医综合疗法的优化研究”通过国家中医药管理局科技司组织验收，参编著作《中医妇产科学》获中华中医药学会科学技术奖学术著作奖一等奖等，获省市科技进步奖4项。目前主持国家自然科学基金课题“盆腔炎性疾病后遗症大鼠非手术建模评价及证候属性的研究（项目批准号：81373675）”、省级科研课题1项、厅级3项。

学术思想

一、知常达变，融会贯通

在临证过程中强调“知常达变，融会贯通”。“知常达变”是指在认识事物时通过对一般规律的掌握，进而理解事物的特殊性，从而达到全面认识事物的目的。“常”指辨证治疗的常规性思维方法，即常规常法。“变”指辨证治疗的变法思维，其实质是指辨证治疗的思路、方法、内容诸方面的无序性、非规律性。在临床上，不可因循守旧，要圆机活法，知常达变，师古而不泥古。师古，是先学习，不可不知其说；不泥古，是重取舍，不可尽依其说，要明其理而活用其法以符真义。临证时，师其法而不泥其方，知常达变，融会贯通，方能取得良好的疗效。

二、临证注重燮理阴阳

燮：调和；理：理顺。燮理阴阳指调和、理顺阴阳，使之和谐平衡，各归其位。《黄帝内经》云“生之本，本于阴阳”“阴平阳秘，精神乃治；阴阳离决，精气乃绝”“谨察阴阳所在而调之，以平为期”，故而认识诊断当辨阴阳之偏盛偏衰，治疗则当平调阴阳，以期“致中和”。张景岳云：“善补阳者，必于阴中求阳，则阳得阴助而生化无穷；善补阴者，必于阳中求阴，则阴得阳升而泉源不竭。”根据阴阳互根的原理，临床治疗阴虚证时，在滋阴剂中适当佐以补阳药，即所谓“阳中求阴”；治疗阳虚证时，在助阳剂中适当佐以滋阴药，即所谓“阴中求阳”。若阴虚一味补阴，阳虚一味补阳，不知阴阳互根互生之理，实则未明阴阳之大义。张景岳亦云：“善治精者，能使精中生气。善治气者，能使气中生精。”益气有助于补精，因为气可化精；补精有助于益气，因为精可化气。实际上也是阴阳互根互生之义。重视人体阴阳精气互根的关系，重视阴阳相济，在临床上具有重要的实际意义。

三、调经助孕重视补肾

肾藏精，主生殖，为先天之本，元气之根。“胞络者，系于肾”“冲任之本在肾”。月经的产生以肾为主导，故《傅青主女科》谓“经本于肾”“经水出诸肾”。对于妇科疾病，多首重调经，调经而后子嗣，月经病所在血分，然“血之源头在于肾”（李士材《病机沙篆》），气血久病，必及于肾，气血久虚，亦当补肾填精以生气血。《冯氏锦囊秘录》中载“气之根，肾中之真阳也；血之根，肾中之真阴也”。所以对妇科病的治疗，尤其是月经病和不孕症的治疗，首重补肾。

临床经验

一、补肾填精法促排卵

无排卵可导致多种妇科疾病，如不孕症、月经稀发、闭经等，是妇科生殖内分泌领域最常见的病变。

肾藏精，主生殖。肾主生殖的功能是以肾所藏之精为物质基础的。肾中先天之精，即“人始生，先成精”“生之来，谓之精”“两精相搏，合而成形，常先身生，是谓精”的“精”。它禀受于父母，与生俱来，是构成胚胎发育的原始物质，尤与肾所主的生殖功能关系最为密切。若肾精不足，则肾所主的生殖功能就会发生异常。从这些认识出发结合无排卵疾病的临床表现，认为“肾精不足是功能性无排卵的中医学基本病机”，从而以填补肾精为治法组成补肾养精汤，治疗有关疾病，并取得了良好的疗效。

二、疏肝理气、化瘀止痛法治疗慢性盆腔炎

慢性盆腔炎是最常见的妇科疾病之一，高发于育龄期妇女，具有病程长、复发率高的特点。慢性盆腔炎临床表现主要以少腹痛或小腹痛为主，足厥阴肝经络阴器，抵小腹及少腹，小腹及少腹属肝，为肝经循行之处，可见本病的病位与肝经密切相关。“痛”为气血运行不畅的表现。肝主疏泄，又主藏血，气血的正常运行有赖于肝气的条达疏畅，气滞则血瘀，血瘀气亦不畅，且女子性易怫郁，最易肝失疏泄而为病。因此，慢性盆腔炎病变与肝经、肝脏关系最为密切，其病机特点是气滞血瘀，胞脉受阻，故治以疏肝理气、化瘀止痛法，立方逍遥舒坤汤治疗本病，取得了满意的临床疗效。

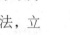

三、化瘀消痰、软坚散结法治疗子宫内膜异位症

子宫内膜异位症属中医“癥瘕”“痛经”等疾病范畴，其临床表现以血瘀证候为主，活血化瘀为治疗本病的有效方法。但在临床上发现，单用活血化瘀法治疗本病对改善临床症状效果较好，而对改善局部体征效果却不满意，疗效也不持久。通过临床观察，发现本病患者除有血瘀的证候外，往往夹有痰湿的表现，卵巢巧克力囊肿黏稠糊状内容物，中医学也似认为是瘀血夹痰之象。因此认为子宫内膜异位症其病机为痰瘀互凝，聚结成癥，在治疗上除活血化瘀之外，还须消痰，消痰有利于化瘀，两者相辅相成。并据此拟方“化瘀消癥汤”治疗本病，在临床上取得了满意疗效。

擅治病种

擅治月经病、不孕症、多囊卵巢综合征、盆腔炎、围绝经期综合征、子宫内膜异位症、滑胎及妇科疑难杂病等。

一、月经病

擅用补肾活血调周法治疗月经病。

1. 闭止性月经病

闭止性月经病如月经后期、月经过少、闭经等，强调治本调经，重视平素的治疗。经后期经水适净，精血耗伤，血海空虚，处于阴虚阶段，“经本于肾”，肾为经水之源，肾阴为月经来潮的物质基础，肾中真阴充实，肾精充盛，血海方能满盈，月经方可来潮，故此期以滋肾养血为主，同时兼顾肾气，以使阴生阳长；常以四物汤合五子衍宗丸加减予之。经间期，此期冲任阴精充盛，阴长致重，达氤氲状态，是由阴盛向阳盛转化的生理阶段，故此期除益肾阴补精血之外，尚需加入益肾助阳、调气活血通络之品，于静中求动，引导促进阴转阳的过渡；常以桃红四物汤加减予之。经前期此期阴已转阳，为阳渐长致重的阶段，冲任充盛，治疗当考虑以阳为主的特点，于阴中求阳，使阴阳达到正常水平的平衡；同时，需注意此时血海满盈，当注意健脾固冲任。月经期，血海由满盈而溢泻，经水来潮，实为阳转为阴的阶段，治当因势利导，以活血化瘀调经为主，然不可过用寒凉、辛散之品，以免滞血、动血。然对于月经过多、崩漏等失血性月经病月经期的治疗，则偏重于益气升提以止血。

2. 失血性月经病

失血性月经病如月经过多、崩漏、经间期出血等，在上述月经四期治疗的基础上，尤强调出血期的治疗。气为血之帅，气可摄血，故对于出血性月经病的治疗当以益气升提以止血，主方以举元煎加减；再者，出血日久，离经之血易为瘀血，故当辅以化瘀止血治法，加以三七、海螵蛸之品，又当辨其寒热而调之。

二、不孕症

凡女子婚后夫妇同居2年以上，配偶生殖功能正常，未避孕而不受孕者；或曾孕育过，未避孕又2年以上未再受孕者，称为不孕症。原因复杂多样，故对于本病的治疗首先强调病因的诊断和治疗。

1. 排卵障碍性、黄体功能障碍性不孕

女子之病，首重调经，经调而后可子嗣，此类原因所致之不孕症多可伴见月经的异常，治疗首当调经以助孕。肾主生殖，为先天之本，以“肾-天癸-冲任-胞宫”生殖轴的平衡为理论基础，按照月经周期阴阳转化规律，行中药人工周期疗法，经后期补肾养精血以促进子宫内膜及卵泡的发育，经间期重补肾活血通络以助阴阳转化，促进成熟卵泡的排出，经前期当补肾助阳养血，助黄体功能健全，为受精卵的着床、发育提供物质基础。在上述治疗的同时，尚需注意不孕妇人，多急于求子，情绪急迫，当辅以调畅肝气之品，且肝主疏泄，影响女子排卵，酌加疏肝理气之品亦有助于卵子的顺利排出。

2. 输卵管阻塞性不孕

属中医“脉络闭阻”范畴，治疗当予内外合治。女子“的候”之时顺利排卵后，尚需输卵管的通畅方可实现男女两精相合以成孕。临床多见因慢性盆腔炎引起输卵管粘连、积水、扭曲而致通而不畅或闭塞，使输卵管丧失输送精卵的功能。《女科经纶》载“夫痃癖癥瘕，不外气之所聚，血之所凝，故治法不过破血行气。”故而治疗输卵管阻塞性不孕症者，当以活血通络为主，主张内外合治。《傅青主女科》云：“妇人有怀抱素恶不能生子者，人以为天心厌之也，谁知是肝气郁结乎。”女子以“肝为先天”，情怀不畅，忧思郁怒致肝气郁结，血行涩滞，瘀血内生，阻塞胞络，致胞络不畅；同时气机失调又可致水湿内聚，凝而为痰，痰性黏滞，随气流行，滞于脉络，致胞络不通。故而内治之法当以疏肝理气，通络活血。《理瀹骈文》中有载“外治之理即内治之理，

外治之药即内治之药，所异者法耳”，胞宫、胞络所居指出为少腹，用理气活血通络的中药于非经期热敷少腹，药物局部吸收，有“直达病所”之效，促进阻滞于胞络的瘀血的消散，以实现通畅胞络即疏通输卵管的目的；同时还有温暖胞宫的作用。

三、胎漏、胎动不安

主张补肾养血以固胎之本。《女科经纶·引女科集略》中载“女之肾脉系于胎，是母之真气，子之所赖也。”《景岳全书·妇人规》载“妊娠胎气本乎血气，胎不长者，亦惟血气之不足耳。”肾有系胎之用，血有养胎之功，故保胎治疗以补肾养血安胎为主，以寿胎丸为主方。

典型医案

患者，女，32岁，2016年12月7日初诊。月经2～3个月一潮，连续5年，未避孕2年未孕。患者近5年月经2~3个月一潮，量少，色淡，2~3天净；未避孕2年至今未孕。常感腰酸乏力，头晕，夜尿多。现月经2个月未潮，B超检查示：子宫内膜0.7 cm，子宫及双侧附件未探及异常。曾查血激素水平示：FSH 6.12 mIU/mL，LH 5.78 mIU/mL，E_2 42 pg/mL，P 0.56 ng/mL，T 0.32 ng/mL，PRL 18.9 ng/mL。曾多次监测卵泡示卵泡不发育无排卵。曾行输卵管造影示双侧输卵管通畅。月经14岁初潮，2~3天/2~3个月。LMP：2016年10月2日。量少，色淡，3天净。G_0P_0。男方查精液常规无异常。舌淡，苔薄白，脉沉细弱。

中医诊断：原发性不孕；月经后期。本病例由肾虚精血不足所致。

治法：补肾填精。

方药：补肾养精汤（自拟方）。熟地黄12 g，当归12 g，白芍12 g，川芎9 g，菟丝子18 g，枸杞子12 g，覆盆子9 g，制五味子9 g，盐车前子6 g，川牛膝

15 g，醋香附12 g，麸炒枳壳12 g，党参15 g，炙淫羊藿12 g，盐知母12 g，益母草15 g。6剂，水煎服，日一剂，早晚分服。

嘱：（1）测BBT。（2）LH试纸2～3天测一次，必要时行B超监测卵泡。

二诊2016年12月14日。服药平妥，无明显不适，上方继服12剂。

三诊2016年12月28日。服药后腰酸、头晕、夜尿频明显减轻，偶感两乳胀，自测LH（+），B超监测卵泡2.0 cm×1.9 cm，指导性生活时间。舌淡红，苔薄白，脉沉细。

治法：疏肝补肾，活血通络。

方药：北柴胡12 g，炒白芍12 g，青皮12 g，陈皮12 g，醋香附12 g，麸炒枳壳12 g，路路通12 g，炒王不留行15 g，皂角刺15 g，地龙12 g，醋三棱12 g，醋莪术12 g，炙淫羊藿12 g，生地黄12 g。6剂，水煎服。

四诊2017年1月4日。腰酸乳胀诸症消失，已排卵，BBT升高两天，嘱BBT升高10天开始，每天早晨自测尿HCG。再拟补肾填精，12月7日方继服。12剂，水煎服。

五诊2017年1月18日。服药平妥，于2天前自测尿HCG（+），现略感腰酸，拟补肾益气，固冲安胎，寿胎丸加味。

方药：槲寄生18 g，菟丝子30 g，阿胶（烊化）11 g，盐续断15 g，盐杜仲15 g，麸炒白术15 g，黄芩12 g，砂仁（后下）6 g，苎麻根18 g，枸杞子12 g。12剂，水煎服。

患者于相当于孕40余天行B超检查示：早孕。嘱注意休息。后足月分娩一男婴。

处方手迹

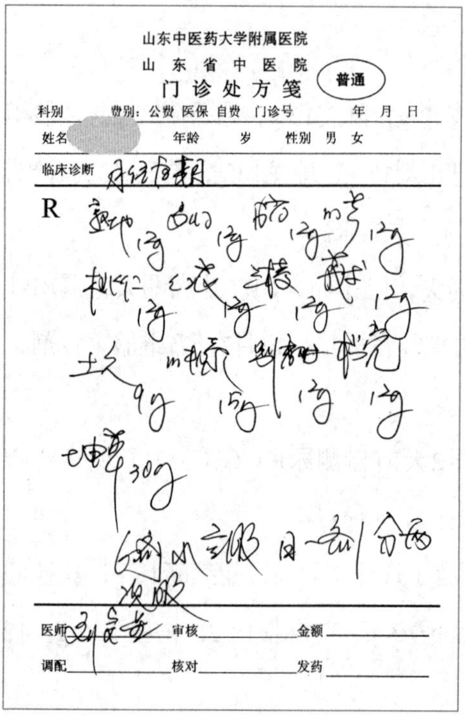

山东中医药大学附属医院
山 东 省 中 医 院
门 诊 处 方 笺
普通
科别 费别：公费 医保 自费 门诊号 年 月 日
姓名 年龄 岁 性别 男 女
临床诊断
R
医师 审核 金额
调配 核对 发药

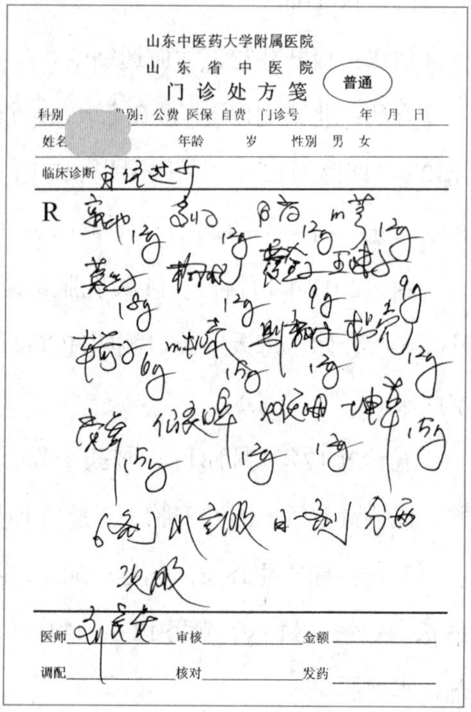

山东中医药大学附属医院
山 东 省 中 医 院
门 诊 处 方 笺
普通
科别 费别：公费 医保 自费 门诊号 年 月 日
姓名 年龄 岁 性别 男 女
临床诊断
R
医师 审核 金额
调配 核对 发药

郭承伟

山东名中医药专家

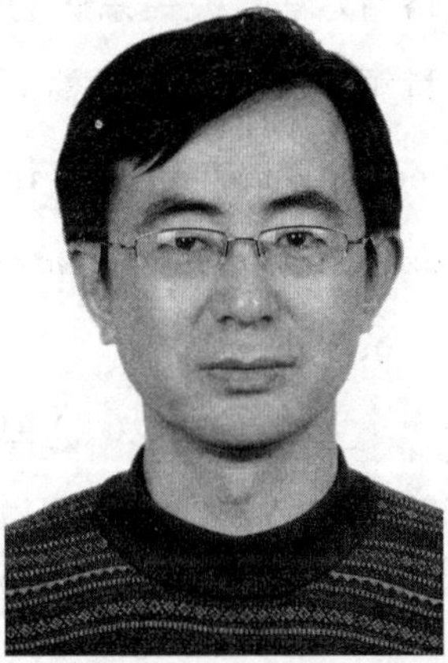

郭承伟（1964—），男，汉族，山东蓬莱人，中医眼科专业教授、主任医师。1986年毕业于山东中医学院中医专业，获医学学士学位。2003年毕业于山东中医药大学中医五官科专业，师从王静波教授，获医学硕士学位；2006年毕业于山东中医药大学医史文献专业，师从欧阳兵教授，获医学博士学位。1986年起在山东中医药大学附属医院从事中医眼科临床及教学工作。期间，分别于1997～1998年和2004～2005年公派到美国Washington University眼科中心和澳大利亚University of Western Australia，Lions眼科研究所进行为期2年的眼底病与炎症性眼病的临床与科研工作。现任山东中医药大学附属医院眼科主任（教研室主任），山东中医药大学眼科研究所副所长、三级教授、主任医师、博士研究生导师，医学博士，国家优秀中医人才，山东省名中医药专家，山东省中医药专家学术经验继承工作指导老师。兼任中华中医药学会眼科专业委员会常务委员，山东省中医五官科（眼科）专业委员会主任委员，山东省中西医结合眼科专业委员会副主任委员，中国民族医药学会眼科分会常务理事，世中联眼科专业委员会理事，中国微循环学会眼微循环专业委员会眼底病学组常委，中国医师协会中西医结合分会常务委员，中国中药协会眼保健中医药技术专业委员会常委，山东省眼科专业委员会委员，山东省医师协会眼科分会委员，山东省激光学会副主任委员，国家药品食品评审专家，《中国中医眼科杂志》《山东大学耳鼻喉眼科杂志》编委。2013年获山东省名中医、国家优秀中医药人才称号。

主编著作：《眼科病》《实用名医金方》等；副主编、参编著作10部。其中包括“十一五”“十二五”以及“十三五”中医药高等院校规划教材《中医眼科学》《中西医结合眼科学》《中医五官科学》以及配套教材。

代表性论文：“从虚劳干血论治糖尿病视网膜病变的理论与应用探讨”“从络论治湿性年龄相关性黄斑变性的思路探讨”“从络论治糖尿病视网膜病变的理论与应用探讨”“《内经》络脉理论与眼科应用探讨”“肾-脑-目耳一体的理论与应用探讨”“风药在眼科中的应用探讨”“中医眼科临证思路与方法”“目系病的中医论治思路”“中医眼科用药治疗规律的探讨”“眼科领域における退翳明目法の应用”“Effect of Fumai decoction on the retinal ultrastructure and the level of plasma SOD and NO in Wister rat with experimental ischemic retinopathy”“开窍明目法在眼科中的应用”“肾与目的关系探讨”等。

主持课题：（1）基于PI3K/Akt信号通路探讨大黄䗪虫丸抑制糖尿病视网膜毛细血管周细胞凋亡相关机制的研究（国基金，编号：81473734）。（2）从《金匮》虚劳干血治疗糖尿病视网膜病变的研究（山东省科技发展项目，编号：2011GGH21905）。（3）络刺治疗湿性年龄相关性黄斑变性的临床研究（山东省中医药科技计划项目，编号：2011-054）。（4）滋阴降火法干预激光视网膜损伤的作用评价（山东省中医药科技计划项目，编号：JB2012-3-250-R01）。（5）复脉饮对缺血性视神经网膜损伤保护作用的研究（山东省中医药科技计划项目）。（6）转化医学理念指导下的芍药甘草汤治疗葡萄膜炎的实验及临床研究（山东省科技攻关项目，编号：2015 gSF119017）。

获奖情况：（1）从《金匮》虚劳干血治疗糖尿病视网膜病变的研究，山东省中医药科技进步二等奖，2015年，第一位。（2）滋阴降火法干预激光视网膜损伤的作用评价，山东省科技进步三等奖，2013年，第一位。（3）滋阴降火法干预激光视网膜损伤的作用评价，中华中医药科技进步奖三等奖，2013年，第一位。（4）络刺治疗黄斑变性的临床研究，山东省中医药科技进步二等奖，

2015年，第一位。（5）复脉饮对缺血大鼠视神经网膜超微结构及酶的影响，山东省中医药科技二等奖，2006年，第一位。（6）中西医结合治疗葡萄膜炎的系列化研究及应用，山东省科技进步一等奖，第五位。

担任第四批山东省五级中医药师承教育工作指导老师。学术经验继承人：（1）杨颖，山东中医药大学附属医院眼科，主治医师；（2）陈丽丽，济南市第二人民医院，主治医师。

学术思想

一、精研中医经典，坚持中医思维指导临床

中医经典确立了中医理论体系和理法方药准则，把握经典是学好中医的钥匙。坚持“读经典、跟名师、做临床”学习与工作方式，以经典促临床，逐渐形成个人独特学术思想与诊疗思路。

二、首创肾-脑-耳目一体学说

肾主藏精，目为精气上聚而成。脑为髓海，两目系如线系于脑，所见之物归于脑，肾中所藏精气主宰肾-脑-耳目系统发育与功能。该理论体现了中医以脏腑为中心的整体观和系统论以及本末相应辨证观，为眼病辨治提供新思路与新方法。

三、整体辨证与局部辨证相结合

整体观念有助于全面把握疾病的本质。眼部症状体征是脏腑功能失调在眼局部的表现，能为辨证提供补充依据，整体辨证与局部辨证相结合能为临床提供更加精准治疗依据，在眼科尤为重要。

四、衷中参西，优势互补

现代诊疗技术是中医眼科的延伸与发展，二者结合具有协同增效的作用。充分发挥中西医结合优势，对提高眼病诊疗水平至关重要。

五、辨病与辨证结合

辨证论治是中医治疗学的核心内容，而病证相依，不同的疾病具有自身的特点和内在证型规律。辨病与辨证的结合是中医理论与实践内涵的完整体现，能为理法方药确立提供更准确依据。

临床经验

一、善用经方，化裁为用

在辨证的基础上，将经方化裁或与时方结合治疗眼科疾病。如以芍药甘草汤加味治疗黄斑前膜，合用龙胆泻肝汤治疗葡萄膜炎；泻心汤加减治疗白塞病，大黄䗪虫丸祛瘀通络治疗糖尿病视网膜病变、黄斑水肿、黄斑变性等。

二、巧用辛温发散药物

辛散药物具有祛风散邪、退翳明目、升阳气、开窍以及利水通络多种功效，可用于治疗多种眼病。翳在初期，无论感受风热、风湿热以及风寒，均可因势利导，配伍辛温发散之剂使邪升散而解。除传统退翳药物，常配伍辛味发散类药物，如荆芥、防风、细辛、羌活、独活等。与补益药物配伍，能引药上行，使药达病所。能升提阳气，使陷翳易消，如柴胡复生汤治疗复发和难愈之翳。还可用于内障眼病，特别是目系疾病开通玄府，使窍通目明。

三、从“络”论治眼病，善用虫类药物

目为宗脉之所聚，络主渗灌气血。络脉的生理病理特点决定了其在眼病，特别是内障眼病发生发展过程中的作用。主张重视从络论治内障眼病，遣方用药重视虫类药与辛味药物通络祛瘀。

四、重视开窍明目，顾护目中阳气

目为清窍，以通为顺。目中窍道最易壅滞闭塞，致神光发越受阻，因此开窍明目是治疗眼病，特别是内障眼病所应遵循的基本理念，贯穿于眼科治疗的全过程，并处理好滋补与开窍的关系。目为阳窍而多火病，临证应顾护目中阳气，避免寒凉过度，损伤目中阳气。

五、肝肾同调

肝藏血、主疏泄属木，体阴用阳。肾藏精属水，肾水涵养肝木，则疏泄有度。肝肾乙癸同源，肾虚水不涵木，阴不制阳，肝疏泄过度，脉行紊乱，气血异常。虽然“肝开窍于目”，治肝同时，勿忘肝肾同调，标本兼顾。

擅治病种

一、黄斑疾病

主要包括老年性黄斑变性、各种原因引起的黄斑水肿等。辨证与辨病相结合治疗，灵活采用活血化瘀、通络利水、软坚散结、补益肝肾以及清热解毒治法，遣方用药强调标本缓急。经验方：黄芪、熟地黄、枸杞子、连翘、生地黄、赤芍、茺蔚子、玄参、半夏、茯苓、泽泻、水蛭、炮穿山甲，常配伍大黄䗪虫丸通络祛瘀。

二、缺血性视神经病变

突出发病关键因素，在脏首责于肝，与肾相关，脉病目系受累。肝气逆乱，气病及血是关键机制，藉肝脉损伤目系而发病。故从气血入手，着重从肝论治，常用疏泄平潜、理气和血、滋水涵木、利水开窍等方法。用药不忘治“风”，常配伍全蝎、僵蚕、蝉蜕、天麻等祛风通络潜阳等之品。同时治病必开其窍，认为本病无论是肝郁气滞、肝气上逆还是阴虚阳亢，最终均导致气血运行紊乱，目系玄府郁闭。因此，开窍之品必不可少，如麝香、石菖蒲、细辛、牛黄等。然麝香辛香走串之力极强，不可久用过用，特别是女性，否则易耗伤气血，引起女子月经异常。

三、眼底出血

针对眼底出血病证复杂的特点，强调辨证与辨病相结合、分期治疗与辨病治疗相结合以及年龄与体质辨治。重视整体与局部、扶正与祛邪的关系的处理，把握好活血与止血的关系，祛瘀兼顾止血，止血不留瘀。重视局部辨证，根据出血的部位、色泽、时间以及是否伴随渗出、水肿等，确立其病机，对伴有水肿者勿忘血水兼治。经验方：黄芪、柴胡、白芍、生地黄、川芎、郁金、地龙、水蛭、茯苓、猪苓、泽泻、桂枝。也常用生蒲黄汤加减治疗各种眼底出血。

四、角膜炎

擅长从肝肺二经论治各种类型角膜炎，提倡因势利导，运用祛风退翳、清泻肺肝等治法，或使邪自外而散，或自内而消。治疗强调祛邪不留瘀，避免寒凉过度。在祛邪同时，确保角膜透明。对角膜瘢痕，治疗常采用退翳与扶正、活血祛瘀、化痰散结相结合方法，用药多兼顾辛温发散和鼓舞胃气。善用羌活胜风汤治疗风热所致治疗角膜炎，柴胡复生汤升提阳气，治疗复发和难愈之翳。

五、干眼病

以滋养肝血、润燥祛风为基本治法，审因论治，针对不同原因引起的干眼病，辨病与辨证相结合，内治与外治相结合。常用方剂润燥祛风散（白芍、川芎、生地黄、当归、柴胡、炙甘草、荆芥、薄荷、蝉蜕、黄芩、玉竹、葛根、麦冬、知母、黄柏）。对睑板腺相关干眼症，配合外洗方（葳蕤仁、龙胆、白矾、荆芥、防风、细辛、黄连、白鲜皮、苦参、红花、薏苡仁、苍术）。

典型医案

医案一

患者，女，13岁，因反复发作右眼角膜混浊，视力下降1年，加重2周就诊。平素易感冒，眼病每因此而加重。

眼科检查：右眼视力0.3，结膜不充血，角膜中央瞳孔区偏下见5 mm×5 mm盘状灰白混浊，边界不清，表面点片状荧光素着色。裂隙灯下病灶显著水肿增厚。舌苔薄白，舌质淡红，脉缓。

中医诊断：混睛障（右眼）。本病因患眼不红不痛，平素易于感冒，反复发作，结合舌苔、脉象，辨证为气虚受风。西医诊断：盘状角膜炎（右眼）。

治法：益气升阳，祛风退翳。

方药：黄芪15 g，党参10 g，白术9 g，羌活10 g，防风10 g，蝉蜕10 g，谷精草10 g，柴胡6 g，升麻3 g，川芎6 g，红花9 g，甘草6 g。水煎服，日一剂。

2周后复诊，右眼视力0.8，角膜混浊仅残留1 mm×1.5 mm中央高密度病灶。更方如下：谷精草10 g，石菖蒲10 g，防风10 g，川芎9 g，茯苓10 g，僵蚕9 g，蝉蜕10 g，炒谷芽10 g，炒麦芽10 g，葛根10 g，羌活9 g，甘草6 g。3周后右眼视力1.0，角膜仅残留淡淡云翳，随访1年无复发，也未再感冒。

［**按语**］患眼不红不痛，每因感冒而复发，虽诊断为“角膜炎”，但证属气虚清阳不升，虚邪外客为病。故以益气升阳、祛风退翳法处方用药，说明辨证用药以及升举清阳在退翳明目过程中的重要性。

医案二

患者，男，14岁，因右眼视物模糊伴头痛5天就诊。1周前有感冒病史。白细胞$12.1\times10^9/L$，中性粒细胞75%。眼科检查：右眼视力0.6，眼底视盘充血水肿，表面毛刷状鲜红出血，环视盘2/3 DD视网膜下暗红色出血灶。FFA显示：右眼视盘表面和周围荧光遮蔽，后期视盘强荧光。伴眼胀，项部、眼眶、太阳穴疼痛不适。舌苔薄白，舌质淡红，脉略数。

中医诊断：视瞻昏渺（右眼）；证属邪犯三阳，客于目系，目窍闭塞。西医诊断：视盘血管炎（右眼）。

治法：祛风散邪，开窍明目。

方药：羌活10 g，防风10 g，细辛3 g，桔梗6 g，柴胡10 g，白芷9 g，葛根15 g，黄芩10 g，生地黄10 g，川芎9 g，甘草6 g。水煎服，日一剂。

1周后复诊，症状消失，右眼视力1.0，视盘水肿和出血部分吸收。上方加减，继服10剂复诊，右眼视力1.2，视盘水肿出血大部分吸收。

［**按语**］本例虽属“目系病”，西医诊断为“视盘血管炎”。有明确外感史和三阳经病症状，属邪犯三阳，客于目系，闭塞目窍，故治以辛散开窍，因势利导，使邪从三阳而解，邪去则窍通目明，体现了辨证论治的思想和优势。

处方手迹

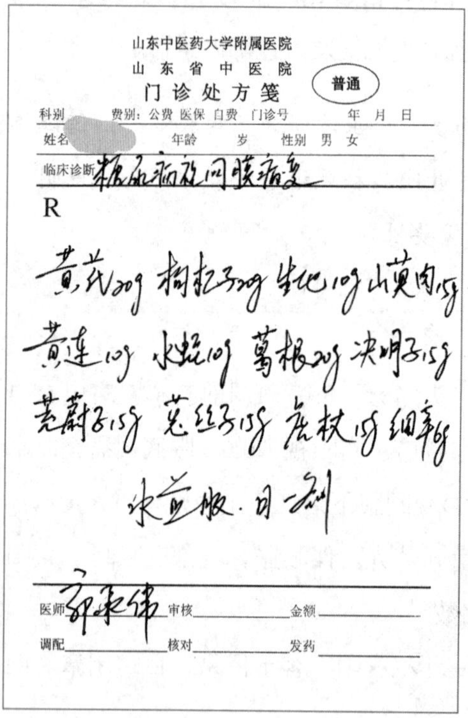
山东中医药大学附属医院
山东省中医院
门诊处方笺　普通
科别　费别：公费 医保 自费　门诊号　年 月 日
姓名　年龄　岁　性别 男 女
临床诊断：糖尿病视网膜病变
R
黄芪30g 枸杞子30g 生地10g 山萸肉15g
黄连10g 水蛭10g 葛根30g 决明子15g
茺蔚子15g 菟丝子15g 虎杖15g 细辛6g
水煎服，日一剂
医师 郭承伟　审核　金额
调配　核对　发药

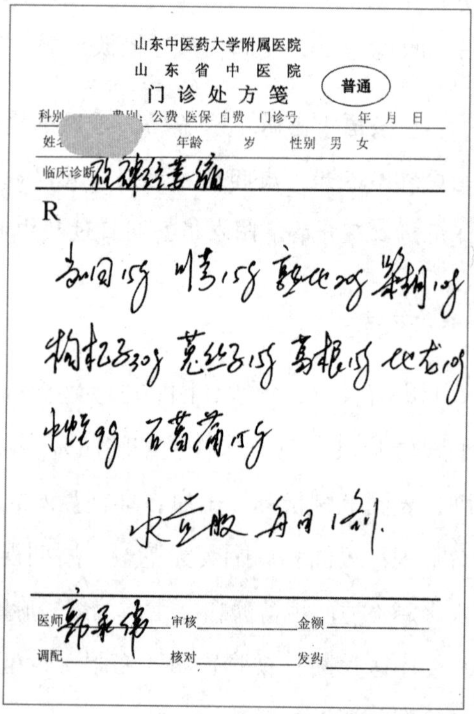
山东中医药大学附属医院
山东省中医院
门诊处方笺　普通
科别　费别：公费 医保 自费　门诊号　年 月 日
姓名　年龄　岁　性别 男 女
临床诊断：视神经萎缩
R
当归15g 川芎15g 熟地20g 柴胡10g
枸杞子30g 菟丝子15g 葛根15g 地龙10g
水蛭9g 石菖蒲15g
水煎服 每日1剂
医师 郭承伟　审核　金额
调配　核对　发药

齐向华

山东名中医药专家

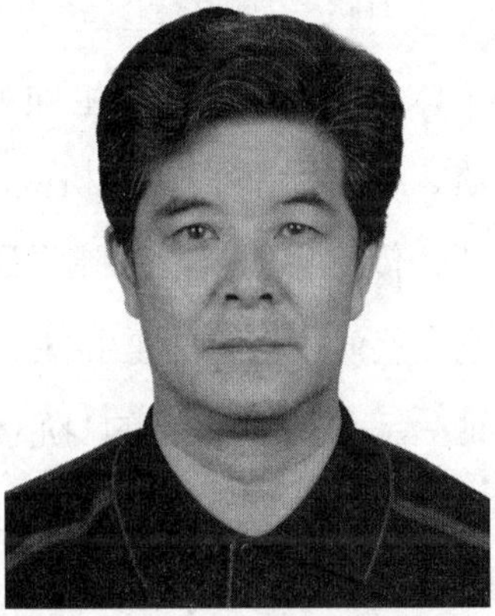

齐向华（1963—），男，汉族，山东济阳人。山东中医药大学附属医院脑病科教授，主任医师，博士研究生导师。1984年毕业于山东中医学院，获学士学位；1984年～1988年于德州市人民医院工作；1988年～1991年于山东中医学院获得硕士学位；1999年起工作于山东中医药大学附属医院。曾师承刘惠民之大弟子陆永昌；现为山东省名中医药专家，北京中医药大学中医临床特聘专家，国家中医药管理局中医脑病学重点学科带头人，山东省科技领军人才创新工作室负责人，山东中医药大学脉学研究中心主任，扁鹊脉学非物质文化遗产传承人。先后担任中国睡眠研究会中医睡眠医学专业委员会副主任委员，世界中医药学会联合会脉象研究专业委员会副会长兼秘书长，山东中医药学会脉学专业委员会主任委员，山东中西医结合学会中医睡眠医学专业委员会副主任委员，山东中西医结合学会神经内科专业委员会副主任委员，中国医师协会睡眠医学专家委员会委员，中国睡眠研究会睡眠障碍专业委员会委员等社会兼职。曾被评为中华中医药学会第五届优秀会员、山东中医药学会工作先进个人等优秀称号。

主要专著有《失眠症中医诊疗》《辨证脉学》《系统辨证脉学培训教

程》；主要编著有《思虑过度状态辨治析要》《郁闷不舒状态辨证析要》《精神萎靡状态辨证析要》《烦躁焦虑状态辨证析要》《惊悸不安状态辨治析要》等15部。发表论文“失眠症中医心理紊乱状态辨证论治体系的构建”“脉诊心理与脉象要素的确立”“‘疾病过程’论”“现代心理学理论的脉象信息认知研究”等100余篇，获国家专利17项。

学术思想

中医学为整体医学，重视形体与精神、人与社会的统一，形成了“形神一体，以和为期”的生理观；强调体质与个性对疾病发病的重要性，形成了体质、个性、病因、病机的时空疾病过程观；提出从手指感觉出发认识脉象特征，传承与创新中医脉学研究，创立现代“系统辨证脉学”体系；强调心理因素在疾病发病中的重要性，构建了以脉象要素及心理紊乱状态为核心，集“脉-证-治-防”于一体的身心共治辨证诊疗体系；强调多维度认识疾病，提出综合治疗措施针对疾病发生、发展过程的“系统医疗”模式。

临床经验

一、善用脉诊指导疾病的诊疗

继承和发展了中医脉学，创设出适应当代中医临床诊疗模式的开放脉学体系——“系统辨证脉学”。提出从手指感觉出发认识脉象特征，通过分析脉象要素之间的病理关系，归纳病因病机、西医疾病和“欲病”状态，构建体质脉象系统、个性脉象系统、病因脉象系统、病机脉象系统、脉方相应脉象系统等诊疗体系，指导“系统医疗”模式的应用。

二、从心理紊乱角度辨治心身疾病

根据“形神一体，以和为期”生理观，首先提出“中医心理紊乱状态”（思虑过度状态、郁闷不舒状态、烦躁焦虑状态、惊悸不安状态、精神萎靡状态）的概念与内涵，从心理学层面构建出符合中医特色的“中医心理紊乱状态评定量表”，制定出药物、针灸和心理治疗等多样的干预措施，形成“心理紊乱状态”辨治体系；将系统辨证脉学应用于心身疾病诊疗中，开辟“诊脉辨心，调心论治”集“脉-证-治-防”于一体的身心共治辨证诊疗模式。

三、重视对疾病过程的判断

以“疾病”为基点，通过“系统辨证脉学”归纳分析脉象要素内在逻辑关系，回溯还原疾病的主要责任环节（病因、起始病机、体质、个性等），当前存在的病机、状态和西医疾病，构建中医所注重的“时间结构”和西医所注重的“空间结构”的“多维”诊断体系，制定系统的、心身一体的综合治疗和防治方案。

四、提出从经络论治心身疾病

研创“分经辨治，疏经导气，身心兼调”疗法，针对不同心理紊乱状态产生特定经络和部位的阻滞，施以调理，对躯体和心理状态起到双向调节的作用，从而达到从根源上治疗身心疾病的目的。

五、重在调理气机

治疗疾病以辨证论治为要，制方遣药重在调理气机升降出入之功能，治疗原则是：气逆则降，气滞则通，气虚则补，气陷则升，使逆乱之气归复。

六、制方遣药特点

药味以草本药物为主，少用虫类药物；遣药以脉象辨证为准，寒热温凉，虚实真假，辨证准确，下药直中病机，毫无拖沓犹疑。

擅治病种

一、中风病和老年痴呆

从中医体征客观研究入手，系统总结出中风病发病的病因、病机的系统层次，和各个系统层次间的联系关系，建立起具有明显特点的完整的基础理论和临床辨治体系；从中医“五神”理论入手开展老年痴呆辨识和基础理论研究，形成了以中医“五神”紊乱为框架的辨治路径。

辨证论治方面首先辨别气机升降出入失调，其次辨别病理产物（痰、湿、瘀）之有无。治疗以调理气机为主，兼顾病理产物。治疗气逆常用方剂有天麻钩藤饮、镇肝熄风汤等；治疗气陷常用方剂有补中益气汤、葛根芩连汤、升阳散火汤等；治疗气闭常用方剂有半夏厚朴汤、麻黄汤等；治疗气郁常用方剂有柴胡疏肝散、血府逐瘀汤、瓜蒌薤白半夏汤、丹参饮等。配合针灸、推拿、经络疏通疗法。

二、失眠症等心身疾病

将失眠症等心身疾病发病原因归结中医心理紊乱状态。临床辨治首先明确体质与个性，其次辨明心理紊乱状态之病机层次。治疗以调节紊乱的心理状态为主，兼顾衍化病机，多种干预措施药物、针灸和心理治疗并举。

治疗思虑过度状态基本方采用半夏厚朴汤加减，配合心理治疗、针灸、推拿、经络疏通疗法。胃肠中焦不适合平胃散加减；气结于大肠加槟榔、枳实；咽喉部不适加陈皮、香附、白芥子、莱菔子等；颈肩四肢不适加伸筋草、路路通、桑枝、防己、石楠叶之类；头面部不适合镇肝熄风汤或羚角钩藤汤；心理行为改变，治疗上应多注意心理辅导、心理治疗，药物加郁金、合欢、石菖蒲、远志之类。

治疗郁闷不舒状态以升肝气、开郁结为治疗大法，多用防风、羌活、独活、柴胡、升麻、川芎、麻黄、荆芥、紫苏叶、柴胡、防风等药，配合心理治疗、针灸、推拿、经络疏通疗法。若伴四肢颈肩不适加用伸筋草、路路通、桑枝、防己、石楠叶之类；若伴头面部不适合镇肝熄风汤或羚角钩藤汤；若伴多思多虑，治疗上应多注意心理辅导、心理治疗，药物加用具有愉悦心情、畅达情志的药物，如郁金、合欢、石菖蒲、远志之类。

治疗烦躁焦虑状态以祛除邪气、清肝泻火为治疗大法，常用龙胆草、夏枯草、羚羊角、黄芩、黄连、栀子、天麻、钩藤等，配合心理治疗、针灸、推拿、经络疏通疗法。

治疗惊悸不安状态以调整气机为治疗大法，配合心理治疗、针灸、推拿、经络疏通疗法。气机上逆者天麻钩藤饮潜降肝阳，气血亏虚者，当补益气血以补其虚，黄芪、人参、当归、桂圆肉之属。

治疗精神萎靡状态以和气血、安神志为治疗大法，配合心理治疗、针灸、推拿、经络疏通疗法。气结、气下常用药物防风、柴胡、紫苏叶、荆芥、白芷、蝉蜕、桂枝；气虚者多用人参、太子参、党参、黄芪；血虚者多用当归、龙眼肉、熟地黄、夜交藤；阴虚者多用百合、麦冬、石斛、玉竹、枸杞子、沙参；阳虚者多用阳起石、紫石英、巴戟天、杜仲、骨碎补、菟丝子、续断。

三、循环系统疾病

从气机升降失调论治，注重气机升降出入平衡的运用，治疗冠心病、心律失常、心肌炎等效果良好。气逆常用方剂有天麻钩藤饮，气陷常用方剂补中益气汤，气闭常用方剂血府逐瘀汤、瓜蒌薤白半夏汤、丹参饮等。

典型医案

患者，女，47岁，2010年10月26日初诊。自述周身不自主颤抖、畏寒伴紧张焦虑5年余。患者5年前因受到惊吓而自觉周身紧缩不舒，伴颤抖、畏寒，生气紧张时加重；心中紧张焦虑；睡眠眠浅易醒，夜间每听到声响即心中动悸，时有头目发胀，曾服中药疏肝理气之剂、抗抑郁药、镇静药等，效果不明显。

现症见：患者仍自觉周身颤抖、畏寒，紧束不展，生气及情绪紧张时加重；紧张焦虑；时有头目发胀；伴见睡眠浅易醒，夜间闻声响即心中动悸，纳可，二便调。既往史：无重大和特殊疾病史可载。辅助检查：排除甲状腺功能亢进症。舌象：舌淡红，苔薄。脉象：（1）局部脉象：左寸脉：沉；左关脉：浮、凸（乳腺增生结节）；左尺脉：浮、热。左三部脉：下、进少退多、高、来徐去疾。右寸脉：浮、热；右尺脉：沉、枯。右三部脉：上、滑（脉中有细线的滑动感）、进多退少、深、来疾去疾。（2）整体脉象：薄、刚、细、长、动（左右寸脉明显）、敛（左右寸脉明显）、数。

中医诊断：惊悸不安状态。

病机：心胆气虚，神志混乱。

治法：安神定志。

方药：朱砂（冲）0.5 g，五加皮20 g，木香12 g，防风15 g，紫石英30 g，茯神15 g，前胡15 g，白芍30 g，当归15 g，佩兰15 g，桂枝15 g，黄连12 g，麦冬30 g。7剂，水煎服，日一剂，早晚分服。

二诊2010年11月2日。服第一剂药物呕吐1次，呕吐物为胃内容物；伴大便稀，不成形，常伴有腹中雷鸣，无矢气。第2~7剂，呕吐、腹泻症状未作，自觉紧张焦虑感、周身震颤畏寒均减轻，现仍轻度焦虑易紧张，耳鸣，眠差，纳差，不欲食油腻，小便调，大便稀，日一次。舌淡红，苔薄，有裂纹。脉象：（1）局部脉象：左寸脉：沉；左尺脉：沉。左三部脉：细、涩。右寸脉：浮；右尺：沉、细。右三部脉：稍上、进多退少。（2）整体脉象：长、细。上方加半夏9 g、麻黄9 g、厚朴12 g、苍术20 g。7剂，水煎服，日一剂，早晚分服。

三诊2010年11月9日。诸症减轻，但仍有周身紧束感，纳稍好，眠可，大便稀，日一次，小便调。舌淡红，苔剥脱。脉象：局部脉象：左寸脉：浮、热；左尺脉：稍枯。左三部整体脉：稍细、进多退少、数。右寸脉：稍浮、稍热；右关脉：稍热。右三部整体脉：稍刚。（2）整体脉象：双手三部脉：稍上（较前减轻）、稍长、稍动、稍敛。处方：上方去桂枝、佩兰、麻黄、半夏，加桑白皮30 g、沙参20 g、炒酸枣仁30 g、石斛12 g。7剂，水煎服，日一剂。

四诊2010年11月16日。服上方7剂，患者服药后呕吐腹泻，每于服药后出现呕吐，闻食臭亦作，呕吐物为胃内容物，肠鸣音亢进，大便不成形，日二行。现紧张恐惧感、不自主颤抖等症状不明显，轻微耳鸣，眠可，小便调。处方沙参麦冬汤加减以调理善后。

处方手迹

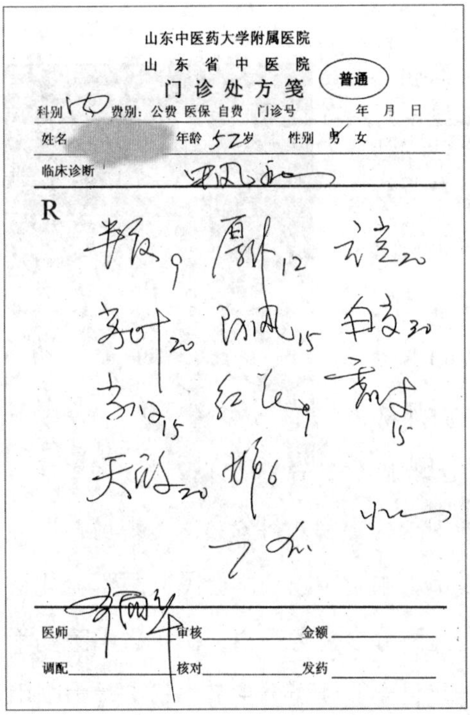
山东中医药大学附属医院
山 东 省 中 医 院
门 诊 处 方 笺 普通
科别 内 费别：公费 医保 自费 门诊号 年 月 日
姓名 [redacted] 年龄 52岁 性别 男 女
临床诊断
R
医师 审核 金额
调配 核对 发药

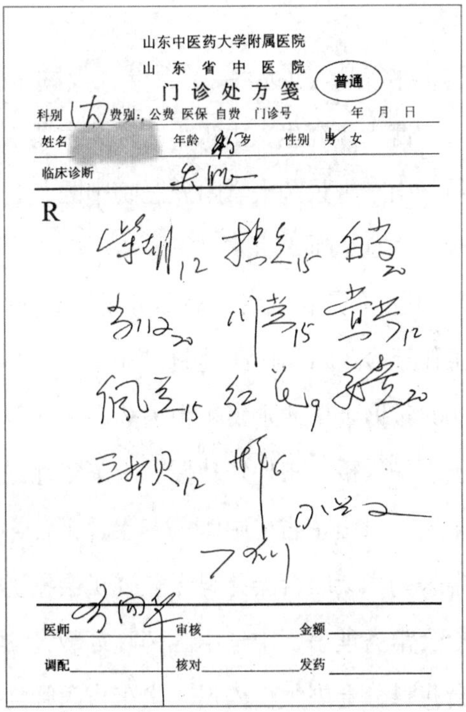
山东中医药大学附属医院
山 东 省 中 医 院
门 诊 处 方 笺 普通
科别 内 费别：公费 医保 自费 门诊号 年 月 日
姓名 [redacted] 年龄 岁 性别 男 女
临床诊断
R
医师 审核 金额
调配 核对 发药

张葆青

山东名中医药专家

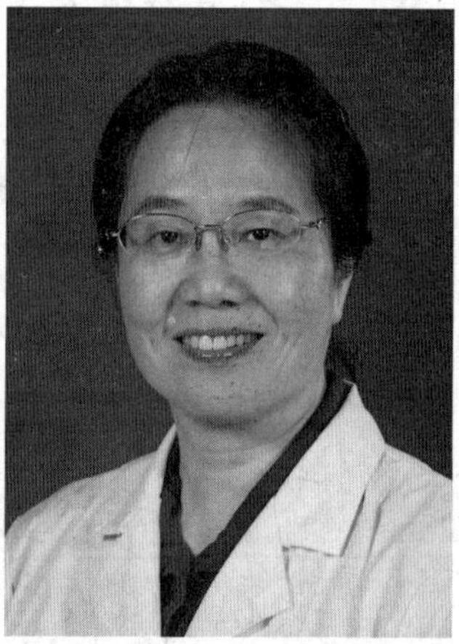

张葆青（1965—），女，汉族，山东烟台人。博士研究生，山东中医药大学博士研究生导师，山东中医药大学附属医院中医儿科学专业教授、主任医师，儿科主任。1987年7月毕业于山东中医学院中医系，随即分配至山东省中医院工作至今，从事中医儿科已30年。1999年硕士、2004年博士毕业于山东中医药大学，曾先后师从王立华教授、田代华教授。山东省优秀中医药临床人才，山东省名中医药专家。担任中华中医药学会儿科分会常务委员，世界中医药学会联合会儿科专业委员会常务委员，中华中医药学会民族医学会儿科分会常务理事，中华中医药高等教育学会儿科分会常务理事，山东省中医药学会儿科分会副主任委员、山东省医师协会儿科专业委员会常务委员，《中国中西医结合儿科杂志》《山东中医杂志》《山东中医药大学学报》《中西医结合儿科学》编委等职。

先后参与《中医急症》《中西医结合儿科学》《中医儿科临床技能实训》等全国教材以及《实用中医儿科学》《小儿脾胃病新治》等专著的编写；发表“小儿急性上呼吸道感染风寒束表证的临床研究”“小儿多发性抽动症临床症状传变规律初探”等50余篇论文。主持“小儿哮喘（急性发作期）中成药规范治疗研究”“中西医结合序贯疗法治疗小儿肺炎支原体肺炎的疗效评价研究”等国家、省级科研课题10余项。获省级科技进步奖2项、厅局级奖项3项。先后获2013年度山东省优秀医师、2014年度山东省优秀医保医师、2011～2012年度全省卫生系统“文明服务明星”等光荣称号。

担任第五批山东省五级中医药师承教育工作指导老师。学术继承人：（1）周朋，山东中医药大学附属医院儿科，副主任医师；（2）劳慧敏，山东中医药大学附属医院儿科，主治医师。

学术思想

以儿童的身心健康为基石，以中医学理论体系的“整体观念”和“辨证论治”为宏观基础，结合西医“生物-心理-社会”医学模式，形成“中西结合、病证结合”的临证思维观。根据小儿“生机蓬勃，发育迅速”的生理特点及“脏气清灵，易趋康复”的病理特点，临证重视阳气在小儿生长发育和防治疾病中的重要性。根据小儿“发病容易、传变迅速”的病理特点，形成“病因辨证和脏腑辨证相结合”的辨证观。根据小儿“脏腑娇嫩，形气未充”的生理特点，形成培补为主、兼顾祛邪，或祛邪为主、兼顾培补的“攻补平衡”治疗观。

临床经验

一、重视阳气，善用温性药物

小儿为“稚阳之体”，脏腑生理功能不足，易受外感和内伤因素影响，出现病态；小儿为“纯阳之体”，生后发育迅速，犹如草木方萌，旭日东升，欣欣向荣，可见阳气在生理状态下是小儿生长发育的动力，在病理状态下又是小儿御邪祛病的能力。小儿阳气不足为本，加上饮食不当、过食寒凉，或久病不愈、日久伤阳，用药寒凉，重伤阳气，使不足之阳气更易受损，“形不足者，温之以气；精不足者，补之以味”，因此临证时善用温性药物温阳兼顾祛邪，如常用党参、黄芪、白术、紫苏子、白芥子、胆南星、半夏、附子、肉桂、干姜、菟丝子、杜仲、生姜等药。

二、重视脾胃，善用运脾之法

脾胃为后天之本，气血生化之源。小儿时期脏腑娇嫩，脾常不足，同时又生长发育迅速，需要水谷精微较多，造成供需之间的矛盾，加之小儿饮食不知自节，易受外感、食伤、他脏疾病影响，或用药不当，均可导致脾胃功能失常，出现脾系疾病，或它病兼有消化系统症状。因此临证治疗脾系疾病以顾护脾胃为主，治疗它系疾病常兼顾脾胃。常用药物包括健脾之党参、白术、山药、白扁豆，温脾之干姜、附子、吴茱萸、小茴香，实脾之茯苓、薏苡仁，泻脾之胡黄连、栀子、石膏。尤崇钱乙之运脾法，以开脾气之滞，燥脾湿之蕴，温脾经之寒，舒脾气之滞，善用苍术、鸡内金、陈皮、牡蛎等。

三、重视五脏，善于脏腑同治

根据中医基础理论五脏之间关系密切，如五行学说的生克、制化、胜复、乘侮，经络学说的由表入里，由浅入深，由腑入脏，气血精津的生成、运行、代谢，都体现了脏腑之间相互协调、相互制约的功能活动。加上小儿“发病容易，传变迅速”的病理特点，如果出现某脏的功能失调，常常累及它脏，从而出现两脏甚至三脏同病，如感冒夹滞、食积咳嗽之肺脾同病，抽动症、多动症之肺肝同病等。临证时多常采用培土生金之六君子汤、清泄肺胃之竹叶石膏汤等肺脾同治，调和营卫之桂枝汤、气血双补之八珍汤、气血两清之清瘟败毒饮等心肺同治，金水并调之百合固金汤肺肾同治，滋水涵木之大定风珠肝肾同治。

四、重视经方，用药轻灵简廉

小儿生机蓬勃，组织修复能力强，病因相对单纯，又少顽疾、宿疾影响，脏气清灵，随拨随应，用药宜轻灵，“但能确得其本而撮取之，则一药可愈”。处方时主张“药性易平，药味易少，药量易轻，药价易廉”，临证时首推经方。经方组成，精明简练，配伍恰当，药少效宏。如常用桂枝汤、小柴胡汤治疗外感发热，小青龙汤、射干麻黄汤、麻杏石甘汤、乌梅汤治疗寒热咳喘，葛根芩连汤治疗湿热泄泻，茵陈蒿汤治疗新生儿黄疸等。经方间可灵活组合，扩大治疗范围，如小柴胡汤合半夏厚朴汤治疗感冒后久咳。

擅治病种

擅治小儿肺系、脾系及心肝系疾病。

一、小儿肺系疾病

擅治小儿咳喘类疾病，以中医学辨证论治理论为基础，结合西医学病因病机，病证相合而论治。如治疗哮喘，常分期辨治，发作期辨寒热，常采用小青龙汤、射干麻黄汤或麻杏石甘汤、定喘汤等；迁延期注重温肺化饮，常选用三子养亲汤合苏子降气汤；缓解期，重在调补肺脾肾，善用膏方以治疗。

二、小儿心肝系疾病

擅长治疗癫痫、多发性抽动症、小儿注意力缺陷多动症、散发性脑炎、心肌炎等疾病。根据小儿心肝常有余，运用疏肝、平肝之法，自拟“柴芍平痫汤”治疗小儿癫痫，收效良好。针对癫痫、多发性抽动症、心肌炎等疾病需要长期服药的特点，擅长应用膏方进行治疗。

三、小儿脾系疾病

遵从“健脾不在补，贵在运”的治疗原则，善用运脾和胃之法治疗小儿厌食、慢性腹泻、营养不良等病。常用药物有苍术、陈皮、鸡内金等，并酌情配伍理气、化湿之品。

典型医案

患儿，男，4岁，2013年1月16日初诊。家长代述患儿5天前受凉后出现咳嗽，次日出现喘息，经雾化治疗4天，效果不佳，现患儿咳嗽，喉中痰鸣，有痰难咯，喘憋，口臭，手足心热，纳可，眠欠安，大便干，羊矢状，日一行，小便色黄量可。舌红，苔白厚，咽充血，听诊双肺可闻及哮鸣音。既往有哮喘病史2年，平素喜食肥甘厚腻。

中医诊断：哮喘。本病例由痰饮留伏于肺窍，外感风寒，在表不解，入里化热，引动伏痰，痰气交阻于气道，相互搏击而引起。

治疗上应清热涤痰，止咳平喘。

方药：蜜麻黄6 g，炒苦杏仁6 g，白果9 g，半夏6 g，桑白皮9 g，霜桑叶9 g，黄芩9 g，炒紫苏子12 g，蜜紫菀9 g，蜜款冬花9 g，乌梅6 g，甘草6 g。5剂，水煎服，日一剂，分次分服。

二诊2013年1月21日。服上方后无喘息，咳嗽减轻，白天为主，有痰易咳吐，舌红苔薄白，听诊双肺可闻及痰鸣音。换方：炒苏子9 g，半夏6 g，陈皮9 g，厚朴6 g，白前9 g，防风6 g，乌梅6 g，蜜款冬花9 g，蜜紫菀9 g，石菖蒲12 g，天竺黄9 g，甘草6 g。5剂，水煎服，日一剂，分次分服。

服上方5剂后，患儿无明显不适而停药。

处方手迹

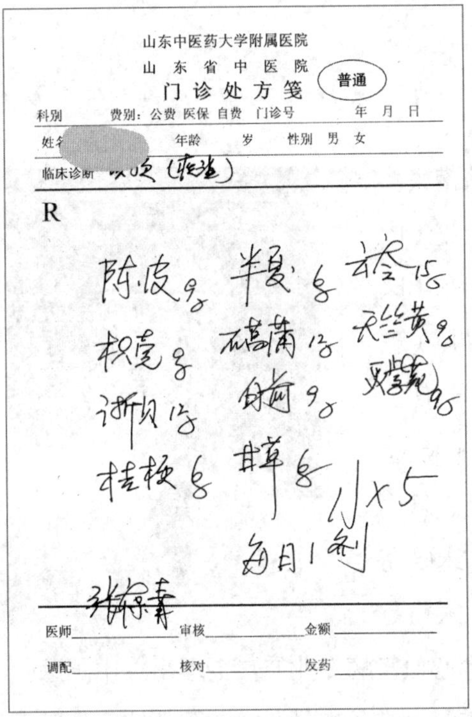

山东中医药大学附属医院
山 东 省 中 医 院
门 诊 处 方 笺 （普通）

科别　　费别：公费 医保 自费　门诊号　　　年　月　日

姓名 [redacted]　年龄　　岁　性别　男　女

临床诊断　咳嗽（痰湿）

R

陈皮9g　半夏6g　茯苓15g

枳壳6g　石菖蒲12g　天竺黄9g

浙贝12g　白前9g　炙紫菀9g

桔梗6g　甘草6g

×5

每日1剂

张葆青

医师＿＿＿＿　审核＿＿＿＿　金额＿＿＿＿

调配＿＿＿＿　核对＿＿＿＿　发药＿＿＿＿

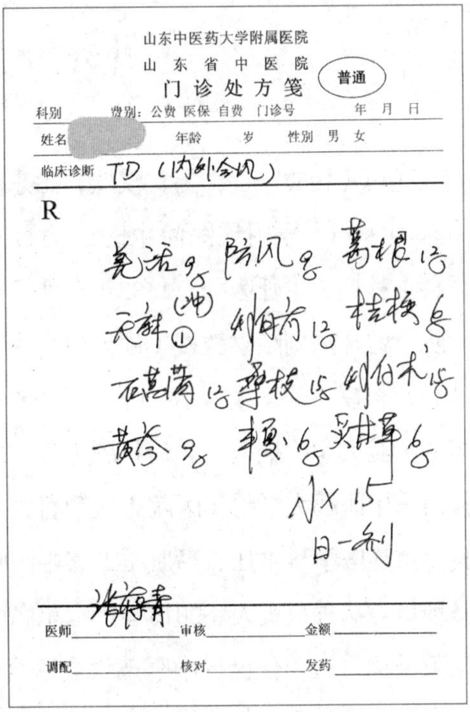

山东中医药大学附属医院
山 东 省 中 医 院
门 诊 处 方 笺 （普通）

科别　　费别：公费 医保 自费　门诊号　　　年　月　日

姓名 [redacted]　年龄　　岁　性别　男　女

临床诊断　TD（内外合风）

R

羌活9g　防风9g　葛根12g

天麻（冲）①　川白芍12g　桂枝6g

石菖蒲12g　桑枝15g　炒白术15g

黄芩9g　半夏6g　炙甘草6g

×15

日一剂

张葆青

医师＿＿＿＿　审核＿＿＿＿　金额＿＿＿＿

调配＿＿＿＿　核对＿＿＿＿　发药＿＿＿＿

张葆青

尤 可

山东名中医药专家

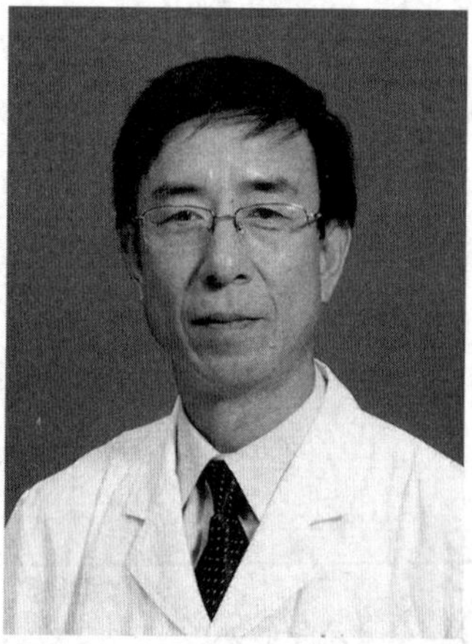

尤可（1957—），男，汉族，山东济南人。山东中医药大学附属医院中医心病科专业（中医科）教授、主任医师。1982年毕业于山东中医学院，曾师从刘献琳教授（硕士研究生导师）和邵念方教授（国家级师承导师）；1997年起任山东中医药大学附属医院急诊科副主任，2009年起任山东中医药大学附属医院心血管科主任、急诊科、重症医学科主任、高血压国家中医临床研究基地重点病种负责人。2016年获山东名中医药专家荣誉称号；曾任世界中医药学会联合会心血管病专业委员会理事、中国医师协会中西医结合医师分会心血管病专家委员会常务委员、中国医师协会心脏重症专家委员会山东省分会委员、山东中医药学会急诊专业委员会副主任委员、山东中西医结合学会急救专业委员会委员、山东省医师协会急救医学医师分会委员、山东省病理生理学会重症医学专业委员会委员等职。

主要著作有《中西医结合内科治疗学》《急诊医学》《英汉实用中医药大全》《诸病中医中药外治大全》《实用中西医结合内科手册》《高血压中医辨治精粹》等；发表“论补肾法在中风恢复期的应用”“论解毒法在中风病中的应用”“心律失常辨证治疗十法”等学术论文40余篇。

完成科研项目主要有：“中药抗血管生长抑制肿瘤生长及转移的研究”

（山东省科技厅）、“调气熄风法干预脑缺血大鼠白细胞黏附作用的研究”（山东省中医药管理局）、“心肌炎方对急性柯萨奇病毒性心肌炎的保护作用”（山东省中医药管理局）、“桑仙降压颗粒干预高血压‘微血管稀少’分子机制学研究”（山东省科技厅）、“基于病证结合降低冠心病稳定期心血管事件的临床研究”（国家科技支撑计划项目）、“高血压社区中医适宜技术优化研究”（山东省中医药管理局）、“面向农村的五种常见病中医药成果集成转化研究与平台建设”（中医药行业科研专项、国家中医药管理局）、“补肾和脉方对动脉硬化斑块不稳定性的影响”（高血压国家中医临床研究基地业务建设科研专项）等9项。

先后担任第二批、第四批山东省五级中医药师承教育工作指导老师。学术经验继承人：（1）赵晓霞，山东中医药大学附属医院中医心病专业，主治医师；（2）阴永辉，山东中医药大学附属医院中医内分泌专业，副主任医师；（3）郭良清，山东中医药大学附属医院中医内分泌专业，副主任医师；（4）茹丽先，齐鲁工业大学校医院中医呼吸专业，主治医师。

学术思想

一、顺应机体生理功能而治

总结出顺应机体生理功能而治的学术思想和临床辨证论治中重视调肝健脾的学术观点。他认为中医辨证论治的基本思想之一是“顺而治之”，正如张景岳所说：“为治之道，顺而已矣”“顺之为治，最是医家肯綮”，并发表相关学术论文“论中药升降浮沉与顺生理而治”。提出治疗脾胃病变应本着“脾宜升则健，胃宜降则和”的原则；治疗肝脏病变则遵循“务遂其条达畅茂之性”的用药规律；治疗心肾不交诸证，应宗“心火欲其下降，肾水欲其上升”的法则等学术观点。认为在临床治疗中，以顺生理的方法应用中药升降浮沉性能，对于促进机体生理功能的恢复起着至关重要的作用。在人体生命活动中，气的升降出入，推动和激发着人体的各种生理活动，机体的各种生理活动，又均体现了气的升降出入。如肺之宣发肃降，脾之升清输转，肝之升发疏泄，肾之蒸腾汽化等。疾病的发生必然会不同程度地引起机体气机升降出入的失常，正因如此，中医学才产生了旨在调节这种功能紊乱的药物升降浮沉学说。机体病变复杂，治疗方法众多，“而其大要，皆以辨药性之阴阳，以治人身之阴阳，察药物之升降，以调人身之升降而已”。而在运用药物升降浮沉之性，顺应脏腑生理特性而治的过程中，其关键在于药物作用趋向应与病变脏腑的原有生理运动趋向相接近或一致，只有这样才更有利于脏腑生理功能的恢复。例如，脾主升清运化，当脾气虚损，失于升清输转，导致中气下陷时，当用升浮药物以益气升清。如果倒行逆施，则必然导致“逆其根而伐其本”的不良后果。正如《灵枢·师传篇》所说：“未有逆而能治之者，夫惟顺而已矣”。

二、重视脾胃

在急危重病如脓毒症、呼吸机相关肺炎、多脏器功能衰竭、呼吸机相关腹胀等的救治中，从中医经典和历代医家典籍中汲取经验，结合多年来抢救急危重症的临床实践，强调“胃气”在危重病症救治中的重要性。危重病人病情复杂，证候多端，病情往往涉及多个脏器，五脏六腑、气血津液无不受损，临床辨证十分困难。他秉承中医“脾胃乃后天之本，有胃气则活，无胃气则死”的传统理论，认为脾胃功能衰竭往往是多脏器功能衰竭的最初表现，危重病人一旦出现纳呆腹胀便秘，脾胃功能下降，如能早期给予对症治疗则往往可以力挽狂澜，救患者于危厄，有效避免多脏器功能衰竭的发生。临床中形成了既注重通腑泻下，荡涤实邪，又时时注重顾护脾胃，健脾促运的救治特色。

三、从肝论治

情志因素为常见发病原因或诱因，“肝为万病之贼”。《丹溪心法》云：“气血冲和，万病不生，一有怫郁，诸病生焉。”在多种内科杂病特别是在心脑血管病的治疗中，强调从肝论治。认为凡气机郁滞、气滞血瘀、痰瘀阻络等证，肝气郁结多为其重要原因，故疏肝解郁为治疗气机郁滞、气滞血瘀等证之通法。临证中，善用四逆散、柴胡疏肝散和逍遥散等方药加减化裁治疗各种内科杂病。

临床经验

一、长于运用通腑法

在急危重病的抢救治疗中，强化中医药辨证治疗，创造性地将叶天士《温热论》卫气营血辨证和吴鞠通《温病条辨》清热通腑法以及李东垣《脾胃论》补中益气法应用于脓毒症和呼吸衰竭病人的抢救，减少了并发症，提高了治疗效果。

在急性脑血管病的抢救治疗中，将清热解毒法和通腑泻浊、化痰通络法联合应用于急性期的治疗；在脑血管病恢复期的治疗中，灵活运用补肾通络、益气活血、舒筋活络与涤痰化浊等治疗方法，并使之有机结合，进一步提高了临床疗效。

二、调气血安神治心疾

在高血压病的治疗中，常以平肝潜阳与调理气血并用；滋肾养阴与活血通络并用；疏肝解郁与养心安神并用；清化痰热与健脾化湿并用等不同治疗方法，不仅改善了病人的症状体征，而且提高了降压达标率。对更年期高血压，采用疏肝养血与养心安神、调理冲任并用之法，既缓解了病人心悸自汗、头晕烦躁等症状，又降低了血压。对老年高血压，侧重平补肾气，益气活血，兼顾脾胃之法，多数老年病人病情获得长期稳定，生活质量明显改善。对中青年高血压，侧重清肝凉血，健脾化浊，并着重进行强化运动指导。

在冠心病的治疗中，对急性冠脉综合征中不稳定性心绞痛，侧重强化活血通络、宽胸行气、涤痰化浊、清热解毒之法；对急性心肌梗死，特别是不能或不同意进行介入治疗的老年病人，则在活血通络之中侧重益气养阴，清化痰浊，时时顾护心气，预防心衰、恶性心律失常等变证发生。对稳定性心绞痛，常常采用行气活血、化痰通络、健脾益气、养心安神、清热化浊，多使病情获得长期稳定。

在心律失常的中医辨证治疗方面，总结出心律失常的中医辨证治疗十法，丰富了中医治疗心律失常的方法。

在急、慢性心力衰竭的治疗中，擅长中西医结合辨证治疗，常以益气通络利水法为主，并侧重于补元气、健脾胃、化瘀血之法，均收到了良好的治疗效果。

擅治病种

擅治内科杂病，主要有心脑血管疾病、呼吸系统疾病、消化系统疾病。

一、心脑系统疾病

治疗高血压病方面多从平肝、补肾、活血通络、养心安神论治，自拟方天麻菊花汤（天麻、菊花、桑寄生、怀牛膝、当归、川芎、葛根、地龙、炒酸枣仁、夜交藤）。

认为胸痹本虚标实，本虚是中气不足、大气下陷，或气阴两虚，标实多表现为痰浊、瘀血、气滞、痰热等，故临床治疗时常将补中益气、益气养阴、活血化瘀、清热化痰结合起来，常用方剂补中益气汤、黄连温胆汤、血府逐瘀汤。善用瓜蒌薤白半夏汤合血府逐瘀汤治疗胸痹痰瘀互结之证。

认为中风急性期多痰热腑实证，常用星蒌承气汤；中风恢复期常运用补肾通络、益气活血、涤痰化浊，常用方剂补阳还五汤、地黄饮子，活血通络药常选全蝎、地龙、鸡血藤，开窍化痰常用石菖蒲、远志、郁金。

二、呼吸系统疾病

擅用经方麻杏石甘汤、射干麻黄汤、小青龙汤等治疗哮喘。常用“贝母瓜蒌散合二陈汤”治疗老年肺炎、卒中相关肺炎，其组成为瓜蒌、浙贝母、川贝母、炙枇杷叶、陈皮、半夏、黄芩、款冬花、桔梗、茯苓、炒白术、当归、川芎、炙甘草。强调化痰必须健脾，治咳喘宣降肺气，根据患者大便情况常合用小承气汤。阴虚者常加用沙参、麦冬、石斛、玉竹、知母、天花粉养阴清肺、益胃生津。

三、消化系统疾病

胃炎、胆囊炎、胰腺炎、便秘等是消化道疾病中的常见病。强调以“通”为其治疗要点，善用香砂六君子汤治疗胃炎，大柴胡汤合茵陈蒿汤加减治疗胆囊炎、胰腺炎。常用大黄清热解毒、活血化瘀、通络开结、泄浊通腑，引热下行；茵陈蒿利胆，促进食欲。

典型医案

患者丁某，女，62岁，阵发性胸闷胸痛年余，加重2周。1年前无明显原因出现胸闷胸痛，向左肩背部放射痛，持续5～10分钟，伴心慌不适，活动后加重，服用复方丹参滴丸后症状缓解。曾多次在外院就诊并住院治疗，经冠脉CT、动态心电图等多项检查确诊为冠心病。常服单硝酸异山梨酯、阿司匹林肠溶片、阿托伐他汀、复方丹参滴丸等药物，病情尚稳定。近2周，患者症状较前明显加重，发作较前频繁。现症见阵发性胸闷、胸痛，伴心慌、乏力，多于情志不遂、活动及劳累时诱发加重，纳少，眠差，心烦易怒，入睡困难，睡后易醒，醒后难以入睡，大便干，小便调。舌暗红，苔白腻，脉弦细。

既往冠心病病史1年，2型糖尿病病史20余年，空腹血糖7～8 mmol/L，餐后血糖6～7 mmol/L，子宫切除术后16年。

中医诊断：胸痹。辨证：肝气郁滞，痰瘀阻络。西医诊断：冠心病；不稳定性心绞痛；2型糖尿病。

治法：疏肝理气，化痰通络。

病因病机：尤可教授认为，胸痹病机以本虚标实为主，本虚为气虚、血虚、阴虚、阳虚；标实为寒凝、气滞、痰浊、瘀血为主，痰瘀互结，痹阻心脉导致心脉不通是胸痹的主要病理基础，情志失调，肝气郁结是胸痹的主要病因之一。龚信在《古今医鉴》中提到：“心脾痛者，素有顽痰死血……种种不同”，唐容川《血证论》中也说：“胸痹……血痰相阻滞。”尤可教授认为，胸痹之发病，痰瘀同患为多见，痰瘀既是病理产物，又是致病因素，痰瘀胶结，痹阻清阳，耗伤气血，可使胸痹虚实夹杂，缠绵难愈。该病人胸痛多于情志不遂、活动劳累时发作，患者情志失节，郁怒伤肝，肝气郁滞化火，灼津成痰，气滞痰浊而使血行不畅，脉络不利，致气血瘀滞，不通则痛。尤可教授善用瓜蒌薤白半夏汤合血府逐瘀汤治疗胸痹痰瘀互结之证。

方药：柴胡12 g，郁金15 g，炒枳壳15 g，瓜蒌30 g，薤白12 g，清半夏9 g，炒白术15 g，茯苓15 g，地龙12 g，赤芍12 g，丹参15 g，川芎12 g。7剂，水煎服，日一剂，早晚分服。

二诊：服上方7剂后胸闷胸痛，心慌症状明显减轻，活动后胸闷胸痛发作明显减少，近日复因生气恼怒后，见晨起口苦，心烦易汗，纳少，食欲不振，眠差，入睡困难，眠浅易醒，二便调。舌暗红，苔薄黄，脉沉细弦。

辨证：心肝火旺，气滞血瘀。治法：疏肝活血，清心除烦。

上方去薤白、清半夏；加黄连9 g、炒酸枣仁30 g、百合30 g、浮小麦30 g、焦三仙各15 g。7剂，水煎服，日一剂，早晚分服。

辨证分析：患者胸痛、胸闷症状明显减轻，活动后发作明显减少，但仍有心烦易怒，考虑气郁化火，痰火扰心，加用黄连苦寒以清心火；配以百合、炒酸枣仁养阴安神除烦；加用浮小麦收敛阳气，使阳入阴，以达阴阳协调，并除烦止汗；患者纳少不欲饮食，胃不和则卧不安，以焦三仙健脾开胃消食，并助安眠。

三诊：服上方后胸痛胸闷未见复发，现症见：时有晨起口苦、口干，偶有心烦，自觉与环境嘈杂有关，偶有活动量增加后心慌，但较前减轻，纳可，偶胃脘部胀满不适，眠可，每夜可睡6～7小时，二便调。舌暗红，苔薄白，脉弦细。

辨证：气滞血瘀，虚火伤津。治法：理气活血，养阴清热。上方去炒枳壳、瓜蒌、郁金，加炒枳实15 g、淡竹叶12 g、知母12 g、麦冬12 g。

辨证分析：患者症状减轻，仍时有心烦、口干、口苦，考虑病人痰湿已祛，气血渐通，复因反复恼怒，致心火偏亢，阴津耗伤，心神失养，故心烦、口干、口苦，故加用麦冬、淡竹叶、知母养阴清热。病人偶感胃脘部胀满不适，改枳壳为枳实以增行气消胀作用。

处方手迹

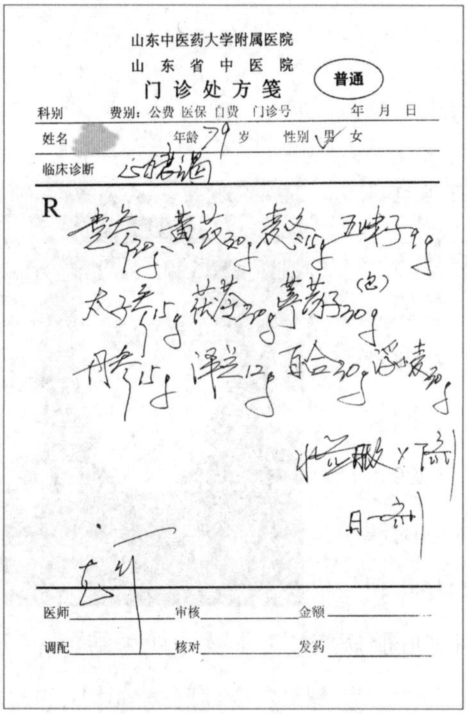

山东中医药大学附属医院
山 东 省 中 医 院
门诊处方笺
普通
科别　费别：公费 医保 自费　门诊号　年 月 日
姓名　年龄 79 岁　性别 男 女
临床诊断
R
黄芪30g 麦冬15g 五味子9g
太子参15g 茯苓30g 葶苈子30g(包)
丹参15g 泽泻12g 百合30g
水煎服×7剂
日一剂
医师　审核　金额
调配　核对　发药

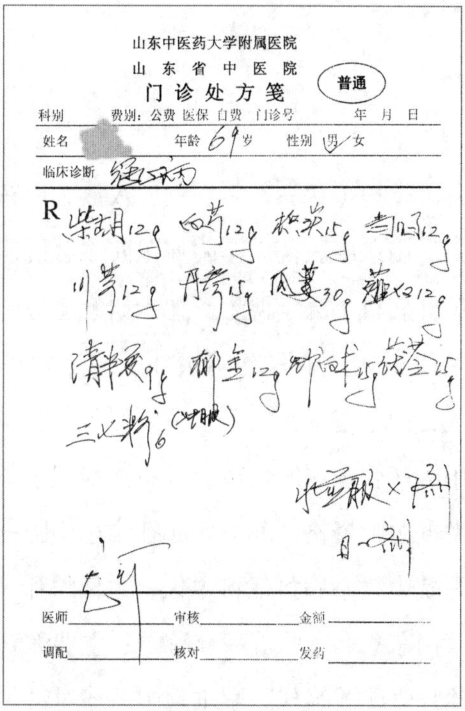

山东中医药大学附属医院
山 东 省 中 医 院
门诊处方笺
普通
科别　费别：公费 医保 自费　门诊号　年 月 日
姓名　年龄 69 岁　性别 男 女
临床诊断
R
柴胡12g 白芍12g 枳实15g 当归12g
川芎12g 丹参15g 瓜蒌30g 薤白12g
清半夏9g 郁金12g 炒白术15g 茯苓15g
三七粉6(冲服)
水煎服×7剂
日一剂
医师　审核　金额
调配　核对　发药

李 勇

山东名中医药专家

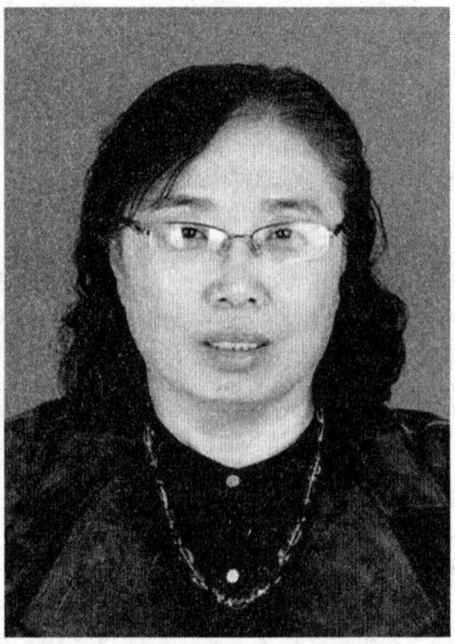

李勇（1958—），女，汉族，山东菏泽单县人。山东中医药大学附属医院中医肝胆病科专业（肝病科）医学博士、博士研究生导师、教授、主任医师。中医肝病泰斗王文正教授学术继承人，山东省优秀中医临床人才学科带头人，国家中医药管理局肝病重点专科协作组组长。1999年考取医师资格，2003年起在山东中医药大学附属医院中医心病科任科主任、主任医师。2016年起获山东省名中医等荣誉称号；主要编著有《肝胆病实用方》《中西医结合肝病治疗学》《当代医学难题中医药对策》等著作；发表“病毒性肝炎的中医思维理念与思考”“乙型病毒性肝炎中医研究思路与方法”“治养并重、养治结合在乙型病毒性肝炎防治中的体会”等论文。

先后担任第四批、第五批山东省五级中医药师承教育指导老师。学术继承人：（1）孙欢娜，山东中医药大学附属医院肝病科专业，主治医师；（2）胡冬青，山东中医药大学附属医院肝病科专业，主治医师；（3）田洪霞，济南济钢医院，主治医师。

学术思想

提出病证结合、辨证论治研究现代肝病的独特观点，指出现代肝病病机复杂，并且随着遗传、体质、生活、饮食、情绪、心理的不同而临床表现多样性，但作为一个独立的疾病有它特有的病变规律和特征，其基本病机为肝脾同病、虚、湿、毒、瘀共存，久则及肾、终则及肾。分别总结出慢性病毒性肝病、脂肪性肝病、肝硬化的病因病机及治疗大法，具体如下。

一、国内首先提出慢性病毒性肝病病因为“素体脾虚、杂气内侵”，基本病机为：肝郁脾虚、肝脾同病，痰湿瘀毒并存，基本治法为益气健脾、化瘀解毒、清热燥湿、疏肝解郁。

二、提出素体体虚、运化无力是脂肪性肝病发生的内在基础，过度饮酒、嗜食肥甘厚味等是脂肪性肝病的主要病因，肝郁脾虚、痰瘀互结是基本病机，病变规律是由虚致实、由脾及肝、由气及血的过程，健脾行气、化痰散结是其基本治法。

三、积聚（肝硬化）的主要病因是过度饮酒、嗜食肥甘厚味、药石之毒、“杂气”内侵等，其病机为多脏合病、多邪共存，湿、毒、瘀、虚并见，几型并见、交互移行、虚实夹杂，久病气血痰湿互结于胁下而成本病，影响水液代谢则形成鼓胀。

临床经验

一、坚持辨证施治原则，提出“治养并重，治养结合”理念，依据中医理论，辨证用药精当，显著提高病人的生存质量和生存期。

二、注重以中医辨证论治解决疾病各病变环节具体问题，如肠源性内毒素血症、糖脂代谢紊乱、免疫紊乱、肝纤维化、门脉高压等并发症。

三、独创健脾护肠解毒汤，以大黄、黄芩、赤芍、紫草、牡丹皮、茯苓等水煎浓缩至150 mL，结肠滴注给药，具有保护肠屏障、稳定肠道内环境、清除肠道内毒素、减轻细胞因子及其他炎症介质对肝脏的损伤的作用。并在此基础上采用现代最新制剂技术创立中药口服结肠靶向给药新剂型护肠清毒微丸。

擅治病种

擅长病毒性肝病、肝硬化、肝衰竭、肝性脑病、上消化道出血、肝肾综合征、脂肪肝、药物性、酒精性、免疫性肝病、肝病并糖代谢和脂代谢紊乱、代谢综合征、胆系疾病治疗。

一、慢性病毒性肝病

基本治法为益气健脾、化瘀解毒、清热燥湿、疏肝解郁。基本方组成：柴胡、鸡内金、郁金、黄连、黄芩、赤芍、夏枯草、茵陈、败酱草、板蓝根、薏苡仁、云茯苓、黄芪、白蔻、焦神曲、甘草。其中，肝病合并糖代谢紊乱者，偏于湿热者，川黄连加量至15 g；偏于脾虚者，黄芪加量至30～45 g；偏于气阴两虚者，加沙参、炒山药。乙肝相关性肾病，湿毒瘀阻肾络者，加泽兰、益母草。脾肾气虚者，黄芪加量，加芡实。脾肾阳虚者，加附子、干姜。

二、脂肪性肝病

健脾行气、化痰散结是其基本治法，基本方组成：黄连、炒枳实、云茯苓、陈皮、半夏、白蔻、海蛤粉、丹参、竹茹、茵陈、姜黄、僵蚕、甘草。肝病合并脂代谢紊乱基本方药加用冬瓜仁、薏苡仁、浙贝母等化痰药物。肝病合并高血压者，痰浊上扰者加半夏、白术、天麻；痰瘀阻络者，加川牛膝、泽泻。肝阳上亢者，加夏枯草、钩藤、菊花。肝肾阴虚者，加旱莲草、炒白芍、生龙骨。

三、肝硬化

1. 代偿期肝硬化

基本治法：益气健脾，软坚散结，化瘀解毒。

基本方组成：水红花子、泽兰、黄芪、鸡内金、郁金、黄连、川牛膝、马鞭草、浙贝母、乌贼骨、醋莪术、薏苡仁、云茯苓、炒山药、白蔻、焦神曲、甘草。并给予健脾护肠解毒汤水煎浓缩至100 mL结肠滴注给药。

2. 失代偿期肝硬化

基本治法：益气健脾，活血利水，行气消胀。

基本方组成：黄芪、茵陈、泽泻、猪苓、茯苓、黄芩、车前子、路路通、防己、川牛膝、马鞭草、大腹皮、仙人头、薏苡仁、白蔻、鸡内金、炒谷芽、焦神曲、甘草。并给予健脾护肠解毒汤水煎浓缩至100 mL结肠滴注给药。

四、慢加急性肝衰竭

基本治法：益气、凉血、解毒、救阴。

基本方组成：茵陈蒿、败酱草、赤芍、黄芪、云茯苓、旱莲草、羚羊角粉、牡丹皮、生地黄、泽兰、沙参、炒山药、白豆蔻、焦神曲、甘草。湿浊蒙窍，神志昏迷者，加石菖蒲、郁金各15 g，或用苏合香丸，每次1丸，每日三次，鼻饲；痰热内闭清窍，症见躁动不安时，可用至宝丹或紫雪丹，鼻饲；毒热炽盛、痰热壅闭心窍者，安宫牛黄丸，每次1丸，鼻饲；并给予健脾护肠解毒汤水煎浓缩至100 mL结肠滴注给药。

五、原发性肝癌

原发性肝癌，总的治疗原则为扶正祛邪，基本治法为健脾化痰、解毒散结。

基本方药为黄连温胆汤加减：黄连、炒枳实、竹茹、黄芪、党参、白蔻、海蛤粉、赤芍、薏苡仁、茵陈、姜黄、僵蚕、云茯苓、甘草，并给予健脾护肠解毒汤水煎浓缩至100 mL结肠滴注给药。

典型医案

患者，男，40岁，2017年1月10日初诊。患者2014年查体行腹部彩超示：肝脏回声稍粗、肝囊肿，未予治疗。2015年3月于齐鲁医院口服水飞蓟宾、葡萄甲胺4个月，后未治疗。现右胁酸胀不适，晨起明显，纳眠可，情绪可，大便日行一次，质可，小便调。舌淡红苔黄腻，脉沉弦。既往否认病毒性肝炎病史，饮酒史20年，吸烟史20年，否认有毒物品接触史。

中医诊断：胁痛。本病例由肝郁脾虚、痰热内蕴引起，并兼有气滞血瘀，气阴不足。

治则：健脾疏肝、清热化痰，活血化瘀。

方药：柴胡6 g，鸡内金15 g，郁金30 g，丹参24 g，川牛膝24 g，泽泻12 g，黄芪30 g，葛根30 g，王不留行30 g，浙贝母9 g，白蔻9 g，炒谷稻芽各15 g，云茯苓30 g，薏苡仁30 g，甘草3 g。7剂，水煎服，每日一剂，早晚分服。

二诊2017年1月17日。药平妥，右胁酸胀不适减轻，晨起明显，体力可，纳眠可，二便调。舌暗淡苔黄厚，脉小滑。上方葛根加至45 g，加炒白芍9 g，7剂，每日一剂，早晚分服。

三诊2017年1月24日。药平妥，右胁酸胀不适感明显减轻，偶晨起明显，体力可，纳眠可，二便调。舌红苔黄腻，脉弦滑。上方炒白芍加至15 g，7剂，每日一剂，早晚分服。

四诊2017年2月14日。服上方7剂，患者无明显不适而停药。

处方手迹

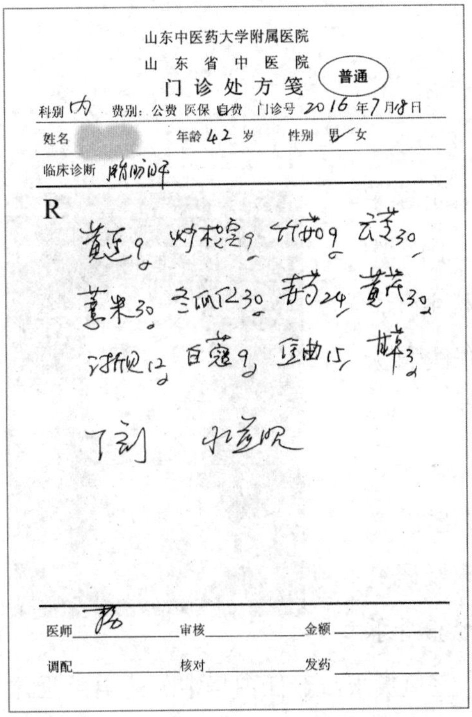

山东中医药大学附属医院
山 东 省 中 医 院
门诊处方笺 普通

科别 内 费别：公费 医保 自费 门诊号 2016 年 7 月 8 日

姓名 [redacted] 年龄 42 岁 性别 男 女

临床诊断 脂肪肝

R

医师 审核 金额

调配 核对 发药

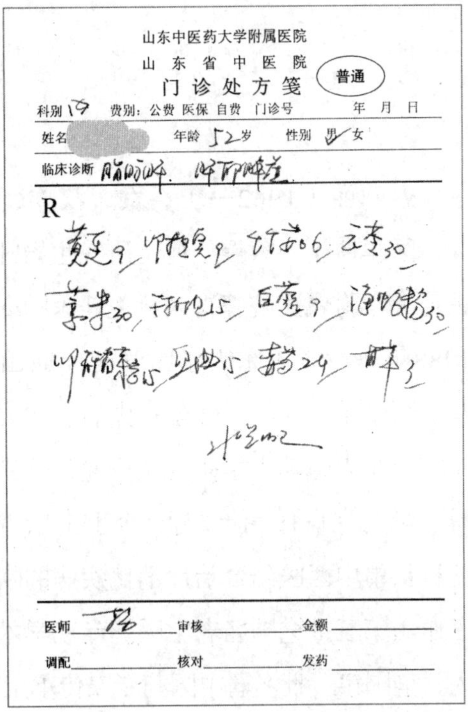

山东中医药大学附属医院
山 东 省 中 医 院
门诊处方笺 普通

科别 内 费别：公费 医保 自费 门诊号 年 月 日

姓名 [redacted] 年龄 52 岁 性别 男 女

临床诊断 脂肪肝

R

医师 审核 金额

调配 核对 发药

迟莉丽

山东名中医药专家

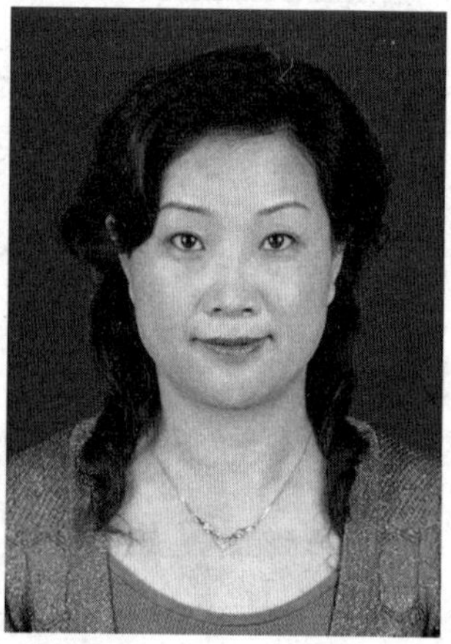

迟莉丽（1962—），女，汉族，山东蓬莱人，医学博士，教授，博士研究生导师，山东中医药大学附属医院脾胃病科主任医师、科主任，1988年毕业于山东大学医学院（原山东医科大学）医学系，获学士学位；先后于1998年、2004年在山东中医药大学研究生毕业，分别获硕士、博士学位。自1988年7月至今于山东省中医院消化科从事中西医结合治疗消化疾病的临床及研究工作。第三批全国名老中医药专家学术经验继承人，全国第三批名老中医药专家传承工作室负责人。兼任中华中医药学会亚健康分会委员；中华中医药学会脾胃病分会委员；山东中医药学会脾胃病专业委员会主任委员；山东医师协会中医分会脾胃病专业委员会主任委员；山东省免疫学会消化免疫专业委员会委员；山东省医师学会消化分会委员会委员；国际胃肠电协会（IEGGS）会员；山东省重大食品安全事故调查处理专家委员会委员；山东省医学会第三届医疗事故技术鉴定专家库成员。

发表学术论文60余篇，主编《隗继武学术思想与经验集萃》等著作4部，参编《杏林传薪集》等多部著作。承担国家自然科学基金“基于‘虚毒’理论研究安肠愈疡汤调控IL-13/JAK1/STAT6通路修复UC肠黏膜屏障的机制”等多项课题，其中山东省自然科学基金“溃疡性结肠炎大鼠结肠组织NF-κβ、

TLR-4表达与其损伤关系及中药复方干预的研究”获山东中医药科学技术奖一等奖。

学术思想

迟莉丽教授遵循治病求本的思想，强调正气为本、扶正以祛邪的治疗观，推崇“四季脾旺不受邪”“百病不已，宜从中治”之说，在遣方用药时尤重“胃阴、脾阳”的固护。《黄帝内经》有言“谨守病机，各司其属”，迟教授在临床辨证诊断中有三大基本原则，即中西医结合、三因治宜、辨病求因，她将辨证论治灵活运用，学以致用。重视舌诊，病浅者辨苔，病深者辨舌。对脾胃病的诊治常通过观察舌体、舌苔变化，来判断病性之虚实，病位之深浅，寒热属性以及疾病的预后与转归，为脾胃病的辨证提供了有力的临床依据。

临床经验

一、重视情志致病

迟莉丽教授常言消化系统是人体最大的“情感器官”，临床往往重视情志致病的因素。强调肝脾与肝胃的生理与病理关系，同时又因“二阳之病发心脾”，亦不忘健脾宁心之法。

二、治重通法

临床上，对于多种疾病的治疗，迟莉丽教授认为基本治则在一个“通”字，对于实证，气滞、血瘀、痰凝、郁火、食积、湿热，实者泄之为通，对于虚证，补益气血、阴津、卫阳，损者益之亦为通。只有谨守病机，各司其属，补虚泻实，最终使得脏腑血脉通利，阴阳平和则百病自除。

三、祛湿有道

脾胃之病，最易生湿，迟教授认为化湿醒脾之法，治当三焦同治，醒脾健胃、淡渗祛湿、芳香化湿同用，兼以行气、泄热等。治疗上焦，可从表、调和营卫而解，多用花、叶等芳香轻灵之品，升腾脾气而使胃气得降，运化水谷，助湿邪化解。治疗中焦，当遵《黄帝内经》“湿淫于内，治以苦热”，可兼用芳香苦燥而化湿，或甘淡渗利，或行气泻下。治下焦者，当淡渗利湿，调畅膀胱气化。

四、治重和法

迟教授认为无论上下、升降、寒热、动静等皆可归纳为阴阳，而治病之本，本于阴阳。当从整体论治，以和为贵，攻补有度，动静相因，燥湿相宜，升降有序。用药以平为期，清热不过用苦寒，补虚不可纯用甘温，亦不妄投分利，以防耗伤阴液。

五、重视寒热虚实错杂病机

迟教授常言此证型在临床上甚为多见，病由寒热虚实间杂所致，治当寒热消补兼施，以半夏泻心汤加减辛开苦降，对于恢复脾胃升降功效卓著。

六、辨病用药

溃疡病注重护膜，药用白及、三七、浙贝母、海螵蛸等。胃息肉加三棱、莪术化瘀消积。胆汁反流性胃炎，合四逆三金汤，疏肝利胆。慢性萎缩性胃炎如见肠上皮化生，可选用薏苡仁、三棱、莪术、白英、白花蛇舌草等健胃化瘀，清热解毒。伴Hp感染者，常加用蒲公英、黄连、黄芩等。

七、用药特点

迟教授用药不求新奇，平淡之中显佳效，善用甘润濡养，慎用燥烈之品，用药芳香轻灵，避免重伐沉降，善用药对，配伍巧妙。如玫瑰花与合欢皮、香附与郁金、郁金与虎杖、三金（鸡内金、郁金、金钱草）、石斛与麦冬、半夏与干姜、白花蛇舌草与白英、丹参与葛根等。

擅治病种

一、基于“虚毒瘀”理论从三期诊治溃疡性结肠炎

迟莉丽教授认为“虚”“毒”“瘀”为溃疡性结肠炎的病机关键，其中脾气亏虚为发病之本、湿热痰毒为发病之标、气滞血瘀贯穿疾病始终。内疡痈脓的形成为局部病理变化，治疗上发作期急则治标，以清利湿热毒瘀为主，缓解期标本兼治，健脾与清利湿热毒瘀同施，缓解期多见脾肾两虚，瘀阻肠络，治当补益脾肾，兼清余邪，通络活血。常使用经验方安肠愈疡汤配合加味生肌散灌肠取得佳效。

二、从肝脾论治肠易激综合征

肠易激综合征常见腹泻型，迟教授认为腹泻型肠易激综合征，肝失疏泄和脾胃虚弱贯穿于肠易激综合征整个发病过程，而肝郁脾虚是首要病机。以抑木扶土、疏肝健脾为大法，调畅气机以恢复脾胃升降功能。迟教授在痛泻要方的基础上自拟加味理肠饮疏风柔肝，调畅气机，疗效明显。

三、功能性便秘

治疗便秘时迟莉丽教授以阴阳为纲，以虚实为本，详辨阴凝还是阳结，虚证注意滋阴、养血、补气、温阳等。气虚者，益气润肠。血虚者，养血润燥。阴虚者，增液行舟，阳虚者，助阳化气，对这种虚性的便秘，不能单纯一味通便，欲速则不达，愈通愈损伤津液，更不能使大便通调。实证者清热、降气、通腑、化痰等，清热不过用苦寒，通降固护中气，亦不妄投攻逐峻剂。

典型医案

王某，女，58岁，2013年12月24日初诊。主诉：反复黏液脓血便4年余，再发40余天。患者4年前劳累后出现上症，始为日五六次，后逐渐加重，达日十余次，伴便前腹痛，便后稍缓，里急后重，每次量约40 mL，多为黏液血便。先后于多家医院住院治疗5次，均诊为溃疡性结肠炎，予艾迪莎、柳氮磺胺嘧啶、抗生素、激素及灌肠等治疗，好转，但极易复发。平素多思多虑，极易着急生气，遇事即烦躁，坐卧不宁，易紧张，胆小怕事，周身乏力，常双上肢颤抖。40余天前进食寒凉上症再发。于威海传染病医院住院，电子结肠镜示慢性非特异性溃疡性直肠炎（活动期）。用药不详，效一般，1周前出院。现大便每日二三次，大多为黏液血便，脓血较多，每次约30 mL，腹痛明显，里急后重，无恶心呕吐，无发热，无视物模糊，无皮肤红斑，无关节疼痛，无胃脘痛、胃中嘈杂、泛酸。口干口苦，嗳气频，食欲欠佳，纳减，眠差，易醒，每晚5～6小时，小便调。舌红偏暗，边有瘀斑，苔略黄厚腻，脉沉弦。

中医诊断：痢疾（脾虚气滞，湿热瘀滞）。此系脾胃虚弱，湿热搏结，气机不畅，瘀血内生。

处方：黄芪 30 g，薏苡仁30 g，白术30 g，黄连12 g，仙鹤草15 g，地榆15 g，木香9 g，槟榔15 g，当归9 g，白芍18 g，防风6 g，甘草5 g，炒槐米15 g，生麦芽15 g，豆蔻15 g，佩兰15 g，竹茹9 g，合欢皮30 g。水煎300 mL，日一剂，服7剂。美沙拉嗪，1 g口服，日3次，配合中药（败酱草30 g、三七粉3 g、白及15 g、儿茶9 g、枯矾9 g，水煎100 mL）每晚保留灌肠。

12月31日二诊：服药后效佳，腹痛明显减轻，大便日一二次，黏液减少，未见脓血，无里急后重，仍口干口苦，嗳气减，食欲欠佳，纳可，眠改善。继服1个疗程巩固疗效，痊愈，随访1年未复发。

处方手迹

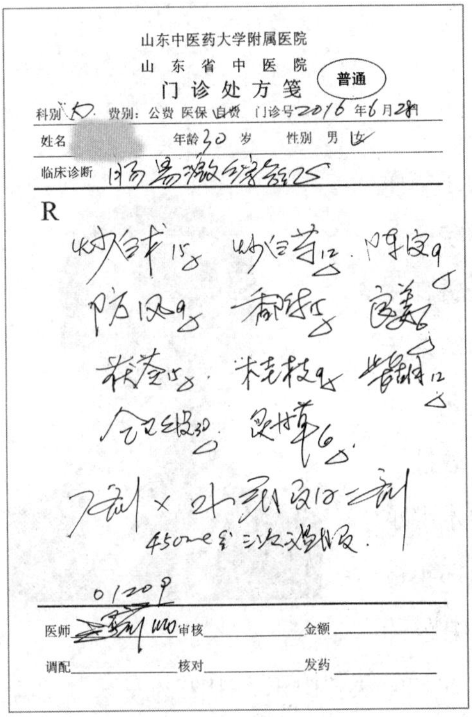

山东中医药大学附属医院

山 东 省 中 医 院

门 诊 处 方 笺　普通

科别 [illegible]　费别：公费 医保 自费　门诊号 2010 年 6 月 28 日

姓名 [redacted]　年龄 30 岁　性别 男 女

临床诊断 肠易激综合征

R

炒白术 15g　炒白芍 12g　陈皮 9g

防风 9g　香附 15g　[illegible]

茯苓 15g　桂枝 9g　[illegible] 12g

[illegible] 30g　炙甘草 6g

7 剂 × 水煎服 日一剂

450ml 分二次温服

01209

医师 迟莉丽　审核　金额

调配　核对　发药

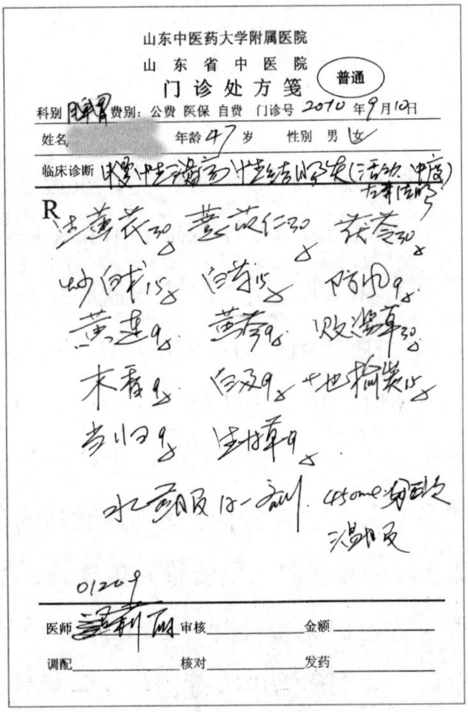

山东中医药大学附属医院

山 东 省 中 医 院

门 诊 处 方 笺　普通

科别 [illegible]　费别：公费 医保 自费　门诊号 2010 年 9 月 10 日

姓名 [redacted]　年龄 47 岁　性别 男 女

临床诊断 [illegible]

R

土茯苓 30g　薏苡仁 30g　茯苓 30g

炒白术 15g　白芍 15g　防风 9g

黄连 9g　黄芩 9g　败酱草 30g

木香 9g　白及 9g　地榆炭 15g

当归 9g　生甘草 9g

水煎服 日一剂 450ml 分两次温服

01209

医师 迟莉丽　审核　金额

调配　核对　发药

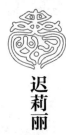

宋业强

山东名中医药专家

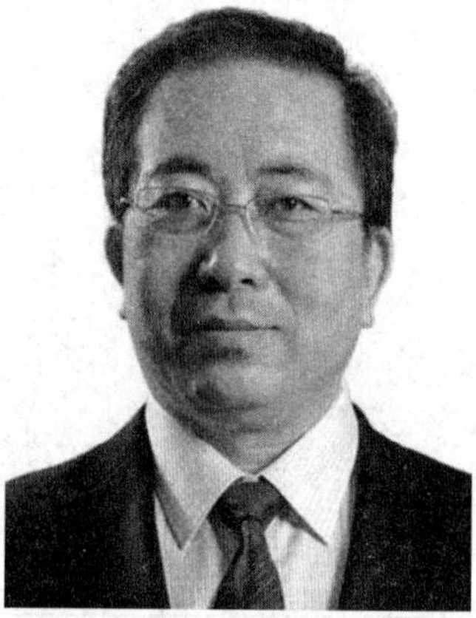

宋业强（1963—），男，汉族，山东省荣成市人。1986年7月毕业于山东中医学院，并于山东中医学院附属医院皮肤科工作，曾任皮肤科主任。2015年10月带头组建山东中医药大学附属医院美容皮肤科。现为山东中医药大学附属医院美容皮肤科主任、主任医师、教授、知名专家，全国老中医赵纯修教授的学术继承人。2007年被聘为硕士研究生导师，2016年被聘为博士研究生导师。2008年获中华中医药学会“全国优秀中医健康信使”称号，2017年获“山东名中医药专家”荣誉称号。

现兼任山东中西医结合学会皮肤性病专业委员会主任委员、世界中医药学会联合会皮肤科专业委员会理事、中华中医药学会中医美容专业委员会常委、中国整形美容协会中医美容分会理事、山东省激光医学会皮肤美容专业委员会副主任委员、山东中西医结合学会变态反应专业委员会副主任委员、山东省医学会医学美学与美容学分会副主任委员、山东医师协会皮肤科医师分会委员、山东中医药学会皮肤病专业委员会委员、山东省医学会变态反应专业委员会委员等，同时兼任《中国麻风皮肤病杂志》《中国实验方剂学杂志》编委等。

主编及参编《实用中医美容金方》《皮肤疑难病》《荨麻疹新治》《银屑病中西医新治》等著作12部。发表了“扶正消疹汤治疗慢性荨麻疹的临床研究”“痤疮饮合剂治疗寻常痤疮临床及实验研究”“消白饮治疗白癜风的临床与实验研究”“白癜风病名溯源与辨析”等论文40余篇。

作为负责人的“中西医皮肤美容技术”获中华中医药学会科学技术二等奖，“中药配伍上调酪氨酸酶活性的研究”及“固表清热祛风汤治疗慢性荨麻疹的疗效评估及对细胞因子调节网络影响的研究”获山东中医药科学技术三等奖。参加的科研课题“寻常型银屑病中医辨证论治规律探讨的临床及实验研究”获山东省医学科技进步奖二等奖，“痤疮饮合剂治疗寻常痤疮疗效观察及机理探讨”获山东中医药科学技术三等奖。

学术思想

提出运用“取象比类”思维方法辨治皮肤病，并重视“辨病与辨证相结合、先辨病后辨证”。

取象比类法指的是在研究事物的相互作用时，从作为研究对象的一组事物（A）取出自身状态、运动变化的性质“象”（规律），然后将事物（B）按照自身性质分别归属到原来取出的事物（A）性质所在的项目，来研究它们之间相互关联的方法。

临床中应从取象比类的角度，根据皮肤损害特点，结合中医整体观，然后，辨证论治。例如皮肤损害为水疱、糜烂等为湿邪为患，首先辨寒、热证，再辨虚、实证，继而脏腑辨证，最后遣方用药。中医治疗皮肤病都可以根据此类方法进行辨证治疗。

临床经验

一、将荨麻疹辨证分型为风热证、表虚风热证

风热证用复方白鲜皮饮加减，基本方组成：白鲜皮、地肤子各15～30 g，金银花、生地黄、赤芍、丹参、徐长卿各15 g，连翘、黄芩、荆芥、防风各12 g，苦参、浮萍各9 g，甘草9 g。

风热证荨麻疹多为急性荨麻疹，日久不愈，则为慢性荨麻疹，其常伴有表虚不固，为表虚风热证，用固表清热祛风汤加减，基本方组成：生黄芪30 g，炒白术15 g，白鲜皮30 g，地肤子30 g，荆芥（后入）15 g，防风15 g，金银花15 g，连翘12 g，黄芩12 g，牡丹皮12 g，炙甘草9 g。

二、重视“辨病与辨证相结合、先辨病后辨证”

通过长期临床观察发现“青年面部多发性脂溢性角化病”容易误诊为“扁平疣”，二者临床表现类似，证型相同，但治疗方法有较大差异。总结出“青年面部多发性脂溢性角化病”临床表现的四个特点：（1）扁平丘疹大小、形态均匀对称；（2）常伴有皮赘；（3）面部皮疹多分布于颊部、眼外侧、额角及颧部等；（4）无扁平疣自身接种现象。“青年面部多发性脂溢性角化病”内服中药无效，而用火针、激光等外治方法，效果理想。

三、中西医结合治疗白癜风

自拟复方首乌蒺藜汤、白驳2号方内服，自制白癜霜外用。改良自体表皮移植手术，应用于稳定期白癜风患者，术后配合中药内服、外用药以及紫外线光疗，中西医结合治疗白癜风，获得比较满意的临床疗效。

四、综合疗法治疗银屑病血热证

自拟凉血消银汤（金银花30 g，土茯苓30 g，栀子12 g，黄芩12 g，柴胡

15 g、生地黄30 g，赤芍15 g，牡丹皮15 g，丹参15 g，当归9 g，炒槐米12 g，生甘草9 g）内服；消银熏洗汤（土茯苓60 g，黄芩30 g，生地黄30 g，赤芍30 g，牡丹皮30 g，白花蛇舌草30 g，白鲜皮30 g，艾叶15 g）洗浴；复方黄连油（黄连20 g，白鲜皮10 g，牡丹皮10 g，麻油300 mL）外涂患处。

五、常用经验方

复方首乌蒺藜汤：何首乌、刺蒺藜、沙苑子、苍耳子、旱莲草、威灵仙、防风、浮萍、当归、女贞子、生地黄、炙甘草。

白驳2号方：黄芪、熟地黄、刺蒺藜、党参、炒白术、当归、浮萍、防风、女贞子、旱莲草、茯苓、甘草。

复方白鲜皮汤：白鲜皮、地肤子、苦参、牡丹皮、黄芩、金银花、丹参、赤芍、生地黄、连翘、当归、甘草。

固表清热祛风汤：黄芪、炒白术、党参、白鲜皮、地肤子、荆芥、防风、金银花、连翘、黄芩、牡丹皮、炙甘草。

痤疮1号方：金银花、野菊花、蒲公英、茵陈、黄柏、黄芩、苍术、牡丹皮、丹参、浙贝母、栀子、甘草。

痤疮2号方：川芎、生地黄、当归、月季花、茯苓、牡丹皮、丹参、金银花、菊花、赤芍、香附、黄芩。

复方鸦胆子熏洗剂：鸦胆子、三棱、莪术、生地黄、赤芍、川芎、当归、苏木、黄柏。

擅治病种

擅长中西医结合治疗白癜风、银屑病、痤疮、黄褐斑、脂溢性角化病（老年斑）等损容性皮肤病，荨麻疹、湿疹等变态反应性皮肤病，扁平疣、带状疱疹等病毒性皮肤病，过敏性紫癜、变应性血管炎等皮肤血管炎性疾病，硬皮病、天疱疮、癣等疑难顽症。

一、白癜风

祛风养血、补益肝肾。认为白癜风多由气血不和、脉络瘀阻，复受风邪所致，自拟复方首乌蒺藜汤、白驳2号方。阴血亏损、风盛者，复方首乌蒺藜汤加减；气血亏损、风盛者，白驳2号方加减。

二、带状疱疹

清热利湿、行气止痛。初起者，以水疱为主，方用龙胆泻肝汤加减，配合火针治疗，水疱三五日可结痂；水疱干瘪结痂后，以疼痛为主，方用桃红四物汤加减，配合刺络拔罐或者游走罐治疗。

三、跖疣

对于多发性跖疣，自拟复方鸦胆子熏洗剂（鸦胆子、三棱、莪术、生地黄、赤芍、川芎、当归、苏木、黄柏），用中药熏洗，直达病所，临床疗效好，患者痛苦小。

四、慢性荨麻疹

固表清热祛风汤治疗表虚风热证慢性荨麻疹的临床及实验研究显示，临床总有效率达96.00%，并检测患者治疗前后IFN-γ、TNT-α、IL-2、IL-4、IL-5、IL-6、IL-10和IL-13的水平，表明慢性荨麻疹的发病可能与Th2、Th1的表达失衡有关，初步揭示了固表清热祛风汤治疗慢性荨麻疹可能的作用机制。

典型医案

患者张某某，女，72岁，2017年5月13日初诊。外阴瘙痒、肛门刺痛1年。患者自述2016年11月23日于新疆医科大学诊为外阴上皮内非瘤样病变，于半年前进行手术，术后仍瘙痒，外用糖皮质激素类药膏，效一般。纳眠可，二便调。既往外阴手术史，否认药敏史。查体：前阴及肛周可见红斑、丘疹、肿胀等。舌淡胖，边有齿痕，苔白，脉弦滑。

中医诊断：湿疮（湿热蕴肤证）。本病例主要由于肝经湿热、蕴蒸肌肤所致。西医诊断：湿疹。

治则：清热利湿止痒。

方药：龙胆泻肝汤加减。龙胆草9 g，黄芩9 g，栀子9 g，甘草6 g，车前子（包）15 g，当归9 g，生地黄15 g，泽泻9 g，柴胡9 g，金银花30 g，牡丹皮15 g，白鲜皮30 g，地肤子30 g。14剂，水煎服，日一剂，早晚分服。

肤疾洗剂，外洗，每日一次；老鹳草软膏，外用，一日两次。

二诊2017年5月29日。服上方药后，自述外阴处瘙痒略减轻，仍有红斑、肿胀；阴蒂周围仍有刺痛感。余无不适。纳眠可，小便调，大便稀，每日3～4次。舌红苔黄，剥脱，脉滑。上方去栀子、生地黄，改金银花15 g，加炒白术15 g、茯苓30 g。14剂，水煎服，日一剂，早晚分服。余药继用。

三诊2017年6月14日。服上方药后，外阴部肿胀减轻，干裂较前减轻，外阴部仍伴轻微瘙痒，余无不适。纳眠可，二便调。查体可见前、后阴可见红肿。舌红，苔薄黄，脉滑。给予：龙胆草9 g，黄芩9 g，栀子9 g，甘草6 g，车前子（包）15 g，当归9 g，泽泻9 g，柴胡9 g，金银花30 g，牡丹皮15 g，土茯苓30 g，白鲜皮30 g，地肤子30 g，炒白术15 g。14剂，水煎服，日一剂，早晚分服。

肤疾洗剂，外洗，每日一次。

四诊：服上方药后，外阴部肿胀消退，仍伴瘙痒，干裂继续缓解。口干、口苦，纳眠可，二便调。舌暗红，苔白，脉滑。上方去土茯苓，加茯苓30 g。14剂，水煎服，日一剂，早晚分服。

肤疾洗剂，外洗，每日一次。

随访：服上方药后，外阴肿胀消退，不痒，余无不适。湿疹痊愈。

处方手迹

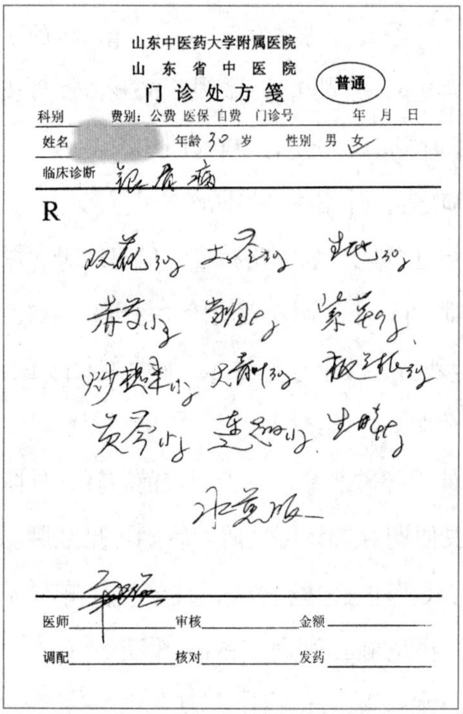

山东中医药大学附属医院
山 东 省 中 医 院
门诊处方笺　普通

科别　费别：公费 医保 自费　门诊号　年 月 日

姓名 [redacted]　年龄 30 岁　性别 男 女

临床诊断 银屑病

R

双花30g　土茯苓30g　生地30g
赤芍15g　当归9g　紫草9g
炒槐米15g　大青叶30g　板蓝根30g
黄芩15g　连翘15g　生甘草6g
水煎服

医师＿＿＿　审核＿＿＿　金额＿＿＿

调配＿＿＿　核对＿＿＿　发药＿＿＿

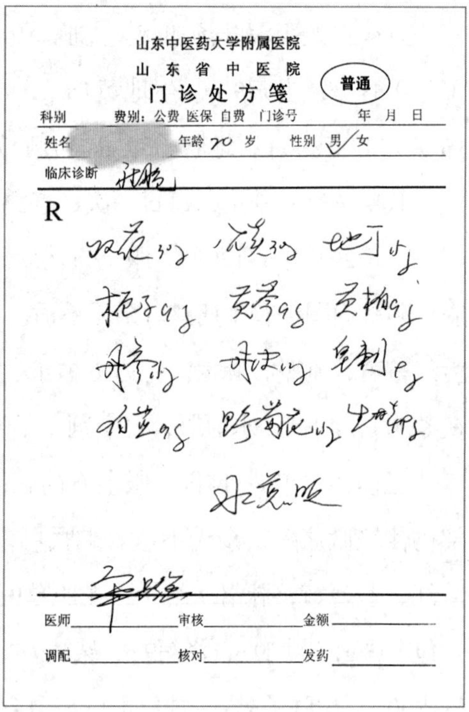

山东中医药大学附属医院
山 东 省 中 医 院
门诊处方笺　普通

科别　费别：公费 医保 自费　门诊号　年 月 日

姓名 [redacted]　年龄 70 岁　性别 男 女

临床诊断 丹毒

R

双花30g　公英30g　地丁15g
栀子9g　黄芩9g　黄柏9g
丹参15g　丹皮15g　皂刺6g
白芷9g　野菊花15g　生甘草6g
水煎服

医师＿＿＿　审核＿＿＿　金额＿＿＿

调配＿＿＿　核对＿＿＿　发药＿＿＿

周永坤

山东名中医药专家

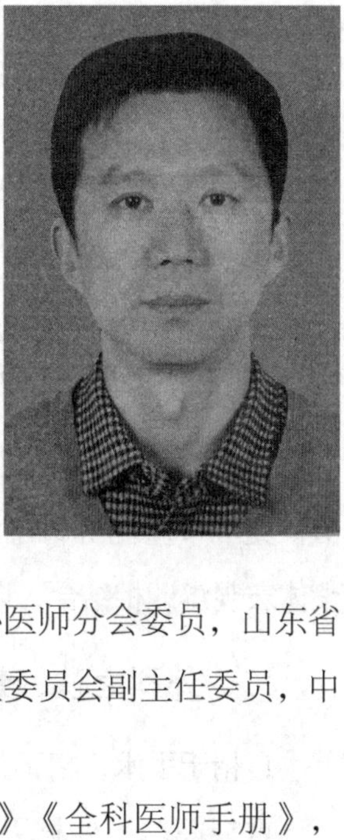

周永坤（1964—），男，汉族，山东烟台龙口人，主任医师，山东中医药大学附属医院外科主任、普外科主任、教授，1985年毕业于山东中医学院，同年于山东中医学院附属医院普外科参加工作至今，2004年获得硕士学位，2005年作为访问学者于德国弗莱堡大学医院学习，2007年获得博士学位，2007年5月被批准为山东中医药大学硕士研究生导师，2012年被批准为山东中医药大学博士研究生导师，山东中医药大学附属医院第一批名中医，山东省医学会外科专业委员会委员，山东省医师协会普外医师分会委员，山东省医师协会胃肠外科分会常委，山东中医药学会外科专业委员会副主任委员，中华中医药学会外科分会常委。

主编著作《肠梗阻诊断治疗》《胆石症诊断治疗》《全科医师手册》，参编国家卫生和计划生育委员会“十二五”规划教材《临床综合基本技能》、全国中医药行业高等教育“十三五”规划教材《中西医结合外科学》《外科学》。主持国家中医药管理局标准化制修订项目“中医外科常见病诊疗指南·胆石症”“中医外科常见病诊疗指南·肠结”“中医治未病实践指南·无症状胆囊结石”，山东省自然科学基金项目“清肠合剂对肠粘连大鼠肠道菌群及NLRP3炎症小体-IL-1β信号通路的影响”及山东省重点研发计划“循环肿瘤细胞在胃癌监测和四虫片疗效评估中的应用和机制研究”等课题。

2011年山东中医药大学附属医院师德先进个人；2011年山东省卫生厅两好一满意示范标兵，记三等功；2011年山东中医药大学附属医院医疗服务优异三等奖；2011年山东中医药大学优秀共产党员；2012年山东中医药大学科教兴鲁先锋共产党员；2013年山东中医药大学教学成果一等奖。

担任山东省五级中医药师承教育指导老师。学术继承人：（1）丁建，山东中医药大学附属医院普外科专业，主治医师；（2）王彬，山东中医药大学附属医院周围血管科，副主任医师；（3）朱勇，山东中医药大学附属医院普外科专业，副主任医师；（4）王蕾，山东中医药大学附属医院乳腺、甲状腺外科专业，主治医师。

学术思想

一、辨病与辨证相结合

强调辨病的重要性，主张中医外科首重辨病，倡导临证既要重视辨证论治，更应该重视辨病与辨证相结合，重视局部与整体的关系，局部微观辨证与整体宏观辨证相结合，以利于更精准的治疗。

二、外科之法，最重外治，内外结合，标本兼顾

1. 精于手术，精于外治

重视并精于外科手术在治疗疾病中的运用，重视引流在外科病中的重要性，倡导外科医生必须掌握扎实的外科基本功，主张微创、精准理念贯穿手术始终。

重视中医外科外治法的理论研究与临床应用，主张外治法应遵循辨证论治、分期论治的原则，根据不同的疾病选择合适的外治法及外治药物剂型。

2. 内外配合，重视顾护脾胃功能

认为内外合治是外科最有效的治疗手段，一切外科疾患，并非单纯的局

部病变，主张局部结合整体，内外兼治为外科总的治则。主张外科“三焦辨证”。

3. 强调早期预防，治未病。

“未病先防，已病防变”，主张外科疾病“以消散为贵”，重视疾病的早期筛查。

临床经验

一、外科疾病的手术治疗

精于外科疾患的手术治疗，擅长腹外疝、胃肠道肿瘤、肝胆系统疾病、急腹症、腹部感染性疾病、体表肿瘤等手术治疗。如腹股沟疝的无张力腹膜前修补、腹腔镜疝修补术、胃癌、结直肠癌根治术，胆管、胆囊癌根治术，胆总管空肠吻合术等。

二、急腹症的中西医结合治疗

辨病与辨证相结合，分期论治为原则，把握整体，采用通里攻下、清热凉血、健脾益气等治则，提高非手术治疗的成功率。

在急性肠梗阻治疗上，严格把握手术适应证，在常规西医治疗的基础上，采用中医药综合疗法干预，主要措施有中药灌肠、针灸、穴位注射、腹部中药热敷等明显提高治愈率。对腹部术后粘连性肠梗阻的预防，提出早期清热活血、通腑理气是减轻粘连的关键。

在急性阑尾炎治疗上，以腹腔镜手术治疗为主，术前可采用大青膏、冰硝散外敷，清热解毒，消肿止痛，针刺足三里、阑尾穴，中药辨证口服，分期论治。阑尾术后可辨证中药口服，以通腑理气，健脾利湿，促进胃肠功能早期恢复。

在急性胰腺炎的治疗上，在西医基础治疗的基础上配合中药分期论治，早期注重清热凉血，理气止痛。在急性重症胰腺炎的治疗上，善采用大剂量通腑泄热药物，减轻患者毒素吸收，控制感染，减轻脓毒血症的程度，减轻炎性反应，降低死亡率。

三、围手术期中医药干预

重视围手术期中医药干预，如经长期观察，消化道肿瘤术后，患者舌苔多为厚腻，舌质偏暗，提示体内湿浊停驻，脾失健运，瘀血内停，此时采用健脾利湿，活血行气术后方保留灌肠，针刺足三里、三阴交。如舌苔提示少苔或无苔，舌质干燥，提示正气损伤较重，故可采取益气养阴术后方，改善患者内虚。

擅治病种

一、消化道肿瘤

擅长胃癌、结直肠癌、胃肠道间质瘤、胆管癌、胆囊癌等消化道肿瘤的手术及综合治疗。并将中医药特色治疗（中药灌肠、口服、针灸、贴敷）辨证治疗贯穿应用于消化道肿瘤治疗的术前准备、术后恢复以及术后长期的巩固治疗。

二、腹外疝

擅长腹股沟疝、股疝、脐疝等腹外疝的手术治疗。术前、术后应用中药清肠合剂灌肠，促进术后胃肠功能恢复，降低腹内压，降低患者切口疼痛，促进术后恢复。

三、肠粘连

肠粘连为腹部术后常见并发症，可引起患者不同程度的腹部疼痛以及消化道症状，甚至出现肠梗阻。在治疗肠粘连上，以预防为主，防治结合为指导思想，腹部术后结合患者具体手术情况应用中医特色治疗，调节肠道功能、降低炎性介质的表达，能够一定程度预防肠粘连；对于肠粘连症状明显甚至出现粘连性肠梗阻患者，采用中西医结合综合治疗，能够提高非手术治疗的成功率。若肠梗阻出现手术指征，及时果断地采取手术治疗，术后应用中医药治疗。

四、腹腔感染性疾病

主要包括胆系感染、消化道穿孔、阑尾炎、消化道吻合术后吻合口瘘等。治疗上采用西医抗感染等综合治疗，根据病情具体情况，积极采用中医药治疗（中药口服、灌肠、针灸、耳穴、贴敷等），主要起到调节胃肠功能，促进胃肠功能恢复，干预炎性通路，降低炎性介质的表达为主要机制。

典型医案

患者，女，85岁，2016年10月24日初诊。自诉胃脘部及右下腹疼痛5天，伴低热3天，体温最高37.9℃，诉5天前无明显诱因出现上腹胃脘部疼痛，呈持续性，疼痛难忍，感恶心，无呕吐，微恶寒，1天后并出现右下腹疼痛，于当地就诊，诊为急性胃炎，口服奥美拉唑和胃达喜后症状无明显缓解，疼痛进一步加重，平素急躁易怒，二便可，纳差。舌质暗，舌苔黄厚腻，脉滑数。

查体：腹平软，右下腹压痛，轻度反跳痛，可扪及5 cm×5 cm大小肿物，边界不清，固定不移，压痛明显。

中医诊断：肠痈脓疡（阑尾周围脓肿形成）。

治则：清热利湿，消痈排脓。

方药：大黄牡丹汤加减。大黄（后入）9 g，芒硝（冲服）6 g，桃仁12 g，牡丹皮15 g，冬瓜仁30 g，败酱草30 g，大血藤15 g，皂角刺12 g，浙贝母12 g，蒲公英15 g。7剂，水煎服，日一剂，早晚分服。外用药：冰硝散外敷。（1）芒硝200 g、冰片3 g。3剂，外敷右下腹。（2）大青膏外敷右下腹。冰硝散与大青膏交替使用。

复诊2016年11月1日。诉服药3天后，腹痛逐渐减轻，现已无明显胃脘部疼痛，右下腹疼痛较前明显减轻，肿块较前减小，伴低热，体温最高达37.5℃，口干，大便可，小便黄，纳差。舌苔厚腻，舌质稍红。上方加薏苡仁30 g、丹参12 g、玄参12 g。水煎服，14剂。外用药物继续使用。

三诊2016年11月12日。腹痛完全缓解，无发热，无恶心呕吐，饮食较前改善，以无明显口干，右下腹包块消失，查体无明显压痛。建议服完剩余药物后停药，并择期行阑尾切除术。

处方手迹

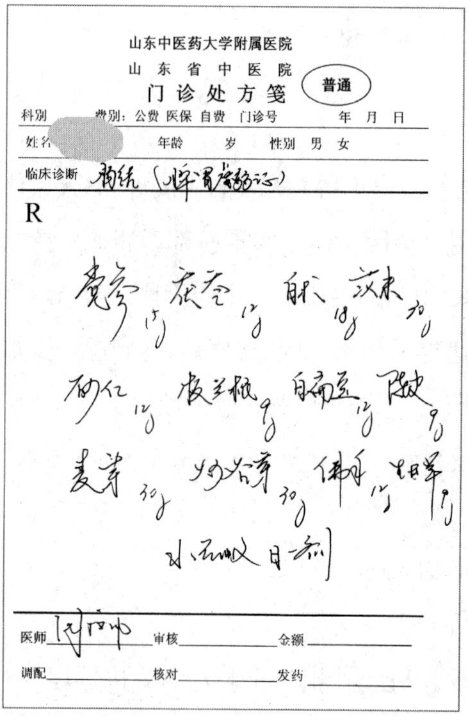
山东中医药大学附属医院
山东省中医院
门诊处方笺　普通
科别　费别：公费 医保 自费 门诊号　年 月 日
姓名　年龄　岁　性别　男 女
临床诊断
R
党参15g　茯苓12g　白术18g　苡米30g
砂仁12g　白扁豆12g　陈皮9g
麦芽30g　炒谷芽30g　佛手12g　甘草9g
水煎服 日一剂
医师　审核　金额
调配　核对　发药

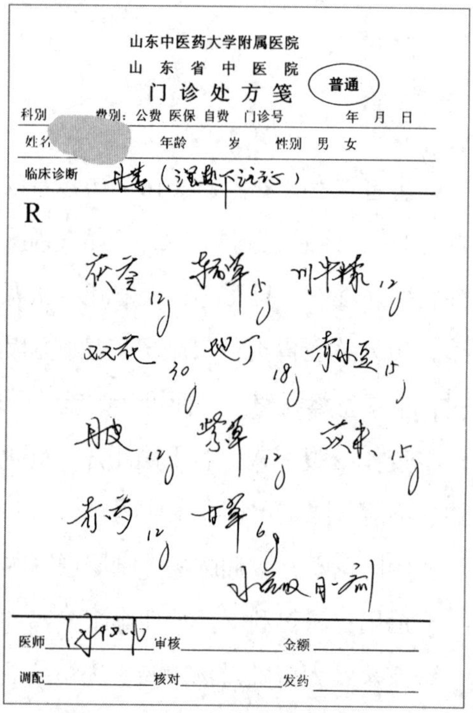
山东中医药大学附属医院
山东省中医院
门诊处方笺　普通
科别　费别：公费 医保 自费 门诊号　年 月 日
姓名　年龄　岁　性别　男 女
临床诊断　丹毒（湿热下注证）
R
茯苓12g　猪苓15g　川牛膝12g
双花30g　地丁18g　赤小豆15g
丹皮12g　紫草12g　苡米15g
赤芍12g　甘草6g
水煎服 日一剂
医师　审核　金额
调配　核对　发药

曹志群

山东名中医药专家

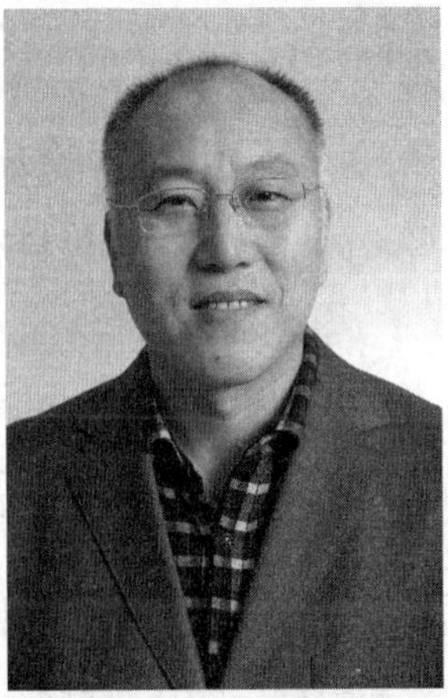

曹志群（1962—），男，汉族，山东潍坊人。山东中医药大学附属医院消化专业教授、主任医师、博士研究生导师。曾师承著名中医药学家周凤梧教授，1983年毕业于山东中医学院中医系，获学士学位；研究生期间师从著名中医药学家周凤梧教授，1987年研究生毕业后留校工作。1995年参加山东省名老中医卢尚岭教授师带徒，1998年师满出徒；1999年考取本校消化专业博士研究生，师从隗继武教授，2002年毕业获博士学位，并获2003年度山东省优秀博士论文奖，1999年聘为硕士研究生导师，2006年聘为博士研究生导师，目前共毕业硕士研究生100余人，博士研究生8人。现任山东中医药大学教授、博士研究生导师、中医内科教研室主任；兼任山东中医药大学附属医院内科副主任、消化内镜诊疗科主任。山东中医药大学中青年骨干教师，内科精品课程中医内科学教师。同时担任中华中医药学会脾胃病学会委员，中华中医药学会脾胃病学会急症学会委员，中华医学会消化病分会中西医结合委员会委员，山东中医药学会脾胃病专业委员会副主任委员，山东省消化内镜协会委员，山东省抗癌协会肿瘤内镜分会常务委员，海峡两岸医药卫生交流协会中医药专家消化组委员，中国中医药研究促进会消化整合医学学术会委员。

主要编著有《中国当代名医验方选编儿科分册》《中国当代名医验方选编妇科分册》《中国膏敷疗法》等著作，参编全国中医药行业高等教育“十三五”规划教材《中医内科学》；发表“慢性萎缩性胃炎癌前病变之瘀毒说浅析”“昆参颗粒对诱导型胃癌大鼠模型血管生成因子（bFGF）的影响”“芪莲舒痞颗粒对慢性萎缩性胃炎癌前病变大鼠血管生成因子（bFGF）的影响”“芪莲舒痞颗粒治疗慢性萎缩性胃炎肠上皮化生的临床研究”“消化性溃疡中医微观辨证规律研究”“胰源性消化不良中医理论发微与临床实践”等论文。主持国家自然科学基金面上项目：“芪莲舒痞颗粒逆转慢性萎缩性胃炎癌前病变机理的研究”；高校博士点基金项目：“昆参颗粒影响进展期胃癌动物模型癌基因、抑癌基因及核转录因子（NF-κB）表达的研究”；“重大新药创制”科技重大专项课题：“中医病证诊疗指标规范与替代指标确定”；山东省高校中医药抗病毒协同创新中心项目：“基于温病理论应用古方治疗病毒性肠炎的疗效评价”等科研课题。获山东中医药科学技术奖2项。

先后担任第三批、第四批山东省五级中医药师承教育项目指导老师。学术经验继承人：（1）张云松，山东中医药大学附属医院中医重症医学专业，副主任医师；（2）张珊珊，山东中医药大学中医内科学专业，副教授；（3）姜璐，山东中医药大学附属医院消化专业，主治医师；（4）王加锋，山东中医药大学中药学专业，讲师。

学术思想

衷中参西，弘扬中医特色，提出了新的中西医结合治疗消化系统疾病的理论及治法，长期从事消化系统疾病的中西医结合治疗与研究，主张中西医结合，扬长避短，优势互补，宏微两观互统，辨病辨证合参，将内镜检查作为中医望诊的延伸，结合内镜下微观辨证对消化系统疾病进行中医诊疗，在临床上重视脏腑相关学说，提出了“脏腑气血升降-在经（气）入络（血）-奇经

（肾）”的辨证模式，运用升降、消补、燥润、清化等方法治疗疾病。对食管、胃肠、胆胰及肝病等疾病的治疗有独到的见解，临床疗效显著。

临床经验

一、注重升发脾气

主张人体的气机升降以脾的升发为前提，而脾升胃降失常是大多数消化系统疾病病机关键所在。其中，脾的升发功能又是关键。常用补中益气汤、升阳益胃汤等方加减，临证擅长用药以黄芪为主，使气机升发，使生长之气旺盛。

二、注重调达肝胆之气

认为消化系统疾病与肝胆气机失调关系密切，临床上注重疏肝利胆理气，常用四逆散加减。提出调达肝胆可使郁滞解、升降复、气机畅，从而使机体功能恢复正常。

三、对“脾主卫”学说有独到见解

在消化领域首倡脾主卫学说，提出消化道也属于“表”，只是不像皮肤那样一目了然而已。并在该理论指导下，提出体表的病变可以采用治脾的思路治疗。例如脱发、各类皮肤病，常用王清任“黄芪赤风汤”治疗。而脾胃病又可以通过调整卫气的思路治疗。例如在调补脾胃的方中加用羌活、防风、柴胡、荆芥等。

四、独创内镜下微观辨证体系

指出内镜下黏膜表现可以作为传统望诊的延伸，辅助四诊，具有独特的价值。多年以来，经过长期观察总结，成功建立了内镜下微观辨证体系。内镜下直接可见黏膜形态、色泽等，与传统四诊相比，更直观，更可靠，误诊率低，诊断迅速。该体系与传统宏观辨证体系相得益彰，互为补充。

五、善抓“诊眼”

循证选方讲求辨准诊眼，擅用经方化裁，认为每个方剂都有自己特异的适应证，称之为“诊眼”。例如小青龙汤，只要抓住咳痰清稀，就可大胆应用。又如芍药甘草汤，只要是痉挛性疼痛，无论是胃脘痛、胆绞痛、偏头痛、三叉神经痛、坐骨神经痛，均可取得佳效。

六、遣药特点

选用药物参考本草名著，并重视现代药理研究成果，将之作为临证处方的重要参考，选方用药以调畅气机为先，寒凉适度，顾护脾胃，以和为期。擅灵活加减药对使用，注重阴阳平衡。

擅治病种

一、胃食管反流病

宣肃肺气法治胃食管反流病，本病病位在食管，属胃气所主，并与肝、胆、脾、肺气机升降功能失调密切相关。脾胃为中焦，是后天之本，胃气以通降为顺，肝主疏泄，其经脉“上贯膈，注肺中”，各种致病因素，无论痰、湿、气、瘀，影响肝胃，气机升降失调，胃气不和，气机上逆，变生此病。因此，辨证治疗中注重宣肃肺气，醒脾化浊，临床多运用温胆汤、左金丸、瓜蒌薤白半夏汤、小陷胸汤等基础方化裁治疗。

二、功能性便秘

重视肺与大肠的关系，在通腑的同时注重宣发肺气，选方多以济川煎、麻子仁丸、大小承气汤等加减。其中重用紫菀以开肺气，起到提壶揭盖的效果。重用生白术，起到增强脾胃功能，增加肠蠕动。以上两味药物，调肺理脾，加入辨证方中，效果颇佳。

三、溃疡性结肠炎

认为该病以肾阳虚衰、瘀血阻滞为主要矛盾，往往采用阳和汤化裁。阳和汤本为治疗阴疽之方，而溃疡性结肠炎病程长，反复发作，其人正气不足明显，内镜下虽见溃疡创面，但色泽浅淡，分泌物清稀者，应归属于“阴疽”范畴。以阳和汤为基础方，去易动血的肉桂、麻黄，加仙鹤草收敛止血、止痢，以及补肾药，另外可随证选用秦皮、薏苡仁、黄连、败酱草、桔梗等。

四、慢性萎缩性胃炎

认为脾胃虚损、瘀毒内蕴、穷必及肾为慢性萎缩性胃炎的主要病机，因此，健脾益肾、行气化瘀、散结解毒是其重要治法，自创芪莲舒痞汤（黄芪、半枝莲、女贞子、莪术、薏苡仁等）加减治疗。

五、胰源性消化不良

各种胰腺疾病导致的消化不良，临床表现为腹胀、腹泻、食欲减退、消瘦、乏力、反复发作性腹痛等。胰腺可隶属于中医脾的范畴，致病脏腑主要与脾肝肾相关。认为本病以脾气不运、肝胆失疏为本，以气滞血瘀、湿热内蕴为标。并自创运脾清胰汤：苍术、厚朴、薏苡仁、白花蛇舌草、郁金、炒莪术、木香、红藤、秦皮、紫花地丁。

典型医案

患者王某，女，46岁，2016年3月10日初诊。自述头晕伴呕吐2天，发作数次，时有头胀痛、耳鸣，心慌，纳眠差，乏力，大便稀溏，日一行，小便调。舌淡红，苔白厚，脉弦滑。既往梅尼埃综合征病史3年余，每于情绪不佳或劳累时易发作，发作时最高血压170/90 mmHg。

中医诊断：呕吐。证属肝郁脾虚、湿浊风动。

治则：补脾柔肝、祛湿化痰、平肝息风。

方药：黄芪30 g，当归9 g，独活9 g，清半夏12 g，生白术30 g，泽泻45 g，天麻15 g，防风9 g，制香附12 g，胆南星6 g，珍珠母30 g，蝉蜕9 g，枸杞子15 g，炒白蒺藜15 g。7剂，水煎服，日一剂，早晚分服。

二诊2016年3月17日，服用上方2剂即头晕减，未再呕吐，偶有头胀痛，仍耳鸣，心慌，眠差，纳少，二便调。舌淡红，苔白略厚，脉弦。上方去胆南星，加九节菖蒲15 g、制远志9 g、川芎12 g。7剂，水煎服，日一剂，早晚分服。

三诊2016年3月24日，患者自述诸证大减，偶有心慌，眠差，纳欠佳，偶有便溏。舌淡红，苔白，脉弦细。处方：黄芪30 g，当归9 g，炒白术30 g，清半夏12 g，天麻15 g，砂仁9 g，茯苓30 g，陈皮12 g，党参15 g，丹参15 g，炙鸡内金12 g，炙甘草6 g，制香附12 g。7剂，患者无明显不适而停药。

［**按语**］患者辨证为肝郁脾虚，湿浊风动，初诊患者头晕呕吐明显，以湿浊风动标证为主，处方予以半夏白术天麻汤加减，清半夏、白术、天麻燥湿化痰，平肝息风，配防风、炒白蒺藜、珍珠母、蝉蜕加强平肝熄风之力，香附疏肝理气，胆南星祛风化痰，黄芪、当归、枸杞子健脾柔肝，泽泻配白术利水渗湿，取泽泻汤之意“治心下有支饮，其人苦冒眩”，《医学启源》论述独活：“主治秘要云：能燥湿，苦头眩目运，非此不能除。”诸药祛湿化痰、平肝息风，佐以补脾柔肝，以治标实为主，兼顾治本。

二诊：未呕吐，头晕减，舌苔较前好转，湿浊较前减，去胆南星，仍头胀痛、耳鸣、眠差、心慌，加九节菖蒲开窍醒脾安神，制远志宁心安神，川芎行气开郁活血止痛。继服7剂。

三诊：诸证大减，偶有心慌，眠差，纳欠佳，偶有便溏。舌淡红，苔白，脉弦细。标实之证大减，本虚之证显现，予六君子汤加减健脾益气、疏肝理气，7剂而愈。

处方手迹

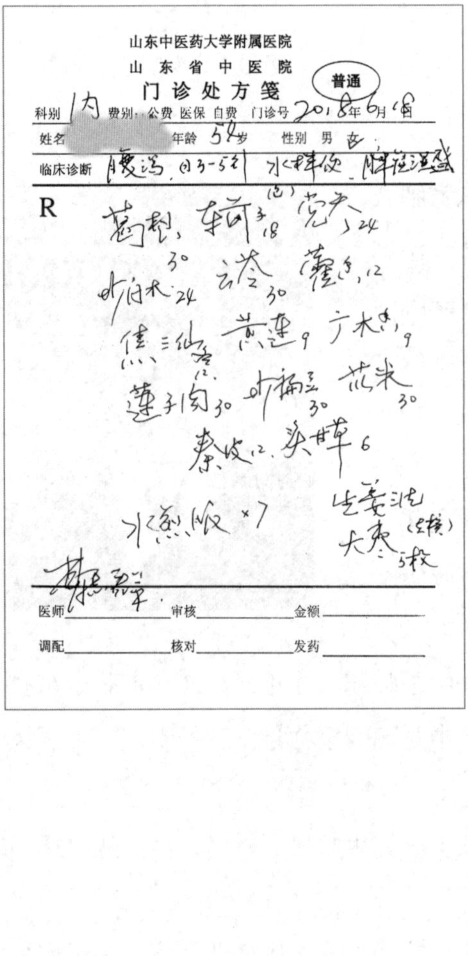

山东中医药大学附属医院
山 东 省 中 医 院
门诊处方笺 普通

科别 内 费别：公费 医保 自费 门诊号 2018年6月18日
姓名 [redacted] 年龄 54岁 性别 男 女
临床诊断 腹泻，日3-5次 水样便 脾虚湿盛

R
葛根30 车前子18（包） 党参24
炒白术24 云苓30 藿香12
焦三仙各12 黄连9 广木香9
莲子肉30 炒扁豆30 芡实30
秦皮12 炙甘草6
水煎服×7 生姜3片 大枣（去核）5枚

曹志群
医师 审核 金额
调配 核对 发药

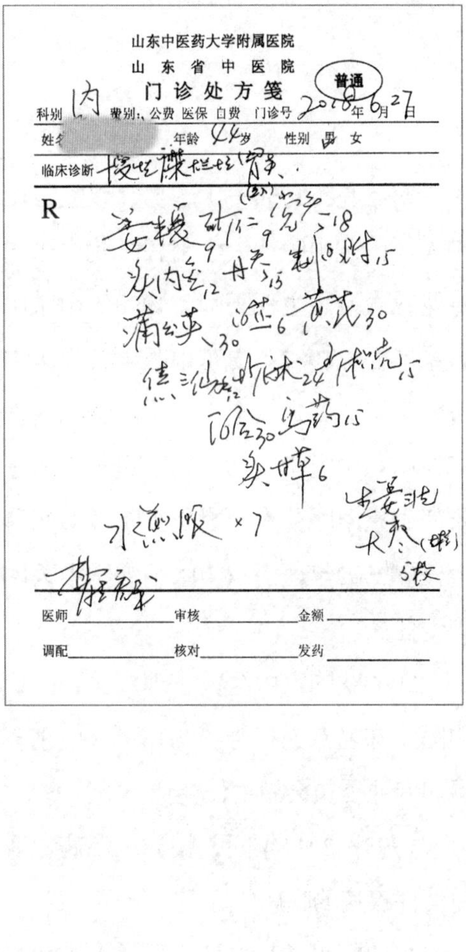

山东中医药大学附属医院
山 东 省 中 医 院
门诊处方笺 普通

科别 内 费别：公费 医保 自费 门诊号 2018年6月27日
姓名 [redacted] 年龄 44岁 性别 男 女
临床诊断 慢性糜烂性胃炎

R
姜半夏9 砂仁9（后下） 党参18
炙内金12 丹参15 制香附15
蒲公英30 黄连6 黄芪30
焦三仙各12 炒白术24 炒枳壳15
百合30 乌药15
炙甘草6
水煎服×7 生姜3片 大枣（去核）5枚

曹志群
医师 审核 金额
调配 核对 发药

宋绍亮

山东名中医药专家

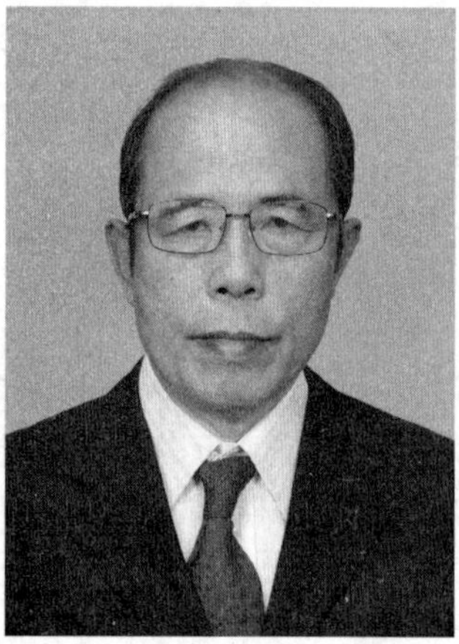

宋绍亮（1954—），男，汉族，山东省肥城市人。山东中医药大学附属医院中医内科风湿病专业，教授、主任医师。1978年山东中医学院中医系毕业，1987年山东中医学院中医内科学硕士研究生毕业，师从全国名中医张鸣鹤教授。1987年在山东中医学院第一附院风湿病科工作。2004年任山东中医药大学附属医院风湿病科副主任、主任。2002年任山东中医药大学中医内科教研室副主任。

2007获国家中医药管理局第一批优秀中医临床人才称号。2016年获山东省中医院知名专家称号。2016年获山东省名中医药专家称号。曾任山东省中医风湿病专业委员会副主任委员。

1998～2011年间，指导风湿病专业硕士研究生共11届51名，主要从事风湿免疫性疾病的临床研究。

主要编著《热痹证治新说》《风湿病经方论治》《病证结合治疗风湿病》《风湿病自我康复疗法》《21世纪保健丛书》《风湿病》《系统性红斑狼疮、皮肌炎、多发性肌炎、硬皮病中西医结合治疗问答》《中医内科学讲义》《名医会诊风湿病》《中医内科学》《实用中医内科学》等著作。

发表论文“清热利湿解毒汤对类风湿关节炎活动期的临床及实验研

究”“强直性脊柱炎误诊分析”“痛风论治新探”“治痹痛十法”“甘温理论治疗系统性红斑狼疮的临床体会”“从邪毒内伏说论治类风湿关节炎”“雷公藤复方预防RA患者依那西普诱导缓解后复发效果观察”等50余篇。

主持的主要课题及获奖情况：（1）清热解毒法治疗类风湿关节炎的临床及实验研究。1991年获山东省科技厅三等奖。（2）风湿如意片治疗类风湿关节炎的临床及实验研究。1998年获山东省科技厅三等奖。（3）类风湿关节炎抗复发的临床研究。2009年获山东省中医药管理局三等奖。（4）2004年“一种治疗痛风的中药组复合药”（专利号200410023439.2）转让于广州敬修堂药业公司。

担任2013年第一批山东省五级中医药师承教育工作指导老师。学术继承人：（1）田财军，山东省中医院脑病科，副教授；（2）贾新华，山东省中医院肺病科，副教授。

担任2017年第五批山东省五级中医药师承教育工作指导老师。学术继承人：（1）姜萍，山东省中医院风湿病科，教授；（2）张艳艳，山东省中医院风湿病科，主治医师。

学术思想

受张仲景《伤寒杂病论》辨“病脉证治”思想的影响，首次提出了治疗风湿病病证结合的思维方法。辨病是为了解和掌握某一疾病从发生、发展，到高峰，再到预后整个发病过程中的基本规律。赵锡武先生说：“有病始有证，而证必附于病，若舍病谈证，则皮之不存，毛将焉附？”辨病应掌握疾病的一般规律，而辨证是认识疾病的具体情况。结合风湿免疫性疾病的临床实践，提出并总结了风湿病先辨病与后辨证相结合的辨治方法，撰写了《病证结合治疗风湿病》一书。形成了以辨病与辨证相结合的治疗思路。如辨治类风湿关节炎，根据其基本病机为湿热毒瘀痹阻骨节证，其基本治法清热解毒，消肿止痛，组方由雷公藤、肿节风、白芍、生甘草四味药物，然后再根据病人表里寒热、虚实、体质、病变部位、环境、西药用药情况、病程的长短等不同辨证论治用药。如此组合的方剂形成了以辨病与辨证相结合的治疗方法，具有针对性强、选药精良、疗效可靠的特点。

临床经验

一、擅用经方治病

经方是经过几千年来无数医家临床验证确切有效的方子。临床观之、用之、验之，每获良效之余，不免慨叹古人组方精良，药味虽简，却寓法于方，理法兼备，证药相合，自然效若桴鼓，疗效显著。如升降散系杨栗山《伤寒瘟疫条辨》方，该方有疏风清热、化痰散瘀、升清降浊之功，原方主治“温病表里三焦大热，其证治不可名状者。”临床广泛应用于治疗多种风湿免疫性疾病中的火热内郁、痰瘀互结、气化失常等证，如系统性红斑狼疮、皮肌炎、成人斯蒂尔病、各种结节、溃疡、皮疹、红斑等上焦郁热证、热毒内伏证，用之效佳。升降散其名为“升降”，盖取僵蚕、蝉蜕升阳中之清阳，姜黄、大黄降阴中之浊阴之意，四药辛开苦降，寒温并用，升降相合，可使火郁得发，气机得畅，热毒得清，痰瘀得化。

二、治病强调代表方，首选药

岳美中在《岳美中医学文集》中引徐灵胎说：“一病必有一主方，一方必有一主药。”这是徐氏临床心得，医家不传之秘。现在的人，动辄讲辨证论治，漫无边际，让人抓不住重心，这是没有真正读懂读遍中医的典籍，还限于一知半解之中，无怪治起病来，心无定见，越旋越远，处方用药，朝更夕改，寒热杂投，以致影响疗效。治疗每种病证有其代表方剂，如治外感咳嗽首选代表方止嗽散，首选药甘草、陈皮；再如头痛病，首选川芎；然后再辨证加药，郁而化热者，痰黄者加黄芩、鱼腥草，痰多者加二陈汤；治喘必用炙麻黄；疮疡实证用连翘；虚证用黄芪；胸腹胀首选厚朴；咽痛加桔梗；声音嘶哑用蝉蜕；口渴用天花粉；口甜用佩兰；清肺肝热用羚羊角粉；虚证发热用青蒿；实证用柴胡；治疗类风湿关节炎的首选药雷公藤；麻木气虚者用黄芪；气滞者用天麻等。

三、治痹病以治湿为要，首选苍白术

湿为阴邪，易阻滞气机，遏伤阳气，湿性重着，湿性黏滞。外湿致痹，《黄帝内经》言："风寒湿三气杂至合而为痹也。"古有"无湿不成痹之说"，风寒湿三邪又以湿邪为中心，故有风湿、寒湿、湿热之名。内湿之邪，责之于脾，故治疗痹证，以治湿为要。首选苍术辛苦性温，芳香燥烈，辛苦则开散，芳燥能化湿。外可解风湿之邪，内能化湿浊之郁，凡治痹者必用之。白术甘苦性温，甘温补中，苦可燥湿，为补脾燥湿要药。盖脾为营卫生化之源，又主运化水湿，脾气得健则水湿可利。二者配伍，既可祛风寒湿之外邪气，又可补脾益气祛内湿，防止"外湿引动内湿，内湿易招致外湿"之弊。

四、类风湿关节炎缓解期病机首次提出"邪毒内伏说"

在继承张鸣鹤导师清热解毒法治疗活动期类风湿关节炎的基础上，首次提出了缓解期病"邪毒内伏说"的观点。治疗后的类风湿关节炎病情容易复发，其原因是邪气未除，邪毒内伏于骨节，待外感、内伤均可引发痼疾复发。或经治疗，达到了临床治愈，或已发者而治不得法，病情隐伏，亦谓之曰伏邪。有初感治不得法，正气内伤，邪气内陷，暂时假愈，后仍作者，亦谓之曰伏邪。有已治愈，而未能除尽病根，遗邪内伏，后又复发，亦谓之曰伏邪。邪气深入，内伏骨节，留而不去，待时而作，导致本病反复发作。邪毒损筋伤络，深入骨骱，则见关节畸形，肢体废用。病理基础为湿热毒邪，去而未尽，伏于骨节。湿热毒三者之中，又以湿邪为主。采用原有效方药让病人减量少服，不间断（2日一剂，3日一剂或1周一剂）的治疗方法，巩固疗效，已病防变。

五、治疗白塞病，首次提出"气虚托毒说"

白塞病之溃疡多顽固不愈，反复发作，久治不愈。溃疡面多暗淡白无华，或溃疡面边见红肿，白塞病可从"痈疽"论治，《医宗金鉴》言："痈疽原是火毒生，经络不通气血凝。"其病因多为中焦湿热，蕴结为毒，火毒上窜，口舌生疮，或脾阳不振，运化失职，寒湿内生，久郁滋生虚火。或虚火上炎，火

郁化毒，发为口疮。其主要病机为脾气虚弱，邪毒内恋，多属气虚不能托毒所致。故治疗重用温补脾气托毒生肌以治其本，佐以清热解毒敛疮以治其标。基本方甘草泻心汤加黄芪、大青叶、连翘、白蔹、雷公藤。

六、治疗痛风病，提出“热毒内攻骨节说”

痛风性关节炎的基本病机非“风寒湿三气杂至合而为痹也”。乃是由于长期饮食不节，起居无常，过食膏粱厚味，醇酒肥甘，腥膻辛辣，中焦蕴热，脏腑积热蕴毒，湿热毒流注于四肢骨节，损及脏腑，可出现关节红肿热痛之历节病。正如《诸病源候论》言：“热毒气从脏腑出，攻于手足，手足则焮热、赤、肿、疼痛也。”治疗以清热利湿解毒，活血化瘀，消肿止痛。辨病基础方：熟大黄、土茯苓、苍术、萆薢、肿节风、白芍、生甘草等。

七、高尿酸血症为“湿毒内伏说”

痛风性关节炎疼痛缓解后容易反复发作，其原因主要是高尿酸血症，遇各种诱因则可导致急性发作。增高的血尿酸属中医“血毒”“浊毒”之辨证范围。故间歇期主要表现为血毒、浊毒内蕴，伏邪内蕴，待机而发，符合中医学“湿毒内伏”的观点。基本治法：缓解期以凉血清热、化毒解毒为主。基础方：熟大黄、土茯苓、苍术、萆薢、肿节风、秦艽、连翘、白花蛇舌草等，制成水丸，长期服用，所谓“丸者，缓也”。

八、治疗骨关节炎，提出“五劳所伤说”

骨关节发病的病因非外感风寒湿三气杂至为痹所致，多因年高体衰，骨弱肌肤盛，肝肾精血亏损，筋骨失养，加之外力因素如强力劳动、久行站立、扭伤等，而致筋骨失养及血瘀气滞，或湿热下注引起负重的骨节疼痛或肿胀，发为骨疣病。正如《黄帝内经》曰：“久视伤血，久卧伤气，久坐伤肉，久立伤骨，久行伤筋。”其病位在筋骨，与肝、肾有密切关系。发作期治以清热利湿，消肿止痛；方用骨疣汤（独活、黄芪、当归、蜂房、赤芍、肿节风，连翘等）；缓解期补肝肾，益气血，强筋骨，祛风湿，选用独活寄生汤加减方。

九、从“邪毒内伏说”论治狼疮性肾炎

伏者，匿藏也，伏邪指藏于体内而不立即发病的病邪。本病多由素体禀赋

不足、胎中遗传或后天失于调养，导致正气不足，气阴两虚，复受日暴晒或感六淫邪气，毒邪外侵，内外合邪，“毒”邪内伏于肾，特别是免疫复合物在肾脏的沉积，可认为是中医所说的“内伏之毒”，故本病的基本病机为“正气亏虚，邪毒内伏”，病理性质为本虚标实，且其病程长、难控制、易反复、预后差的临床特点符合伏毒的凶猛、顽固、难治、固结、杂乱的症候，故邪毒内伏观为狼疮肾炎的治疗提供了重要的理论依据。狼疮肾炎的发病一责之先天肾气不足，二责之毒邪内伏。肾气不足，邪毒攻于肾，《难经·十四难》曰：“损其肾者，益其精，此治损之法也。”总结临床，认为钱乙的六味地黄丸补肾精而不滋腻，可谓平补平泻，切合本病的基本病机；而气机升降失常，三焦壅塞，气化失其场所，故人体湿浊、瘀血、痰水羁留体内，形成病理产物，杨栗山《伤寒瘟疫条辨》之升降散有调畅三焦气机、疏风除湿、化痰散瘀、宣散郁火、清解“伏毒”，故以六味地黄汤合升降散作为治疗狼疮肾炎的基础辨病方。

十、雷公藤减毒之要点

雷公藤味苦辛性寒，有大毒，归肝、肾经。雷公藤的根、茎、叶、花、芽均有毒性，其中叶和花的毒性较大，特别是嫩叶尖。药用部分主要是根及根茎。传统的用法是去其根皮，只用根心。有“去皮务尽”的说法，包括去其根缝中的皮。具有祛风湿、活血通络、消肿止痛、杀虫解毒的功效，雷公藤常作为辨病用药治疗类风湿关节炎、强直性脊柱炎、银屑病性关节炎、系统性红斑狼疮某些阶段、白塞病等风湿免疫性疾病疗效肯定。雷公藤每日用量一般为9～15 g，最大剂量不超过20 g。减毒要点：（1）久煎。加水适量煮开后，以文火煎30～60分钟，再加入其他配伍中药一起煎煮两遍后兑用，分两次饭后服用；病情缓解后，逐渐减量或停用雷公藤。（2）禁忌。服药期间戒酒，因饮酒加重药物的毒性，易伤肝；婴幼儿不宜应用；未婚未育者慎用，必须用者，可配滋阴助阳药，如老年人应减量使用；不宜与其他有毒性的中西药物长期联合使用；脾胃虚弱者应注意顾护脾胃。（3）配伍。与甘草的配伍。《景岳全书》云：“甘草味甘气平，生凉炙温，可升可降，善于解毒。甘味至甘，得中和之性，有调补之功，故毒药得之解其毒”。雷公藤与清热解毒药物如大青叶、虎杖、牡丹皮、紫草等药物配伍既能缓解其毒性，又具有清热解毒作用。

古籍中和现代药理研究，虽然强调了雷公藤的毒性，但在临床应用中只要掌握好雷公藤的药用部位、适应证、禁忌证、剂型、煎服法、用量，合理的配伍，确能收到“戏剧性”的疗效，三十余年使用雷公藤水煎剂治疗风湿免疫性疾病临床观察，未发现复方雷公藤水煎剂中毒事件。

典型医案

医案：成人Still病

张某某，男，30岁，已婚，工人，山东省德州市陵县，初诊2005年7月27日。

主诉：发热伴双腕、双踝关节肿痛3年。

现病史：患者3年前感冒后出现恶寒发热，呈间歇性，后出现持续性高热，达39.5℃，于山东省齐鲁医院住院治疗2个月，诊为成人Still病，用甲基强的松龙冲击治疗，体温控制不理想，现服强的松每日40 mg。

症见但热不寒（体温上午36.0～37℃，下午或晚间38.5～39℃），察其双腕、双踝关节肿胀，触之疼痛灼热，激素面容，面颈部、前胸布满暗红色皮疹，左侧颈后、锁骨上可触及皮下痰核，诊其舌体瘦小，色红，苔薄白，脉弦。检阅实验室检查报告为：血常规 WBC 15×10^9/L，ESR 79 mm/h，ASO（－），RF（－），CRP 50.9 mg/L。免疫学检查：IgG 8.3 g/L，IgA 1.69 g/L，IgM 1.59 g/L，双手X线片示：诸骨普遍骨质疏松，腕、肘关节间隙变窄，关节面模糊。

病机分析：患者素体阴虚血热，脏腑积热蕴毒，外感风寒湿热毒邪，从阳化热，热入阳明气分，故可见高热；热盛伤阴，气随液脱故周身乏力；湿热毒邪，熏蒸营血，脉络受损，血溢肌肤，发为斑疹；热毒炽盛，炼津为痰，结于皮下可见皮下痰核。此为外感邪气日久，热入阴分所致，法当养阴透热，方拟青蒿鳖甲汤加减治之。

处方：青蒿（后入）30 g，醋鳖甲12 g，雷公藤（先煎半小时）15 g，柴胡15 g，银柴胡15 g，黄芩9 g，知母15 g，牡丹皮15 g，金银花30 g，连翘24 g，大青叶15 g，薏苡仁30 g，土茯苓30 g，生甘草12 g。水煎服，12剂。忌辛辣油腻之品。

2005年8月15日二诊。服用前方后，体温降至36.5～38℃，双腕、双踝关节肿痛明显减轻，故前方去雷公藤，再服12剂，体温正常，关节只痛不肿。中药仍每日一剂水煎服。

2005年9月15日三诊。服用前方后，体温降至正常，双腕、双踝关节肿胀消失，但仍感疼痛。效不更方，再服18剂，中药隔日一剂水煎服。

2005年10月10日四诊。服用前方后，体温降至正常，双腕、双踝关节肿胀、疼痛也明显减轻。再服12剂，中药隔日一剂水煎服。每两周减强的松总量的1/10，现服强的松每日5 mg维持，体温正常至今。

处方手迹

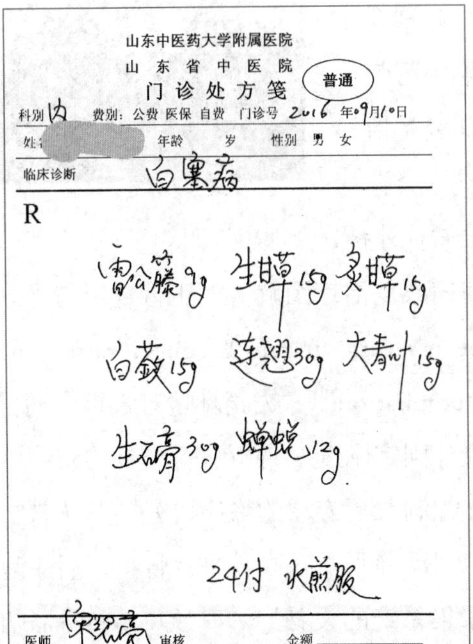

山东中医药大学附属医院
山东省中医院
门诊处方笺 普通
科别 内 费别：公费 医保 自费 门诊号 2016年09月10日
姓名 年龄 岁 性别 男 女
临床诊断 白塞病
R
雷公藤9g 生甘草15g 炙甘草15g
白蔹15g 连翘30g 大青叶15g
生石膏30g 蝉蜕12g
24付 水煎服
医师 宋绍亮 审核 金额
调配 核对 发药

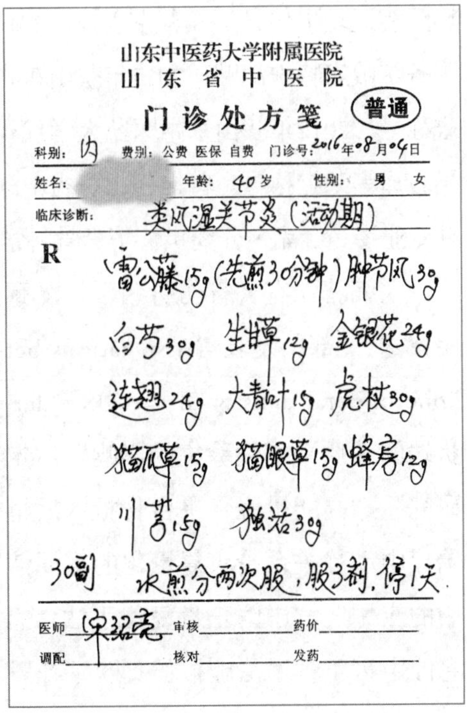

山东中医药大学附属医院
山东省中医院
门诊处方笺 普通
科别：内 费别：公费 医保 自费 门诊号：2016年08月04日
姓名： 年龄：40岁 性别：男 女
临床诊断：类风湿关节炎（活动期）
R
雷公藤15g（先煎30分钟）肿节风30g
白芍30g 生甘草12g 金银花24g
连翘24g 大青叶15g 虎杖30g
猫爪草15g 猫眼草15g 蜂房12g
川芎15g 独活30g
30副 水煎分两次服，服3剂，停1天
医师 宋绍亮 审核 药价
调配 核对 发药

张俊忠

山东名中医药专家

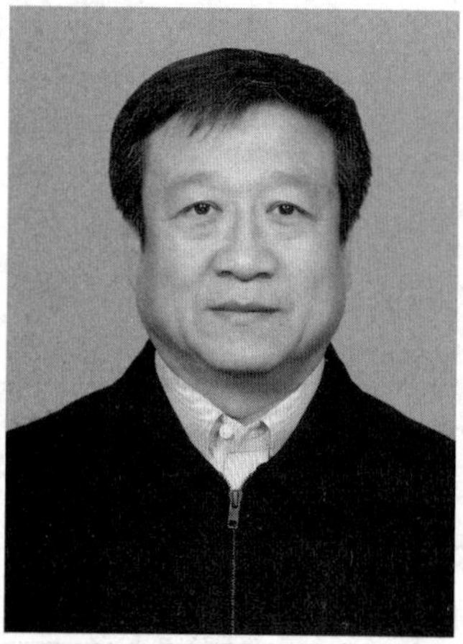

张俊忠（1961—），男，汉族，山东莱西人。山东中医药大学中医骨伤科学专业教授。1984年毕业于山东中医学院。曾师承张志刚教授。1999年起在山东中医药大学附属医院脊柱骨科任科副主任，2009年至今在山东中医药大学附属医院运动损伤骨科任科室主任。2016年起享受国务院政府特殊津贴；2017年获山东省名中医荣誉称号；2012年获山东中医药大学优秀研究生指导教师等荣誉称号。曾担任山东省中医药学会脊柱专业委员会副主任委员、华裔骨科学会脊柱外科分会理事等职。

主编著作有《骨伤科病学》《颈肩病康复治疗图解》《正骨技巧与外固定技术》3部；发表“Associations between serum vitamin E concentration and bone mineral density in the US elderly population”“力学环境对骨折早期骨折端间充质干细胞募集的影响”“定量外固定刚度对骨折愈合影响的组织学研究”“高能量胫骨平台骨折术后量化控制康复方法的临床研究”“从骨折治疗中动静关系论康复量化的重要性”“动静平衡在胫骨平台骨折术后康复中的应用”“中医正骨复位手法信息采集系统的设计”“基于Kinect骨骼信息的中医正骨手法虚拟仿真”“补肾益气活血法治疗绝经后骨质疏松症的实验研究”等60余篇论文。

主持国家基金面上项目“基于动静平衡骨折康复理论研究力学环境在骨折愈合早期对骨断端MSCs募集和分化的影响”、“十一五”国家科技支撑计划项目“活血止痛散熏洗治疗踝关节损伤技术操作规范的研究”、国家中医药管理局项目“过伸复位外固定治疗胸腰椎压缩性骨折技术操作规范研究”、省科技发展计划项目“基本康复量及量化康复治疗高能量胫骨平台骨折基础和临床应用研究”、省级研究生教学课题“中医骨伤科研究生专业课教学资源库建设与网络教学模式的实施”以及“跟骨骨折外固定复位架的研制与临床应用”等科研课题。主持研究项目获山东省省级教学成果一等奖1项、三等奖1项；主持研究项目获省科学技术奖三等奖2项；作为第一位研究者获国家发明专利5项。

担任第三批山东省五级中医药师承教育工作指导老师。学术继承人：（1）张鹏，山东中医药大学附属医院骨科，副主任医师；（2）孙国栋，山东省医学科学院，副主任医师。

学术思想

一、提出了“动静平衡、量化控制”骨折治疗理念和“最小有效康复量”的概念

为实现骨折治疗目标，恢复骨折肢体正常功能，针对骨折治疗中长期存在盲目随意康复并由此发生严重骨折并发症的临床难点问题，以中西医结合理论为指导，遵循骨折治疗规律，临床与实验研究相结合，基于小康复量的优良疗效，以康复量化方法探讨动与静的量效关系。康复量与恢复关节功能的量效结果表明，小康复量疗效与大康复量疗效无明显差异。进一步根据动与静的科学内涵，提出了“动静平衡、量化控制”骨折治疗理念和“最小有效康复量”的概念，由此形成了“早期、小量”的康复方法。“早期、小量”的康复方法有效解决了不稳定性骨折和骨折迟缓愈合患者康复困难的问题，实现了“安全有效”的康复目标。

二、基于定量应力研究结果提出了骨折愈合细胞学分期方法

基于骨折愈合应力、应变和“动静平衡”理论，通过细胞生物学与分子生物学相结合的研究方法，观察了定量应力变化与细胞、分子水平活动之间的相互关系，提出了骨折愈合过程细胞学分期方法，分为干细胞募集期、干细胞分化期、成骨期和构塑期。这个分期方法从干细胞到骨细胞变化的微观方面反映骨折愈合过程，从而更有利于指导骨折的治疗。

三、提出了“平衡诱导”促进骨折二期愈合的生物力学理论，形成了“安全量化，有效量变”的康复模式

骨折康复的质量决定骨折治疗的最终效果，康复被业内普遍认为是骨科最难掌握的骨折治疗技术之一。骨折固定以后，肢体康复应力是调节骨折端力学环境最大的可变因素。以“动静平衡、量化控制”骨折治疗理念为指导，以“最小有效康复量”为基础，通过深入的临床与实验研究，根据骨折愈合过程中应力与细胞生物学和分子生物学反应的关系，提出了康复应力“平衡诱导”促进骨折二期愈合的生物力学理论。最终形成了适合不同骨折个体的“安全量化，有效量变”的康复模式，为提升骨折治疗水平、避免由于骨折患者盲目康复发生的并发症，提供了一种安全有效、简单易学的康复方法。

综上所述，“动静平衡、量化控制、平衡诱导”理论、“最小有效康复量”概念、“细胞生物学”骨折愈合分期方法及“安全量化，有效量变”骨折康复模式，它们与现代中西医结合骨折治疗理论共同形成了较完整的、更符合骨折愈合规律与关节功能康复规律的骨折治疗理论。

临床经验

一、继承创新中医正骨技术，手法复位闭合钢针内固定治疗骨折

针对手法复位后外固定不稳定的病例，如儿童肱骨内上髁Ⅱ～Ⅳ度骨折、锁骨骨折、尺桡骨骨折、肩锁关节脱位、跖跗关节脱位等，首先应用手法复

位，然后进行闭合钢针内固定。一些病例在手法复位遇到困难时，像月骨脱位、桡骨颈骨折、掌指关节脱位，可应用钢针撬拨复位，复位后根据情况选择合理的外固定即可。

二、学习新理念，应用新技术，微创技术治疗骨折

以现代生物学固定理念为指导，应用微创技术治疗骨折。如空心钉内固定治疗股骨颈骨折；PFN内固定治疗股骨粗隆间骨折；锁定髓内钉固定治疗胫骨骨折；微创固定系统（LISS）治疗股骨髁上骨折和胫骨近端骨折；微创钢板内固定术（MIPO）治疗胫骨骨折、股骨骨折及肱骨骨折；外固定支架治疗桡骨远端骨折和胫骨骨折等。

三、引进新技术抢救危重患者，开展新手术治疗脊柱疾病

1995～1996年，在北京大学第三临床医学院脊柱骨科进修学习一年。2001年应用USS内固定成功抢救一例胸腰椎多发骨折脱位合并液气胸患者，荣获医院“危重病例抢救成功奖”一等奖；2013年荣获医院“疑难急危重症患者救治成功二等奖”。自1996年先后开展了颈椎骨折前路减压植骨锁定钢板内固定术、颈椎病前路减压植骨锁定钢板内固定术、颈椎后路单开门椎管扩大成形术、颈椎前后路联合术、颈椎齿状突骨折空心钉内固定术、胸腰椎骨折脱位USS复位内固定术、腰椎滑脱减压复位植骨USS内固定术等。其中“颈椎脱位前路复位减压植骨锁定钢板内固定术”荣获医院2000年度“引进新技术、新项目奖”一等奖。

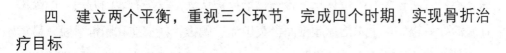

四、建立两个平衡，重视三个环节，完成四个时期，实现骨折治疗目标

实现骨折治疗目标，有三点至关重要。一是建立两个平衡。第一个平衡是在复位与固定中建立复位、保护血运与稳定性三者的平衡，这就是现代医学倡导的生物学固定理念。第二个平衡是在功能康复期，以“安全量化，有效量变”的康复模式建立肢体康复活动与稳定性的平衡，即“动静平衡”，这是恢复关节功能和促进骨折愈合的重要措施。二是重视骨折治疗过程中手术前、手术中、手术后三个环节，由于每个环节的每个细节均影响着骨折治疗的最终效果，也是建立两个平衡的重要条件。三是完成四个时期。通过“量化与量变”

康复应力，动静平衡，建立适应干细胞募集期、干细胞分化期、成骨期、构塑期生物学反应要求的力学环境，从而有效促进骨折愈合，恢复关节功能，避免骨折并发症的发生。

擅治病种

一、脊髓型颈椎病

手术治疗脊髓型颈椎病，以下两点至关重要：（1）根据影像资料，准确确定病变责任部位，合理选择手术方式，尽量减少固定节段的数量；（2）重视发育性颈椎椎管狭窄和节段性不稳在脊髓型颈椎病发病中的作用，客观认识颈椎后路椎管扩大成形术对脊髓减压的疗效。大量临床资料表明术后脊髓能够明显后移，既能较好避让脊髓前、后方的压迫，又能较好地维护颈椎运动节段的功能。

二、腰椎疾病

对腰椎间盘性病变的治疗，最重要的是早诊断、早预防、早治疗。核磁共振检查可以发现早期椎间盘变性和椎间盘膨出，对年轻腰腿疼痛患者宜尽早选择这项检查。预防措施包括避免剧烈运动、弯腰负重以及久站久坐等动作，同时配合间断卧位休息。只有长期坚持这些综合的预防措施才能有确实的疗效。保守治疗方法较多，卧位休息配合药物治疗被认为是安全有效的方法。中医辨证施治疗效较好。手术治疗腰椎间盘突出症、腰椎管狭窄症和腰椎滑脱，最重要的是合理选择手术方式和脊柱融合术。神经减压和重建脊柱稳定性是治疗的两个核心问题。神经减压应重视神经减压的技巧、减压的范围和减压的程度。重建脊柱稳定性无论采用何种融合方式，建立良好的骨床、自体骨充分植骨与融合椎体间足够时间的稳定性是椎体间完成融合的三个重要条件。

三、骨不连

综合分析骨不连的病因、病理、生物学机制、内固定断裂原因等，最终根据骨不连的分类，选择合理的治疗方法。通常治疗骨不连的基本技术有断端清理、植骨和固定。断端清理主要去除失去增生和愈合活力的瘢痕、肉芽组织和坏死骨组织，清理打通髓腔，最后修整骨折断端使对位对线满意。自体髂骨植骨是临床应用最多的植骨方式，没有排异反应，成骨效果好。髓内外联合植骨被认为是最好的植骨方式。髓内植骨选用与髓腔直径一致的骨条，髓外植骨采用多面上盖植骨成骨效果较好。要求固定稳定而且需要维持较长的时间才能确保骨折愈合。为达到这一要求，除了选择合理的固定以外，还必须有效控制肢体的康复过程，以“最小有效康复量”为基础的“安全量化、有效量变”的康复模式，避免肢体过早、过量负重。定期进行拍片检查，根据骨折愈合情况及时调整肢体负重的重量和时间，直至骨折愈合。

四、高能量胫骨平台骨折

由于高能量胫骨平台骨折往往伴有严重的软组织损伤，伤后肢体肿胀迅速，可能发生张力性水泡，因此不宜早期盲目进行手术。必须早制动、早冷敷、早用药，防治肢体肿胀。待肢体消肿出现皮纹后才适宜手术（平均13天左右）。手术选择膝关节前正中或膝关节前外侧与膝内侧联合切口。暴露要充分，要求达到解剖复位、充分植骨和牢固固定。术后膝关节早期、小量康复既能有效恢复膝关节功能，又能最大程度维护骨折稳定性确保骨折正常愈合。避免肢体过早负重，定期拍片检查，根据骨折愈合和内固定稳定情况，逐渐增加并调节肢体负重量和负重时间。在骨折愈合以后肢体才能完全负重正常行走。

典型医案

医案一：颈椎后路“单开门”椎管扩大术联合颈椎前路椎间盘摘除、椎体间植骨锁定钛板内固定融合术，治疗脊髓型颈椎病

患者，男，53岁。进行性四肢麻木、下肢沉重感、走路不稳、双手无力、动作不灵活2年，加重3个月。一般检查：四肢及躯干存在轻度感觉障碍。手不灵活，能持勺，但不能持筷。走路不稳，有踏棉花感，在平路上行走不用支持

物，不能上楼梯。尿频，尿踌躇。双侧Hoffman征阳性，Babinski征阳性，髌阵挛阳性，折刀征阳性，肱二头肌反射、膝反射、跟腱反射亢进。十七分法评分6分。影像学检查：（1）颈椎伸屈位与中立位侧位X线片检查：颈椎生理曲度变直，$C_{4\sim5}$、$C_{5\sim6}$间隙变窄，椎体前后缘有骨刺形成。$C_3\sim C_7$椎管矢状径与同一椎体矢状径比值分别是0.56、0.51、0.58、0.62、0.64，比值均小于0.75，存在发育性颈椎椎管狭窄。（2）颈椎MRI：$C_3\sim C_7$范围椎管前后硬膜囊与脊髓均有不同程度受压，其中$C_4\sim C_5$椎间盘突出压迫脊髓明显变细，且出现高信号。$C_3\sim C_4$、$C_5\sim C_6$椎间盘突出压迫硬膜囊，压迫脊髓较轻。诊断脊髓型颈椎病。于2002年7月在全身麻醉下行颈椎后路“单开门”椎管扩大术联合颈椎前路$C_4\sim C_5$椎间盘摘除、椎体间植骨锁定钛板内固定融合术。手术顺利，术后36小时拔取引流管，然后让患者锻炼坐立。术后第三天患者开始下床站立行走。此时患者双手握力明显增加，动作灵活性改善。下肢走路变稳、步幅增大、力量明显增强，四肢及躯干麻木减轻。患者术后1年复查结果：十七分法评分15分。术后改善率81.8%。

医案二：手术结合术后量化与量变康复模式治疗高能量胫骨平台骨折（Schatzker分型V型）

患者，男，36岁。骑摩托车摔倒损伤右膝关节，疼痛、肿胀、功能障碍1小时。一般检查：患者生命体征正常。右膝关节及小腿中上段肿胀，皮肤完整。胫骨平台内、外侧压痛，膝关节不能伸屈活动。足背动脉搏动正常，下肢感觉正常，踝关节与足趾运动正常。膝关节平片和三维重建CT检查：内、外侧平台骨折，明显移位。外侧平台关节面严重塌陷，胫骨髁间隆突骨块游离移位。MRI检查：膝关节外侧半月板破裂。立即将患肢制动、冷敷、应用消肿药物。密切观察患者肢体肿胀变化、血运改变、足背动脉搏动及踝关节与足趾运动情况。以后肢体肿胀虽然较严重，但未发生小腿筋膜间隔区综合征和张力性水泡。骨折10天膝关节消肿出现明显的皮纹，在硬膜外麻醉下，选择膝关节前外侧切口联合膝关节内侧切口，骨折复位，外侧关节面下进行了充分的植骨，应用双锁定钛板固定，用钢丝固定胫骨髁间隆突骨块，缝合外侧半月板外侧纵向裂口。在缝合刀口前被动缓慢屈伸活动膝关节1～2次，观察固定的骨块和关节面的位置未见变化，表明内固定比较稳定。术后48小时拔取引流管。自术后第五天开始按照量化与量变康复模式康复治疗。术后1年复查，骨折正常愈合。膝关节伸屈范围0°～140°，膝关节不痛，恢复正常工作。

处方手迹

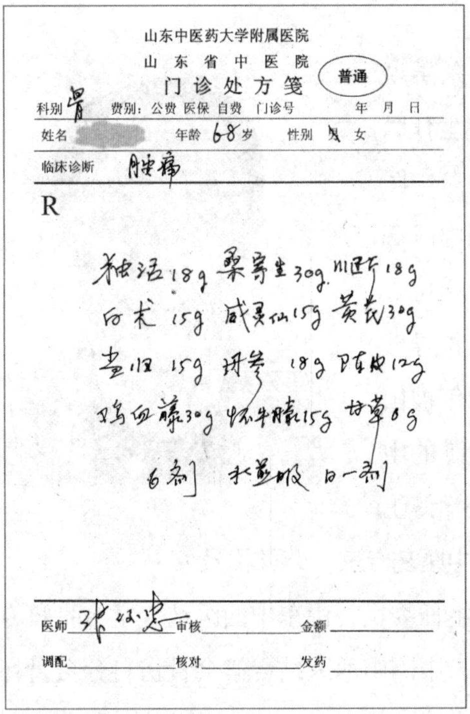
山东中医药大学附属医院
山东省中医院
门诊处方笺　普通
科别 骨　费别：公费 医保 自费　门诊号　年　月　日
姓名 [redacted]　年龄 68岁　性别 男 女
临床诊断 腰痛
R
独活18g　桑寄生30g　川断18g
白术15g　威灵仙15g　黄芪30g
当归15g　丹参18g　陈皮12g
鸡血藤30g　怀牛膝15g　甘草6g
6剂　水煎服　日一剂
医师 张俊忠　审核　金额
调配　核对　发药

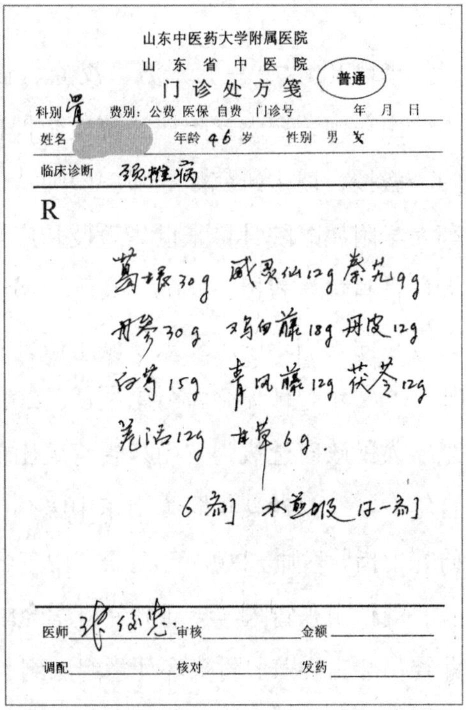
山东中医药大学附属医院
山东省中医院
门诊处方笺　普通
科别 骨　费别：公费 医保 自费　门诊号　年　月　日
姓名 [redacted]　年龄 46岁　性别 男 女
临床诊断 颈椎病
R
葛根30g　威灵仙12g　秦艽9g
丹参30g　鸡血藤18g　丹皮12g
白芍15g　青风藤12g　茯苓12g
羌活12g　甘草6g.
6剂　水煎服　日一剂
医师 张俊忠　审核　金额
调配　核对　发药

（王伟明　整理）

李 刚

山东名中医药专家

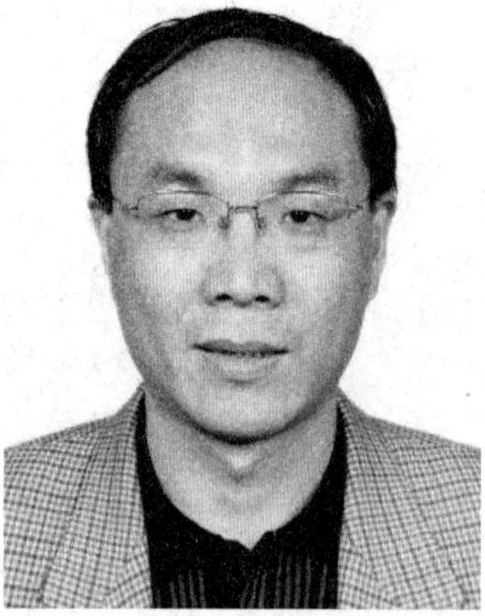

李刚（1970—），男，汉族，山东禹城人。山东中医药大学附属医院显微骨科主任医师、教授，博士研究生导师。曾师从山东中医药大学附属医院骨科张世华教授和广州中医药大学骨科袁浩教授，2005年获医学博士学位。2007年聘为山东中医药大学硕士研究生指导教师，2009年起任显微骨科副主任。2012年被山东省人民政府选拔为“山东省有突出贡献的中青年专家”；2014年聘为山东中医药大学博士研究生指导教师。2017年6月获“山东名中医药专家”荣誉称号。

现任山东省医学会显微外科学会副主任委员，山东中西医结合学会骨科专业委员会常委兼股骨头坏死学组副组长，中国中西医结合学会骨伤科分会骨坏死专家委员会委员，山东中医药学会骨伤分会秘书长，华东显微外科联盟专业委员会常务委员，中国中医药研究促进会骨质疏松分会常务理事。

编著有《儿童正骨学》《常见骨病影像学诊断与治疗》等著作，参加卫生部“十二五”“十三五”规划教材《中医骨伤科学》《运动医学》和全国中医药行业高等教育“十二五”规划教材《中医骨伤科学基础》编写工作，发表论文40余篇。获山东省科技进步奖二等奖和三等奖多项。

学术思想

中医骨伤科学的发展历史悠久，在多年的临床实践中，对骨关节疾病和四肢创伤除了开展手术治疗之外，在非手术治疗过程中既注重传统的中医骨伤科整骨、理筋手法，又重视传统中医药治疗。积极整理骨科自建院以来的学术思想。山东省立中医院于1955年7月5日成立。医院成立之初有5个科室，其中整骨科是最早成立的科室之一，建立之初有梁铁民、杨锡嘏、梁鸿恩三位医师，病房床位7张，以手法整复、夹板固定、中药内服、外敷、熏洗治疗四肢闭合骨折脱位为技术特色。梁铁民主任1959年5月在山东人民出版社出版了《整骨学》一书。对骨科正骨经验进行了整理。1960年4月举办了全国“正骨师资进修班”，学制半年，共招收来自全国25个省市的48名学员，后来均成为当地乃至影响全国的中医骨伤科专家。梁铁民、董伯津、陶瑞秀根据培训班交流的正骨经验资料整理成《正骨经验荟萃》，于1964年4月由人民卫生出版社正式出版。书中资料都是来自于各地有祖传特长的正骨医师的实际临床经验，其中既有许多独特的操作技术，也有多年的临床经验及有效验方。在学习继承前人经验的基础上，广泛阅读了古代和现代中医骨伤科名家名著如《仙授理伤续断秘方》《世医得效方》《伤科汇纂》《医宗金鉴》《现代骨伤流派名家丛书》等，形成了自己独特的治伤理念和诊疗体系，取得了较好的临床疗效。

临床经验

一、外伤证治，首辨气血

《黄帝内经》研究疾病的发生发展，是在阴阳学说的基础上，最终归结到气与血。“人之所有者，血与气耳”，“血气不和，百病乃变化而生”。肢体损伤之后，气血紊乱。清代沈金鳌《杂病源流犀烛》指出："跌仆闪挫，卒然身受，由外及内，气血俱伤病也"。《伤科补要》中明确指出："跌打损伤之证，恶血留内，则不分何经，皆以肝为主，盖肝主血也。败血必归于肝，其痛多在胁肋。"因此对外伤骨折等患者，提出内治总则为疏肝理气，活血化瘀，消肿止痛。自拟消肿定痛汤（桃仁、川芎、红花、赤芍、当归、生地黄、柴胡、郁金、青皮、益母草、泽兰、大黄等）。临床应用于骨折、软组织损伤，止痛消肿效果良好。

二、注重整体，内外兼治

对于外伤的治疗，注重内外兼治。外在的皮肉筋骨与内在的脏腑气血互为表里，肢体损伤于外，则气血伤于内，营卫有所不贯，脏腑由之不和。瘀血停滞于肌肤腠理之间，为肿为痛。瘀血不除，气血难以输布，五脏六腑皆受影响。清代吴师机指出："外治之理即内治之理，外治之药即内治之药。"因此，临床治伤不仅需要内服药物调理气血，还要重视外治，药物直接作用于外伤局部皮肤黏膜，疗效更为迅速。内外结合，取长补短，相得益彰。结合文献及临床，创制了"化瘀蠲痛膏"（乳香、没药、栀子、大黄、川芎、大蓟、红花、冰片、土鳖虫、赤小豆等）外用调敷患处，可以活血化瘀，消肿止痛。

三、筋骨并重，内合肝肾

治疗骨伤科疾病，主要针对的是筋与骨，"筋，束骨而利机关，主全身之运动""骨为干"。筋束骨，骨张筋，筋与骨关系密切。

因此在治疗上要筋骨并重，动静结合，对疾病的痊愈和肢体功能的恢复是非常重要的环节。筋骨与肝肾又是密切相关的。肝主筋，《黄帝内经》讲："肝者……其充在筋""肝主身之筋膜""肝藏血"，肝血充盈就能"淫气于筋"，使筋有充分的濡养，完成束骨而利关节功能。肾主骨，"肾者……其充在骨""肾生骨髓……在体为骨""肾藏精"，精生髓，髓养骨，骨的生长、发育及修复再生主要依靠肾脏精气的滋养。临床上骨关节疾病如股骨头坏死、骨质疏松症、骨关节炎、骨折迟缓愈合均与肝肾关系密切。针对上述疾病，临床创制了"补肾活血汤"（淫羊藿、仙鹤草、杜仲、川断、熟地黄、龟甲、鹿角胶、丹参、威灵仙、川牛膝、秦艽）根据疾病及病情变化调整加减。

擅治病种

四肢创伤、股骨头坏死、骨关节炎、骨质疏松症、骨不连。

一、四肢创伤修复

四肢骨折治疗观念逐渐变化，中医骨伤治疗骨折的“筋骨并重，内外兼治，动静结合，医患合作”原则具有重要的临床指导意义。在临床诊治过程中，遵循以上原则，坚持中西医结合治疗四肢骨折，运用中医正骨手法和小夹板治疗尺桡骨折、桡骨远端骨折、掌指骨骨折、胫腓骨骨折等。同时应用中药治疗，常用消肿定痛汤、接骨续筋汤等。具有花费低、恢复快、疗效好等优点。

二、股骨头坏死

股骨头坏死是骨科常见的疑难病症之一，属中医“骨蚀”“骨痿”“骨痹”范畴，严重威胁人民健康，直接影响患者的生存质量。由于本病中后期因股骨头塌陷造成的髋关节功能障碍较为严重，且治疗上也比较困难，因此，多年来潜心钻研中医药防治股骨头坏死的作用机制，认为该病发病机制可以归纳为肝肾亏虚为其本，血瘀痰阻为其标，为本虚标实之证。临床应用“补肾活血法”治疗早中期股骨头坏死，自拟“补肾活血汤”“骨生方”等治疗，在缓解疼痛、预防塌陷、改善生存质量方面取得显著疗效。

三、骨关节炎

骨关节炎是一种多发于老年人的慢性退行性骨关节疾病，以关节软骨退行性变和关节周围骨质增生为主要病理特征。随着现代社会明显的老龄化趋势，骨关节炎已成为备受关注的医疗、社会问题。经过多年临床诊治经验积累，认为本病与年老体衰、长期劳损、外感风寒湿邪有关。其病机可归纳为以下四个方面：肝肾亏虚；瘀血阻滞；痰瘀互结；风寒湿邪侵袭。病机特点为“本虚标实”，以肝肾亏虚为本，瘀、痰、风寒湿邪为标。临床以滋补肝肾、益气养血为大法，处方以补益肝肾药物为主，佐以活血通络、祛风除湿药物。常用药物为怀牛膝、杜仲、熟地黄、桑寄生、川断、骨碎补、丹参、赤芍、当归、黄芪、党参、独活、羌活、川芎等。同时配合中药熏洗法、敷贴法等，借助药力和热力综合作用于病位，可明显改善局部症状，有效消除关节滑膜炎症，改善骨内微循环，降低骨内压等，疗效明显。

典型医案

患者赵某，女，74岁，2017年10月18日初诊。患者自述右膝关节疼痛、肿胀、活动不利3个月余，日渐加重，遂来我院就诊。

查体见：右膝关节肿胀，轻度内翻畸形，膝关节内侧压痛，关节屈伸活动不利，蹲起困难。舌质淡，苔白腻，脉沉细。X线片示：右膝关节退行性改变，关节间隙狭窄。诊断为右膝骨性关节炎。中医诊断为膝痹证。证属肝肾亏虚，筋骨痿弱，痰瘀互结。

治则：补肝益肾，活血化瘀，祛痰通络。

方药：威灵仙30 g，山萸肉15 g，川牛膝15 g，鸡血藤30 g，络石藤15 g，熟地黄30 g，石斛30 g，麻黄9 g，金银花15 g，炒牛蒡子15 g，刘寄奴9 g，甘草9 g。7剂，水煎服，日一剂，早晚分服。

二诊：临床症状较前明显改善，但仍时有疼痛，关节肿胀略减。予原方加石菖蒲30 g、郁金9 g、陈皮9 g、天麻15 g。14剂，水煎服，日一剂，早晚分服。

三诊：膝关节疼痛明显缓解，行走恢复正常，膝关节肿胀减退，嘱停用口服中药，给予骨宝胶囊口服，并嘱注意饮食起居，关节部位保暖。

处方手迹

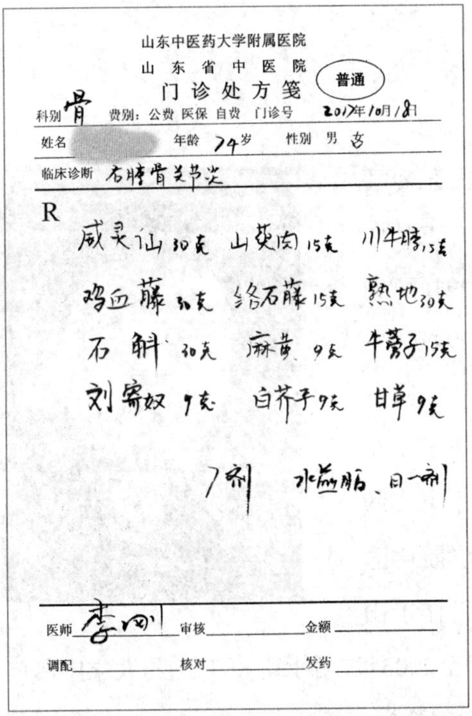
山东中医药大学附属医院
山 东 省 中 医 院
门 诊 处 方 笺　普通
科别 骨　费别：公费 医保 自费　门诊号　2017年10月18日
姓名 [redacted]　年龄 74岁　性别 男 女
临床诊断 右膝骨关节炎
R
威灵仙30克　山萸肉15克　川牛膝15克
鸡血藤30克　络石藤15克　熟地30克
石斛30克　麻黄9克　牛蒡子15克
刘寄奴9克　白芥子9克　甘草9克
7剂　水煎服，日一剂
医师 李刚　审核　金额
调配　核对　发药

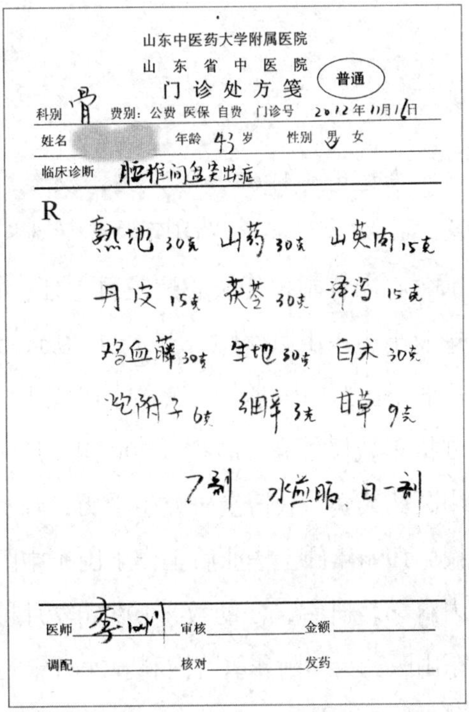
山东中医药大学附属医院
山 东 省 中 医 院
门 诊 处 方 笺　普通
科别 骨　费别：公费 医保 自费　门诊号　2012年11月1日
姓名 [redacted]　年龄 43岁　性别 男 女
临床诊断 腰椎间盘突出症
R
熟地30克　山药30克　山萸肉15克
丹皮15克　茯苓30克　泽泻15克
鸡血藤30克　生地30克　白术30克
炮附子6克　细辛3克　甘草9克
7剂　水煎服，日一剂
医师 李刚　审核　金额
调配　核对　发药

李运伦

山东省名中医药专家

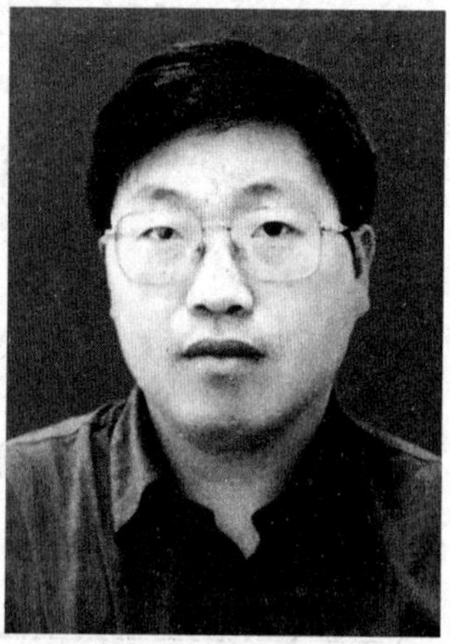

李运伦（1969—），男，汉族，山东枣庄人。山东中医药大学中医内科学教授、主任医师，心内科副主任兼心病三科主任，1991年7月毕业于山东中医学院，获本科学历，1994年7月毕业于山东中医学院，获硕士研究生学历，师从刘持年教授、高云教授，2001年7月毕业于山东中医药大学，获博士研究生学历，师从丁书文教授。1994年硕士毕业后工作于山东中医学院中医内科学教研室，任助教，1997年7月起工作于山东中医药大学附属医院内科。2001年7月至2003年7月于南京中医药大学中医内科学博士后流动站工作。2004年1月聘为副教授、副主任医师，2006年12月起担任山东中医药大学硕士研究生导师。2008年12月聘为教授、主任医师；2009年10月起担任山东中医药大学附属医院心内科副主任，2012年6月起担任山东中医药大学博士研究生导师。2017年12月18日入选“泰山学者特聘专家”，现为山东省有突出贡献的中青年专家、山东省名中医药专家、山东省青年科技奖获奖者、全国优秀中医临床人才、教育部新世纪优秀人才、山东优秀研究生指导教师、山东省高等学校重点学科首席专家、山东省卫生系统中青年重点科技人才等。兼任中华中医药学会内科分会委员、中国医师协会中西医结合高血压血管病专家委员会委员、山东中医药学会内科专业委员会副主任委员、山东省老年医学研究会心系疾病专业委员会、山东中医药学会活血化瘀专业委员会副主任委员、山东健康医学会高血压专业委员会副主任委员、山东省免疫学会中医药免疫专业委员会副主任委员等。

以中医药治疗心系疾病为研究方向，以第一作者或通讯作者发表论文共计190篇，主编论著2部。其中SCI收录论文13篇，另有3篇已录用待发表，IF大于3分的2篇，分别收录在*Journal of Pharmaceutical and Biomedical Analysis*、*Acta Pharmacologica Sinica*、*Journal of Separation Science*、*Evid Based Complement Alternat Med*等杂志，并在《中国中西医结合杂志》《中国病理生理杂志》《中国药理学通报》《中国动脉硬化杂志》《中医杂志》《中草药》《中成药》等核心期刊发表论文百余篇。主持编写《符为民急难病学术思想与临证经验》《从肝脾肾论治高血压》，参编著作多部。

先后主持课题23项，其中国家自然科学基金项目6项、部省级课题8项、厅级课题9项，国家自然科学基金项目分别为"基于lncRNA-p21/p53研究钩藤莱菔子组分药对干预高血压内皮祖细胞自噬的作用机制""多尺度法则指导的钩藤平肝潜阳方证相关的效应物质和作用机制研究""高血压病肝阳上亢证证候本质及藤菔降压片干预的网络生物学研究""药对钩藤莱菔子组分配伍靶向保护高血压血管内皮细胞的动态研究""平肝方药干预高血压病肝阳上亢证的代谢机制""钩藤提取物干预高血压血管重塑的机理研究"，并主持山东省科学技术发展计划医药卫生项目"高血压病中医证候二维诊断模式的建立"、山东省科学技术项目"抗高血压新药藤菔降压片的研制"等课题。上述研究课题主要围绕传承创新中西医治疗心系疾病的治疗理论展开，尤以高血压研究领域的核心科学问题为切入点，现已建立高血压病常见中医证候的量化诊断标准，形成中医证候标准化关键技术，实现中医证候的客观化和可视化；形成规范的高血压病中医证候及中药干预代谢组学研究平台，实现传统中医理论和现代系统生物学方法的整合衔接；构建高血压血管生物学研究平台，揭示高血压血管病变的病理机制及钩藤提取物的干预效应、靶点；探索中药有效组分配伍规律，致力于抗高血压院内制剂及组分中药的开发。

先后获山东省科技进步奖励5项、厅级奖励7项。其中"钩藤提取物干预高血压血管重塑的机理研究”获山东省科技进步二等奖，“基于组-效-方-证关联方法的平肝方药干预高血压病肝阳上亢证的研究”“钩藤提取物及复方治疗高血压病基础和临床应用系列研究”“清热解毒法干预高血压心肌纤维化的机理研究”“高血压血管重塑的中药干预研究”均获山东省科技进步三等奖，“平肝方药干预高血压病肝阳上亢证的代谢机制”“基于数据挖掘的高血压病中医证候标识和方药表征研究”“钩藤莱菔子组分配伍保护高血压血管内皮细胞的效应机制及新药研究”等课题分获山东中医药科学技术奖一、二、三等奖。

完成课题同时，积极开展成果转化研究，已获授权发明专利2项（专利号：ZL2011 1 0223918.9、ZL03 1 39018.8），另有一项已受理，开发软件著作权6项，开发医疗机构制剂2个品种，获中药新药临床试验批件1项并技术转让。

学术思想

李运伦教授总结梳理历代医家治疗高血压经验，结合临床实践，利用数据挖掘技术和证候量化诊断方法进行验证，在传承丁书文教授、刘持年教授、高云教授治疗理念的基础上，提出高血压病为本虚标实，病位主要在肝肾，责之肝肾失衡，尤以肝之变动为主，常夹杂血瘀、痰浊证候，证候分布与年龄相关，主张以“清肝宁心、泻火解毒”治疗青中年高血压，“平肝潜阳，滋补阴液”治疗中老年高血压，临床疗效满意。

李运伦教授在长期临床实践的基础上，重视现代科研方法对临床的指导作用，构建了基于病证结合模式的高血压病中医宏观-微观结合的诊疗体系，选取中药钩藤作为降压核心药物，揭示了高血压血管病变的病理机制及钩藤提取物的干预效应、靶点，解读了钩藤总生物碱配伍莱菔子水溶性生物碱的配伍关系，形成了揭示中药组分配伍关系及配伍机理的标识体系。

临床经验

一、“清肝宁心、泻火解毒”治疗中青年高血压病

李运伦教授认为中青年高血压病基本病机为“心肝火盛、热毒内生”，以肝火上炎证为主要证候，特别正常高值血压人群和青年患者表现最为明显，可兼见不同程度血瘀、痰浊症状。治疗当“清肝宁心、泻火解毒”为主要方法，处方用药多以钩藤、菊花、石决明、草决明、黄连、丹参、黄芩为主。

二、“平肝潜阳、滋补阴液”治疗中老年高血压

李运伦教授认为高血压证型分布与年龄分布有密切关系，年过半百则肾气自亏，加之亢阳上扰亦损伤肾阴，故中老年高血压患者病机多为“阴液亏虚，亢阳上扰”，肝阳上亢和阴虚阳亢证是其主要证型，部分患者后期可表现为阴阳两虚证，各阶段均可夹杂血瘀、痰浊病理因素，治疗当以“平潜亢阳、滋补阴液”为法，以钩藤、玄参、泽泻、龙骨、牡蛎为主要药物。

三、基于“形神一体观”辨证论治心悸

心为五脏之主，主神明，情志因素、环境因素对心系疾病有重要影响，尤以心悸病表现最为突出。故李运伦教授提出辨证论治心悸病应从“形神一体”角度出发，注重外在环境、内在情志在本病发生发展中的作用。该病为本虚标实、虚实夹杂之证，阴虚火旺为快速性心律失常的主要病机，治疗应以滋阴清火、养心安神为法。

四、“补气活血安神”论治胸痹心痛病

李运伦教授认为本病病位在心，但与肺、肝、脾、肾有关，病机总属本虚标实。本虚以阴阳气血的亏虚，标实为瘀血、寒凝、痰浊、气滞交互为患，尤以血瘀为主要病理因素。其发作期以标实为主，缓解期以本虚为主，心神不宁在胸痹心痛病的病理进程中占有特殊重要的地位，因此治疗上应以补虚药配合

活血化瘀药、宁心或镇心安神药为基础用药，随症配伍理气药、化痰药、凉血活血清热药以及温阳解表药等。

擅治病种

一、高血压病

高血压病在中医学中属于眩晕病范畴，李运伦教授认为本病与年龄因素密切相关，总体责之肝肾失衡，处方用药各有不同。中青年患者治以“清肝宁心、泻火解毒”，以此研制出医院制剂藤菔降压片和凉肝清心降压胶囊进行论治。中老年患者随着肾阴虚损症状日趋明显，治疗时“平肝潜阳，滋补阴液”为法，以钩藤、玄参、菊花、牛膝、龙骨、牡蛎为主要药物。对于证属肾阴阳两虚证患者，则以二仙汤为基础方，缓调肾之阴阳。同时兼顾化瘀祛浊，配以川芎、丹参、泽泻等，加之酸枣仁、柏子仁养心安神，鸡内金、炒麦芽以健运脾胃。故总以滋肾平肝为本，化瘀祛浊为辅，养心开胃为佐，标本兼治，眩晕自止。

二、心律失常

李运伦教授认为心悸病的发生发展，虽以气血阴阳失衡为主要病机，但受外在环境、内在情志影响尤为明显，故治疗时应从“形神一体观”着手，药物治疗同时需配调生活方式改善和“双心治疗”。处方用药总以滋阴降火安神为主要治法，尤对以心悸、怔忡、胸闷、失眠、多梦、脉律失常为主要症状者，治以生地黄、玄参、丹参、黄连、麦冬、五味子、炒酸枣仁等药物，酌情配以活血药、补气药。对于因情志因素起病者，加以郁金、佛手、柴胡、白芍等疏肝养阴安神药物。

三、低血压病

病理性低血压亦属中医学“眩晕”范畴，李运伦教授认为其发病病机和临床表现虽有虚实之分，临床表现亦多以虚证为主，本虚标实证亦不少见，多因心脾亏虚，致中焦亏虚，心脉乏力，气血不充，清阳不升，脑络失养所致。而气虚日久，必然会波及阳气、营血、脉络等组织，产生阴血亏虚、阳气不足、气陷不升、血脉瘀滞的症状。故心脾气虚既是基本病机，又是决定病理性低血压发展预后的关键枢纽。治疗对于气损及阴者，重视滋养阴血，方选生脉散加味；气损及阳，应兼以温通肾阳，补先天元阳，方用附子理中汤；久病气陷，应举少阳、阳明之气，助太阴以升陷，以补中益气汤、升陷汤为代表方；对久病入络，应配以活血通脉，以补阳还五汤加减。

四、冠心病

冠心病属于中医学“胸痹”“心痛”范畴，李运伦教授认为本病病机为本虚标实，发作期以标实为主，缓解期以本虚为主，本虚以阴阳气血的亏虚，标实为瘀血、寒凝、痰浊、气滞交互为患。对于本病的老年患者，多因年过半百，年老肾亏，肾阳不能蒸腾，可致心阳虚衰，行血无力，久则气滞血瘀，脉道不通，血行不畅，发为胸痹。治疗时以生脉散为基础方，加以丹参、川芎、郁金、红花等活血药物，再配以薤白、陈皮、枳壳、檀香、降香等理气药物；对于以瘀血标实为主的可以血府逐瘀汤加减。近年来随着生活节奏加快、工作压力增加，中青年患者数量增加，该人群表现以气滞症状为突出表现，治疗可以四逆散为基础加减运用，临床效果满意。

典型医案

医案一

徐某，男，43岁，2015年1月2日初诊。

主诉：头晕头胀4年余，加重10天。

病史：患者4年前无明显诱因出现头晕头胀，于当地诊所查体发现血压升高，时测血压147/98 mmHg，未服用药物进行治疗，后头晕头胀反复发作，遂口服西药代文控制血压，平素血压控制在130/80 mmHg左右。患者10天前因感冒后感头晕头胀，伴有胸闷气短，无头痛，无心前区疼痛，颈项及双肩板紧感，全身乏力，下肢尤甚，目涩口干，纳可，眠差，易惊醒，大便稍干，小便等待，淋漓不尽。舌红苔薄，脉弦数。时测血压170/110 mmHg。

诊断：中医诊断：眩晕病。证型：阴虚阳亢证。西医诊断：高血压病。

治法：平肝潜阳，滋养肝肾。

方药：藤菔降压方加减。钩藤（后下）45 g，玄参12 g，牛膝15 g，菊花12 g，泽泻30 g，黄连6 g，夏枯草30 g，大腹皮6 g，生牡蛎（先煎）30 g，生龙骨30 g，炒槐米30 g，丹参30 g，炒酸枣仁30 g，香附6 g，茯苓皮12 g。7剂，日一剂，水煎服，分早晚两次饭后温服。

2015年1月9日二诊。患者自诉服药后头晕头胀及颈项板紧感减轻，胸闷气短明显改善，目涩口干稍有好转，纳可，睡眠稍有好转，大便调，小便仍淋漓不尽，舌红少苔，脉弦数。门诊测血压146/84 mmHg。处方：上方加柏子仁15 g、炒麦芽15 g，继用7剂。

2015年1月16日三诊。患者自诉服药后头晕头胀及颈项板紧感明显减轻，无胸闷气短，仍有目涩口干，纳可，眠尚可，大便调，小便淋漓不尽，舌质稍红苔薄，脉弦。门诊测血压136/86 mmHg。处方：上方改玄参21 g，继用14剂。嘱其适度工作，低盐低脂饮食，戒浓茶咖啡烟酒，随访数月情况平稳。

医案二

江某某，女，76岁，2015年10月15日初诊。

主诉：胸闷心慌15年，加重伴双下肢凹陷性浮肿1周余。

患者有高血压家族史，15年前体检时发现血压升高，最高达220/105 mmHg，偶感心慌、胸闷、喘憋，平素不规律口服利血平、北京降压0号和缬沙坦胶囊等药物治疗，血压控制欠佳。一周前无明显诱因开始出现双下肢水肿，进行性加重，呈凹陷型，动则胸闷心慌、喘憋加重，体倦乏力，畏寒肢冷，小便困难量少，夜间不能平卧。舌淡，苔白滑，脉弦。测血压145/92 mmHg。

辅助检查：心脏彩超示室间隔增厚；主动脉瓣钙化并轻度关闭不全；二尖瓣钙化并轻度关闭不全；三尖瓣轻度关闭不全；左室充盈异常。

中医诊断：心衰；眩晕病。证型：阳虚水泛证。西医诊断：慢性心力衰竭（心功能Ⅲ级）；高血压病（治疗后1级，极高危）。

治法：温肾助阳，化气行水。

方药：真武汤合五苓散加减。茯苓20 g，泽泻30 g，茯苓皮20 g，猪苓20 g，桂枝10 g，白术30 g，附子30 g，阿胶（烊化）11 g，白芍30 g，炒麦芽25 g，生姜5片。7剂，水煎服，日一剂，分早晚两次空腹温服。

2015年10月22日二诊。患者双下肢水肿明显减轻，现仅脚踝以下肿，精神好转，胸闷、喘息减轻，无烦渴，小便频数量多，以夜间为甚，舌淡苔白滑，脉弦。上方加桑螵蛸30 g、益智仁20 g、乌药20 g，继服7剂。

2015年10月29日三诊。患者水肿无，无烦渴欲饮，精神明显好转，偶感胸闷，腰膝乏力，大便可，小便量多。

方药：肾气丸加减。附子10 g，肉桂10 g，炒白术15 g，茯苓20 g，干地黄12 g，山茱萸10 g，山药15 g，牡丹皮12 g，泽泻10 g，桑螵蛸30 g，炒杜仲12 g，怀牛膝12 g，炒麦芽20 g，姜5片。7剂，水煎服，分早晚两次空腹温服。

2015年11月5日四诊。患者现乏力减，偶有胸闷，小便次数及尿量减少，可轻体力活动，上方继续服用7剂。嘱其避风寒，适量运动。随访2个月余，情况稳定。

处方手迹

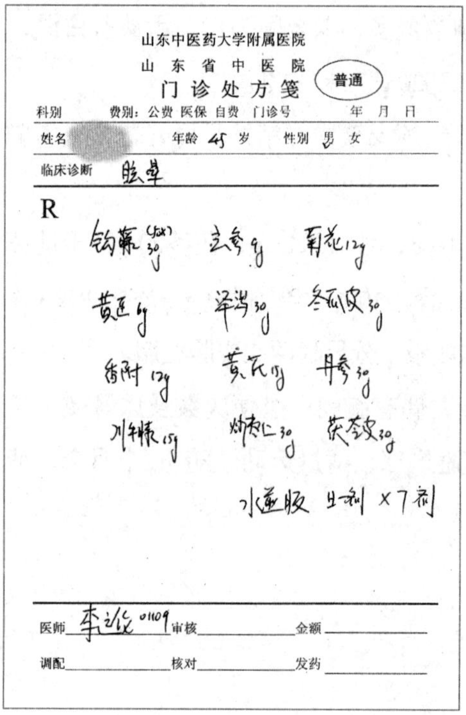
山东中医药大学附属医院
山 东 省 中 医 院
门 诊 处 方 笺 普通
科别 费别：公费 医保 自费 门诊号 年 月 日
姓名 [redacted] 年龄 45 岁 性别 男 女
临床诊断 眩晕
R
钩藤（后下）30g 玄参9g 菊花12g
黄连9g 泽泻30g 冬瓜皮30g
香附12g 黄芪15g 丹参30g
川牛膝15g 炒枣仁30g 茯苓皮30g
水煎服 日一剂 ×7剂
医师 李论 01109 审核 金额
调配 核对 发药

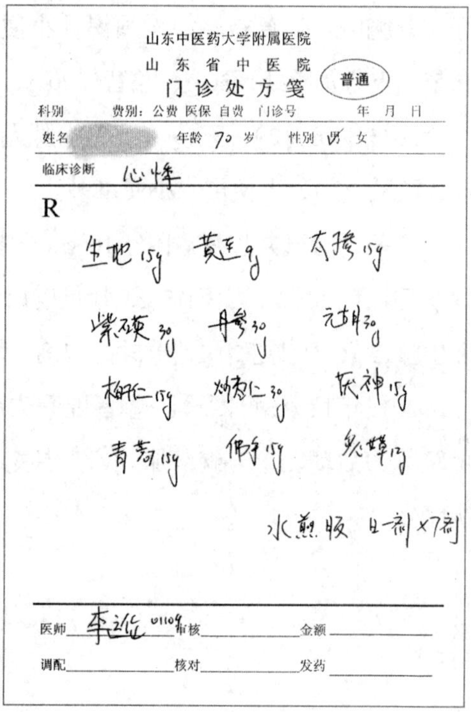
山东中医药大学附属医院
山 东 省 中 医 院
门 诊 处 方 笺 普通
科别 费别：公费 医保 自费 门诊号 年 月 日
姓名 [redacted] 年龄 70 岁 性别 男 女
临床诊断 心悸
R
生地15g 黄连9g 太子参15g
紫石英30g 丹参30g 元胡30g
柏子仁15g 炒枣仁30g 茯神15g
青蒿15g 佛手15g 炙甘草12g
水煎服 日一剂 ×7剂
医师 李论 01109 审核 金额
调配 核对 发药

管仲安

山东名中医药专家

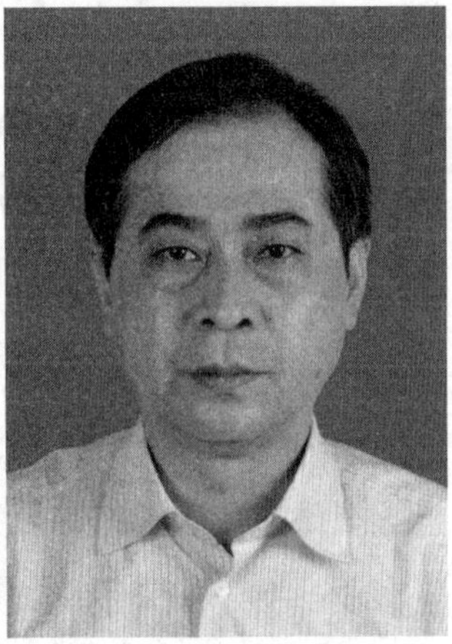

管仲安（1967—），男，汉族，山东临清人。山东中医药大学附属医院肛肠主任医师，山东中医药大学教授，师承博士，硕士研究生导师。1988年7月毕业于山东中医学院中医系，分配到山东中医学院附属医院工作，师从名老中医姜春英教授。1997～2000年山东中医药大学硕士研究生学习，2000～2001年中国中医科学院广安门医院进修学习，2008～2011年山东省第二批优秀中医临床人才学术骨干培训学习，2012～2015年第五批全国名老中医药专家传承人，并获博士学位。2008年至今任山东中医药大学附属医院肛肠科副主任。兼任中华中医药学会肛肠分会理事，中华中医药高等教育学会临床教育研究会肛肠分会理事，山东中西医结合学会肛肠专业委员会副主任委员，山东省医师协会肛肠专业委员会副主任委员，国家中医药管理局命题中心命题专家。

主编著作有《肛肠病新论》《肛肠科常见病诊疗实践》《中医肛肠病证与现代治疗》《中医肛肠科学》4部，副主编及参编著作有《大肠肛门病手术学》《山东省各级中医医院工作人员三基训练标准·肛肠科》《肛肠疾病研究进展》《中华痔瘘病学（现代部分）》《普通外科手术规范及典型病例点评—外科手术规范及典型病例点评丛书》《中医外科学外治法》等9部学术专著。主持、参与多项国家级、省级科研项目，其中获山东省科学技术二等奖1项，获山东省科技著作类三等奖1项，中华中医药学会著作类三等奖1项。获发明专利1项，新型专利2项。

2003年入选山东省名中医药专家。2012年入选山东省第二批中医临床优秀人才，2015年第五批全国老中医药专家学术经验继承人，2016年山东省名中医，2017年成为全国名老中医药专家姜春英传承工作室负责人。

学术思想

重视阴阳学说，强调阳气在人体生理病理过程中的主导作用。

推崇“魄门亦为五脏使”理论，认为肛门位居人体下部，容易生寒聚湿，日久化热动血。重视四气调神观点，认为疾病的发生除人体自我禀赋差异外，与外部环境密切相关，在诊治溃疡性结肠炎中率先提出四时调摄观点，按二十四节气中的春分、夏至、秋分和冬至四个时间节点进行中药调理，有效防止了溃疡性结肠炎的复发。重视七情变化在疾病发生过程中的表现，按照五行生克理论指导临床用药，对于治疗以坠胀疼痛为主证的功能性肛门疾病，取得显著疗效。努力将现代医学技术与中医药相结合，形成中西医结合诊治肛肠疾病的独特风格。

临床经验

一、调治五脏，脾胃为本

阴阳者，天地之道。人在天地之间，得阴阳之变，化生五脏。五脏运行之枢，关键在于脾胃。脾胃善纳腐熟水谷，化生精微清浊。由脾升清，而致肝肾不郁；由胃降浊，而致心肺不滞。故五脏皆以脾胃为本。脾胃一病，则肾水下寒而精病，心火上炎而神病，肝木不升而血病，肺金不降而气病。故脾胃为水火之枢、金木之轴。治病皆以脾胃为本，调治之法，常以肉桂、干姜温胃，陈皮、茯苓健脾。便秘一病，病在魄门，本在肠胃，故治疗需在大黄、厚朴、枳实、火麻仁等厚润大肠的同时，温胃健脾，更加黄连清心，牡丹皮疏肝，苦杏仁理肺，何首乌补肾，五脏一调，脾气得升，胃气得降，大肠得通，粪便得出，而发挥魄门为五脏使的作用。

二、肠道之患，四时为节

经曰，四时阴阳者，万物之根本，逆之则五脏之气不安，疾病从生。故顺阴阳从四时，则身无奇病。临床溃疡性结肠炎等慢性腹泻与四时关系密切，辨证多属寒热虚实错杂，治疗在调理五脏的方药如四神丸、六味地黄汤、痛泻药方中，常宜按四时不同，进行加减，如春月加白芍，夏月加黄连、藿香，秋月加吴茱萸，冬月加干姜、半夏等。

三、恶性肠瘤，从寒论治

饮食不节，肠胃乃伤。因而饱食，筋脉横解，肠澼为痔。伏梁之病，又称风根，为其气溢于大肠而着于肓，肓之源在脐下，故常环脐疼痛，腹痛宿昔而成积，积聚日久成块，难以消散，终难治疗。此皆因寒气客于脉中，大小肠膜原之间，络血之内，血泣难行，不得注于大经，气血留滞而成，其证或痛而泻不止，或痛而闭不通。故恶性肠瘤，需从寒论治，寒气一去，血络得通，积聚得散。遣方用药常以附子、干姜、肉桂为基础，佐以补气活血之黄芪、当归，更以地龙、蜈蚣、全蝎之虫类搜络止痛，是为常法。

四、手术之要，简便易廉

凡有形之病，附之脏腑，最能耗伤气血，伤人正气。刀针之术，最为快捷，辅以调理，乃是正道。刀针之要，最在简便易廉。既反对畏步不前，也反对养痈为患。临证提倡能用膏贴洗药不动刀针，舍枯痔而用注射，切口宁小多勿大伤，切除中病即止，充分保护脏器功能。形成独特的肛肠病痔漏裂“一针一刀一剪”技术和直肠肿瘤的最大保肛原则。

擅治病种

擅长治疗大肠良恶性肿瘤、溃疡性结肠炎、便秘、环状混合痔、高位肛瘘、直肠脱垂等肛肠科疑难疾病。

一、便血调治

凡大肠恶性肿瘤之外的大便下血，皆可中药调理。便血是由湿热、积滞、结毒侵袭肠胃，或风、热客于下焦，血脉损伤所致。其证或清或浊，或鲜或黑，或在便前，或在便后，或与泄物并下，皆是便血。有远血、近血、肠风、脏毒之分。从病因而论，分为湿热便血、积热便血、热毒下血、湿毒下血、酒积便血、中寒便血、肠澼下血、蛊注下血等。便血经久不愈者，多由脏气亏损，或久病肝失所藏，脾虚不能摄血，肾虚不能固下所致。治宜或扶正，或祛邪、或扶正兼顾。善用之法，一是疏风、凉血、和阴，多用荆芥、白芍、金银花、牡丹皮、甘草、地榆炭、当归等药；二是升阳、健脾、厚肠，多用焦白术、槐角、陈皮、金银花、地榆炭、葛根、厚朴、荷叶炭等药；三是利湿、收敛、止血，常用椿根白皮、地榆炭、茯苓、当归炒炭、牡丹皮、泽泻、炒槐花等药。

二、大肠肿瘤调治

大肠肿瘤，所致皆由饮食不节，化湿成痰，阻塞经络，聚结不散，终成瘤变。经络不通，营卫不行，血趋他路，渗漏肠间而为便血。湿痰结聚，日久化火，灼津耗液，而为欲便不出、身体消瘦。舌体胖大，舌质发暗，苔白厚腻或少苔，舌根黄，寸脉浮而尺脉实。治疗当利湿消痰散结，活血通络驱毒。拟消瘤汤，适用于大肠癌未手术者，大肠多发性息肉。药物组成：白术15 g，白头翁15 g，白芍15 g，白花蛇舌草30 g，半枝莲30 g，半边莲30 g，皂角刺10 g，蛇莓15 g，丹参15 g，苦参15 g，莪术10 g，大黄12 g，马齿苋15 g，补骨脂12 g，鳖甲6 g，薏苡仁15 g，干姜9 g，肉桂6 g。水煎服。

若大肠癌术后，元气大伤，邪毒匿藏，属正虚邪恋。补益气血治其本，搜瘤驱毒治其标，标本兼治，方可延年。拟扶正抗癌汤，适用于大肠癌术后，不愿放化疗者。药物组成：黄芪30 g，白术30 g，防风20 g，香菇10 g，灵芝10 g，当归25 g，鳖甲12 g，蜈蚣1条，地龙6 g，桂枝6 g，白花蛇舌草30 g，半枝莲30 g，半边莲30 g，皂角刺10 g，蛇莓15 g，川芎6 g。水煎服。直肠定痛汤，适用于直肠癌保肛术后，直肠及骶尾部疼痛者。药物组成：桃仁6 g，红花6 g，当归15 g，赤芍30 g，白芍30 g，防风20 g，陈皮12 g，甘草6 g，蜈蚣1条，地龙6 g，桂枝6 g，白花蛇舌草30 g，半枝莲30 g，半边莲30 g，皂角刺10 g，火麻仁12 g。水煎服。可加复方黄柏液50 mL或康复新液保留灌肠，日1次。

典型医案

医案一：直肠尿道瘘

患者齐某，男，1984年5月1日生，2013年8月8日初诊。主诉肛瘘术后8个月，创口反复破溃不愈合。2012年12月在省立医院行肛瘘切开挂线术，创口不愈合，2013年2月、2013年6月以来进行两次清创术。现大便后有尿液从创口流出，量少，便后尿道疼痛，持续约1分钟。导尿管通畅。既往身体健康。全身一般状况可。形体偏胖。专科检查：肛门前位创面较大，范围约55 cm，肉芽组织新鲜红润，中线偏右，齿线下可见约0.2 cm×0.2 cm范围的溃口。泌尿系彩超示膀胱内壁实性结节。

中医诊断：肛瘘术后。证候诊断：气血两虚证。西医诊断：（1）肛瘘术后；（2）直肠尿道瘘；（3）膀胱占位；（4）尿路感染。

治法：益气养血，活血化瘀。

处方：十全大补汤、血府逐瘀汤加减，辅助生肌玉红膏换药。

川芎12 g，当归15 g，熟地黄9 g，浙贝母6 g，车前子12 g，肉桂6 g，黄芪30 g，白芍15 g，白术12 g，茯苓9 g，甘草6 g，泽泻9 g，天花粉9 g，丹参9 g，黄柏9 g，桔梗6 g，牛膝6 g，红花6 g。水煎服，日一剂。

复诊8月17日：溃口愈合3天，拔出尿管不漏尿2天。8月23日再诊，继续原中药口服，不再换药。9月23日治愈。

［**按语**］会阴包块，不一定都会形成肛瘘，有可能初起即与尿道相关，盲目手术，势必带来不好的结局。这是中医所述的海底漏，终是虚证，宜补气补血为主，辅以活血化瘀可达到预期目的。

医案二：直肠癌术后

患者梁某，男，1942年4月13日出生，2013年10月30日就诊。主诉直肠癌术后4个月，大便频。患者2013年6月份在我科行直肠癌前切除术。现大便频，日5~7次，不成形，不带血，排出不畅，有肛门下坠感，小便正常。有高血压病史十年余，自用药物替米沙坦控制，效果好。十年前曾在我院行痔疮手术。刻诊：舌质淡，苔薄白，脉弱。术后3个月的CT符合直肠癌术后表现，直肠后方软组织肿块影，术后组织机化复发及腹主动脉前方小淋巴结影。右上肺结节伴大部分钙化，考虑为良性可能性大，右肾小囊肿。

中医诊断：锁肛痔术后，证候诊断：正虚邪恋。西医诊断：直肠癌术后。

治法：活血化瘀，补血益气。

手术后半个月，开始服用血府逐瘀汤加减，目的是扶正祛邪，防止肿瘤复发，没有进行放化疗。

处方：金银花12 g，防风15 g，陈皮12 g，当归24 g，白芷9 g，熟地黄15 g，甘草6 g，浙贝母6 g，赤芍15 g，半边莲12 g，山药15 g，半枝莲12 g，全蝎9 g，蛇莓12 g，黄芪15 g，苍术12 g，泽泻9 g，车前子12 g，白花蛇舌草12 g。水煎服，日一剂。

复诊：3个月来，患者大便不规律，每日大便十余次，出门不方便，这是几次要求其来复诊都未能前来的原因。近几日感到逐渐减轻，来院进行了各项检查，比较理想，无阳性发现。长期口服四虫片、扶正消瘤片。

处方手迹

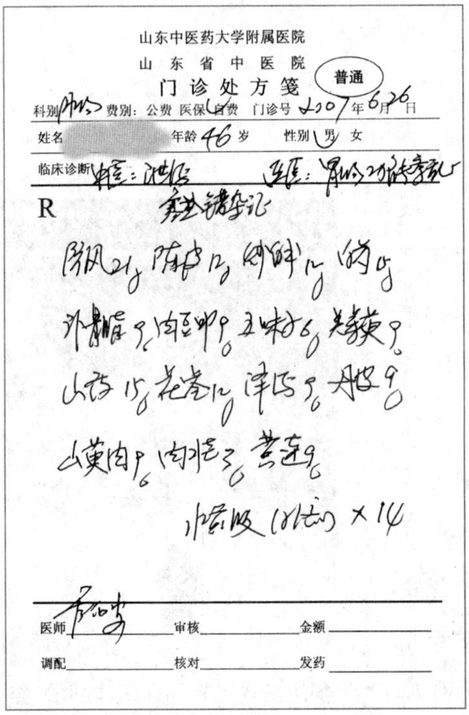
山东中医药大学附属医院
山 东 省 中 医 院
门 诊 处 方 笺
普通
科别 内科 费别：公费 医保 自费 门诊号 2007年6月26日
姓名 年龄 46 岁 性别 男 女
临床诊断 中医：泄泻 西医：胃肠功能紊乱
R
防风24g 陈皮12g 白芍15g 白术15g
补骨脂9g 肉豆蔻9g 五味子6g 吴茱萸9g
山药15g 茯苓12g 泽泻9g 丹皮9g
山萸肉9g 肉桂3g 黄连9g
水煎服 日1剂 ×14
医师 审核 金额
调配 核对 发药

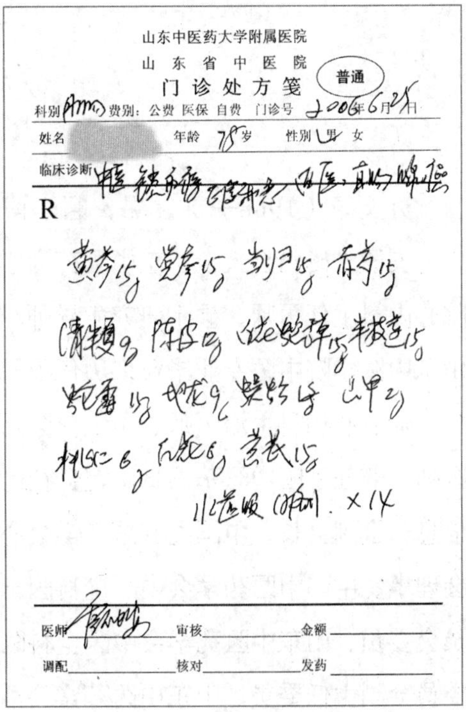
山东中医药大学附属医院
山 东 省 中 医 院
门 诊 处 方 笺
普通
科别 内科 费别：公费 医保 自费 门诊号 2006年6月25日
姓名 年龄 78 岁 性别 男 女
临床诊断
R
黄芪15g 党参15g 当归15g 赤芍15g
陈皮12g 白花蛇舌草15g 半枝莲15g
地龙9g 山甲20g
桃仁6g 红花6g 莪术15g
水煎服 日1剂 ×14
医师 审核 金额
调配 核对 发药

管仲安

苏文革

山东名中医药专家

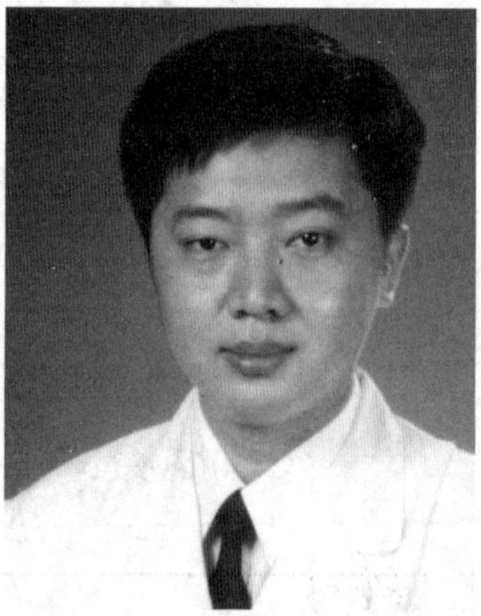

苏文革（1968—），男，医学博士，汉族，安徽省砀山县人，山东中医药大学附属医院心内科主任医师、硕士研究生导师。1990年山东中医学院中医专业毕业，历任附属医院内科医师、心病科主治医师、副主任医师、主任医师。兼任中国中医药信息研究会社区中医药信息分会副会长、中国民族医药学会心血管分会理事、中国中医药学会中医全科医学专业委员会委员、山东中医药学会中医全科医学专业委员会副主任委员、山东中医药学会活血化瘀专业委员会委员、山东中西医结合学会超声专业委员会委员等。

全国第三批名老中医药专家林慧娟教授学术经验继承人，2006年顺利结业，并被评为优秀继承人；国家中医药管理局全国名中医药专家林慧娟传承工作室负责人，2015年4月通过验收；2017年度入选山东省名中医药专家（50岁以下）。

长期从事中医内科心病专业临床医疗、教学、科研、名老中医传承及高血压社区工作。在三级甲等中医院评审、示范中医院建设、中医教学评估、高血压基地及中医学认证等工作中也做出了自己的贡献。临床可熟练运用中医理法方药诊治内科心系常见疾病和疑难病症，做好门诊出诊、病房三级查房、院内会诊及心脏超声等工作。2009年被遴选为山东中医药大学硕士研究生导师，认真做好临床带教，培养学生的临床及科研能力，已指导各类研究生39名。

积极参加科研工作，参与国家中医管理局攻关课题1项，国家中医药管理局临床研究基地业务建设科研专项1项，以及山东省自然基金、山东省教育厅、山东省中医药管理局课题7项，获省科技进步一等奖1项、三等奖2项，省中医药学会科学技术一等奖2项、二三等奖各1项，省保健科技协会科学技术一等奖1项。出版学术著作6部，其中主编1部、副主编2部、参编3部，发表论文20余篇。

学术思想

在借鉴前辈经验的基础上，结合多年的临床实践，初步形成了自己的学术特点和学术思想。临证以整体观为基础，以辨证论治为核心，注重辨病与辨证相结合，提倡多维度论治。针对不同证型，采取不同治则。主要分型如下。

一、虚证

气阴两虚型、心气虚型、心血虚型等。

二、实证

湿势内蕴型、痰浊水饮阻滞型、血脉瘀阻型等。

三、虚实夹杂证

气虚血瘀型、阴虚火旺型等。治则主要包括：（1）“补”，益气、滋阴、养血。（2）“清”，即清热泻火。（3）“通”，活血化瘀，豁痰通脉，疏肝理气。（4）“镇”，即重镇安神等。临床上如冠心病、高血压、心力衰竭、病毒性心肌炎、心肌病等临证都有自己的一些特点，治疗用药有一定的规律，应当辨病辨证相结合。传统的辨证是宏观辨证、整体辨证，是通过掌握病史、询问症状、观察体征、查脉象、舌苔等获得总体认识；目前的辨证是宏观、微观辨证相结合，宏观辨整体，微观辨局部病变。治法上不囿于一脏一腑，而是多脏腑论治，主要有心肝同治、心脾（胃）同治和心肾同治等。在脏腑辨证、八纲辨证基础上，善于结合气血津液、运气理论进行多维度辨证。

临床经验

注重中医的整体观念。心主血脉的生理功能，必须具备两个条件：其一心之形质无损与心之阳气充沛，其二血液的正常运行。心气充沛，血液充盈和脉道通利，是血液运行的最基本的前提条件。任何一个因素异常，都可改变血液循行状态，通过心脏搏动、脉搏、面色等方面反映出来。如心气不足，血液亏虚，脉道不利，则血液不畅，或血脉空虚，而见面色无华，脉象细弱无力等，甚则发生气血瘀滞，血脉受阻，而见面色灰暗，唇舌青紫，心前区憋闷和刺痛，脉象结、代、促、涩等。临证采取辨证论治或辨病与辨证相结合的方法给予调治。中医药治疗心系疾病的特点是中医理论指导下的以“证”为中心的“整体调节”，随着科技的进步，学科之间的渗透和融合将越来越多，中医辨证也向微观发展并寻求更多的定性和定量分析方法，但这并不影响中医理论中整体观对临床实践的指导意义。只有把握整体表现，调节脏腑功能，才能达到治疗的目的。

临证治病“必求于本”，方能见效。心阴或阳的虚损不足，或为阴虚，或为阳虚。阴虚不能制阳而致阳亢者，属虚热证，治当滋阴以抑阳。一般不能用寒凉药直折其热，须用“壮水之主，以制阳光”的方法，补阴即所以制阳。若阳虚不能制阴而造成阴盛者，属虚寒证，治当扶阳制阴。一般不宜用辛温发散药以散阴寒，须用“益火之源，以消阴翳”的方法，《黄帝内经》称这种治疗原则为“阴病治阳”。

处方多伍用祛风通络。针对心系疾病发作迅速，往来无常的特点，如风善行而数变，应用祛风药治疗，取得良好疗效。风药具有发散祛邪、开郁畅气、辛温通阳、燥湿化痰、通络开窍、化瘀止痛等多种功效，不仅能直接作用于心脉，通利心络以行气血，而且能同时消除各种致病因素，针对疾病的各个环节，多层次、多途径地发挥综合性的治疗作用。心络阻滞和心络痉挛是冠心病心绞痛的基本病理，虫类风药以走窜见长，能祛风止痉而入络搜风，擅疏通经络阻滞，缓解冠状动脉痉挛，达到消除痹痛的目的。风药本身就有确切的活血化瘀作用，可直接入血分治血，如风药川芎是公认的活血化瘀药；蜈蚣、地龙、乌梢蛇、钩藤均有活血功用。

擅治病种

一、快速型心律失常

快速型心律失常多由脏腑功能失调，心之气血阴阳亏损，心神失养或气滞、血瘀、痰饮、火邪扰乱心神所致，证属本虚标实。跟随林慧娟老师学习多年，收获巨大。临证在辨证论治的基础上，加以养心、敛心、镇心之品，对改善症状和消减期前收缩，减慢心律，促进房颤之转复等有很好的疗效。快速型心律失常的证型与其原发病有密切的关系。如因冠心病引起者多属心脉瘀阻证；因肺心病引起者多为痰扰心脉证；因急性心肌炎、甲状腺功能亢进引起者多属阴虚火旺或气阴两虚证；因心功能不全引起或伴发者，多属心阳不足或阳虚水泛证；因自主神经功能紊乱引起者，常为心神不宁或肝气郁结证。因此心律失常的病因治疗应放在首位，如冠心病可选用三七、丹参、当归等具有活血通脉作用的中药；肺心病可选用桑白皮、地龙、石菖蒲等具有清肺涤痰作用的中药；风心病可选用防己、羌活、独活等具有祛风除湿作用的中药；病毒性心肌炎可选用黄连、苦参、虎杖、板蓝根等清热解毒中药；心功能不全患者可选用人参、黄芪、五味子、葶苈子等具有益气养阴、利水作用的中药。此外，根据心律失常的类型，有针对性地选用不同药理作用的中药。如苦参、莲子心、当归、石菖蒲、三七、延胡索、地龙、山豆根、甘松等具有阻滞心肌细胞膜钠通道的作用；人参、五味子、葶苈子、北五加皮、蟾酥等具有抑制心肌细胞膜酶的作用；佛手、淫羊藿、葛根等具有阻滞β受体的作用；粉防己、川芎、羌活、独活、丹参、赤芍、红花、茵陈等具有阻滞钙通道的作用。

二、高血压病

《黄帝内经》云："诸风掉眩，皆属于肝"。本病多由肝阳上亢或肝火偏旺所致。导致阳亢或火旺的原因很多，或由恚怒不解而肝阳暴张，或因忧郁不已而气郁化火，或由肝血不足而肝阳失濡，或因肾阴亏损而肝木失涵。但从临床实践看，高血压之属阴虚阳亢者固多，而属于其他证者也不少。治疗在辨证论治的基础上，多加用活血利水、宁心安神之品。对于女性高血压患者，多从顾护阴血入手，调整阴阳，常用二仙汤化裁。

三、慢性心肌炎

慢性心肌炎是一个标实本虚、病因错综复杂、病机多变的疾病，以标实为主，表现为"毒"和"瘀"。本虚为次，表现为气虚和阴虚。

温热毒邪侵犯人体累及于心，日久不愈，或反复感染病毒，毒热之邪郁伏在体内不能透达。毒热久伏体内，心阴损伤，内热炽盛，炼液为痰。痰热郁阻顽固难祛，导致了病情的顽固难愈。在治疗上，关键在于清化痰热、祛湿逐瘀。清热养阴药有清除体内毒邪作用，常在清热养阴基础上加用收敛镇悸的药物，如生龙骨、生牡蛎、磁石、紫石英等；如兼挟湿邪，酌用茵陈、薏苡仁、滑石等清热化湿；兼挟痰热，加用瓜蒌、浙贝母、竹茹、竹沥等。瘀血在临证时也多见，心血瘀阻是造成慢性心肌炎迁延的主要因素，所以在任何证型中，只要有瘀血证象都可加用活血化瘀药物，如赤芍、牡丹皮、延胡索、当归等。在清化毒瘀的同时注意加用益气养阴之品。

四、不寐

不寐属于心，为阳不入于阴、心神不宁之病，但其原因，却不尽因心病而致，而涉及其他各脏腑。常见虚（阴血不足）、实（邪气之扰）两大证型。实证之不寐，为邪气内扰，心神不安所致。分为热扰心神、阳明热炽、痰浊内盛等，多用凉膈散、白虎汤、温胆汤、保和丸等。虚证多为阴血不足，或兼有虚热。常见气血两虚，心脾不足，可用归脾丸。阴血不足，兼有虚热症见心烦失眠，治宜天王补心丹、黄连阿胶汤、心疾宁等，滋阴养血而清虚热。

典型医案

医案一

贾某，女，63岁，2010年6月12日初诊。

主诉：心慌两年加重伴头晕1周。

现病史：有心慌症状史2年，曾服用倍他乐克、稳心颗粒治疗，近1周又因劳累致症状加重，伴头晕、失眠、气短、乏力、口干，纳食可，二便调。

既往史：有高血压病5年，期前收缩史2年。

望闻切诊及查体：血压165/90 mmHg，老年女性，一般可，形体略瘦，颈静脉无怒张，双肺（－），心率88次/分，律不齐，可闻及期前收缩2~3个/分，有时呈二联律，A2>P2，S1略低钝。舌红，苔薄黄，脉细。

心电图：多发性室性期前收缩，呈二联律，ST-T改变。

中医诊断：心悸（气阴两虚，瘀血痹阻）；眩晕。西医诊断：心律失常（多发室早）；高血压病（2级）；缺血性心脏病。

治则治法：标本兼治，益气养阴，活血安神定眩。

方药：生地黄30 g，黄连9 g，当归15 g，白芍15 g，虎杖20 g，知母15 g，紫石英30 g，柏子仁15 g，炒酸枣仁30 g，钩藤（后下）30 g，红花15 g，天麻15 g。水煎服，7剂。

2010年6月18日二诊。病史同上，药后头晕、心慌减轻，感多梦，麻木，口干便干。舌红苔薄黄，脉弦细。处方：中药上方加合欢皮15 g、人参6 g、玄参15 g。水煎服，7剂。

2010年6月25日三诊。病史同上，患者诉心慌时易惊，憋气，余症好转，舌脉同前。处方：中药上方加郁金15 g、延胡索30 g、海风藤30 g。水煎服，7剂。

2010年7月2日四诊。病史同上，患者感诸症明显改善。查体：血压140/80 mmHg，一般可，心率80次/分，律齐，A2>P2，余（－）。舌红苔薄黄脉细。处方：中药上方继服巩固。

医案二

赵某，男，55岁，2011年10月12日初诊。

主诉：头晕，心慌年余，加重半年。

现病史：近1年来以来感心慌，胸部憋气，伴头晕头胀，气短，时咳嗽，服降压药及倍他乐克、丹参滴丸治疗，近半月来，上症加重，伴情志不舒，夜寐欠佳，心烦，纳食可，大便偏干。

既往史：有高血压病史6年，长期服用寿比山、洛丁新等治疗。

查体：形体适中，面色有华，体态如常。舌红，苔薄黄，脉弦细促。体温36.2℃，心率81次/分，呼吸20次/分，血压165/90 mmHg。

老年男性，一般可，颈静脉无充盈，双肺（－），心界无明显扩大，心尖呈抬举样搏动，心率81次/分，律不齐。每分钟可闻及4个期前收缩，心尖部2/6级SM。

辅助检查：EKG：窦性心律，房性期前收缩，左室高电压。UCG：左房40 mm，左室充盈异常。Holter：频发房性期前收缩，7630次/24小时。

辨证要点：年过五十，复加久病，肝肾不足，阴虚阳亢，扰动心神。

中医诊断：心悸（阴虚火旺）；眩晕（阴虚阳亢）。西医诊断：心律失常（频发房早）；高血压病（2级）。

治则治法：标本兼顾，滋阴柔肝，泻火安神。

处方：生地黄30 g，黄连9 g，虎杖20 g，当归20 g，白芍15 g，知母15 g，紫石英30 g，柏子仁15 g，酸枣仁30 g，钩藤（后下）30 g，葛根30 g，川芎15 g，桑寄生30 g，地骨皮30 g，天麻（先煎）12 g，三七粉（冲）3 g。水煎服，7剂。

2011年10月19日二诊。心慌稍减，仍胸闷头晕，夜寐多梦，纳食可，二便调。舌脉同前。处方：上方加瓜蒌15 g、前胡20 g、合欢皮15 g。水煎服，7剂。

2011年10月26日三诊。胸闷改善，时有心慌，气短，自汗，舌淡暗，苔薄黄，脉细弦数。处方：上方加天麦冬各30 g、党参15 g、五味子9 g。水煎服，7剂。

2011年11月2日四诊。药后症减，舌脉如前，血压145/80 mmHg。复查EKG为窦性心率，偶发1次房性期前收缩，左室高电压。处方：上方继服14剂。

2011年11月16日五诊。病史同上，药后心慌头晕均明显改善，无胸闷及咳嗽，夜寐较好。舌淡，苔薄黄，脉细。Holter示房性期前收缩，2070次/24小时。处方：上方继服14，后改丸剂巩固2个月。

处方手迹

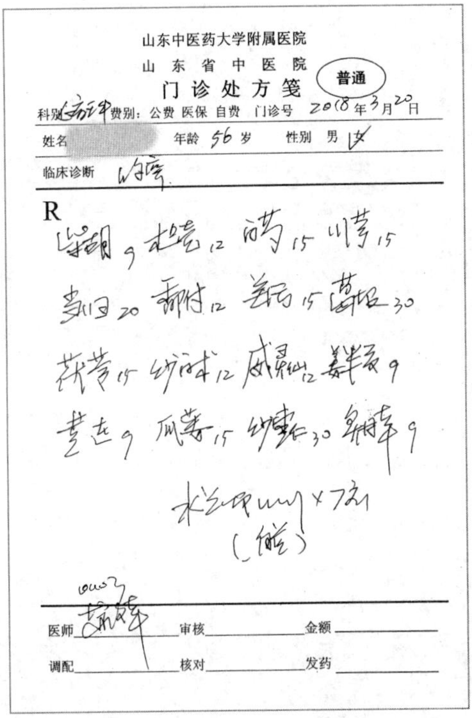
山东中医药大学附属医院
山 东 省 中 医 院
门诊处方笺 普通
科别 费别：公费 医保 自费 门诊号 2018年3月20日
姓名 年龄 56 岁 性别 男 女
临床诊断
R
柴胡9 木香12 白芍15 川芎15
当归20 香附12 羌活15 葛根30
茯苓15 炒白术12 威灵仙12 姜半夏9
黄芩9 佩兰15 炒枣仁30 炙甘草9
水煎服×7剂
（自煎）
医师 审核 金额
调配 核对 发药

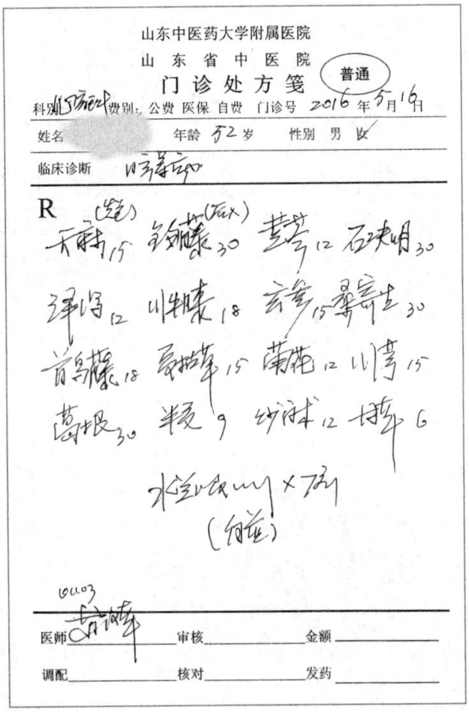
山东中医药大学附属医院
山 东 省 中 医 院
门诊处方笺 普通
科别 费别：公费 医保 自费 门诊号 2016年5月16日
姓名 年龄 52 岁 性别 男 女
临床诊断 眩晕
R
天麻15 钩藤30（后下） 黄芩12 石决明30
泽泻12 川牛膝18 玄参15 桑寄生30
首乌藤18 益母草15 菊花12 川芎15
葛根30 半夏9 炒白术12 甘草6
水煎服×7剂
（自煎）
医师 审核 金额
调配 核对 发药